Veröffentlichungen

aus dem

Königlich Sächsischen

Militair - Sanitäts - Dienst.

Herausgegeben

von

Dr. Wilhelm Roth,

Generalarzt I. Classe und Corpsarzt.

Mit 29 in den Text gedruckten Holzschnitten und 5 Steindrucktafeln.

Springer-Verlag Berlin Heidelberg GmbH 1879

ISBN 978-3-662-34172-8   ISBN 978-3-662-34442-2 (eBook)
DOI 10.1007/978-3-662-34442-2

Additional material to this book can be downloaded from http://extras.springer.com

Vorwort.

Die vorliegende Zusammenstellung wissenschaftlicher Arbeiten aus dem Königlich Sächsischen Sanitätsdienst, denen meist amtliches Material zu Grunde liegt, ist durch die hohe Genehmigung des Königlich Sächsischen Kriegs-Ministeriums möglich geworden, für welche der unterzeichnete Herausgeber hierdurch seinen gehorsamsten Dank ausspricht.

Zur Entstehung dieses Sammelwerkes haben wesentlich zwei Momente beigetragen: das eine derselben bilden die 1870 gegründeten Fortbildungscurse, jetzt Operationscurse genannt, in deren nunmehr achtjährigem ununterbrochenem Betriebe sich ein reiches wissenschaftliches Material angesammelt hatte, welches vermöge seines Umfanges zur Zeit an keiner andern Stelle als ein geschlossenes Ganzes veröffentlicht werden konnte. — Es musste indessen, um ein Bild der geistigen Arbeit in den Fortbildungscursen zu geben, gerade die Zusammenstellung dieses Materials besonders wichtig erscheinen. Diesem Umstande entsprang der Vorschlag des Herausgebers an seine Herren Mitarbeiter in den Fortbildungscursen, das von ihnen behandelte Material entweder in Berichtform oder als Besprechung besonders wichtiger Fragen aus ihrem speciellen Gebiete zur Kenntniss der Herren Fachgenossen, besonders aber der deutschen Sanitäts-Officiere, zu bringen. —

Ein weiteres Moment bildeten die neu entstandenen Militärbauten zu Dresden, welche mit Recht die Aufmerksamkeit der weitesten Kreise auf sich ziehen. Die ausserordentliche Bedeutung, welche dieser in ihrer Art einzig dastehenden einheitlichen Schöpfung für die Gesundheitspflege des Soldaten zukommt, liess es, zumal eine anderweitige eingehende Beschreibung derselben von diesem Gesichtspunkte aus noch nicht veröffentlicht ist, als wünschenswerth erscheinen, diese Einrichtungen zu besprechen, wodurch auch nicht bei den Fortbildungscursen wirkenden Sanitäts-Officieren Gelegenheit zur Betheiligung an diesem Sammelwerke gegeben wurde. Die Statistik des Armee-Corps für eine Periode, welche mit einer vollständigen Umänderung der Wohnungsverhältnisse zusammenfällt, dürfte, an und für sich schon wichtig, als eine Vervollständigung dieser Fragen zu betrachten sein.

Die einzelnen Aufsätze, die aus den oben erwähnten Momenten hervorgegangen sind, gruppiren sich so, dass der erste, zweite und neunte von Roth, Frölich und Krauss die Organisation, der dritte von Beyer die Operationscurse, der fünfte und sechste von Tietz und Becker die specialistische Diagnostik, der vierte und siebente von Birch-Hirschfeld und Stecher die Pathologie und der achte von Helbig die Gesundheitspflege betreffen. Die Uebersicht der in der Sanitäts-Officiers-Gesellschaft gehaltenen Vorträge, gewissermassen ein Supplement der wissenschaftlichen Bestrebungen, ist von Leo im vierzehnten Aufsatz gegeben worden. — Ueber die Militärbauten handeln der zehnte, elfte und zwölfte Aufsatz von Klien, Sussdorf und Leo, und zwar gibt der Aufsatz von Klien eine allgemeine Uebersicht, während sich die beiden letzteren mit der Ventilation und Heizung beschäftigen. Die Statistik des Armeecorps von 1874 bis mit 1877 wurde von Evers im dreizehnten Aufsatz bearbeitet.

Schliesslich verfehlt der unterzeichnete Herausgeber nicht, seinen Herren Mitarbeitern seinen aufrichtigen Dank auszusprechen.

Dresden, im Februar 1879.

W. Roth.

Inhalts-Verzeichniss.

I.

Die Fortbildungsmittel für das Sanitätscorps

besprochen vom

Generalarzt I. Cl. Dr. **W. Roth,**
Lehrer bei dem militärärztlichen Fortbildungscursus.

Die Fortbildung des Arztes ist in der neuesten Zeit der Gegenstand eingehender Untersuchungen gewesen, unter denen der lichtvolle Vortrag meines Freundes Franz Winckel auf der Naturforscher-Versammlung zu Hamburg obenan steht[1]). Es wird hierin nachgewiesen, dass für jetzt die wichtigsten Mittel der Fortbildung die wissenschaftlichen Reisen, die Erlangung von Assistentenstellen an Kliniken und das hilfsärztliche Externat seien, dass aber überhaupt nur dem geringsten Theile der Aerzte diese Möglichkeit der Fortbildung offen stände. Der Umstand, dass die Niederlassung in Universitätsstädten trotz der ungünstigen Erwerbsverhältnisse besonders häufig ist, scheint auch darauf hinzuweisen, dass der Trieb zur Fortbildung dringend empfunden wird[2]). Als die wesentlichsten Mittel dieselbe zu fördern führt Winckel periodische Fortbildungscurse, wie sie in einer Reihe von Armeen bestehen, sowie die systematische Zulassung von Aerzten zu den Krankenhäusern an.

Macht sich bei dem heutigen Bildungsstand der Aerzte überhaupt das Bedürfniss einer weiteren systematischen Fortbildung gegenüber der so schnellen Entwickelung der Wissenschaft geltend, so muss eine solche für den Militärarzt ganz besonders gefordert werden. Seine Lage, überhaupt durchaus verschieden von der des Civilarztes, ist auch eine wesentlich andere bezüglich der an seine ärztliche Leistungsfähigkeit gestellten Forderungen. Während dem Civilarzt in einer gewissen Breite eine Auswahl unter den verschiedenen Gebieten der ärztlichen Wissenschaft möglich ist, können an den Militärarzt die verschiedenartigsten Anfor-

----

[1]) Tageblatt der 49. Versammlung deutscher Naturforscher und Aerzte zu Hamburg 1876. Beilage.

[2]) Es ist gewiss eine eigenthümliche Erscheinung, dass nach Böhr auf Grund des Preussischen Medicinalkalenders für 1878 von 163 approbirten Aerzten, welche gegen den von 1877 in Zugang gekommen sind, allein 115 auf Berlin kommen.

derungen aus allen Theilen derselben herantreten, ohne dass er dieselben abzuweisen in der Lage ist. Dieser, allerdings nur bei einem grossen Wirkungskreise vorkommenden erzwungenen Vielseitigkeit, steht bei einem kleinen Wirkungskreise, (ich spreche hier natürlich immer nur von dienstlicher Thätigkeit) nicht selten drückender Mangel an Beschäftigung gegenüber, welcher auch tüchtige Kräfte ausser Uebung kommen lässt, und namentlich jüngeren Militärärzten verhängnissvoll werden kann, da sie von dem Wesen ihres ärztlichen Berufes leicht auf militärische Aeusserlichkeiten abgeleitet werden. Jemehr aber für den heutigen Militärarzt der Begriff des Sanitäts-Officiers mit allen militärischen Consequenzen im Interesse der Armee der allein zutreffende ist, um so mehr muss auch gefordert werden, dass derselbe durch seinen Dienst die gehörige Beschäftigung und Befriedigung in seiner Wissenschaft finde. Die thatsächlichen Verhältnisse des Dienstes gestatten dies nicht immer, es sind dies daher Schwierigkeiten für welche nicht der einzelne Militärarzt, sondern die Organisation verantwortlich gemacht werden muss. Der Kern dieser Frage ist die Vertheilung der ärztlichen Kräfte in der Armee. Zur Zeit liegt derselben wie fast überall, so auch in der deutschen Armee die taktische Zutheilung des Sanitätscorps nach Truppenkörpern zu Grunde, welcher andrerseits eine rein territoriale nach Garnisonstärken gegenüber steht.

Handelte es sich nur darum den laufenden Dienst in der Garnison zu versehen, so könnte eine bei weitem geringere Anzahl von Aerzten als die jetzt etatsmässige genügen und dabei vollständig ausreichende Beschäftigung finden. Da aber verschiedene dienstliche Functionen, wie die Aushebung, Begleitung der Truppen bei den Manövern gleichzeitig eine grosse Zahl von Aerzten verlangen, so macht sich hierdurch auch während des Friedens ein höherer Stand an Militärärzten als er auf den ersten Blick nothwendig erscheint erforderlich. Weiter kommt die Bereithaltung geschulter Militärärzte für den Mobilmachungsfall sowie eine feste Zugehörigkeit von Aerzten zu dem Truppentheil in Betracht, so dass meines Wissens keine Armee bis jetzt die Militärärzte von den Truppentheilen losgelöst und nur an die Garnisou gebunden hat. Mit der Zutheilung zu Truppentheilen ist eine grosse Ungleichmässigkeit in der Beschäftigung (welche übrigens auch bei beschäftigten Civilärzten nicht selten vorkommt) in den Armeen sanctionirt. [1])

Es bilden aber sowohl eine grosse Vielseitigkeit der Arbeit und die Unmöglichkeit sich den verschiedensten Fällen zu entziehen als jene gelegentliche unfreiwillige Beschäftigungslosigkeit, welche nur zu leicht eine erhebliche Einbusse an Wissen und Können herbeiführt, dringende vollgültige Beweismittel für ein beständiges organisirtes Fortarbeiten in der Wissenschaft.

---

[1]) Organisatorische Vorschläge gehören zwar nicht in den Rahmen dieser Arbeit, doch dürfte vielleicht grade im Interesse einer gleichmässigen Thätigkeit die Aufstellung des allgemeinen Gesichtspunktes nicht ungerechtfertigt sein, den Truppentheilen ausschliesslich Oberärzte und ein besser ausgebildetes Lazarethgehülfen-Personal zuzutheilen. Diese Oberärzte wären auch gleichzeitig die ordinirenden Aerzte der Lazarethe, von denen die grössten etatsmässig Chefärzte und Assistenzärzte erhielten. Für ganz kleine — unter dem Bataillon — sollten Abkommen mit Sanitätsofficieren des Beurlaubtenstandes die Norm bilden.

Liegen also schon in der rein ärztlichen Thätigkeit des Militärarztes sehr wichtige Gründe, welche die Fortbildung bezüglich seiner Leistungsfähigkeit als Arzt dringend fordern, so tritt das besondere Wissen und Können, welches ein Militärarzt ausser der allgemeinen medicinisch academischen Ausbildung besitzen muss, noch als ein wesentliches Moment hinzu. Es besteht zur Zeit kein Zweifel, dass schon das Studium des Arztes an und für sich einen Zeitraum von fünf statt vier Jahren fordert, um so weniger ist es aber möglich, in diese der Heilwissenschaft allein gehörende Zeit das besondere Berufs-Wissen und Können des Militärarztes mit einzureihen. Dass dies jedoch ein ganz besonderes grösstentheils neu zu erlernendes Gebiet ist, liegt in der engen Verbindung mit dem Heerwesen überhaupt, und es ist nur bei vollkommener Unkenntniss der Verhältnisse möglich zu behaupten, dass eine rein ärztliche Bildung für die Thätigkeit eines Militärarztes selbst in den unteren Chargen ausreiche. Diese könnte höchstens für den einzelnen Fall der Krankenbehandlung genügen, schon die Krankenbehandlung bei einem Truppentheil als Ganzes genommen verlangt Kenntniss des militärischen Lebens und der Armeeverhältnisse überhaupt, die die ärztliche Wissenschaft als solche gar nicht lehrt. Vorbeugungsmassregeln aber und gar organisatorische Fragen fordern ein besonderes für den Civilarzt gar nicht vorhandenes Studium.

Ausser der nicht weiter zu beweisenden Nothwendigkeit besondere Lehrgegenstände zu erlernen, muss dem Militärarzt Gelegenheit gegeben werden, seine Lücken gegenüber dem jetzigen Standpunkte der wichtigsten Fächer mit verhältnissmässiger Leichtigkeit in kurzer Zeit zu ergänzen. Diesen Forderungen entspringen besondere Bildungsanstalten für Militärärzte, welche letzteren selbstverständlich schon die fertige Ausbildung der praktischen Aerzte besitzen. Das weitere und ganz gewiss wichtigste Mittel der Fortbildung im ärztlichen Berufe ist die Ausübung desselben, zumal in Lazarethen. Es ist deshalb der Lazarethdienst als solcher in dieser Richtung auszunutzen, woran sich die Commandirung in andere Krankenhäuser, die nicht der Armee angehören, anschliesst[1]. Ausserdem wird der geistige Austausch nicht zu unterschätzen sein, wie er sich in neuerer Zeit in der ärztlichen Vereinsthätigkeit überhaupt und für die Militärärzte in den militärärztlichen Gesellschaften speciell entwickelt hat. Die Literatur trägt auch das Ihrige bei, und sind es nach dieser Richtung Lesezirkel von guter Auswahl, welchen eine wesentliche Anregung zufällt. Von besonderem Werth sind

---

[1] Es wird durchaus nicht verkannt, dass der Privatpraxis als Bildungsmittel ebenfalls eine hohe Bedeutung zukommt, sie ist und bleibt aber ein ganz unsicherer Factor, auf welchen ein Berufsmilitärarzt ebensowenig verwiesen werden kann, als irgend ein Officier oder Beamter auf eine für seine Fortbildung nützliche Nebenbeschäftigung. Die Privatpraxis kann bei der Frage der wissenschaftlichen Weiterbildung eines Militärarztes auch deswegen nicht mit in Rechnung gezogen werden, weil sie mit dem Dienst nicht selten unvereinbar ist. Um den Militärärzten ein möglichst grosses Feld ärztlicher Thätigkeit zu geben und dadurch die aus der Privatpraxis zu gewinnende Erfahrung zu ersetzen, würde sich vielmehr empfehlen, den ärztlichen Dienst an öffentlichen Anstalten, Eisenbahnen etc. durch Militärärzte unter verhältnissmässiger Erhöhung ihres Einkommens versehen zu lassen. Eine Verminderung des jetzigen, doch nicht erfüllbaren Etats würde ebenfalls die Frage der Privatpraxis lösen helfen.

wissenschaftliche Reisen, die überhaupt den Gesichtskreis ganz besonders erweitern, und in der Form eines Urlaubes mit Gehalt verhältnissmässig leicht für Militärärzte ausführbar sind. Es ergiebt sich hieraus eine nicht geringe Zahl von Momenten, welche das geistige Leben des Sanitätscorps zu fördern und zu regen geeignet sind; dieselben sollen im Folgenden vergleichend besprochen werden.

Militärärztliche Fortbildungscurse bestehen entweder als selbstständige Organisationen in eigenen geschlossenen Anstalten wie in Frankreich und England mit einem etatsmässigen Lehrerpersonal ohne anderweitige Functionen, oder es finden nur Commandirungen für eine gewisse Zeit statt, nach welcher das gesammte Personal in andere Functionen zurücktritt, wie dies in Deutschland, Oesterreich, Schweden und der Schweiz der Fall ist. Die etwanigen specifisch-militärärztlichen Vorträge, wie sie an den militärärztlichen Bildungsanstalten zu Berlin gehalten werden, würden der ersten Gruppe mit angehören und werden bei Deutschland Erwähnung finden.

Das vollkommenste Bild einer in sich geschlossenen, specifisch-militärärztlichen Zwecken dienenden Lehranstalt gewährt unstreitig zur Zeit die Army medical school zu Netley, welche eigentlich, seitdem auch die Marineärzte einen Cursus dort durchzumachen haben, den erweiterten Titel einer United service medical school tragen sollte. Schon die Lage der Anstalt, welche mit dem Royal Victoria-Hospital verbunden wurde, fern von jedem Geräusch der Stadt, bedingt, dass dieselbe nur eigens für diesen Zweck geschaffene Einrichtungen haben kann.

Historisch möge hier erwähnt sein, dass die Anstalt eine Schöpfung des früheren Kriegsministers Sir Sidney Herbert vom Jahre 1863 ist. Dieselbe wurde damals von Fort Pitt bei Chatham nach Netley bei Southampton verlegt und mit dem Royal Victoria-Hospital verbunden.

In die Anstalt selbst treten junge, fertig ausgebildete Aerzte ein, welche sich freiwillig zum Dienst in der Armee entschlossen haben und mit aller Verschiedenheit der Vorbildung, wie sie nur in Grossbritannien bei absoluter Unterrichtsfreiheit möglich ist, hier wenigstens einigermassen gleichmässig unterrichtet werden. Sie erlangen den Zutritt durch ein Zulassungsexamen, nach dessen Ausfall die besten aufgenommen werden. Die Zahl der aufzunehmenden Candidaten (medical candidates oder probationers) richtet sich ausschliesslich nach der Zahl der Vacanzen in der Armee[1] — Ausserdem können ältere Militärärzte auf ihren Wunsch an den Cursen theilnehmen.

Die Ausbildung der Candidaten ist eine doppelte; einmal betrifft dieselbe den praktischen Lazarethdienst, die Krankenbehandlung, die officiellen Formen derselben, sowie ferner die Feststellung der Brauch-

---

[1] Die Zahl der Vacanzen ist in der Armee wieder bedeutend, auf 40 Vacanzen hatten sich überhaupt (Februar 1878) nur 19 Bewerber gemeldet. Die Gründe hierfür liegen in dem 1876 adoptirten System, welches die Regierung ermächtigt nach zehnjähriger Dienstzeit einen Sanitätsofficier mit einer Zahlung von 1000 L. abzulohnen. Da nun nach dem Beförderungsmodus dies von 10 Militärärzten bei 9 der Fall sein muss, so liegt, abgesehen von der Unwürdigkeit des ganzen Princips, hierin eine solche Unsicherheit der Zukunft, dass mit Recht von allen Seiten vor dem Ergreifen dieser Carriere gewarnt wird. Dazu kommt das Gefühl einer allgemeinen Rechtsunsicherheit, die durch das Zurückziehen früher gegebener Rechte eine tiefe allgemeine Missstimmung wach erhält.

barkeit und Unbrauchbarkeit. Zu diesem Zweck haben die Candidaten während 2 Monaten an dem Dienst im Lazareth und an practischen Uebungen Theil zu nehmen. Der Stundenplan, welcher sich für einen 4monatlichen Curs aus dieser Zeiteintheilung ergiebt, ist folgender: 9—11 Uhr Lazarethdienst (2 Monat innere, 2 Monat äussere Station), 11—12½ Uhr Arbeiten im mikroskopischen oder chemischen Laboratorium, 1—2 Vorlesungen, 2—3 Operationscurse, Gebrauch des Augenspiegels etc., sowie Sectionen. Die in diesen Cursen speciell behandelten Gegenstände sind: Militärmedicin (Surgeon-General Mac-Lean), Militärchirurgie (Surgeon-General Longmore), Pathologie und pathologische Anatomie (Prof. Aitken) und Hygiene (Surgeon major de Chaumont, der Nachfolger des tiefbetrauerten Parkes). Eine rein militärische Ausbildung erhalten die Candidaten nicht, sie dienen weder, noch haben sie practische Instructionen, wie Exercieren, Reiten etc., dagegen werden sie genau mit militärischen Umgangs- und Anstandsformen in der sehr opulent eingerichteten Mess bekannt gemacht. Jeder Candidat bekommt täglich 5 s., oder wenn ausnahmsweise ihm gestattet wird, nicht im Hospital zu wohnen, 7 s., er trägt in allem Dienst die Uniform des Assistenzarztes, aber ohne den Säbel.

Den hier erwähnten Einrichtungen der Army medical school zu Netley steht am nächsten die Ecole d'application de médecine et de pharmacie militaires zu Paris, gegründet am 9. August 1850, in ihrer jetzigen Benennung und Organisation bestehend seit 12. Juni 1856, mithin eine Schöpfung des Kaiserreichs. Dieselbe ist mit dem grossen Militärlazareth Val de grâce verbunden. Die Anstalt trug zur Zeit des Bestehens der Ecole préparatoire zu Strassburg, die 1871 in Wegfall kam, lediglich den Character einer Ausbildungsanstalt wie Netley, d. h. sämmtliche dort Studirende waren bereits fertige Docteurs en médecine. Zur Zeit gibt es seit der Auflösung zu Strassburg indessen hier auch Studirende, welche nach 3 Jahren nach Paris berufen und unter den Director des Val de grâce, jedoch lediglich nur in disciplinarer Beziehung gestellt werden, sie vollenden ihre Studien und Examina während zweier Jahre an der Universität auf Kosten der Regierung, tragen Uniform und erhalten 2500 Frcs. jährlich. Während des ersten dieser beiden Jahre haben sie die beiden ersten Prüfungen zum Doctorat zu machen, vollenden dann bis zum 1. April des zweiten Jahres die übrigen Examina und treten darauf als wirkliche Stagiaires in den specifisch-militärärztlichen Unterricht, welcher zur Zeit am 15. Januar beginnt und bis zum 15. October dauert. Es ist dies zur Zeit ein provisorischer Zustand, dessen Abstellung dringend gefordert wird, damit wieder ausschliesslich fertige Aerzte wie früher hier studiren, und es soll zu diesem Zweck eine neue Vorbereitungsschule zu Lyon auf den Etat gebracht werden [1]).

---

[1]) Zum Verständniss bezüglich des jetzigen Ersatzes an Militärärzten in Frankreich muss hier erwähnt werden, dass an Stelle der bisherigen, dem Friedrich Wilhelm-Institut ähnlichen Anstalt zu Strassburg ein System getreten ist, nach welchem Studirende eine Concurrenzprüfung als Elèves du service de santé vor einer aus 1 Inspecteur, 2 Militärärzten und 2 Apothekern bestehenden Commission im September jeden Jahres ablegen. Die mit Erfolg geprüften Eleven zerfallen in 2 Klassen: die, welche weniger als 3 Jahre studirt haben, werden nach ihrer Wahl in 12 Städte (Paris, Montpellier, Nancy, Lyon, Marseille, Toulouse, Bordeaux, Rennes, Lille, Besançon,

Der Studienplan war früher in zwei 4 monatliche Curse eingetheilt, zur Zeit ist er nur als Année scolaire bezeichnet, und zwar haben die einzelnen Gegenstände eine verschieden lange Dauer. Der Anfangstermin ist der 15. Januar, der Endtermin der 15. October.

Die Gegenstände, welche in diesem Curse gelehrt werden, sind theils Kliniken, theils Vorlesungen, letztere mit praktischen Uebungen verbunden. Die Kliniken sind eine innere (Villemin), eine chirurgische (Gaujot), eine syphilitische (Mathieu) und eine ophthalmologische (Perrin). Die Vorlesungen und praktischen Uebungen umfassen angewandte Anatomie und anatomische Arbeiten (Mathieu und Strauss), pathologische Sectionen (Laveran), Epidemiologie (Colin), Verwundungen durch Kriegswaffen (Gaujot), Operationscurse und chirurgische Uebungen (Perrin, Pingaud), Laryngoskopie und Diagnostik (Villemin und Lereboullet), Ophthalmoskopie (Perrin und Delorme), Otoskopie (Gaujot und Pingaud), Militär-Hygiene und gerichtliche Medicin (Vallin), chemische Untersuchungen (Marty und Burcker), Militär-Gesetzgebung und Verwaltung (Delaperrierre und Lacassagne).

Den Pharmaceuten wird gelehrt: angewandte Chemie (Marty und Worms), chemische Analyse, Militär-Pharmacie, Rechnungswesen und Materia medica (Burcker), Militär-Hygiene und gerichtliche Medicin (Vallin), Militärgesetzgebung und Administration (Delaperrierre). Sowohl Aerzte als Pharmaceuten erhalten Reitunterricht.

Diesem ausserordentlich reichen Stundenplan ist folgende Zeiteintheilung gegeben: von 8 bis 10 Uhr Morgens finden die Kliniken statt, (15. Januar bis 15. August), 10 bis 12 ist frei, von 12 bis 2 Uhr liegen die practischen Uebungen, die ohne Ausnahme vom 15. Januar bis 15. October dauern; von 2 bis 5 Uhr finden Vorlesungen statt, die für die einzelnen Gegenstände eine verschiedene Dauer haben: 3 stündig angewandte Anatomie (15. Januar bis 15. April), Operationscurse (15. April bis 15. August), 2 stündig angewandte Chemie, Epidemiologie (15. Januar bis 15. Mai), Kriegswaffen, Hygiene (15. April bis 15. August), 1 stündig Militär-Gesetzgebung und Verwaltung (15. Februar bis 15. Juni), Otoskopie, Laryngoskopie und Ophthalmoskopie (15. Januar bis 15. August). Der Donnerstag ist ganz frei, ausgenommen für Reiten und Besichtigungen öffentlicher Anstalten. — Eine besondere militärische Ausbildung wie dieselbe bei den französischen Militärverhältnissen durch eine gewisse Waffendienstzeit wohl möglich wäre, erhalten die jungen Aerzte nicht.

Grenoble und Algier), wo sich eine Facultät der Medicin resp. Vorbereitungsschule befindet, vertheilt und dem Militärlazareth attachirt. Vom dritten Jahre ihres Studiums treten sie dann zum Val de grâce in der oben erwähnten Weise über. Auf den pharmaceutischen Dienst findet ein ähnliches Verfahren Anwendung. Die Dienstverpflichtung beträgt von der Anstellung als Aide major ab 10 Jahre. — Ich verdanke diese Mittheilungen meinen geehrten Freunde Herrn Dr. Vallin, médecin major 1. Cl. und Professor der Hygiene am Val de grâce. — Die Bestimmungen enthält das Bulletin de la médecine et de la pharmacie militaires 1872, S. 122, woraus ein Auszug im Virchow-Hirsch 1872, S. 572. Das Annuaire vom Jahre 1877 weist 19 Eleven des 1. Studienjahres, 40 des 2., 72 des 3. und 93 des 4. Studienjahres am Val de grâce auf, wirkliche Médecins Stagiaires, d. h. Aerzte vom 5. Jahre ab, sind 112 beim Val de grâce vorhanden.

In Deutschland ist bezüglich der specifisch militärärztlichen Ausbildung in erster Reihe der für alle Militärärzte seit der durch die Kaiserliche Verordnung vom 6. Februar 1873 eingeführte 6monatliche Dienst mit der Waffe zu nennen, welcher nicht nur als Ausbildungsmittel seine Bedeutung hat, sondern die Grundlage der militärischen Stellung der Sanitäts-Officiere bildet. Es ist dies daher mit Recht als die wichtigste organisatorische Neuerung überhaupt zu betrachten.

In den militärärztlichen Bildungsanstalten zu Berlin, welche den Nachwuchs für das Königlich Preussische und das Königlich Würtembergische Sanitätscorps liefern, wird folgender specifisch militärärztlicher Unterricht ertheilt: Kriegsheilkunde liest der Oberstabsarzt I. Cl. Leuthold in zwei Stunden wöchentlich für das siebente und achte Semester. Dienstliche Instructionen, eine Stunde in der Woche, ertheilt der zeitige Hausstabsarzt für das achte Semester. Reitunterricht, zwei Stunden in der Woche, gibt der Universitäts-Reitlehrer Hildebrand für das achte Semester.

Für das Königlich Preussische und Königlich Würtembergische Sanitätsofficiercorps und das der Marine sind die in der Verordnung über die Organisation des Sanitätscorps (§. 24) in Aussicht genommenen Operationscurse im Frühjahre 1873 in das Leben getreten. Diese Curse finden im Frühjahre und im Herbst statt und haben bis jetzt jährlich je 30 Oberstabs- und Stabsärzte Theil genommen, seit 1876 waren auch 30 resp. 32 Assistenzärzte commandirt. Im Ganzen belief sich die Zahl der Theilnehmer bis jetzt auf 150 Oberstabsärzte, 150 Stabsärzte und 62 Assistenzärzte.

Die Lehrgegenstände sind: Operationsübungen am Cadaver (Generalärzte von Langenbeck und Bardeleben), Anatomische Secirübungen mit besonderer Berücksichtigung der Topographie (Geheimer Medicinalrath Reichert und Professor Hartmann), Diagnostische Uebungen, Kehlkopf, Brust und Herz (Oberstabsarzt Fräntzel), Ophthalmiatrische Uebungen (Oberstabsarzt der Landwehr Professor Schweigger). Ausserdem haben die Oberstabsärzte Burchardt und Trautmann Privatcurse in Augen- bezüglich Ohrenuntersuchungen gegeben. Für die Assistenzärzte hat einmal ein Cursus in gerichtlichen Obductionsübungen beim Geheimen Medicinalrath Liman stattgefunden. Der Stundenplan nimmt nur täglich die Morgenstunden in Anspruch, so dass den commandirten Aerzten Zeit zum Besuchen der Kliniken etc. bleibt. Die commandirten Aerzte erhalten Reisekosten und Tagegelder.

Von weiteren Cursen dieser Art bestehen die in Bayern eingeführten schon seit 1860 [1]). Dieselben führen den Namen „Operationscurse", haben die Fortbildung und Uebung der Militärärzte in der Militärchirurgie zum Zwecke, und finden deren in der Regel jährlich je nach der Zahl der Leichen vier bis fünf statt. Die Dauer eines Curses soll sich zumeist auf zwei Monate belaufen,

---

[1]) Die Bestimmungen dieses Operationscurses enthält das Reglement: Dienstverhältnisse in der Königlich Bayerischen Armee, Sanitäts-Corps. (München 1873). Dasselbe ist in seiner Vollständigkeit wohl überhaupt das bis jetzt einzige Reglement dieser Art; es wäre wünschenswerth, dass ein ähnliches, alle Verhältnisse des Sanitätscorps umfassendes Friedens-Reglement für die ganze deutsche Armee bestände.

Modificationen hierin bedingt jedoch die Reichhaltigkeit des zur Verwendung kommenden und zur Benutzung vorhandenen Materials.

In der Zwischenzeit werden die Operationsübungen von Seite der Militärärzte, welche sich am Sitze der Anstalt befinden, fortgesetzt. Der Operations-Curs hat seinen Sitz am Militär-Lazarethe zu München.

Die Unterrichtsfächer dieser Lehranstalt sind:

a) Topographische Anatomie und Operationslehre;
b) Kriegs-Chirurgie und chirurgische Klinik;
c) Operations-Uebungen mit besonderer Rücksicht auf die im Felde vorkommenden Eingriffe;
d) Verbandlehre und practische Verband-Uebungen;
e) Vorträge über Transportmittel, Verbandplätze und Einschlägiges;
f) Vorträge über Einrichtung, Verpackung und Aufstellung der Feld-Lazarethe und Feld-Apotheken;
g) Verpflegungslehre der Truppen vom physiologischen Standpunkt aus, und Militär-Hygiene;
h) Augenuntersuchungen.

Der Vorstand der Lehranstalt ist der Corps-Generalarzt des ersten Armee-Corps.

Das Lehrpersonal derselben hat zu bestehen aus:

a) einem Oberstabs- oder Stabsarzte als Docenten und gleichzeitig als Director und Ordinarius der chirurgisehen Abtheilung im Militärlazarethe, z. Z. Generalarzt Lotzbeck;
b) einem Stabs- oder Assistenzarzte als zweiten Docenten, z. Z. Ober-Stabsarzt Port.

Ausserdem hat der im Gebiet der Augenheilkunde bekannte Stabsarzt Seggel einen Vortrag über Augenuntersuchungen übernommen.

Der Vorstand des Operations-Curses bestimmt die Zahl der Militärärzte, welche zu den Uebungen beigezogen werden können, je nach dem Krankenstande im Militärlazarethe.

Aus der so bestimmten Zahl wählen die Generalärzte die Assistenzärzte ihres Corpsbezirkes in der Art aus, dass nach und nach deren sämmtliche zu den Uebungen gelangen.

Oberstabs- und Stabsärzte, welche den Operations-Curs zu besuchen wünschen, werden unter die Zahl der Hörer aufgenommen, wenn es der Dienst erlaubt.

Assistenzärzte des Beurlaubtenstandes kommen auf die gedachte Zahl nicht in Anrechnung.

Das Verwaltungs-Personal ist für diese Lehranstalt jene des Militärlazareths.

Als Operationsdiener, zur Beaufsichtigung der Localitäten und Instandhaltung derselben, sowie zur Besorgung der für die Uebungen nöthigen Vorbereitungen, ist aus dem Stande der Sanitäts-Compagnie des 1. Train-Bataillons ein geeignetes Individuum (Gefreiter oder Gemeiner) zu beordern. Derselbe erhält neben den Bezügen eines Krankenwärters eine monatliche Zulage von sieben Gulden.

Die Docenten des Operations-Curses erhalten die etatsmässige Dienstzulage.

Die als Hörer von auswärtigen Garnisonen zugelassenen Militärärzte erhalten die reglementmässigen Reisekosten, Commandozulage und Servis-Gebühren.

Der Operations-Curs ist in allen dienstlichen und ärztlichen Beziehungen dem Kriegsministerium, Militär-Med.-Abthlg., direct unterstellt, an welches der Vorstand sohin alle einschlägigen Anträge und Berichte etc. einzureichen hat.

Der Vorstand überwacht den gesammten Dienst und den Gang des Unterrichtes der Anstalt und übt die ihm zugesprochene Disciplinargewalt über das gesammte Personal der Anstalt incl. der Hörer aus.

Der erste Docent hat über die aufgeführten Unterrichtsfächer Vorträge zu halten, beziehungsweise die practischen Uebungen zu leiten.

Derselbe ist auch für den Bestand, sowie die gebrauchsfähige Instandhaltung des Inventars der Anstalt zunächst verantwortlich.

Der zweite Docent übernimmt je nach Anweisung des ersten einen Theil der Unterrichtsaufgabe.

Die als Hörer commandirten Aerzte sind verpflichtet, sämmtlichen Vorträgen und Uebungen beizuwohnen.

Am Schlusse eines jeden Curses ist von dem ersten Docenten ein Bericht über den Gang und die Resultate des Unterrichts, nebst den von den Hörern erworbenen Qualifications-Noten an den Vorstand der Anstalt vorzulegen, welcher denselben, mit seinen Bemerkungen versehen, an das Kriegsministerium einsendet.

Die Beurtheilung der Hörer hat sich insbesondere auf ihre künftige Verwendbarkeit im Felde zu erstrecken.

In Sachsen sind seit 1870 jährlich wiederkehrende militärärztliche Fortbildungscurse eingerichtet, welche im Winter 1871/72 zum ersten Male in Wirksamkeit getreten sind. Dieselben finden jährlich vom October bis Februar des folgenden Jahres statt und umfassen: Operationsübungen an der Leiche (Oberstabsarzt Beyer), pathologische Sectionen (Medicinalrath Birch-Hirschfeld), Untersuchung des Auges (Oberstabsarzt Tietz), des Ohres und Kehlkopfes (bis 1875 Stabsarzt Schalle, dann Stabsarzt Becker), practische und theoretische Vorträge über Hygiene (erstere bis 1875 Hofrath Fleck, dann Dr. Hempel, letztere Generalarzt Roth), Militär-Medicinal-Verfassung (Oberstabsarzt Frölich), innere Militär-Medicin (Stabsarzt Stecher), Traindienst und Pferdekenntniss (bis 1876 Hauptmann Krauss, dann Hauptmann Rosenmüller) sowie einen Reitcursus (Oberstabsarzt Ziegler).

Zu jedem Curs werden 6 Stabsärzte und 12 Assistenzärzte des ganzen Armeecorps commandirt; den in Dresden stehenden Militärärzten steht die Theilnahme an den Cursen frei. Für die ausserhalb Dresden stehenden Oberstabsärzte werden besondere Curse abgehalten. Auf die Fortbildungscurse folgt in jedem Jahre die specifisch-militär-ärztliche Prüfung, welche auch schon von den Assistenzärzten I. Cl. abgelegt werden kann. Der Stundenplan ist in der Weise geregelt, dass der Nachmittag des Dienstags und Sonnabends zum Zwecke von Besichtigungen frei gehalten wird, an den andern Tagen ist die Zeit von 3 bis 5 Uhr unbesetzt. Die Reitcurse finden des Abends von 7 bis 8 Uhr statt. Diese Fortbildungscurse machten während des 7jährigen Zeitraums des Bestehens 10 Oberstabsärzte, 30 Stabsärzte, 30 Assistenzärzte, 7 Unterärzte und 22 einjährig freiwillige Aerzte durch; ausserdem nahmen an denselben noch 17 Assistenzärzte I. Classe der Reserve während der vierwöchentlichen Dienstleistung zur Erlangung der Qualification zum Stabsarzt Theil.

Ausser den commandirten Militärärzten wurden die Fortbildungscurse als ein reges Mittel der Weiterbildung nicht nur von allen dienstfreien Militärärzten der Garnison Dresden besucht, sondern es besuchten denselben auch Civilärzte, namentlich die Vorträge über Militärgesundheitspflege und hygienische Chemie, sowie die Operationsübungen. Die commandirten Aerzte erhalten für die ersten 28 Tage Tagegelder und Reisekosten, dann Commandozulage.

Die Schweiz hat das Princip militärärztlicher Curse bereits seit 1867. Sämmtliche zu Sanitätsofficieren vorgeschlagenen Aerzte und Apotheker müssen eine Bildungsschule von 4 Wochen, sämmtliche Militärärzte während ihrer Dienstzeit einen Wiederholungscurs von 14 Tagen durchmachen[1]. In dem letzteren werden Operationsübungen (12 Stunden), Chirurgische Klinik (18 Stunden), Verbandübungen (10 bis 15 Stunden), Kriegschirurgie (12 Stunden), Untersuchungslehre incl. Augenuntersuchungen (7 Stunden), Militärhygiene (8 Stunden), Sanitätsdienst incl. Rapportwesen (7 bis 12 Stunden), Materialkenntniss (10 Stunden), Practische Uebungen (nach Umständen Etabliren von Ambulancen, Schiessversuche, Bahntransport (6 Stunden) gelehrt, in Summa 95 Stunden. Die Curse finden in Bern statt und werden von Sanitäts-Instructoren ertheilt. So kurz auch die Zeit ist, so ist dessen ungeachtet bei der zur Zeit sehr starken Strömung in der Schweiz Ersparnisse zu machen auch versucht worden, dieselben auf 8 Tage herunterzudrücken. Die energische Vertretung derselben in der Bundes-Versammlung hat dies verhindert[2].

In Belgien bestehen in den einzelnen Militärlazarethen Fortbildungscurse. Dieselben werden von der médecins pincipaux geleitet unter Unterstützung von Regimentsärzten. Der Besuch ist obligatorisch für die Bataillons- und Assistenzärzte, jedoch nicht für die militärärztlichen Eleven. Der Curs ist keine Bedingung für das Avancement zum Regimentsarzt, zu welchem noch ein besonderes Examen erforderlich ist, welches jedoch von Bataillonsärzten, wenn sie auf das Avancement verzichten, nicht abgelegt zu werden braucht. —

Oesterreich besitzt einen militärärztlichen Fortbildungscurs seit dem 31. December 1874, welcher im November 1875 zum ersten Male in's Leben trat[3]. Derselbe bezweckt einmal die Ergänzung des Friedensstandes der Militär- und Marineärzte und eine thunlichst einheitliche Ausbildung der Bewerber, sowie die Cultivirung specieller medicinisch-technischer Doctrinen. Die Zuhörer werden hiernach in Aspiranten und Frequentanten unterschieden, ihre Zahl soll zusammen 50 nicht überschreiten. Der Curs dauert 6 Monate und zwar vom 1. November des einen bis 30. April des folgenden Jahres. Das Lehrpersonal besteht

---

[1] Reglement über den Sanitätsdienst in der Schweizerischen Armee vom 7. December 1875. §. 52 u. ff.

[2] Die Sanität in der Bundesversammlung. Erste Beilage zu No. 24 des Correspondenzblattes für Schweizer Aerzte (1877).

[3] Organische Bestimmung und Dienstvorschriften für den militärärztlichen Curs, Verordnungsblatt für das k. k. Heer, 4. Stück vom 6. Februar 1875.

theils aus Militärärzten, theils aus Officieren. Lehrgegenstände (Correpetitionsgegenstände) sind: Kriegschirurgie und practische Verbandlehre, chirurgische Klinik (Stabsarzt Neudörfer), practische Operationslehre (Stabsarzt Podradzki), topographische Anatomie, pathologische Anatomie, mikroskopische Uebungen (Regimentsarzt Weichselbaum), Militär-Hygiene (Regimentsarzt Nowak), Anleitung zu practisch-hygienischen Untersuchungen (Regimentsarzt Kratschmer), Heeres-Organisation, taktische Grundbegriffe, Kartenlesen (Generalstabs-Hauptmann Daublebski von Sterneck), Heeres-Administration (Militär-Intendant Schredt), Electro-Therapie (Regimentsarzt Chwostek), Syphilis und Hautkrankheiten (Stabsarzt Reder), gerichtliche Psychiatrie (Regierungsrath Hauschka), Ophthalmoskopie mit Uebungen (Regimentsarzt Picha), Otoskopie mit Uebungen (Stabsarzt Chimani) und Laryngoskopie mit Uebungen (Regimentsarzt Sidlo). Der Stundenplan, in welchen diese zahlreichen Gegenstände aufgenommen sind, ist nicht gleichmässig, indem dieselben in verschieden langer Dauer gelesen werden, nur die chirurgische Klinik (2 Mal wöchentlich von 8 bis 10) der 5stündige Vortrag über Militärhygiene, die 1stündigen Vorträge über Heeres-Organisation und Heeres-Administration, die practisch-hygienischen Untersuchungen und practische Operationsübungen je 3 Mal 2stündlich finden während des ganzen Curses statt. Im Allgemeinen ist die Eintheilung der Zeit so, dass von 10—1 Vorträge, von 2—4 Uhr practische Uebungen und von 4—5 nochmals Vorträge stattfinden. Für alle practischen Uebungen zieht der Stundenplan die Eintheilung in 3 Gruppen vor, der Sonnabend ist von 12 Uhr ab frei. — Im Ganzen hat dieser Stundenplan sehr viel Aehnlichkeit mit dem oben besprochnen Ecole d'application in Paris. Sämmtliche Hörer des Curses sind gehalten, sich einer commissionellen Schlussprüfung zu unterziehen. Die Aspiranten erhalten während der Dauer des Cursus ein monatliches Pauschale von 50 Gulden praenumerando. Die Gebühren der zum Activstande des stehenden Heeres gehörigen Frequentanten, werden nach jenen Grundsätzen behandelt, wie die Frequentanten des Central-Infanterie- und Central-Cavallerie-Curses.

In Schweden sind Fortbildungscurse zum ersten Male im Winter 1876 in das Leben getreten, die Königliche Ordre ist vom 22. December 1876. Das Reglement für dieselben enthält im Wesentlichen Folgendes: [1])

Die Curse stehen unter Aufsicht der Sanitäts-Commission, während der Generalarzt als Director den Unterricht leitet, den Studienplan macht u. s. w. Die Curse werden jährlich in den Monaten Januar, Februar, März und April am Garnisonlazarethe in Stockholm abgehalten. Zu den Cursen werden zuerst die nach 1875 angestellten Bataillonsärzte in Anzahl bis zu fünf commandirt und müssen diese einen Cursus mitgemacht haben um Beförderung zum Regimentsarzt erlangen zu können. Aeltere Militärärzte können auch, soweit die Räumlichkeiten ausreichen, nach eigenem Wunsche commandirt werden. Weiter werden auch Officiere commandirt, um den Cursus in Militärhygiene mitzumachen.

Die Lehrgegenstände sind:

a) Militärgesundheitslehre, umfassend Kenntniss der hygienischen

---

[1]) Tidskrift i militär Helsovård. (Stockholm 1877.) S. 61.

Specialverhältnisse bei Märschen und Transporten, in Kasernen, Lagern und Quartieren, Nahrungsmittel und Bekleidung, Beerdigung nach Schlachten, Desinfection von Schlachtfeldern u. s. w., sowie die Krankenpflege im Felde, Krankentransport zur See und Eisenbahnen u. dergl.

b) Chirurgische Operationslehre, umfassend einen Operationscursus am Cadaver, Information in Kriegschirurgie, in Verwendung des Sanitätsmaterials, Verpackungsregulativ u. s. w. Uebungen mit Ambulancewagen und Sanitätstruppen; weiter Unterricht in Augen- und Ohrenuntersuchungen mit besonderer Rücksicht auf Approbation und Cassation.

c) Militärmedicinalverfassung, insofern sie die für die Dienstleistung des Militärarztes geltenden Instructionen, Reglements, Generalordres etc. betrifft; die wichtigsten Kriegsgesetze, die Methodik der militärmedicinischen Statistik.

d) Reiten.

Examina werden nicht abgehalten.

Die commandirten Aerzte erhalten Reiseentschädigung nach den bestehenden Reglements, eine tägliche Zulage von 7 Kronen (ca. 9 Rmk.) und freie Wohnung mit Licht und Heizung am Garnisonlazarethe, wo sie nach Anweisung des Directors in der Krankenpflege, bei Operationen und Obductionen sowie bei dem Unterrichte der Sanitätsmannschaften Theil nehmen sollen.

Spanien hat seit 1877 eine Academia de Sanidad Militar eingeführt, welche als besondere Lehranstalt für den militärärztlichen Dienst besteht [1]. Die Anstalt befindet sich in Madrid und verfügt für die Lehrzwecke über das Militärlazareth mit seinem gesammten Material und dem pharmaceutischen Laboratorium, sowie über alles sonstige Sanitäts-Material. Der Director General des Sanitätscorps ist jedesmaliger höchster Chef der Academie. Als Professoren (s. Z. acht), wirken ausschliesslich active Militärärzte, welche sich um diese Thätigkeit als Ehrenamt beworben und einem besonderen Examen unterworfen haben. Einer der Professoren (Subinspector medico I. Cl.) ist Director, sechs sind Medicos mayores, einer ist Farmaceutica mayor. Diese Professoren werden durch Medicos Primeros und einen Farmaceutico Primero in Krankheitsfällen vertreten. Jeder, welcher von jetzt ab in das Sanitätscorps eintreten will, muss die Academie besucht haben. Bei der Anmeldung muss der Bewerber nachweisen, dass er geborener oder naturalisirter Spanier ist, dass er sich im vollen Besitze der bürgerlichen und Ehrenrechte befindet, dass er das Alter von 28 Jahren nicht über-

---

[1] Reglamento de la Akademia de Sanidad Militar aprobado por Real orden de 5 de Octubre de 1877. (Madrid 1877.) — Deutsche militärärztliche Zeitschrift 1878, 4. Heft. S. 183. — Zum Verständniss über die Rang- und Gehaltsverhältnisse sowie die Zahl des spanischen Sanitätscorps sei erwähnt, dass dasselbe gegenwärtig besitzt:

1 Director-General (Generalmajor)	mit 22500	Pes.	Gehalt.
3 Inspectores Médicos I. Cl. (Brigadier) . . .	„ 15000	„	„
6 „ „ II. Cl. „ . . .	„ 9000	„	„
17 Subinspectores Médicos I. Cl. (Oberst). . .	„ 6900	„	„
26 „ „ II. Cl. (Oberstlieut.)	„ 5400	„	„
136 Médicos Mayores (Major).	„ 4800	„	„
390 „ Primeros (Hauptmann)	„ 3000	„	„
170 „ Segundos (Lieutenant)	„ 2600	„	„

schritten hat, dass er körperlich tür den Militärdienst tauglich und dass er Doctor oder Licentiat der Medicin resp. Pharmacie ist. Die Aufnahme ist abhängig gemacht von einer Prüfung, bei der frühere Arbeiten, während der Studienzeit erworbene Prämien u. s. w. berücksichtigt werden. An Immatriculationsgebühren zahlt Jeder 125 Pesetas (1 Pesetas ungefähr = 1 Frank) pro Jahr. Von den Eleven erhalten zwanzig, welche zu oberst auf der Qualificationsliste stehen, einen Jahresgehalt von 1950 Pesetas. Die Eleven haben den Rang eines Fähnrichs, tragen beständig die entsprechende Uniform mit dem Abzeichen des Sanitätscorps und sind den Militärgesetzen unterworfen. Sie stehen unter strenger Controle, jede Verspätung, Versäumung des Unterrichts, Insubordination u. s. w. wird in den Personalacten registrirt. Ausser den Zöglingen (Alumnos) können auch Hörer (Oyentes) zugelassen werden.

Die Dauer des Cursus ist ein Jahr, die Lehrgegenstände sind:

1) Operationsübungen und chirurgische Anatomie mit Verbandübungen.

2) Kriegschirurgie und chirurgische Klinik.

3) Endemische Krankheiten in den spanischen überseeischen Besitzungen, Kriegsmedicin mit innerer Klinik, Armeekrankheiten.

4) Syphilis und Hautkrankheiten mit Klinik.

5) Augenheilkunde und Klinik.

6) Militärgesundheitspflege und allgemeine Sanitätsgesetzgebung in Spanien.

7) Specielle Militär-Sanitäts-Gesetzgebung und gerichtliche Medicin nebst practischen Uebungen.

8) Theoretisch-practische Uebungen in der chemischen Analyse, der Mikroskopie und Spectroskopie in ihrer Anwendung auf Krankenbehandlung, Militärgesundheitspflege und gerichtliche Medicin.

Die Pharmaceuten sind von einzelnen Unterrichtszweigen entbunden, und werden während der Zeit im Laboratorium mit practischen Arbeiten beschäftigt. Nach Ablauf eines Jahres müssen sich die Eleven einem Examen unterwerfen, welches die Anciennetät bestimmt, wenn sie nicht bestehen, müssen sie einen zweiten Lehrcursus, jedoch ohne Gehalt und nochmaliger Zahlung der Gebühren durchmachen.

Ein Vergleich dieser gesammten Fortbildungscurse lässt in denselben verschiedene Gruppen unterscheiden. Am umfänglichsten und am weitesten gehend sind die von Spanien, Frankreich und Oesterreich, sowohl nach der Länge der Zeit (in Spanien zwölf, in Frankreich neun, in Oesterreich sechs Monate) als den in das Bereich derselben gezogenen Lehrgegenständen. Hierauf folgen Curse von viermonatlicher Dauer und darunter: England, Sachsen, Schweden, weniger als vier Monate Preussen, Bayern und die Schweiz, von unbestimmter Dauer die in Belgien. Diese Verschiedenheit ergibt sich ganz von selbst nach dem Zweck: In Spanien, Frankreich und Oesterreich wird die ärztliche Ausbildung durch die Fortbildungscurse mit abgeschlossen, bezüglich ist eine ziemlich umfängliche Repetition des auf der Universität Erlernten beabsichtigt, letzteres namentlich in Oesterreich. Alle übrigen erwähnten Curse nehmen nur das für den Militärarzt besonders Wichtige aus der Universitätsbildung heraus und fügen Neues specifisch militärärztliches Wissen hinzu. Die Abweichungen in den einzelnen Einrichtungen sind durch die eigenthümlichen Verhältnisse der Armee gegeben.

Betrachtet man die einzelnen Lehrgegenstände, so zerfallen dieselben in nothwendige und wünschenswerthe. Nothwendig sind die, welche in unmittelbarer Verbindung mit der Thätigkeit des Militärarztes stehen und deshalb entweder von einem besonderen Standpunkte aus behandelt, oder überhaupt erst neu gelehrt werden müssen; hierzu gehören:

1) Operationscurse, verbunden mit topographischer Anatomie und Kriegschirurgie, Verbandlehre, Kenntniss des Feldlazarethmaterials; 2) Militärgesundheitspflege mit practischen Uebungen; 3) Armeekrankheiten, womöglich in Verbindung mit pathologischen, bezüglich forensischen Sectionen; 4) Diagnostische Untersuchungsmethoden, darunter gehörig die des Auges, Ohres und Kehlkopfes; 5) Militär-Medicinal-Verfassung und Sanitätsdienst; 6) Heeres-Organisation, taktische Grundbegriffe, Karten, lesen; 7) Traindienst und Pferdekenntniss; 8) Reiten.

Wünschenswerthe Gegenstände sind diejenigen, die ohne Rücksicht auf die militärärztliche Thätigkeit an Universitäten erlernt, bezüglich vervollkommnet werden können. Dahin gehören: topographische Anatomie als eigner Lehrgegenstand, pathologische Anatomie und mikroskopische Uebungen. Electrotherapie, Psychiatrie, Syphilis und Hautkrankheiten fallen kaum in den Rahmen solcher Curse.

Der engste Anschluss an Krankenhäuser ist sowohl für die dienstlichen als wissenschaftlichen Interessen nothwendig. Für die Marineärzte ist die Militärgesundheitspflege durch die Schiffshygiene, die Heeresorganisation durch Dienstkenntniss des Seewesens zu ersetzen. Die übrigen Gegenstände können selbst einschliesslich des Reitens unverändert bleiben.

Betrachtet man nach diesen allgemeinen Postulaten die einzelnen Lehrgegenstände, so treten Operationscurse mit einziger Ausnahme der englischen Anstalt zu Netley (wo das Leichenmaterial sehr gering ist) besonders in den Vordergrund. In Preussen, Bayern, der Schweiz, Frankreich, Oesterreich, Sachsen sind sie der wichtigste Lehrgegenstand. In Frankreich, Spanien und Oesterreich sind dieselben mit Verbandlehre, Vorträgen über Kriegschirurgie und anatomischen Uebungen verbunden, in Preussen und Bayern gehen sie mit der topographischen Anatomie Hand in Hand. In Oesterreich, Frankreich, Spanien, England und der Schweiz ist der Besuch der chirurgischen Klinik ebenfalls mit in den Lehrplan aufgenommen. Sofern Militärlazarethe allein für diese das Material liefern sollen, wird es, wenn sie nicht die Grösse des Val de grâce und des Victoria-Hospitals haben, mit dem klinischen Material oft mangelhaft aussehen. Es empfiehlt sich hier die Einrichtung, dass auch Civilkranke in das betr. Garnisonlazareth zu Unterrichtszwecken aufgenommen werden dürfen, wie dies das Garnisonspital No. 1 zu Wien unter Stabsarzt Neudörfer gestattet, es früher auch in Baden nach Angabe des Generalarzt Beck der Fall war. Es erscheint ferner als nothwendig, dass die Operationscurse mit den für das Feld etatsmässigen Hülfsmitteln arbeiten, um die Instrumenten-Ausrüstung hier gleich practisch zu lehren. Sehr nützlich erweisen sich im Verlauf der Operationscurse Schussversuche mit verschiedenen Gewehren an Leichen, welche ein Bild der Veränderung der heutigen Projectile sowie ihre Wirkungen auf verschiedene Entfernungen zeigen. Zu Dresden, wo seitens des Kriegs-Ministeriums die im Zeughaus befindliche Sammlung sämmtlicher jetzt in Gebrauch befindlicher Gewehre bereitwilligst zu diesem Zweck zur Verfügung gestellt worden ist, sind derartige Schussversuche alljährlich mit den Operationscursen unter Oberstabsarzt I. Cl. Beyer verbunden worden. Die Anlegung und Uebung von neueren Verbandmethoden muss auch selbstverständlich mit den Operationscursen bez. der chirurgischen Klinik in Verbindung gebracht werden. Das Feldsanitätsmaterial wird hierdurch in einer practischen Weise mit in das Gebiet des Unterrichts gezogen.

In den bayerischen Cursen wird durch Oberstabsarzt Port die Selbstanfertigung der für den Krieg geeigneten Fracturverbände aus Stroh, Pappe, Drath und Blech besonders eingehend gelehrt.

Von hoher Wichtigkeit ist wie man gar nicht verkennen kann, eine Auffrischung in der topographischen Anatomie, welche in Preussen, Bayern, Frankreich, Spanien und Oesterreich auch ihre vollständige Stelle in dem Stundenplan gefunden hat. Dieselbe hängt indessen absolut von der Menge der Leichen ab, so dass sie nur bei einem sehr reichen Material an demselben als selbstständiger Gegenstand mit in den Stundenplan eingeführt werden kann.

In den sächsischen Cursen sind die anatomischen Demonstrationen unmittelbar mit den Operations-Uebungen verbunden.

Der Unterricht in der Militärgesundheitspflege ist unbedingt der wichtigste Gegenstand der gesammten Fortbildungscurse, weil er ein Gebiet umfasst welches auf der Universität entweder gar nicht oder doch nicht in dem für den Militärarzt erforderlichen Umfange gelehrt wird. Es weisen aus diesem Grunde die Fortbildungscurse der verschiedenen Staaten auch der Militärgesundheitspflege eine hervorragende Stelle an und geben derselben eine bedeutende Stundenzahl. Ganz besonders ist dies der Fall in den englischen Cursen, in denen während vier Monaten wöchentlich zwei theoretische Vorträge und sechs Stunden (3 Mal 2 Stunden) practische Uebungen in Laboratorien stattfinden. In den französischen Cursen finden die theoretischen Vorträge während der Zeit vom 15. April bis 15. August in drei Stunden wöchentlich statt, die practischen Uebungen dauern vom 15. Januar bis October. Die österreichischen Curse setzen während sechs Monaten fünf Vortragstunden und ausserdem an fünf Tagen während zweier Monate zwei Stunden practische Uebungen an, so dass für jede Abtheilung während zwei Monaten wöchentlich fünfzehn Stunden für hygienischen Unterricht und während vier Monaten fünf Stunden sich in dem Lehrplan finden. In den sächsischen Cursen sind der Militärgesundheitspflege während vier Monaten wöchentlich drei Stunden und zwei Stunden practische Demonstrationen gewidmet. In Bayern werden zahlreiche militär-hygienische Untersuchungen durch Oberstabsarzt Port besonders mit Rücksicht auf die localen Verhältnisse von München vorgenommen, es treten hier die dort in dem Pettenkofer'schen Laboratorium, dieser Hauptwerkstatt hygienischer Arbeit, gegebenen Ausbildungs-Gelegenheiten noch besonders in den Vordergrund, wenn auch keine officielle Verbindung mit demselben besteht.

Der Unterricht in der Militärgesundheitslehre muss einen theoretischen und practischen Theil umfassen. Beide müssen immer Hand in Hand gehen, jedenfalls ist der practische Unterricht als die Hauptsache zu betrachten und sollten die Theilnehmer so instruirt entlassen werden, dass ihnen leichtere Untersuchungsmethoden, wie Kohlensäurebestimmung der Luft, qualitative Wasseruntersuchungen, Untersuchungen von Nahrungsverfälschungen geläufig sind. Dies wird bei der Dauer der französischen und österreichischen Curse möglich sein, in den englischen Cursen wird es factisch erreicht. In den sächsischen Cursen findet zur Zeit kein eigenes Arbeiten statt, sondern es werden nur practische Demonstrationen, die den Gang der Untersuchungsmethode zeigen, gegeben. Letzteres Verfahren ist unbedingt unvollkommener als die oben erwähnten; man darf indessen nicht vergessen, dass ohne die freie Disposition über gut eingerichtete Laboratorien, in einer geringen Stundenzahl der Mangel an Technik, welcher bei den meisten jungen Aerzten vorliegt, nur ausnahmsweise wirkliche Resultate für den Einzelnen erzielen lässt. Als das Ideal eines Lehrplanes für hygienische Untersuchungen dürfte der des practischen Cursus gelten, welcher von Mitte April bis Ende Juli jedes Jahres bei dem hygienischen Institut der Universität München stattfindet, und über welche sich in der Arbeit des Stabsarzt Helbig nähere Angaben finden. Die Leitung des gesammten Vortrages muss in einer Hand liegen, am besten wird es sein, wenn zwischen dem eigentlichen Docenten dieses Gegenstandes, welcher den theoretischen Vortrag hält und demjenigen, welcher den practischen Unterricht zu ertheilen hat, das Verhältniss des Chefs zum Assistenten besteht, um auch hier die gleiche geistige Richtung zu wahren. Dies Verhältniss bestand zwischen Parkes und De Chaumont, es ist auch in Wien zwischen Nowack und Kratschmer nach der Bezeichnung des letzteren als Adlatus anzunehmen. Für Frankreich besteht zwischen der theoretischen und practischen Hygiene keine organische Verbindung, wie dies schon die Verschiedenheit der Lehrkräfte zeigt. Während meines Aufenthaltes am Val de gràce griffen die beiden Vorträge durchaus nicht ineinander. —

Einen sehr wichtigen Theil des Unterrichts über Gesundheitspflege muss die Besichtigung von Gebäuden und Einrichtungen bezüglich ihrer sanitären Verhältnisse bilden, worin die Nothwendigkeit begründet liegt, solche Fortbildungscurse in grossen Städten abzuhalten. Namentlich macht sich in Netley gegenüber der sonstigen vortrefflichen Einrichtung, welche Parkes diesem Unterrichtszweige zu geben gewusst hat, ein Mangel derartiger Besichtigungen recht fühlbar. Für dieselben empfiehlt es sich bei den weiten Entfernungen, einen Tag der Woche von andern Lehrgegenständen frei zu lassen.

Armeekrankheiten sind besonders da ein nothwendiger Lehrgegenstand, wo dieselben sehr wesentliche Eigenthümlichkeiten zeigen, wie dies in der englischen Armee der Fall ist. Hier bilden Tropenkrankheiten, welche mit Hülfe des im Victoria-Hospital reichlich vorhandenen Materials auch gleich klinisch vorgeführt werden können, einen besonders interessanten, von Maclean vorzüglich behandelten Lehrgegenstand. Die französischen und spanischen Curse haben denselben unter der Bezeichnung Epidemiologie neben einer innern Klinik. In den sächsischen Cursen wird ein Vortrag über Innere Militär-Medicin in Verbindung mit Demonstrationen am Krankenbette gegeben. Die österreichischen Curse, welche bezüglich der Zahl der Gegenstände (17) nur von den französischen (19) übertroffen werden, enthalten diesen Gegenstand nicht.

Die pathologischen Sectionen, welchen ein besonderer Werth beizumessen ist, sollten in den Fortbildungscursen wenigstens theilweise in der Form gerichtlicher Sectionen gemacht werden, da diese oft genug Militärärzten zufallen und ihnen daher geläufig sein müssen. In den sächsischen Cursen hat sich diese Einrichtung durchaus bewährt.

Die Uebung in den diagnostischen Untersuchungsmethoden, welche von allen erwähnten Cursen nur denen der Schweiz fehlen, ist allseitig so sehr als ein dringendes Bedürfniss anerkannt, dass sie ja auch von beschäftigten Aerzten, die nicht Specialisten sind, überhaupt oft genug in gewissen Perioden wieder cultivirt wird. Dieselben müssen den Militärarzt mit allen Methoden bekannt machen, welche irgend von Bedeutung für Diagnose und Behandlung sind. Zur Zeit wird sich dieselbe in der Hauptsache auf Augen-, Ohren- und Kehlkopf-Untersuchungen zu erstrecken haben. Die nicht unbedeutende Schwierigkeit passendes Untersuchungsmaterial zu haben lässt sich, wenn man nur auf Militärlazarethe angewiesen ist, durch die Einrichtung specialistischer Stationen bei dem Curslazareth, an welches einschlagende Fälle abgegeben werden, einigermassen ausgleichen, wenigstens hat es in Dresden für Ohren- und Kehlkopfuntersuchungen nie an Material gefehlt. Schwieriger ist die Beschaffung desselben an passenden Augenkranken, weil diese überhaupt aus den Truppen selten übernommen werden können. Am besten ist es, wenn die Lehrer dieses Gegenstandes durch Abhaltung einer Poliklinik Material für diesen Unterrichtszweig zu gewinnen suchen, vielleicht auch von Augenabtheilungen grosser Civillazarethe, wie dies z. B. in der Charité in Berlin der Fall ist, geeignete Untersuchungsfälle entnehmen können.

Die Militär-Medicinal-Verfassung und der Sanitätsdienst verstehen sich als Lehrgegenstände in einer specifisch militärischen Unterrichtsanstalt von selbst. Es handelt sich bei diesem Gegenstande aber weniger darum die augenblicklich geltenden Reglements zu besprechen, sondern den Geist und die Motive derselben sowie die historische Entwickelung, natürlich in Verbindung mit der Heeres-Organisation überhaupt darzulegen. Es muss hier auch der Ort sein, an welchem eine logische Begründung für das in der Organisation des Sanitätsdienstes Wünschenswerthe zum Gemeingut der jungen Generation wird, wodurch jeder Arzt in seinen speciellen Wirkungskreis gehörig instruirt eintritt und viele unreife subjective Ansichten corrigirt werden können. Wenn dieser Gegenstand so behandelt wird, so dient er, weit entfernt trocken zu sein, zum wahren Nutzen des Sanitätscorps. Selbststudium vermag ihn in dieser Weise durchaus nicht zu ersetzen.

Ein die militärische Thätigkeit leitender Militärärzte besonders wichtiger Vortrag muss die Heeres-Organisation in Verbindung mit dem Kartenlesen und einigen taktischen Grundbegriffen umfassen. Einen derartigen Vortrag weisen zur Zeit nur der österreichische und der Schweizer Studienplan auf. Es ist nicht zu verkennen, dass gerade die leitenden Aerzte diese Kenntnisse in erster Stelle bedürfen, demnach würde zur Ausfüllung der Thätigkeit als Corpsarzt, Divisionsarzt oder Chefarzt die Beschäftigung mit diesem Gegenstande eine nothwendige Vorbereitung bilden. Dieser Umstand verlangt dieselben an einer militärärztlichen Specialbildungsanstalt vorzutragen, indessen sollte hiermit eine practische Ausbildung Hand in Hand gehen. Zu derselben gehören die

Theilnahme von Aerzten an den Generalstabsreisen, wie dies in der österreichischen und italienischen Armee geschieht, ferner die Berücksichtigung des Sanitätsdienstes in den Manöverdispositionen bezüglich Anlegung von Verbandplätzen und der Krankenevacuation sowie die gelegentliche Formation von Sanitätsdetachements und Feldlazarethen bei grossen Manövern. Eine sehr gute Vorbereitung würde auch die Theilnahme von Aerzten am Kriegsspiel darstellen.

Unter den jetzigen Verhältnissen fehlt es in der deutschen Armee dem Sanitätsdienst an der practischen Vorbildung für den Krieg, zu dem fast allen übrigen Dienstzweigen bei den Manövern Gelegenheit geboten wird. Die Thätigkeit der leitenden Sanitätsofficiere im Kriege verlangt aber unbedingt eine Vorübung, da in Schlachten ihnen die Leitung des Sanitätsdienstes thatsächlich selbstständig zufällt; der Generalstab hat mit wichtigeren Dingen zu thun. — Die Einfügung entsprechender Uebungen der Sanitätsofficiere bei den Manövern dürfte an und für sich nicht schwierig sein, leider bleiben alle Wünsche dieser Art unausführbar, so lange nicht die Oberärzte der Truppen auch bei den Friedensmanövern beritten sind, ein für disponirende Thätigkeit wie Hülfeleistung bei Kranken gleich nothwendiges Erforderniss, von dessen Erfüllung die Felddienstfähigkeit der Aerzte, sowohl für eine leitende Stellung als namentlich zur Führung einer Colonne (Lazareth) abhängen sollte.

Es ist gänzlich unverständlich, wie zur Zeit ein Sanitätsofficier annähernd die Pflichten erfüllen soll, welche einer der bedeutendsten Generalstabsofficiere der Gegenwart, der General von Verdy, in seinen Studien über Truppenführung (Berlin 1874), 3. Heft S. 93 und 4. Heft S. 69 von einem Divisionsarzt fordert. (Vergleiche hierüber den Jahresbericht über die Leistungen und Fortschritte etc. 1874, S. 95 und den Nachtrag.) Auch wird die so eingehende Dienstinstruction für den Corpsgeneralarzt und Divisionsarzt, welche die neue vortrefflich durchgearbeitete Kriegs-Sanitäts-Ordnung enthält, sich wirklich im Felde erst ausführen lassen, wenn diese Sanitäts-Officiere in diesem Dienst wenigstens annähernd bei den Friedensmanövern zu thun gehabt haben.

Der Traindienst und Pferdekenntniss gehören ebenfalls zur nothwendigen Ausbildung des Sanitätsofficiers, welcher in die Lage kommen kann, eine kleine Colonne zu führen[1]). In den sächsischen Fortbildungscursen wird dieser Gegenstand wöchentlich in einer Stunde mit practischen Uebungen von einem Officier des Train-Bataillons vorgetragen. Als bestes Mittel der Ausbildung in diesem Gegenstande würde sich empfehlen, wenn sämmtliche Mediciner ihre sechsmonatliche Dienstzeit beim Train abzuleisten hätten. Es wäre damit die jetzt bestehende Schwierigkeit bei andern Waffen eine besondere abgekürzte Ausbildung eintreten zu lassen gelöst und würde gleichzeitig das Reiten erlernt. Da von sämmtlichen Train-Bataillonen der deutschen Armee sieben in Universitätsstädten stehen, so erscheint dies sehr wohl möglich, zumal die Garnisonen der übrigen fast sämmtlich grosse Städte sind, in denen nicht

---

[1]) Vergl. hierüber die Arbeit des Herrn Major Krauss: der Chefarzt als Colonnenführer, in diesem Werke.

selten von Medicinern die Dienstpflicht jetzt auch bei andern Waffengattungen abgeleistet wird.

Die Nothwendigkeit einer gründlichen Erlernung des Reitens liegt bei dem Umstande, dass im Felde alle Militärärzte beritten sind, auf der Hand, dieselbe wird indessen bei den Aerzten in leitenden Stellungen erst recht fühlbar und tritt hier wieder die Möglichkeit einer beständigen Uebung durch Rationsgewährung in den Vordergrund. Unter den erwähnten Fortbildungscursen wird das Reiten in Frankreich, Schweden und Sachsen officiell gelehrt. Die Möglichkeit hierzu knüpft sich naturgemäss an grosse Städte, in welchen die Beschaffung der Pferde keine zu grossen Schwierigkeiten bietet.

Bezüglich der Zeitdauer der Fortbildungscurse muss man berücksichtigen, dass es sich bei demselben auch um die periodische Commandirung älterer Aerzte handelt, es ist daher nicht gut, dieselben zu lange auszudehnen, um eine möglichste Intensität der Arbeit zu erreichen. Die Zeit von vier Monaten dürfte für dieselben genügen und dabei doch noch, wenn nur die oben erwähnten Gegenstände im Studienplan Aufnahme finden, ausreichend freie Zeit bleiben um auch anderweitige geistige Genüsse den aus der Provinz commandirten Aerzten zu Gute kommen zu lassen. Es ist hierbei immer vorausgesetzt, dass derartige Curse in einer grossen Stadt stattfinden. In Universitätsstädten darf auch die Möglichkeit des Besuches der von diesen gebotenen Bildungsmittel nicht ausgeschlossen werden.

Nach dem oben Besprochenen erscheint ein Stundenplan wie ihn die Curse Oesterreichs und Frankreichs haben, welche eine fast unausgesetzte Beschäftigung von Morgens acht bis Nachmittags fünf verlangen, überladen; täglich vier bis fünf Stunden bei Freilassung eines Tages zum Zweck von Besichtigungen dürfte das Maximum dessen sein, was zu einer wirklichen Verarbeitung des Gebotenen gefordert werden darf.

Wenn man für eine so grosse Armee wie die des deutschen Reiches das Princip der militärärztlichen Fortbildungscurse, welches thatsächlich bereits angenommen ist, weiter entwickeln wollte, so würde eine centrale Anstalt mit allen Hülfsmitteln für das Studium ausgestattet, analog der Artillerie- und Ingenieur-Schule gewiss das Wichtigste sein, zumal in Verbindung mit einem grossen wirklichen Musterlazareth. Ausser dieser Centralanstalt, an welcher namentlich der Gesundheitspflege mit chemischen Arbeiten eine bedeutende Stelle einzuräumen wäre, würden indessen auch Fortbildungscurse, besonders Operationscurse und diagnostische Untersuchungen umfassend, am Sitze der einzelnen Generalcommandos, zumal in Universitätsstädten, keineswegs ausgeschlossen werden dürfen. Es wäre damit eine beständige Fortbildung der Aerzte der grossen Garnisonen ohne erhebliche Schädigung des Dienstes erreicht. Die letztere Gelegenheit würde den älteren Militärärzten zu Gute kommen, während durch die Centralanstalt die Grundlage der militärärztlichen Ausbildung für die jungen Militärärzte gegeben wäre. Gewiss dürfte der Umstand, dass ein grosser Theil der Docenten dem Sanitäts-Officiercorps des Beurlaubtenstandes angehört, nicht ganz ohne Einfluss auf die Ausnutzung des Universitätsmaterials sein.

Ein vorzügliches durch nichts zu ersetzendes Mittel der Fortbildung ist der practische Dienst in Krankenhäusern. Winckel's vortrefflicher Aufsatz stellt denselben mit Recht in die erste Reihe und empfiehlt die möglichste Ausdehnung einer solchen practischen Ausbildungsmethode. Dieselbe kommt den Militärärzten allerdings durch ihren Dienst mehr oder weniger zu statten, jedoch ist das Material der kleineren Militärlazarethe nicht ausreichend um es als ein Fortbildungsmittel ansprechen zu können. Hierzu bedarf es einer längeren Thätigkeit in grossen Krankenhäusern unter der Leitung bedeutender wissenschaftlicher Kräfte. Die vorzüglichste Bildungsstätte in dieser Beziehung besitzt das preussische Sanitätscorps in dem Commando zum Charité-Krankenhause, welches Dank seiner ursprünglichen Stiftung für die Ausbildung der Militärärzte noch heute dem Sanitätscorps erhalten ist. Zur Zeit sind in der Charité neun Stabsärzte des Friedrich-Wilhelms-Instituts und 26 Unterärzte beständig commandirt. Die Commandodauer ist für die Stabsärzte unbestimmt, beträgt indessen in der Regel etwa zwei Jahre, während welcher Zeit sie als Assistenzärzte der dirigirenden Aerzte Dienst leisten. Die Unterärzte sind Studirende des Friedrich-Wilhelms-Instituts, welche ein Jahr vor ihrem Staatsexamen in der Charité auf den einzelnen Stationen verwendet werden [1]). Mit Recht gilt diese Ausbildungsgelegenheit als eine ganz vorzügliche und sind derselben die berühmten Namen, welche das preussische Sanitätscorps aufzuweisen hat, in erster Reihe zu danken. Eine ähnliche Einrichtung besteht seit 1867 für das Königlich Sächsische Sanitätscorps. Es wird hier je ein Assistenzarzt zur medicinischen, chirurgischen und ophthalmologischen Klinik der Universität Leipzig und einer zu dem Kreiskrankenstift Zwickau (dem Centrallazareth der Bergwerke) commandirt, dieselben beziehen während dieses Commandos ihre Competenzen weiter und erhalten eine Zulage, nach Ablauf des Commandos haben sie die doppelte Zeit im activen Sanitätscorps nachzudienen [2]). In den übrigen deutschen Sanitätscorps bestehen Einrichtungen dieser Art nicht.

Abgesehen von einer längeren Dienstleistung in einem grossen Krankenhause überhaupt, gestattet indessen auch der Lazarethdienst in den Militärlazarethen bei zweckentsprechender Einrichtung eine sehr tüchtige wissenschaftliche Ausnutzung. Bei demselben lässt sich eine Besprechung mit Vorstellung interessanter Fälle sehr wohl durchführen, wie dies in einer Anzahl grösserer deutscher Garnisonlazarethe, namentlich solcher am Sitz des Generalcommandos geschieht. Eine derartige Einrichtung besteht besonders entwickelt in Carlsruhe und Magdeburg; unzweifelhaft liessen sich dieselben aber auch in allen grösseren Garnisonlazarethen einführen. Dafür würde besonders sprechen, dass hierdurch einigermassen der mit der Stationsbehandlung verbundene Uebelstand, dass die Truppenärzte die Lazarethkranken ihres Truppentheils nicht weiter behandeln,

---

[1]) Die in der Organisation des Sanitätscorps ausgesprochene Bestimmung, dass das Commando zur Charité erst nach dem Staatsexamen erfolgen soll, oft bisher noch nicht in's Leben getreten.

[2]) Seit dem 1. Juli 1878 sind auch an dem Stadtkrankenhause zu Dresden zwei Assistentenstellen für Militärärzte eingerichtet worden, so dass nun im Königlich Sächsischen Sanitätscorps sechs Stellen an grossen Krankenhäusern beständig besetzt sein werden. Es werden hierdurch, da diese Stellen Anziehungsmittel für junge Aerzte sind und dieselben die doppelte Zeit für die Commandozeit nachdienen müssen, dem Sanitätscorps tüchtige Aerzte für eine längere Dienstzeit zugeführt.

ausgeglichen wird, indem damit eine beständige Orientirung über die Lazarethkranken ihres Truppentheils gegeben ist. — Es versteht sich von selbst, dass die laufende genaue Durchführung der Krankenbehandlung unter Zuhülfenahme der möglichen wissenschaftlichen Beobachtungen mit einer gründlichen Journalführung in allen Lazarethen verbunden sein muss, wodurch allein schon sehr viel wissenschaftliche Anregung gegeben ist. —

Die belgische Armee hat die oben erwähnten Besprechungen der Militärärzte im Lazareth in der Form der wissenschaftlichen Conferenzen. Diese Conferenzen finden in allen den Garnisonen statt, wo wenigstens fünf Officiers de santé stehen, werden am letzten Montage des Monats zu einer passenden Zeit im Hospitale abgehalten und dürfen nicht unter zwei Stunden dauern. Kein Officier de santé darf ohne dringende Veranlassung dispensirt werden; auch die Vétérinaires nehmen an diesen Conferenzen Theil. Ein vom Garnisonarzte bestimmter Officier de santé führt über die in der Conferenz besprochenen Gegenstände das Protocoll, welches bis zum 10. des künftigen Monats an den General-Inspecteur eingereicht werden muss. Die Gegenstände, über welche gesprochen wird, können beliebig ausgewählt werden; nach der Reihe und zwar der Höchstgestellte zuerst, hat jeder einen Vortrag zu halten, über welchen debattirt wird. Aus diesen wissenschaftlichen Conferenzen schöpfen Archives médicales belges einen grossen Theil ihres Stoffes, indem in diesen die Verhandlungen dieser Conferenzen publicirt werden. Ueber eine ähnliche Einrichtung in Spanien siehe den Nachtrag.

Ob sich die Ausdehnung der wissenschaftlichen Besprechungen im Lazareth in einer so strengen Form empfiehlt, möchten wir bezweifeln. Es erscheint besser, wöchentlich über das interessante Material des Lazareths zu sprechen und längere Vorträge überhaupt der militärärztlichen Gesellschaft zu überlassen.

In unmittelbarer Verbindung mit den wissenschaftlichen Beobachtungen des Materials im gesammten Sanitätsdienst steht die literarische Ausnutzung und Verwerthung desselben, die um so mehr erwünscht sein muss, als die hieraus stammenden Angaben eine grosse Sicherheit in Anspruch nehmen können. Die jetzt bestehenden Veröffentlichungen lassen sich in die amtlich und frei redigirten Publicationen unterscheiden, die wieder periodischer oder zwangloser Natur sein können. In Deutschland bezeichnete die preussische militärärztliche Zeitschrift, herausgegeben von Löffler und Abel (1860—1862) eine unvergessene Leistung auf diesem Gebiet, deren Fehlen vielfach bitter empfunden wurde. Die Deutsche militärärztliche Zeitschrift wurde daher bei ihrem Erscheinen 1872 mit Freude begrüsst. Dieselbe ist unter die amtlichen Organe zu rechnen und bietet ein vorzügliches Material. Sehr ähnlich sind die in Frankreich erscheinenden Recueils de médecine et de pharmacie militaires, die schon 1815 in's Leben getreten sind. Vortrefflich militärärztliche Zeitschriften besitzen Italien seit 1852 (Giornale di medicina militare), Belgien seit 1848 (Archives médicales belges), Schweden seit 1876 (Tidskrift i militar Helsovård), die Niederlande seit 1877 (Nederlandsch militair geneskundige Archief). Die Standes-Interessen werden am lebhaftesten in den nicht amtlich redigirten österreichischen Zeitschriften discutirt. Von den nicht periodisch erscheinenden amtlichen

Publicationen treten die statistischen Sanitätsberichte besonders in den Vordergrund.

Die deutsche Armee besitzt zur Zeit noch keinen die sämmtlichen Armeecorps umfassenden Sanitätsbericht, der neueste über die preussischen und das würtembergische Armeecorps reicht bis zum 31. März 1874. Ausserdem werden von der Kaiserlich deutschen Marine besondere Sanitätsberichte veröffentlicht. Ein das Königlich sächsische Armeecorps betreffender Sanitätsbericht, umfassend die Jahre 1872 und 1873 wurde 1874 veröffentlicht. — Von grossem Werth ist das Militärstatistische Jahrbuch der österreichischen Armee, bis zum Jahre 1874 reichend. Der russische Sanitätsbericht ist nur für das Jahr 1872 erschienen. England hat laufend die Army medical reports seit 1859, ausserdem die der Marine. Italien, Belgien, Frankreich publiciren ebenfalls statistische Nachweise, letztere haben besonders ausgedehnte Recrutirungs-Statistik. Von höchstem Werth sind die amtlich wissenschaftlichen Veröffentlichungen aus dem Sanitätsdienst der Vereinigten Staaten-Armee. Es möge diese allgemeine Uebersicht, welche die kleineren statistischen Veröffentlichungen nicht berührt, nur zeigen, ein wie reiches Material in diesen Gebieten alljährlich erscheint.

Von hoher Bedeutung sind selbstverständlich grosse militärärztliche Bibliotheken, wie dieselben vor allen die militärärztlichen Bildungsanstalten in Berlin besitzen, wie sie ferner beispielsweise das Val de grâce und ganz besonders das Surgeon general's office zu Washington darbieten. Es wäre sehr zu wünschen, dass derartige Fachbibliotheken im Centrum jedes Armeecorps, wenn auch im kleineren Massstabe, und zwar vielleicht mit einer Unterstützung aus Staatsmitteln beständen, was immer noch lange nicht so kostspielig ist, als das Verfahren in Nordamerika, wo alle bedeutenden Werke übersetzt und den Militärärzten als Dienstexemplare übergeben werden. Dergleichen Bibliotheken bilden sich verhältnissmässig leicht aus Lesecirkeln heraus, welche in grössern Garnisonen ohnehin ein Bedürfniss sind.

Ohne weiter darauf einzugehen, möge hier als eines Bildungsmittels noch der Vertretung des Militär-Sanitätswesens auf den Weltausstellungen gedacht sein, woselbst es möglich ist, in kurzer Zeit eine Uebersicht über den Stand der Materialfragen zu erhalten. Am grossartigsten bot die Ausstellung zu Brüssel die Gelegenheit den heutigen Stand der Ausrüstung des Sanitätsdienstes kennen zu lernen, es steht zu hoffen, dass Wiederholungen nach dieser Richtung stattfinden mögen.

Gewiss kommt dem persönlichen Verkehr zwischen älteren und jüngeren Fachgenossen auf jedem Gebiet eine hohe Bedeutung bezüglich der einschlagenden Fragen zu. Für die Militärärzte findet sich dieses Princip in den militärärztlichen Gesellschaften vertreten, welche zur Zeit in einer Anzahl deutscher Garnisonen bestehen. In Berlin, Dresden und Hannover finden regelmässige Sitzungen alle vier Wochen statt, in Magdeburg, Köln, Breslau, Stettin, Münster und Königsberg werden periodische Zusammenkünfte mit Vorträgen abgehalten. Vereinigungen mit ärztlichen Vereinen bestehen im Bereich des 7., 8. und 14. Armeecorps. Es ist nicht zu verkennen, von wie grosser Bedeutung diese Vereinigungen sind, welche ausser der wissenschaftlich gegebenen Anregung namentlich den Corpsgeist der heutigen Sanitätsofficiere stärken und durch genauere persönliche Bekanntschaft kameradschaftliche Beziehungen vermitteln. Hier bietet sich auch für die älteren Sanitätsofficiere die Gelegenheit, klärend und berichtigend auf die Ansichten ihrer jüngeren Kameraden einzuwirken, ein nicht zu unterschätzender Umstand, da sich nicht selten junge Militärärzte im Gefühle einer nach dem Abschluss des Studiums sehr erklärlichen jugendlichen Ueberhebung ihre Stellung bei ihren Truppentheilen durch Aburtheilen über dienstliche Verhältnisse nicht unwesentlich erschweren. Es muss daher eine besondere Aufgabe solcher periodischer Vereinigungen sein, in denen der rein gesellschaftlichen Seite eine besondere Bedeutung zukommt, den jüngern Militärarzt sowohl sachlich wie formell zu einem würdigen Vertreter des Sanitätscorps gegenüber dem Truppen-Officiercorps zu erziehen. Es erscheint auch deshalb dringend geboten, zu derartigen Vereinigungen namentlich den jungen oft etwas centrifugalen Nachwuchs heranzuziehen, zumal die Unterärzte und einjährig freiwilligen Aerzte. Auch die Aerzte der Reserve sind nach Zahl und Einfluss oft von Bedeutung, es sollte daher keine Gelegenheit für das active Sanitätscorps sich mit dem des Beurlaubtenstandes in Fühlung zu setzen, unbenutzt gelassen werden. Dass ferner auch Truppenofficieren, welche Interesse für die Fragen des Sanitätsdienstes haben, der Zutritt zu den wissenschaftlichen Vorträgen in den Sanitätsofficier-Gesellschaften gestattet sein sollte, empfiehlt sich von selbst, die Mittheilung der Tagesordnung dieser Sitzungen durch den Commandanturbefehl ist ein sehr practischer Weg zur Bekanntgabe. Dass alle Vereinigungen dieser Art in ihrer äussern Form vollständig den Verhältnissen an ein Officiercorps entsprechend eingerichtet sein müssen, bedarf kaum einer Erwähnung.

Was das in den militärärztlichen Gesellschaften zur Besprechung gelangende Material betrifft, so gehören dorthin gewiss speciell militärärztliche Themata, welche sehr wohl innerhalb der durch den Dienst gezogenen Schranken Besprechung finden können. Jedenfalls dürfen sie nicht ausgeschlossen sein, wie dies in dem, übrigens sehr fleissig arbeitenden wissenschaftlichen Verein der Militärärzte zu Wien nach den Statuten geschieht, und wogegen sich mit Recht Angriffe in der Presse gerichtet haben. Es dürfte grade eine massvolle Discussion organischer Einrichtungen, sowie neuer Reglements an dieser Stelle zu deren Bekanntwerden und besonders zur Klärung etwa irriger Anschauungen wesentlich beitragen können. Die Verhandlungen sollten sodann möglichst vollständig veröffentlicht werden, da in denselben ein recht werthvolles Material niedergelegt ist, leider geschieht dies jetzt nicht, da kein Organ von entsprechender Grösse hierzu vorhanden ist.

Es sei endlich hier noch der wissenschaftlichen Reisen als eines vortrefflichen Mittels zur Erweiterung des Gesichtskreises und zur geistigen Anregung gedacht. Leider beschränkt sich das Reisen auf Kosten der Regierung in der deutschen Armee auf die periodische Ertheilung der Reisestipendien an die zum Friedrich-Wilhelms-Institut commandirten Stabsärzte und auf einzelne Commandos zu Ausstellungen, besonderen Gelegenheiten etc. Dagegen wird nicht selten Urlaub mit Belassung des Gehaltes zu solchen Zwecken gewährt, ein Princip, welches dem Dienst durch die gewonnenen Kenntnisse nur Vortheil bringen kann und von dem die etwas bemittelten Aerzte möglichst Gebrauch machen sollten.

Uebersehen wir hiernach noch einmal das ganze besprochene Gebiet, so besitzt das Sanitätscorps bezüglich seiner wissenschaftlichen Fortentwickelung wirkungsreiche Mittel, von welchen die wissenschaftliche Ausnutzung des Lazarethdienstes, militärärztliche Gesellschaften, Bibliotheken Lesecirkel und die periodische Wiederkehr militärärztlicher Fortbildungscurse als gewissermassen constant, etwaige wissenschaftliche Reisen als gelegentlich zu bezeichnen sind. Möge das deutsche Sanitätscorps im Interesse des Vaterlandes von allen diesen Mitteln umfangreichen Nutzen ziehen können.

Nachtrag.

Bezüglich der speciellen Ausbildung der Militärärzte ist nachzutragen, dass unter dem 6. März 1878 in Italien der Kriegsminister angeordnet hat, dass bei den Sanitätsdirectionen, bei welchen neu ernannte Unterlieutenants-Aerzte commandirt sind, ein theoretischer und practischer Instructions-Cursus von achtmonatlicher Dauer stattzufinden hat. Ausser rein medicinischem Fachunterricht soll in den ersten zwei Monaten durch einen Subalternofficier der Garnison Unterricht über militärische Dienstverhältnisse, Organisation etc. abgehalten werden. Den Fachunterricht leiten der Director der betreffenden Sanitätsdirection und besonders commandirte Aerzte, möglichst aus demselben Bezirk[1].

Es ist ferner nachzutragen, dass auch für die Militärärzte der Schweiz Unterricht über Tactik, Terrainlehre und Kartenlesen durch Infanterie-Officiere ertheilt wird. Ueberhaupt ist der Unterrichtsplan durch die Nothwendigkeit modificirt, den Sanitätsofficier nicht blos als Militärarzt im engern Sinne, sondern auch als Officiere der Sanitätstruppe besser auszubilden[2]. Italien, Spanien und die Schweiz stehen bezüglich der Durchführung dieser jetzt überall unverkennbaren Richtung obenan.

Major Bilimek k. k. Generalstabsofficier hat in neuster Zeit auf die Nothwendigkeit aufmerksam gemacht, den Verwaltungs- und Sanitätsdienst im Frieden für den Krieg besser vorzubereiten und schlägt hierzu die Bearbeitung schriftlicher Themata vor[3]. Als solche stellt er für den Sanitätsdienst den Marsch und die Etablirung eines Feldlazareths in einer Schlacht, bezüglich sämmtlicher dazu nöthigen Massregeln und Befehle. In diesen Arbeiten, sagt der Herr Verfasser, wird weder der Mediciner noch der Chirurg in Anspruch genommen, wohl aber der Sanitätsofficier.

In Spanien sind seit 1877 wissenschaftliche Besprechungen (Academias) in's Leben getreten, durch welche die Anwendung der medicinischen und Natur-Wissenschaften auf das Militär-Sanitätswesen gefördert werden soll. Diese Academien werden als Dienst betrachtet und theilen sich in die medicinischen und pharmaceutischen Sectionen. Für dieselben ist der Subdirector jedes Districts Präsident und ein von ihm gewählter Sanitätsofficier Secretair. Sämmtliche Sanitätsofficiere wohnen demselben bei. Dieselben haben haben nach der Ancienneltät in den Sitzungen Arbeiten über irgend einen wissenschaftlichen Gegenstand einzureichen, die möglichst Original sein sollen. Die Sitzungen sind ordentliche und ausserordentliche. Erstere finden an einem der letzten 5 Tage jedes Monats auschliesslich Juli und August statt und es kommen in ihnen nur die eingereichten Arbeiten zur Verhandlung, die ausserordentlichen Sitzungen werden durch freiwillig eingereichte Arbeiten und Discussionen ausgefüllt. Die ärztliche Section tritt im Militärlazareth, die pharmaceutische im Laboratorium zusammen. Sämmtliche Arbeiten werden der Junta superior Facultativa eingereiht und die vorzüglichsten in der Gaceta de Sanidad veröffentlicht.

Bezüglich der militärärztlichen Zeitungen ist nachzutragen, dass Spanien seit 1875 wieder eine militärärztliche Zeitung „La gaceta de sanidad militar" besitzt. England hat keine eigene militärärztliche Zeitung, die grossen medicinischen Fachblätter, namentlich Lancet, British medical journal vertreten indessen das Militär-Sanitätswesen in seinen persönlichen wie sachlichen Interessen vollständig.

---

[1]) Neue Militärische Blätter. Berlin 1878. 4. Heft. S. 377.

[2]) Wortlaut des Berichtes des eidgenössischen Militärdepartements über seinen Geschäftsgang 1876, S. 46.

[3]) Bilimek, schriftliche Thema über den Sanitäts- und den Intendanzdienst im Felde. Organ der militärwissenschaftlichen Vereine (Wien 1877) S. 173.

II.

Geschichtliches über die Sanitätsverfassung des Königl. Sächs. Armeecorps, insbesondere über die Ausbildung der Militärärzte

von

Oberstabsarzt Dr. **H. Frölich,**

Lehrer bei dem militärärztlichen Fortbildungscursus.

„Das Heer ist eine Bildungsschule der ganzen Nation für den Krieg". In diesem Satze, welcher sich heutzutage der thatsächlichen Anerkennung der gesammten civilisirten Welt erfreut, liegt die ganze hohe Bedeutung derjenigen Veranstaltungen, welche im Rahmen der Heeresverfassung zum Zwecke der kriegerischen Erziehung getroffen werden. Diese Veranstaltungen beziehen sich, wie auf alle Glieder des Heereskörpers, insbesondere auch auf das Heeres-Sanitätspersonal; und es gibt in keinem Heere eine Medicinalverfassung, welche der einschlagenden Rücksichtnahme gänzlich entbehrte. Ja die vergleichende Kriegsgeschichte lehrt, dass selbst kleinere Heere den humanistisch und finanziell hohen Werth eines möglichst tüchtigen feldärztlichen Personals frühzeitig (d. h. bald nach der Errichtung stehender Heere) erkannt haben und mit zäher Opferfreudigkeit an ihren segensreichen sanitären Erziehungseinrichtungen bis in die Gegenwart festhalten.

Ist man nun mit dem Dasein gewisser militärärztlicher Fachbildungsgelegenheiten auch allerorts und grundsätzlich einverstanden, so stimmen doch die Ansichten in Bezug auf die Beschaffenheit namentlich betreffs der Ausdehnung und Ziele solcher Einrichtungen trotz der nunmehr fast überall angenommenen allgemeinen Wehrpflicht noch nicht völlig überein. Die Ursache dieser Verschiedenheit liegt zwar theilweis in den noch immer sehr verschiedenen Eigenheiten der Heeresverfassungen, mehr aber zweifellos darin, dass man in Ermangelung eines umfassenden und geordneten Geschichtsmaterials nur sehr spärliche Gelegenheit findet, sich über diese Fragen Klarheit zu verschaffen. Angesichts dieses Mangels ist es vor allem wünschenswerth, sich nicht mehr mimosenhaft vor der Berührung mit der Vergangenheit zurückzuziehen, sondern vielmehr das einschlagende Material an das Licht zu heben, es zu sammeln, zu ordnen und zu vergleichen. Ich habe diese Arbeit zunächst betreffs des meinem Wirkungskreise nächstliegenden 12. (Königl. Sächs.) Armeecorps in Angriff genommen. Was mit derselben erörtert worden ist, mag im Folgenden den Gegenstand einer objectiven Darlegung bilden. —

Ueber die mittelalterliche Zeit, welche die Heeres-Sanitätsverfassung und insbesondere ein geordnetes ärztliches Erziehungswesen im sächsischen Heere vorbereitet hat, ist nur äusserst wenig bekannt. Es darf indess angenommen werden, dass die Zustände, welche in jenen Jahrhunderten das Gebiet des Kriegs- und Heilwesens gekennzeichnet haben, in Sachsen ganz ähnliche gewesen sind: — Allenthalben lag im Mittelalter die wissenschaftlich-systematische Seite der Kriegführung darnieder, und viel mehr war es die rohe Körpergewalt[1]), als der geistvoll durchdachte Plan von heute, welcher den Wandlungsprocess der politischen Völkergeschicke beeinflusste.

In diesem regellosen Kriegstreiben jener Zeit, wo das Stöhnen der Verwundeten unter den rauschenden Fanfaren wilden Triumphes und unter den schweren Schritten des ländererschütternden Schicksales eindruckslos verhallten, fand der aus dem Alterthume herübergewehte Samen einer militärischen Medicinalorganisation keinen befruchtenden Boden; er verkümmerte; und wie schon Jahrtausende vorher, waren es die Krieger selbst, welche ihren verwundeten Kameraden, so gut sie es vermochten, ersehnten Beistand leisteten. In der Hand des einfachen Kriegers begann die Kriegsheilkunst ihren Culturlauf!

Es liegt dem Zwecke dieser Zeilen fern, eingehend die äusserst allmälige Weiterentwickelung sanitärer Fertigkeiten und die Heranbildung eines selbstständigen ärztlichen Standes zu verfolgen. Ich darf vielleicht hierfür auf meine Arbeiten im „Feldarzt" 1876 No. 24 und 26, in der „Allgemeinen militärärztlichen Zeitung" 1873 No. 1 u. ff. und in der „Vierteljahrsschrift für etc. öffentl. Sanitätswesen". N. F. XXIII. 1. 1875 verweisen. Nur daran muss ich in Kürze erinnern, dass der frühzeitigen Entstehung eines militärärztlichen Berufs nicht nur die mittelalterliche Verkommenheit der Wissenschaften sondern insbesondere auch der Mangel stehender Heere die wesentlichsten Hindernisse entgegensetzte. Auch in Sachsen gab es im 15. Jahrhundert, ja selbst noch im 16., kein stehendes Friedensheer. Bei drohender Gefahr wurden einfach die Gemeinden veranlasst,[2]) sich zu wappnen, und noch hierbei mochte die fürstliche Nachsicht manche Ausnahme gestatten. In dieser letzteren Beziehung ist es z. B. bezeichnend, dass der Rath zu Dresden in einem Schreiben vom 16. Juli 1450 die Curfürstin Margaretha bat, die Stadt von der Verpflichtung zur Heeresfolge für diesmal zu entbinden, nachdem befohlen worden war, dass sich die Bewohner „mit harnasch vnd andern toglichin wehren, mit buchsen steinen vnd puluer"

---

[1]) Daher im Mittelalter die hochgradige aber einseitige Pflege des Muskellebens, von der die Rüstungen unserer Zeughäuser und Museen Zeugniss geben. Das Schiesspulver setzte der wesentlich dem Kampfzwecke dienenden Muskelausbildung Schranken.
[2]) Vergl. „Ein Beitrag zur Geschichte etc. von Podhajsky" in Wiener med. Presse 1877, S. 467.

rüsten sollten. Aus dieser Ueberlieferung geht zugleich die damalige Art der Bewaffnung hervor, und erfährt diese Notiz durch das Dresdner Rathsarchiv (vergl. Hasche, Urkundenb. 259) eine willkommene Ergänzung, indem nach dieser Stelle Curfürst Friedrich II. am 20. December 1450 den Stadtbewohnern Dresdens befiehlt: „darzcu buchsen, puluer, steyne, armbroste, pfyle vnd ander nottorftige wehren bie uch brenget". Es macht diese Stelle nebenbei ersichtlich, dass in der erwähnten Zeit, wie noch Jahrzehnte nachher,[1]) Pfeile und Schiesspulver gleichzeitig kriegerische Verwendung fanden.

In derselben systemlosen Weise, wie man Leute zum Kriege sammelte, verschaffte man sich auch heilkundige Männer und Krankenwärter, und man warb zuerst und am liebsten diejenigen, welche in der Nähe der Kampfplätze ihren Wohnsitz hatten, für den augenblicklichen Bedarf.

Ein treffliches Beispiel hierfür liefert das K. Haupt-Staatsarchiv zu Dresden (cop. 46 fol. 31), nach dessen Originale die Kämmereirechnung von 1450 unter den Ausgaben der Heerfahrt folgende zu verzeichnen hat: „II β[2]) XLVIII gr. gegeben eyner frauwen von Geraw, bie der die wunden gelegen hatten in der herbrige, vor koste, brot, das man zcu er genommen hatte in das her. wenne die selbigen wunden wurden vor Geraw wund vnde etliche storben ouch do solbist. — Item III β XX gr. gegeben meister Hannse deme arzte von Geraw, der Herdan vnde Hannus Gebuwer gebunden vnde sust zcwene gebunden hatte, die nu vor Geraw wund wurden".

In gleicher Weise sorgte man lange Zeiten hindurch für die Kranken in Festungen. Wenigstens spricht hierfür die geschichtliche Thatsache, dass für das Jahr 1586, bis zu welchem zurück sich die Namen der auf der Festung Königstein (in Sachsen) dienstleistenden Aerzte überliefert finden, der Pirnaische Physicus Dr. Gregorius Heyland als Festungs-Medicus genannt wird. Ja, selbst noch am Ende des 17. Jahrhunderts befindet sich in der Reihe der Festungs-Medici der Physicus in Stolpen (unweit Königstein) Namens Johann Sigismund Krödler.

Gewiss hatte man auch das operirende Heer, wenigstens die Feldherrn, sehr frühzeitig mit arzneiverständigen Männern versehen. So soll sich schon im Gefolge Kaiser Konrads II. während des italienischen Krieges (1038), wo das kaiserliche Heer durch Seuchen verringert wurde, ein Feldarzt Namens Wipo befunden haben; und andere Beispiele späterer Zeit finden sich in Beheimb's Reim-Chronik S. 130. So hatten auch[3]) die 400 rothröckigen Knechte, welche die Stadt Ulm zu Anfang des 15. Jahrhunderts gegen den Bayern-Herzog Albrecht entsendete, einen Feldscheerer bei sich — die wohlhabenden Reichsstädter brauchten sich ja keine Entbehrung aufzuerlegen. Und so begleitete auch Meister Nikolas, genannt der „Zahnreisser", den Herzog Sigismund v. Oesterreich. Allein man hatte diese heilkundigen Leute — und sie waren keine anderen als die seit dem 12. Jahrhunderte auftauchenden Bader

---

[1]) Vergl. z. B. „Ueber eine die Kriegschirurgie des Mittelalters betreffende Entdeckung, von H. Frölich" in der deutschen militärärztl. Zeitschr. 1874 Heft 11.

[2]) β = Schock = 60 alte Groschen. Die Schockrechnung war seit 1444 eingeführt.

[3]) Vergl. „Ueber Entwickelung und Gestaltung des Heeres-Sanitätswesens etc. von E. Knorr, Major. Hannover 1877". S. 47.

und Barbiere [1]) — eben nur für den Krieg. Nach demselben entliess man sie, entkleidete sie ihres militärischen Characters und beraubte sie ihres Interesses für das Heer. Erst als in Deutschland die ersten stehenden Heere errichtet wurden, erst als Kaiser Maximilian I. seine „lieben frommen" Landsknechtsheere schuf, wurde der Bann gebrochen, welcher die frische, freie Entwickelung des militärsanitären Wissens- und Kunstzweiges umgab. Diese freiwillig um die kaiserlichen Fahnen geschaarten deutschen Bürger- und Bauer-Söhne musste Maximilian natürlich mit geordneten Sanitätseinrichtungen versehen; und so kam es, dass Maximilian das für die deutschen Militärärzte wurde, was einst Augustus für die römischen geworden war.

Einen willkommenen Einblick in die damalige deutsche Heerordnung gewährt das Buch von Dr. F. W. Barthold „George von Frundsberg oder das deutsche Kriegshandwerk zur Zeit der Reformation" (Hamburg 1833. 8. 516 S.); und nehmen wir dazu die Beschreibung des Ulmer Bürgers Leonhard Fronsperger, welche dieser in seinem Kriegsbuche „Von Kayserlichen Kriegsgerechten, Malefitz und Schuldhändler etc. Frankfurt MDLV", ebendaselbst 1565 [2]) neu aufgelegt und von Böhm (Berlin 1819) nach dem jetzigen Sprachgebrauche bearbeitet, entworfen hat, so erhalten wir eine genügende Darstellung über den Stand der damaligen Heeres-Sanitäts-Verfassung. Der Inhalt derselben ist durch die unten anmerkungsweis citirte militärärztliche Zeitung, und durch das ebenfalls schon genannte Knorr'sche Werk (Seite 55 u. ff.) hinlänglich bekannt geworden, und darf ich es mir desshalb versagen, auf denselben zurückzukommen.

Diese älteste Militärmedicinalverfassung Deutschlands war in der That so vortrefflich für ihre Zeit, dass sie den wohl geeigneten Ausgangspunkt für die Fortschritte bilden konnte, welche schon die Geschichte der nächsten Jahre verzeichnet. Auch hierbei will ich mich nicht in Wiederholungen der trefflichen Schilderungen, welche ein bedeutender Forscher, der jüngst verstorbene Generalarzt A. L. Richter, in seiner Geschichte des preussischen Militärmedicinalwesens (Erlangen 1860) über die damalige Weiterentwickelung des militärärztlichen Berufs entwirft, ergehen; nur eines noch nicht beachteten Nachweises zu gedenken sei mir gestattet. Christoph von Rommel nämlich berichtet in seinem Buche „Philipp der Grossmüthige, Landgraf von Hessen. Ein Beitrag zur genaueren Kunde der Reformation etc." (Giessen 1830. 2 Bände 8. 598 und 668 S.) auf Seite 409 des ersten Bandes, wo er von der Erneuerung des schmalkaldischen Bundes spricht: dass das Heer (Michaelis 1536) auf 10000 Fussgänger und 2000 Reiter festgesetzt wurde, und dass nach der 1537 zu Coburg abgefassten Reichsverfassung (vgl. S. 375 des 2. Bandes) der obriste Feldhauptmann an Sold ausser 300 fl. für seinen Unterhalt 1200 fl. Tafelgeld erhielt; und dass sein Staat (24 Trabanten, 12 Trompeter, 1 Pauker, 6 reitende Boten, 1 Musterschreiber, 4 Wundärzte, welche rechtschaffne Meister seyn sollen und

---

[1]) Vergl. „Grundriss der Geschichte der Medicin von Baas." S. 269.

[2]) Auch im Jahre 1573 scheint das Werk eine neue Auflage erlebt zu haben, wie aus einer Anmerkung auf Seite 158 des Jahrgangs 1843 der „allgemeinen Zeitung für Militärärzte" Braunschweig etc., hervorgeht.

wovon jeder den Sold von acht Landsknechten bekommt, 3 Prediger) samt seinen Reisigen und 16 Wagen monatlich 2480 fl. kostete. Weder beim Reisigen-Regimente noch beim Regimente der Fussknechte thut die Schilderung besonderer Aerzte Erwähnung. Nur beim 3. Kriegsregiment taucht ein Arzt auf, und für Kranke und Verwundete werden dem Reisigen-Regimente wie dem andern Regimente behangene Wagen zugeschrieben.

Immer mehr und allgemeiner wurde in der folgenden Zeit das Bewusstsein geweckt und befestigt, dass die Männer der Heilkunst ein Feld bebauen, welches für die Verminderung des Kriegsunglücks höchst segensreiche Ausbeute verspricht; und so wetteiferten Staat und Wissenschaft miteinander, den ärztlichen Beruf zu heben und ihn für das Heerwesen mehr und mehr verwendbar zu machen.

So war es Kaiser Carl V., welcher i. J. 1548 auf dem Reichstage zu Augsburg (vgl. Knorr S. 46) anordnete, dass die Bader und Scheerer in ihren Zünften Chirurgie handwerksmässig betreiben sollten, damit ihr Handwerk jedem andern gleich und ehrlich erachtet werden könne. Wahrscheinlich gehört diese Anordnung derselben Reichspolizeiordnung von 1548 (Tit. XXXVI.) an, welcher ich auf Seite 21 der allgemeinen militärärztlichen Zeitung v. J. 1873 gedacht habe, indem ich berichtete, dass gemäss dieser Ordnung die Leinweber, Barbire, Schäfer, Müller, Zöllner, Pfeifer, Trommeter, Bader und ihre Kinder hinfüro in Zünften, Aemtern und Gilden keineswegs ausgeschlossen, sondern wie andere redliche Leute aufgenommen und dazu gezogen werden sollten.

Rudolph II. bestätigte gelegentlich der in Frankfurt a. M. 1577 veröffentlichten verbesserten Reichspolizeiordnung dieses Gesetz ausdrücklich und gab den einzelnen Landesherren auf, dasselbe in ihren Staaten zur Kenntniss der Unterthanen bringen zu lassen.

Weiterhin knüpfte man an die Ausübung der Wundheilkunde die Bedingung von Prüfungen; denn in der Universitäts-Ordnung vom 1. Januar 1580 (Codex August. I. Seite 740) heisst es ausdrücklich: Von den Barbiren und Wundärzten soll niemand die Chirurgie ausüben, dessen Geschicklichkeit nicht vorher durch die Medicos und wohlerfahrnen Chirurgen wohl erforschet und durch Zeugnisse darzuthun ist.

Freilich war der Unterricht in der Chirurgie noch im 17. Jahrhunderte nur in Frankreich ein ganz geregelter, da nur dieses Land ein eigentliches chirurgisches Lehrinstitut besass. Die bedeutendsten deutschen „Wundärzte“ — so hiessen die höchstgebildeten Chirurgen des 17. Jahrhunderts — gingen demzufolge nur aus den Barbirstuben hervor und ergänzten die fehlende Fachbildung als Autodidakten auf der Wanderschaft und im Kriege, also nur auf dem practischen Wege. Entsprechend war natürlich das Sanitätspersonal des Heeres in seinen Leistungen und Stellungen, über welche das Wissenswerthe durch A. L. Richter (vgl. dessen vorerwähnte Geschichte) und durch Baas' Grundriss S. 458 und 459 mitgetheilt worden ist. Ich kann mich desshalb auch bezüglich dieser Zeit auf die Mittheilung einer Nachricht beschränken, welche sich speciell auf das Curfürstenthum Sachsen bezieht, und ich würde selbst dieser an sich nicht sehr lichtgebenden Stelle nicht gedenken, wenn sie bereits einen Platz in der Geschichte unserer Fachwissenschaft gefunden hätte, und wenn sie nicht wenigstens über die militärische und technische Ausrüstung des damaligen Feldscherers erwünschte Auskunft gäbe. Wachsmuth nämlich und von Weber berichten in dem von ihnen redigirten Archiv für die Sächsische Geschichte (Leipzig 1863. 1. Band), dass vom 1. Januar 1613 an für das Kurfürstentum Sachsen eine neue „Defensionsordnung" eingetreten und dass gemäss derselben das Heer eingetheilt worden ist in Reiterei, in Artholerey und in Fussvolk oder Defensionsvolk. Während die Reiterei von der Ritterschaft zu stellen war, wurde das Fussvolk aus den angesessnen Männern der Städte und Aemter gezogen. Dasselbe bestand aus 2 Regimentern zu je 8 Fendeln, deren jede 520 Mann stark war und zu welcher immer etatsmässig „ein Feldscher mit Hellebarde, Seitengewehr und seinem Pallieerzeug" (zwischen Fourir und Büchsenmeister aufgeführt) gehörte. Das Feldgehalt dieses Feldscherers betrug nach einer Löhnungsliste v. J. 1631 bei der Reiterei 10 Thlr. und bei der Infanterie 11 Thlr. monatlich, also so viel wie dasjenige eines Musterschreibers und eines Fourirs, während der Rittmeister oder Hauptmann 170 Thlr. Monatsgehalt, und der Leutnant 50 bez. 45 Thlr. bezogen.

Diese Feldscherergehälter erscheinen verhältnissmässig hoch; allein es gab eben noch keine freie Unterkunft: keine Kasernen und ebensowenig geordnete Einquartierungsverhältnisse. Als z. B. der Kurfürst Johann Georg I. auf Bitte des Dresdner Raths gegen die Wiederholung einer Ueberrumpelung der Stadt seitens der Ungarn und Kroaten mit dem „Leibregiment zu Ross und Fuss" am 5. October 1631 in Dresden eingerückt war, erbat der Rath gar bald „gemessene Ordinanz, wer oder welche Häuser von dergleichen Einquartierungen befreit sein sollen". Gleichzeitig nahm der Rath Gelegenheit, auch derjenigen Unzuträglichkeiten zu gedenken, die durch die einquartierten Soldaten selbst hervorgerufen wurden. Er sagt u. A., „dass die Offiziere mit den ihnen gewährten Lebensmitteln nicht zufrieden sein wollen, sondern in starker Anzahl Speise und Trank, sonderlich aber Weines die Menge von ihren Wirthen, bei denen sie logiret, wie auch unterschiedener Gastgebote Ausrichtung begehret, sowie, dass sie übermässig Rosse an ihrer Reihe halten, für welche sie das Futter an Hafer, Heu und Stroh von ihren Wirthen verlangen, wovon aber doch kurfürstlicher Durchlaucht Befehl nichts besaget, solches auch in der Wirthe Vermögen nicht ist noch bestehet. Nichts destoweniger sind Unterschiedliche zugefahren, haben die Scheunen eröffnet, und was für Vorrath sie allda befunden, für sich hinweggenommen. Bei den Soldaten zu Fuss hat sich dieses ereignet, dass derselbe nicht allein eine gute Anzahl krank anhero kommen, auch kranke Weiber mit sich gebracht, welche die Wirthe bei sich in ihren Häusern zu behalten und ihr Weib und Kind dadurch auch anstecken zu lassen, zum höchsten Bedenken getragen, derowegen sie denn auch E. kurf. Durchl. gnädigstem Belieben nach in's Lazareth verschaffet worden. Ferner ist befunden worden, dass anfangs unterschiedenen Bürgern zu 2, 3, auch 4 Soldaten eingeleget, dass hernach zu denselben sich Weiber, Kinder und Tross gefunden, also, dass doppelt mehr Personen hernach mit Essen und Trinken unterhalten werden sollen, denn anfänglichen angemeldet und begehret worden, welches dann den armen Bürgern und Handwerksleuten, sonderlichen, wenn es länger continuiret werden sollte, eine unerträgliche Last, ja die Unmöglichkeit selbsten sein wollte".

Zwar erliess der Kurfürst einzelne Verordnungen, die Abhilfe versprachen, aber es blieb trotzdem Alles beim Alten. Es mussten wirklich schlimme Erfahrungen gewesen sein, die den Rath bereits unterm 18. October bestimmten, beim Landesherrn wiederum klagend einzukommen und nicht nur der Winkelzüge zu gedenken, die man machte, um von Einquartierung befreit zu sein, sondern auch die „Unverschämtheit" mancher Officiere hervorzuheben. Zum Beweise derselben wird u. A. angeführt, „dass der Oberstleutnant von Schaumburg im Gasthofe zum Kleeblatt zu Altdresden (Neustadt) nach des Wirths mündlichem Bericht über einer Mahlzeit bis in 60 Kannen Wein aufgetrunken" ferner dass der Hauptman Alban von Brandenstein sich „überaus grossen Frevel und Vergewaltigung" erlaube, wie er „unsere Bürger anders nicht denn für Hunde achten und nennen thut". Eines neuangekommenen Soldaten wegen, der bei einem Schneidermeister hatte einquartiert werden sollen, aber von diesem nicht aufgenommen worden war, fand sich der genannte Officier veranlasst den 19. October des Abends 7 Uhr mit einer Anzahl Musketiere, die brennende Lunten trugen, im Hause des regierenden Bürgermeisters Otto zu erscheinen und mit demselben zu expostuliren. „Gewiss", bemerkt der Bericht, „hatte der Capitän nichts Gutes im Sinne, wäre ihm nicht aufs Glimpflichste geantwortet und er mit Bescheidenheit wieder abgefertigt worden".

Diese Klagen geben ein getreues Bild von den Schwierigkeiten, mit welchen die Unterkunft eines Heeres beim Mangel aller ständigen Einrichtungen verbunden war, und wie zugleich von einer geordneten Gesundheits- und Krankenpflege nicht eine Spur vorhanden gewesen sein kann.

Es liegt nicht in meiner Absicht darzulegen, welchen Einfluss die in Rede stehende unglückselige Zeit des 30jährigen Krieges auf die Entwickelung des Militärsanitätswesens allenthalben ausgeübt hat; das lässt sich aus den vorgenannten Arbeiten genügend ersehen. Nur möchte ich an der Hand geschichtlicher und in Fachkreisen bisher unbekannt gebliebener Thatsachen zeichnen, wie sich dieser Einfluss in den deutschen und namentlich in den sächsischen Landen bemerkbar gemacht hat. Die wissenschaftlichen Geschichts-Annalen kleiner Staaten werden oft unterschätzt, weil man zu gern die zwei Linien wissenschaftlicher und politischer Machtentfaltung für Parallelen hält. Im Vorausgehenden habe ich den Beweis erbracht, dass die geschichtlichen Bruchstücke, welche ich hier zu Lande bisher aufgesammelt habe, schon allein genügen, um uns einen belehrenden Blick in die Anfänge der deutschen Militärmedicin werfen zu lassen.

Ein ebensolches Bruchstück vom höchsten Werthe befindet sich in dem mir vorgelegenen Bestätigungsdecrete[1]) einer Innungs- und Handwerks-Ordnung der Bader und Wundärzte für Sachsen-Altenburg vom 6. Juli 1641, welches vom Herzog Friedrich Wilhelm erlassen worden ist. Dasselbe enthält namentlich auch die Bedingungen für's Meisterwerden, nämlich: Nachweis ehrlicher Geburt, 3jährige Lehrzeit, 3jährige Gesellen-Wanderschaft, Meisterstück mit Meisteressen etc., vornehmlich

---

[1]) Der Einblick ist mir durch die Gefälligkeit des K. S. Oberstabsarzt Dr. Leo vermittelt worden.

auch eine Prüfung vor dem Stadt-Physicus und den 4 ältesten Meistern. In dieser Prüfung hatte nun auch der Prüfling über die Behandlung von Schusswunden Rechenschaft zu geben; denn es heisst ebenda: „Von geschossenen Gliedern. Wann auch einer in ein glied, es sey gross oder klein, mit Kugel oder Pfeil geschossen, die Kugell oder Pfeill aber entweder durch und durch gienge, oder ganz, oder zum theill darinnen stecken blieben, Oder auch vergiftet wehre, Durch waserley instrument, Vndt welchergestalt er die Kugell oder Pfeill aus der Wunden zu ziehen, dem Patienten seine schmerzen zu lindern, Vnd vorige gesundheit, soviel möglich zu restituiren erhoffte".

Das letztgenannte Jahr, 1641, ist übrigens für die sächsische Sanitätsgeschichte noch insofern ein bedeutsames Jahr, als in demselben vom Kurfürst von Sachsen wegen Uebergabe der Stadt Görlitz ein Vertrag[1]) am 30./20. September 1641 abgeschlossen wurde, in welchem das erste Mal auf die Verpflegung von transportunfähigen Kranken durch den Feind gerechnet wurde. Aehnliche Verträge schloss Sachsen auch am 15. October 1756 (vergl. das Gurlt'sche Werk 70. Seite) und am 15. Februar 1763 (vergl. das Gurlt'sche Werk 105. Seite) ab.

Für Sachsen zählte zu den, wiewohl späten, nützlichen Folgen des 30jährigen Krieges die Errichtung eines stehenden Friedens-Heeres[2]) durch Johann Georg III. 1681; und die fortwährenden Kriege, in welche Sachsen bis in die Mitte des 18. Jahrhunderts verwickelt wurde, haben diese That glänzend gerechtfertigt. Schon unter Johann Georgs Führung nahmen i. J. 1683 12000 Mann am Entsatze von Wien theil, 6000 Mann fochten 1686 in Ungarn und 14900 Mann stiessen 1688 am Rhein zum kaiserlichen Heere. Auch kämpften noch in seiner Regierungszeit und zwar von 1685 bis 1687 3000 Mann Infanterie im Solde der Republik Venedig gegen die Türken auf der Halbinsel Morea. Johann Georg IV., unter dessen Anführung ein Corps von 12000 Mann 1693 am Rheine focht, bemühte sich, die Heeresverfassung in allen Zweigen zu verbessern. Sehr viel vollkommner aber wurde sie namentlich während der kriegerischen Zeiten des Kurfürsten Friedrich August I. (als König von Polen „August II."). Während seiner Regierung fochten unter seiner Anführung 1694 bis 1696 ein Corps von 12000 Mann gegen die Türken, von 1700 bis 1706 verschiedene Armeecorps gegen die Schweden, von 1702 bis 1709 vier Kürassier- und sechs Infanterie-Regimenter in kaiserlichem Solde gegen Frankreich und 1709 bis 1713 ein Reichscontingent von 9000 Mann in den Niederlanden; auch nahm abermals von 1709 bis 1715 ein Corps von 15000 Mann an den fortgesetzten Feldzügen gegen Schweden, und von 1715 bis 1717 gegen die Conföderirten in Polen thätigen Antheil. Kurfürst Friedrich August II. (reg. 1733 bis 1763) setzte zwar den Verbesserungsplan seines Vaters fort, aber das Heer selbst litt bedeutend durch die Feldzüge gegen die Conföderirten in Polen von 1733 bis 1735, gegen Frankreich als Reichscontingent 1735, gegen die Türken von 1737 bis 1739, und in dem ersten schlesischen Kriege

---

[1]) Vergl. „Nachrichten von der die Churfürstl. Sächs. Reichs-Stadt Görlitz i. J. 1641 betroffenen Belagerung etc. Görlitz 1777". 4. S. 36; auch Gurlt: „Zur Geschichte der internationalen und freiwilligen Krankenpflege im Kriege. Leipzig 1873". 43. Seite.

[2]) Vergl. die Ranglisten des sächsischen Heeres.

von 1741 bis 1742. Vorzüglich wurde sie aber durch den unglücklichen zweiten schlesischen Krieg von 1744 bis 1745 geschwächt und nach und nach, durch fortwährende Reductionen von ihrem höchsten Bestande von 51778 Mann bis auf 16000 vermindert.

Ehe ich die blutige Laufbahn des sächsischen Heeres, weiter verfolge, sei es mir gestattet, einen Blick auf die gleichlaufende Gestaltung der Sanitätsverfassung dieses Heeres zu werfen.

Zu Anfang des soeben durchflogenen 64jährigen Zeitraums, also in der Kindheitsperiode des sächsischen stehenden Heeres, waren bereits Regiments- und Compagnie-Feldscherer angestellt,[1] deren Gehalt bei den verschiedenen Truppenabtheilungen ein verschiedener, durchschnittlich für Beide aber ein gleicher, monatlich 7 Thaler war. Nebenbei bekam jedoch der Regimentsfeldscherer für jeden Mann des Regiments monatlich 6 Pf., wofür er einen sogenannten Medicinkasten anzuschaffen, im Stande zu erhalten und die Medicamente an Unterofficiere und Gemeine unentgeltlich auszugeben hatte; der Compagniefeldscherer aber für jeden Mann der Compagnie ebenfalls monatlich 6 Pf. unter dem Namen des Beckengeldes, als Honorar für das in der Woche 2 Mal vorzunehmende Rasiren jeden Mannes der Compagnie. Ausser dieser letzteren Function lag ihm die Behandlung der Kranken mit Hinzuziehung des Regimentsfeldscheers, von dem er die Medicin empfing, ob; in schweren Erkrankungsfällen waren aber Beide angewiesen, den Rath eines wohlerfahrenen Medici oder kunstgeübten Chirurgen einzuholen. Militärspitäler gab es während des Friedens in diesem ganzen langen Zeitraume noch nicht, daher geschah die Behandlung des Kranken in seinem Quartier, oder er wurde in besonders schweren Erkrankungen in das Stadtlazareth aufgenommen und hier auf Rechnung des Hauptmanns verpflegt. Die Behandlung desselben leitete jedoch hier wie im Quartier der Regimentsfeldscher, und der Hauptmann unterstützte ihn durch Darreichung der etwa nöthigen "Refraichissements" für den Kranken.[2]

Der erste von den Sachsen nach d. J. 1680 unternommene Feldzug war im Verein mit Oesterreich, Bayern und Polen ein Heereszug — 1683 — gegen die Wien belagernden Türken. Man fürchtete, dass ein Zusammentreffen mit den damals noch sehr gefürchteten Türken ein mehr als gewöhnlich blutiges werden könne, und so waren denn auch die Vorkehrungen zur Pflege der Kranken und Verwundeten keineswegs als unbedeutende zu bezeichnen. An die Spitze des ärztlichen Personals stellte man für die Dauer des Feldzuges einen Stabsmedicus und einen Stabsfeldscher, erstern mit 40, letztern mit 30 Thlr. monatlichem Gehalt. Die Instruction für jenen ging dahin, sich in der Nähe des commandirenden Generals aufzuhalten, für die zweckmässige Anlegung des Hospitals Sorge zu tragen, die in dem letztern beschäftigten Feldscherer und Apotheker zu überwachen, nach Pflicht und bestem Gewissen die darin aufgenommenen Unterofficiere und Gemeinen ohne Entgeld zu behandeln, wogegen er von den Officieren „ein Honorar nach ihrer Gelegenheit und

---

[1] Vergl. „Allgemeine Zeitung für Militärärzte etc. von Klencke". Jahrgang 1843. S. 160 u. ff.

[2] Die Ordonnanzen von 1682, 1686, 1691, 1692, 1697, 1714 und 1728, welche über die Verpflegung des Heeres genaue Bestimmungen enthalten, ertheilen über die Sorge für die kranken Soldaten keine Vorschriften.

Discretion" annehmen durfte. Der zunächst unter ihm stehende Stabsfeldscher konnte zwar zur Behandlung innerer Krankheiten auch verwendet werden, sollte jedoch, unter gleichen Bedingungen wie der Medicus, zunächst „der Verwundeten oder Beschädigten sich fleissig annehmen und solche nach seinem besten Verstande mit Wundarznei, Salben und Pflastern behülflich sein". Ihm beigegeben war ein Stabsfeldschergesell mit monatlich 15 Thlr. Gehalt; das Unterpersonal waren gewöhnliche Spitalfeldscherer mit 6 Thlr. Löhnung. Gleichen Gehalt und Rang hatten mit dem Stabsfeldscher der Feldapotheker, der für gute Medicamente zu sorgen, die Recepte des Feldmedicus und Stabsfeldschers „treulich zuzurichten", über die an Unterofficiere und Gemeine unentgeltlich auszugebenden Medicamente Rechnung zu führen, an Officiere aber solche gegen „ein Billiges" abzulassen hatte. Sein Assistent war der mit 12 Thlr. besoldete Apothekergeselle. — Welchen militärischen Rang das gesammte Personal bekleidete, vermag ich nicht nachzuweisen; nur aus der Zahl der für die Obern ausgeworfenen Mundportionen — Stabsmedicus, Stabsfeldscher und Feldapotheker je 2 Portionen — darf man schliessen, dass sie ihren Rang gleich nach den Fähndrichs einnahmen. Für ihr Fortkommen hatten die beiden erstern selbst zu sorgen, erhielten jedoch resp. 2 und 1 Ration. Zum Etat der Feldapotheke gehörten 6 Pferde und 2 Wagen.

Auch in den nachfolgenden Feldzügen finden wir dies feldärztliche Personal wieder; nur seine Zahl hatte sich bei der grösser gewordenen Armee und bei den über grössere Länderstrecken ausgedehnten Kriegsoperationen und der dadurch nothwendig gewordenen Etablirung mehrerer Hospitäler nach und nach vergrössert. Der ärztliche und wundärztliche Vorstand des immer in der Nähe der operirenden Armee sich befindenden Hauptspitals, bekamen ihrem Titel das Wort General vorgesetzt, ja der letztere nannte sich sogar Generalstabschirurg, während seine Collegen in den übrigen Spitälern noch Stabsfeldscherer blieben und ebenso wie die Feldmedici ihren Gehalt, die erstern bis auf 27 Thlr. 12 Gr., die letztern bis auf 36 Thlr. 16 Gr. verringert sahen. Dem Regimentsfeldscherer entnahm man 1692 die Sorge für Anschaffung und Unterhaltung des Medicinkastens und gab ihm statt der bisher bezogenen 6 Pf. per Kopf, eine monatliche Zulage von 5 Thalern aus der Regimentskasse, welche Zulage man 1693 auf 1 Thlr. für jede Compagnie erhöhte, und endlich 1694 so feststellte, dass er nach den gewöhnlichen Abzügen von seinem Gehalte (2 Gr. von jedem Tractamentsthaler zur Regimentskasse) monatlich 12 Thlr. reine Einkünfte hatte. Was seinen Rang anlangt, so zählte man ihn noch am Ende des 17. Jahrhunderts im Allgemeinen den Officieren bei, während der Compagnie-Feldscherer von Haus aus seinen Rang zwischen Fourir und Corporal einnahm. Dem letzteren wurde das anfänglich gereichte Beckengeld von monatlich 6 Pf. für jeden Mann i. J. 1694 in eine runde Summe von 3 Thlr. zu verwandeln bestimmt, bis man auch diese wieder einzog, und es nun dem Hauptmann überliess, seinem Compagnie-Feldscher zuzulegen.

So brach das 18. Jahrhundert an, dessen Culturfortschritte auch dem Heeressanitätswesen in hohem Grade zu Gute kommen sollten. War doch das 18. Jahrhundert die Zeit des schwungvollen Strebens der Menschheit nach Wahrheit — eines Strebens, welches sich für die Heilwissen schaft dadurch kennzeichnet, dass man Ordnung in sie zu bringen suchte, dass man Systeme und Methoden schuf! War es doch auch vor allem die Glanzzeit der deutschen Medicin! Auch die militärärztlichen Einrichtungen verbesserten sich mit der Vervollkommnung der Chirurgie, in welcher damals noch die Militärsanität aufging. Ich kann hier wiederum von dem Gange der Entwickelung, wie er sich im preussischen Nachbar-Heere gestaltete, absehen, da alles hierin Wissenswerthe von der Richter'schen Geschichte und von Baas S. 621 u. ff. mitgetheilt worden ist. Nur auf das bisher wenig oder nicht Bekannte sei mir unter besonderer Berücksichtigung des sächsischen Heeres einzugehen gestattet.

Für den sächsischen Compagnie-Feldscher war, was seine Verpflegung anlangt, i. J. 1700 ein monatliches Gehalt von 5 Thlr. ausgeworfen, wovon jedoch der Compagnie-Commandant, von dem er Brot und Montirung bekam, 12 Gr. für Brot, 12 Gr. Leibesmontur, 8 Gr. Beimontur, 4 Gr. Kopfgeld, 1 Gr. Feldkasten und 1 Gr. Invalidenkasse, in Summa 1 Thlr. 14 Gr. zurückbehielt. Quartier bekam er wie jeder Unterofficier und Gemeine in einem Bürgerhause angewiesen. Das Gehalt des Regiments-Feldschers war gegen 1712 nach hergestelltem Frieden auf 12 Thlr. bei der Cavallerie und 10 Thlr. bei der Infanterie normirt; zu diesem Fixum trat jedoch eine Regimentszulage, weil das ausgesetzte Tractament für ihre Dienstleistungen zu gering sei. Durch die Ordonnanz von 1714 wurden die Stadtgemeinden der Verpflichtung enthoben, für das Quartier der Officiere fernerhin Sorge zu tragen. Letztere bekamen auf Staatskosten Quartiergeld nach folgenden Sätzen: der Hauptmann monatlich 4, der Lieutnant $2\frac{1}{2}$, der Cornet oder Fähndrich $2\frac{1}{2}$, der Auditeur 2 und der Regiments-Feldscher nur 1 Thlr. — woraus ersichtlich, dass die Officiers-Natur des letzteren doch nicht eine ganz zweifellose gewesen sein mag.

Zu jener Zeit begann man auch sich mit dem Gedanken an eine militärische Unterkunft der Kranken zu beschäftigen. Ende 1713, als die Besorgniss vor einer aus Böhmen eindringenden ansteckenden Krankheit (Pest) rege wurde, stellten Generallieutnant Wostromirsky von Rockittnig und Oberst Hildebrand die Nothwendigkeit vor, für die Dresdner Garnison — welche während der Pestzeit ihre Quartiere in der Festung Dresden verlassen und nach der damaligen Altstadt (jetzt Neustadt) gezogen werden sollte, um daselbst zwischen dem Walle und der Stadt, hinter Palissaden, zu campiren — ein Garnisonhospital zu errichten, und brachten hierzu das vor dem schwarzen Thore, ausserhalb der Festung auf dem Sande befindliche, dem Büchsenmacher Röber gehörige Haus, sowie 2 Nachbarhäuser in Vorschlag. In ersterem glaubte man die Kranken, in letzteren das Lazareth-Personal unterbringen zu können. Durch Allerhöchstes Rescript vom 15. December 1713 erhielt das Geheime Kriegsraths-Collegium die Anweisung, sich zuvörderst nach „zwei verständigen Feldscherern und einem gewissenhaften, redlichen und geschickten Verwalter umzusehen" und sich mit selbigen sowie mit denjenigen Personen, welche sich zu Krankenwärtern, Leichenträgern und Todtengräbern gebrauchen lassen möchten „auf ein gewisses, leidliches Wartegeld zu vergleichen". Aller Autwand des Lazareths wurde der Kriegskasse zugewiesen; auch sollte vornehmlich darauf gesehen werden, „dass so viel wie möglich die in der, zu des Landmanns Gebrauch, bei der Deputatione sanitatis entworfenen und durch den Druck bekannt gemachten Nachricht vorgeschriebenen Hausmittel und wenig kostbaren Arzneien präparirt und gebraucht würden".

Das vorgenannte Collegium ordnete nun die Anstellung eines (Pest-) Priesters, zweier Krankenwärterinnen vorläufig mit einem Wartegeld von monatlich 1 Thlr. 8 Gr. (in Zeiten der Seuche 2 Thlr. 16 Gr.) und einer täglichen Brodportion, zweier Feldscherer mit 6 und 12 Thlr., eines Lazarethverwalters etc. etc. an. Die Namen der Pestfeldscherer oder Barbirgesellen waren Johann Christian Herfort aus Zittau und Johann Friedrich Rockow aus Berlin, welchen nach Belieben des Dresdner Stadtraths statt des benöthigten Quartiers das gehörige Quartiergeld ausgezahlt werden durfte.

Der Ausbau des neuen Lazareths dauerte vom 1. Februar bis 30. September 1714. Inzwischen scheint die gefürchtete Seuche damals Dresden nicht betroffen zu haben, und das Hospital als solches gar nicht benutzt worden zu sein; denn nach einem Berichte des Bauschreibers Pietzsch vom 2. März 1718 war bereits unter dem 10. Juli 1716 von dem Geheimen Kriegsraths-Collegium verfügt worden, „dass mit Vermiethung der Logiamenter im Lazarethhause vor Altstadt-Dresden fortgefahren werden sollte", und waren damals 7 Quartiere zu einem jährlichen Zinse von 4 und 5 Thlr. vermiethet. Endlich verordnete das mehrgenannte Collegium unter dem 9. Mai 1732, dass das Lazarethhaus für die 1729 errichtete Grenadier-Garde zur Unterbringung ihrer Kranken eingeräumt wurde.

Kurze Zeit darauf erfreute sich die Sächsische Heeres-Sanitätsverfassung einer neuen werthvollen Gabe aus der Hand von Kurfürst Friedrich August II. Derselbe stellte nämlich am 21. December 1739 an die Spitze des Medicinalwesens einen permanenten Generalstabsmedicus[1]) mit einem Jahresgehalte von 1000 Thlr., der, wie es in dem Bestallungsdecrete vom 11. Januar 1740 für Dr. Hofmann heisst, zwar seinen gewöhnlichen Wohnsitz in Dresden haben, jedoch von hier aus die einzelnen Garnisonen inspiciren, die bei den Regimentern anzunehmenden Regiments- und Compagnie-Feldscherer nicht nur vor ihrer Anstellung examiniren, sondern selbigen auch, wenn sie ihn vorkommenden Falles consuliren, mit gutem Rath und Unterrichte an die Hand gehen sollte.

Hofmann, oder wie man ihn später genannt findet, von Hof-

---

[1]) In der sächsischen Medicinalgeschichte kommen überhaupt acht Generalstabs-Medici bez. -Aerzte vor: von Hofmann († 1746), Hähnel († 1777), Otto († 1781), Pitschel († 1797), Raschig († 1821), Schoen († 1828), Sahlfelder († 1860), Günther († 1871). Nach letztrem wurde 1870 der frühere königl. preussische Oberstabsarzt Dr. Roth zum Generalarzt des XII. (königl. sächs.) Armeecorps ernannt. Ueber den Lebenslauf der Erstgenannten ist der Gegenwart nur sehr weniges überliefert worden. Bezüglich Sahlfelders habe ich in Erfahrung gebracht, dass derselbe am 28. October 1782 zu Essingen bei Ahlen in Würtemberg geboren ist, dass er den 7. April 1809 als Unterwundarzt eines Feldhospitals eingetreten ist, dass er den Feldzügen von 1809, 1812, 1813, 1814, 1815 und dem Dresdner Strassenkampfe beigewohnt hat, dass er am 24. Januar 1850 mit einer jährlichen Pension von über 1133 Thlr. verabschiedet worden, und dass er am 21. April 1860 gestorben ist. Eine kurze Lebensbeschreibung über den Generalstabsarzt Günther habe ich bereits in der, von der historischen Commission bei der königl. bayrischen Academie der Wissenschaften unternommenen und gegenwärtig in Lieferungen erscheinenden „Allgemeinen Deutschen Biographie" veröffentlicht.

mann, zeigte sich sehr bald als ein Mann von grosser Selbstständigkeit; für die ihm Untergebenen ward sein Wille Gesetz und für die ihm Vorgesetzten das Mittel, sich der letzteren Achtung zu sichern. Wo die faule Stelle im Militärmedicinalwesen verborgen lag, war kein Geheimniss, nur sie zu beseitigen hatte man nicht verstanden. Da trat Hofmann kraft seiner neuen Stellung in die Schranken und bewies schon am 15. Januar 1740 in einem ausführlichen Berichte an S. Maj. den König unter Hinweis auf das Ausland[1]) die Nothwendigkeit der Errichtung einer chirurgischen Lehranstalt, in der den sich der Chirurgie widmenden Jünglingen die für ihren künftigen Beruf so höchst nöthigen Kenntnisse der Anatomie, Physiologie etc. beizubringen seien.

Dieser Vorschlag war so grossartig und kam so unerwartet, dass er genug Gegner fand, die sich freuten, dass die Ausführung desselben wegen des 1741 ausbrechenden Krieges mit Böhmen wenigstens verschoben werden musste.

Dieser Feldzug gab andrerseits den Anstoss, dass die Frage betreffs eines Dresdner Garnisonhospitals wieder in Fluss gebracht wurde. Als nämlich im Jahre 1742 während des ersten schlesischen Krieges mehrere von Leitmeritz nach Dresden gesendete österreichische Kriegsgefangene, unter denen sich 45 Kranke befanden, in Dresden unterzubringen waren, bestimmte das Geheime Cabinet lt. Protocoll vom 9. Februar d. J., dass letztere in dem nur von wenigen Garde-Grenadieren belegten Lazarethgebäude aufgenommen werden sollten. Dagegen remonstrirte der Commandant General von Bodt, und in Folge dessen befahl S. Königl. Maj., dass erwähnte Kranke im städtischen Krankenhause ihr Unterkommen zu finden hätten.

Da indess der Stadtrath zu Dresden sich weigerte die Unterbringung von Militärkranken im Stadtkrankenhause anzuordnen, die Leib-Grenadier-Garde aber jenes Lazareth als nur für ihre Kranken bestimmt, sich privatim aneignete und selbst die Aufnahme der Kranken anderer sächsischer Regimenter versagte, so trat das Geh. Kriegsraths-Collegium mit dem Feldmarschall, Herzog zu Sachsen-Weissenfels, in Bezug auf die Anlegung eines „beständigen Lazarets für die Armee im Lande" in Verhandlung. Dabei kam man immer wieder auf das Gardelazareth zurück, so dass endlich ein Allerhöchstes Rescript vom 29. December 1742 verordnete, dass bis zur Anlegung eines oder mehrerer Lazarethe im Lande vor der Hand und zur „Treffung einiger Menage" der eine Flügel des Lazareths vor dem schwarzen Thore für die Kranken der Leib-Grenadier-Garde, der andere Flügel aber für die Kranken von der übrigen Armee bestimmt und eingerichtet werde. Indess der damalige Gouverneur General Graf Rudowsky verweigerte in einem Promemoria vom 12. Ja-

---

[1]) Schon in der Mitte des 13. Jahrhunderts hatte Pitard, der Leibarzt Ludwig des Heiligen (welcher entweder durch das beim 5. Kreuzzuge 1248—1254 beobachtete Elend oder durch die Bekanntschaft mit sarazenischen Militärärzten oder durch das Licht der damals in höchster Blüthe stehenden Salernitanischen Schule oder durch diese vereinigten Umstände hierzu veranlasst wurde) mit Lanfranchi und Andern das „Collegium der Wundärzte" in Paris gegründet.

In Preussen bestand seit 1713 ein Theatrum anatomicum, welches 1724 auf Vorschlag des Generalchirurgen E. C. Holtzendorff in ein Collegium medico-chirurgicum verwandelt worden war.

nuar 1743 die Abtretung eines Flügels, weil ein Flügel zur Unterbringung der Kranken der Garde nicht ausreiche, worauf endlich i. J. 1745
das Geheime Kriegsraths-Collegium den 1746 zur Ausführung gebrachten
Vorschlag machte, das gedachte Lazareth durch einen Erweiterungsbau
geräumiger zu machen.

Um nicht noch einmal auf die weitere Gestaltung der Kranken-
unterkunfts-Einrichtungen im Folgenden zurückkommen zu müssen, sei
hier noch kurz erwähnt, dass 1781 der Anbau noch eines Flügels angeordnet wurde, dass ausserdem am 24. März 1783 für die Garde du
Corps „Kottens Schänke" an der Bürgerwiese angekauft und zu einem
Lazareth eingerichtet wurde, dass 1811 unter Beibehaltung der bisherigen
zwei Lazarethe der Ankauf des dem Kriegsrath Georgi gehörigen (vormals Moszinsky'sche) Palais für 17000 Thlr. bewerkstelligt und die
Einrichtung desselben für 240 Kranke der Leib-Grenadier-Garde und der
Regimenter „König" und „Niesemeuschel" beschlossen wurde; dass ferner
vom Juni 1814 an, nachdem die sämmtlichen bisher von den betheiligten
Truppentheilen verwalteten Militärspitäler unter eine allgemeine Verwaltung gestellt worden waren, das neue Hospital zum alleinigen Lazarethe
für die gesammte Dresdner Besatzung bestimmt, dass von 1837 bis 1838
unter baulicher Mitverwendung der bisherigen Artillerieschule wiederum
ein neues Garnisonhospital für einen die innere Einrichtung mit einschliessenden Aufwand von 31984 Thlr. 22 Ngr. 7 Pf. an Stelle des für
16500 Thlr. versteigerten bisherigen errichtet wurde, dass der Kranken-
raum dieses neuen Hospitals 1850 durch den Neubau eines Flügels auf
300 Kranke erweitert wurde, und dass endlich, unter Beibehaltung dieses
Flügels als Verwaltungsgebäude, 1869 der am Elbufer gelegene Theil
durch ein neues für 400 Kranke bestimmtes Haus ersetzt wurde.

Doch zurück zu dem ersten schlesischen Kriege, welcher den Plan
des Generalstabs-Medicus Hofmann eine wundärztliche Unterrichtsanstalt
zu gründen, zunächst durchkreuzt hatte, aber genauer betrachtet diesen
Plan zur höheren Reife zu bringen berufen war. Der Feldlazareth-
Medicus Pitschel war es, welcher die Unbrauchbarkeit der sächsischen
Unterwundärzte gelegentlich der Direction der Feldspitäler in Böhmen
genügend kennen lernte und diesen Aerzten noch während des Feldzugs
Unterricht ertheilte. Nach Dresden zurückgekehrt wurde er von seinen
Schülern um Fortsetzung des Unterrichts gebeten. Pitschel ging bereit-
willig darauf ein und reichte zugleich 1743 einen Plan für die Errich-
tung eines

„Collegium medico-chirurgicum" [1])

an höherer Stelle ein. Man ging zwar in der Hauptsache auf den Plan
nunmehr ein, indem man dem etc. Pitschel zu seinen Vorträgen über
Anatomie und chirurgische Operationslehre den nöthigen Raum in einem
Flügel der Neustädter Kasernen anwies; allein der Errichtung einer
eigentlichen selbstständigen Lehranstalt stellten sich immer noch Schwierigkeiten in den Weg.

Nächst den traurigen Erlebnissen im unglücklichen zweiten schlesischen Kriege (1744 bis 1745) war es noch ein Ereigniss, welches för-

---

[1]) Vergl. Zeitschrift für Natur- und Heilkunde, Bände 1820 bis 1828 und Feldarzt 1877 No. 9.

dernd auf die Wiederaufnahme des erwähnten Errichtungsplans einwirkte. Im Jahre 1746 nämlich fand der Graf von Hennike, als er im Namen des Kurfürsten von Sachsen das Herzogthum Weissenfels in Besitz genommen, in den Sammlungen des Herzogs anatomische Präparate und sandte dieselben nach Dresden zur Benutzung beim wundärztlichen Unterrichte.

Nunmehr überreichte der Hofchirurg zu Dresden (vormaliger Leibchirurg des Herzogs von Weissenfels) Günther erneut den Plan zu einem Collegium medico-chirurgicum sich anlehnend an den Plan des 1746 verstorbenen von Hofmann. Laut königl. Rescripts vom 8. Mai 1748 wurde endlich der Plan Günther's endgiltig genehmigt — zu dem Zwecke: für die Armee tüchtige Wundärzte zu erziehen und das Publicum mit geschickten Wundärzten zu versorgen.

Bereits im September 1748 begannen die Vorträge. Ein königlicher Befehl vom 7. September 1748 verordnete: „dass in Zukunft keiner, der nicht von dem Collegio medico-chirurgico die aufgegebenen Anatomischen und Chirurgischen Specimina publice exhibiret, und wegen seiner Geschicklichkeit ein Attestat vom gedachten Collegio erhalten habe, zu einem Regimentsfeldscheerplatz zu admittiren sei". Zugleich ging an alle Regimenter die Weisung, von einem jeden derselben „zwei der qualificirtesten Feldscheerer zunächst auf 1 Jahr lang, zu fleissiger Abwartung obenerwähnter Lectionum und Demonstrationum zu commandiren, und denjenigen, welche sich durch Fleiss und Application distinguiren würden, die Aussicht auf ferneres Avancement zu eröffnen".

Laut königl. Generale vom 18. September 1748 wurde auch sämmtlichen Barbier- und Bader-Gesellen des Landes gegen sehr mässige Einschreibegebühren gestattet, den Vorlesungen über Anatomie, Physiologie, Chirurgie, Pathologie und Therapie beizuwohnen und an den practischen Uebungen auf dem anatomischen Theater gegen Erlegung von 12 Thlr. theilzunehmen; ja es wurde ihnen sogar (vergl. C. A. 1. I. 695. Kühn 137. Schmalz S. 35.) bekannt gemacht, dass nach des Königs Willen diejenigen von ihnen, „welche bei erwähntem Collegio medico-chirurgico das Examen ausgestanden und zur Treibung der Chirurgie tüchtig befunden worden, auf die von selbigem darüber erhaltenen Attestate, bei denen Barbirer- und Bader-Innungen, ohne dass es eines weiteren Examens bedarf, zum Meisterrecht admittiret, diejenigen auch, welche ihren Operations-Cursum bei besagtem Collegio gemacht, und mit einem Zeugniss dieserhalb versehen, sowohl bei Erkaufung der Barbir- und Baderstuben etc. also auch insbesondere bei Besetzung derer Amts- und Raths-Barbirstellen, andern, welche dergleichen nicht vor sich haben, vorgezogen werden sollen".

Nach Fertigstellung des Baues des grossen Hörsaales in der erwähnten Neustädter Kaserne wurde am 18. November 1748 die Anstalt feierlich eröffnet. Zunächst waren 4, anfangs unbesoldete, Lehrer thätig, von welchen, dem königlichen Willen gemäss, zwei (der für Pathologie und Therapie, sowie der für Chirurgie) dem militärärztlichen Stande selbst angehören mussten. Diese vier verdienstvollen Männer waren: der Nachfolger von Hofmann's, der frühere Feld- und Commissariats-medicus, Generalstabsmedicus und Leibarzt Dr. Hähnel, der Kasernenmedicus Pitschel, der Hofmedicus Dr. Kretzschmar und der Hofchirurgus Günther. Ueberdies wurden bald sechs der unterrichtetsten

Compagnie- und Lazareth-Feldscherer, welche die nächste Anwartschaft auf Regimentsfeldscherer-Stellen hatten, als Pensionär-Feldschere angestellt, um als Assistenten der Lehrer verwendet zu werden. Der als Prosector fungirende Assistent bekam monatlich 15 Thlr., die übrigen erhielten je nach ihrer früheren Stellung (im Hospitale oder bei der Compagnie) 12 und 8 Thlr. Gehalt nebst Quartiergeld oder freiem Quartier.

Klinische Anstalten waren zu jener Zeit mit dem Collegium noch nicht verbunden, sondern wurden erst nach und nach errichtet. Am 22. November 1751 wurde der Plan des Leibarztes Dr. Neid zur Errichtung eines chirurgischen Spitals, zunächst für kranke Soldaten, in demselben Flügel der Kasernen, in welchem sich das Collegium befand, genehmigt und demgemäss eine sogenannte Charité für 12, dann für 16 Betten eingerichtet.

In die Regierungszeit Friedrich August's III. (reg. 1768 — 1827) fallen nun für das Collegium beträchtliche Fortschritte. Es wurden z. B. Lehrstellen für die Heilmittellehre und Zahnchirurgie errichtet, ferner wurde ein chirurgischer Instrumentenmacher angestellt, und 1789 wurden die staatsmässigen Ausgaben für das chirurgische Spital um 400 Thlr. erhöht.

Nach einem 40jährigen Bestehen hatte das Collegium gewissermassen die Reife einer selbstständigen Existenz erlangt. Es hatte festen Fuss gefasst im Flügel D der Kasernen zu Neustadt-Dresden, und ein für nicht weniger als 200 Zuhörer bestimmter Hörsaal mit amphitheatralischen Sitzen legte Zeugniss ab für die Hoffnungen, welche die Lehrer an diese Anstalt knüpften.

Die Zahl der Studirenden mehrte sich in der That sehr rasch: in den ersten Jahren wurden durchschnittlich 15 bis 20, in den Jahren 1770—1790 30 bis 40 und später 60 bis 70 jährlich neu aufgenommen, so dass in den Jahren um 1810 gewöhnlich 140 bis 150 Studirende zugleich vorhanden waren. Die Summe aller Besucher in den Jahren 1748—1813 betrug 2425, und zwar in den ersten 30 Jahren 459, von da ab bis 1813: 1966. Von diesen 1966 aber sind abgegangen zum Dienst beim Militär 581, zum Dienst im Civil 1385.

Allein so segensreich sich diese Anstalt augenscheinlich erwies — den ländererschütternden Kriegsereignissen des Jahres 1813 hielt auch sie nicht Stand. Im August 1813 musste das Collegium medico-chirurgicum mit seinen Anstalten den Kriegern weichen. Das chirurgische Spital wurde ganz aufgelöst, die Lehrer mussten ihre Kasernen-Wohnungen verlassen, die Vorträge hörten auf, auch die Sammlungen mussten fortgebracht werden, und endlich musste selbst der Hörsaal, in welchem im März 1814 einige Lehrer ihre Vorlesungen wieder zu halten den Versuch gemacht hatten, geräumt und dem Militär übergeben werden.

Sehen wir nun zu, wie sich während des Zeitraums von der Gründung (1748) bis zur Auflösung (1813) das Collegium medico-chirurgicum die Heeressanitätsverfassung im Uebrigen weiter ausbaute.

Nachdem bereits in den Jahren 1746—1748 das Heer bedeutende Reductionen erlitten hatte, beschäftigte man sich im Jahre 1749 mit einem neuen Verpflegungstarif für dasselbe, wobei man von dem Grundsatze ausgegangen zu sein scheint, nicht nur alle Gehalte der einzelnen

Personen, unter Wegfall der zeitherigen Zulagen, auf ein für die Zukunft feststehendes Normalgehalt zurückzuführen, sondern dieselben auch bei den verschiedenen Truppenabtheilungen so viel als möglich in eine gewisse Uebereinstimmung zu bringen. Somit finden wir auch die Gehalte aller Regiments-Feldscherer auf monatlich 20 Thlr. festgesetzt und ihnen nebenbei auch den sogenannten Medicamentengroschen wiedergegeben, wofür sie nun, wie 60 Jahre früher, die Medicin wieder selbst zu besorgen hatten. Dafür aber, heisst es in einer Ordre d. d. 3. April 1750, seien sie auch mit allem Nachdruck anzuhalten „dass sie bei vorfallenden Begebenheiten, einen Kranken dem Compagniefeldscheerer nicht lediglich überlassen, sondern in gefährlich scheinenden Umständen den Patienten selbst in Obacht nehmen und nöthigen Falls, wenn die Compagnie vom Staabe entfernt liegt, eine Reise zu unternehmen nicht mehr scheuen dürften“. Nur der Oberfeldscher bei der Garde du Corps, sowie bei der Leib-Grenadier-Garde und der des Artillerie-Corps behielten 30 Thlr. Gehalt, entweder um sie, wie die ganze Truppe, durch erhöhtes Tractament auszuzeichnen, oder vielleicht auch nur in der Absicht, um sie dadurch ihren Collegen bei den starken Infanterieregimentern, welche ein weit stärkeres Medicingeld bezogen, gleich zu stellen. Das monatliche Quartiergeld betrug wie vorher 1 Thlr. Das Gehalt für die Compagniefeldscherer war bei der Infanterie bis auf 5 Thlr. 19 Ggr., bei der Cavallerie bis auf 4 Thlr. 14 Ggr. erhöht; nebenbei bekamen aber Beide, gleich den übrigen Unterofficieren der Compagnie, Brod und Bekleidung von dem Compagniecommandanten, freies Quartier und ein sogenanntes Beckengeld für ihre Function als Barbiere der Compagnie. Hinsichtlich der Bekleidung unterschieden sie sich von einem Corporal nur durch den Mangel farbiger Rabatten und des farbigen Aermelaufschlags, und bei der Infanterie noch durch das Tragen eines Degens.

„Der Regimentsfeldscheer“, sagt die Vorschrift, „kann die Couleur, Doublure und Veste von der Regimentsuniform führen, sein Kleid aber muss anders als die Officiers-Montour façonnirt sein“, — Dienstreglement vom Jahre 1753. An der Spitze des gesammten Militär-Medicinalwesens stand wie erwähnt, zu Anfang dieser Zeitperiode der Generalstabsmedicus Dr. Hähnel, der ausser manchen andern zweckmässigen Einrichtungen auch eine bessere Pflege der erkrankten Soldaten herbeiführte. Auf seinen Vortrag an die oberste Militärbehörde, d. d. 3. Martiis 1751, wurde die Etablirung von Regimentsstabsspitälern nicht nur unter dem 5. Mai desselben Jahres beschlossen, sondern nach seinem Entwurfe auch bald darauf in's Werk gesetzt. Die Bestimmung jedoch, dass in denselben ein Feldscher wohnen, um so nicht nur die Kranken stets unter seinen Augen zu haben, sondern um auch die Verordnungen des Regimentsfeldschers genau ausführen zu können, fand, da schon von jedem Regiment zwei der erstern nach Dresden zur Anhörung der Vorträge beim Collegio medico-chirurgico commandirt, und die Compagnien oft einzeln dislocirt waren. seine Schwierigkeiten, welche zu beseitigen den Regimentern überlassen blieb. Zunächst, so scheint es wenigstens, schlugen sich die Regimentsfeldscherer in's Mittel, die der damaligen Sitte gemäss irgend einer Baderinnung als Meister zugehörig, von ihrem so erworbenen Recht, Lehrlinge zu halten, Gebrauch zu machen anfingen. Diese wurden in's Spital gesteckt, wo sie unter den Augen ihres Herrn die niedern chirurgischen Handleistungen verrichten, das Zubereiten von Pflastern, Salben etc. erlernen und die Mischung der Pulver, die Bereitung der Decocte und Mixturen übernehmen und schliesslich die Kranken barbieren mussten. Die Regimentscommandanten gaben ihnen die Erlaubniss, die Uniform des Regiments tragen zu dürfen, und somit war der Feldschergesell, wie sie bald genannt wurden, ein gemachter Mann, der nach überstandenen drei Lehrjahren gewöhnlich als wirklicher Feldscher eintrat. Mehr als in einer gewöhnlichen Barbierstube hatten diese jungen Leute allerdings Gelegenheit zu lernen, weswegen es auch den Regimentsfeldscherern an Bewerbern um solche Stellen nicht fehlte. Die Stadtbarbiere aber erhoben darob ein fürchterliches Geschrei und gaben dadurch den ersten Impuls zu den seit jener Zeit in allen Tonarten fortschallenden Klagen des civilärztlichen Standes über Beeinträchtigung ihres Verdienstes durch die Militärärzte.

Das Halten von Lehrlingen erreichte übrigens sehr bald seine Endschaft. Der Ausbruch des siebenjährigen Krieges war dieser Speculation nicht günstig und die während seiner Dauer neu angestellten Regimentsfeldscherer leisteten Verzicht auf die Ehre, Mitglieder einer Baderzunft zu sein; nur noch einige der ältern hingen dem alten System mit Liebe an, bis endlich auch ihnen das Halten von Lehrlingen gesetzlich untersagt wurde.

An die Stelle von Lehrlingen des Regimentsfeldscherers traten bald nach beendetem Kriege, zuerst nur bei der Cavallerie, später aber auch bei der Infanterie etatsmässige Stabsfeldscherer, die auch den Dienst im Hospitale versahen und, wenn auch nicht als Lehrlinge, doch als Amanuenses des Regimentsfeldschers angesehen wurden.

Im Jahre 1753 erschien ein gedrucktes Dienstreglement für das Heer. Aus demselben (und zwar aus dem der Cavallerie) sei es gestattet, einige Paragraphen, welche das ärztliche Personal angehen, im Auszuge wiederzugeben. Im Capitel der Disciplin heisst es §. 23: „Die Fouriers, Feldscheers, Trompeter, Tambours etc. haben, jeder in seiner Art, der vorgeschriebenen Disciplin in allen Stücken zu folgen; sie stehen unter Autorität und Fuchtel des Wachtmeisters. Die Trompeter allein sind davon ausgenommen, denn wenn auch dem Commando des Wachtmeisters untergeben, so können sie doch nur von Officiers gezüchtigt werden". Ferner pag. 534: „die Regimentsfeldscheers und der Auditor tragen keine Portd'épées, jedoch letztrer, sowie der Regimentsquartiermeister die Officiers-Monture". Dann pag. 536: „der Regimentsfeldscheer bekommt zum Begräbniss keine bewehrte Mannschaft, doch können Soldaten zum Tragen seiner Leiche genommen werden und die Officiere ihr folgen". Das 16. Capitel handelt vom Dienst der Feldscherer allein. Die §§. lauten folgendermassen: §. 1. „Ein jeder Obrister soll äusserstens bemüht seyn, einen guten, erfahrnen und fleissigen Regimentsfeldscheerer zu haben, doch kann er keinen in Eid und Pflicht nehmen, ohne dass derselbe nicht vorher vom Generalstabsmedico in dem Collegio medico-chirurgico examinirt und approbirt sei". Eine diesen §. erläuternde Ordre vom 31. August ej. a. bestimmt, dass drey sich dazu qualificirende Subjecte vom Generalstabsmedico dem Chef des Regiments zur Auswahl vorgeschlagen werden sollen. §. 2. „Der Regimentsfeldscheer muss beständig mit wohlconditionirten frischen Medicamenten versehen seyn, wovon sich der Major dann und wann mit Zuziehung eines

Physici zu überzeugen hat. §. 4. Alle gefährlichen nnd in specie die venerischen Kranken, sollen in das Lazareth gebracht, und von dem Regimentsfeldscheerer, die letztern vor ein gewisses, billiges Quantum, curiret werden. Der Capitain leistet dem Mann hierzu den nöthigen Vorschuss. §. 5. Die Companiefeldscheers wollen dergleichen Kur oft auf des Regimentsfeldscheers Unkosten heimlich entrepreniren oder die Leute auch selbt ihr Uebel verbergen. Um diesem Unfuge zu steuern, sollen die Companien allmonatlich in Gegenwart eines Lieutnants, des Wachtmeisters und der Corporals visitirt werden. Finden sich aber demungeachtet noch Venerische vor, so soll der Lieutnant in Arrest und die Unterofficiers auf die Schildwacht kommen, der Companiefeldscheer aber vom Regimente gejagt werden, weil ohne Nachlässigkeit oder Nachsicht der Visitation, ohnmöglich das Uebel in kurzer Zeit bedeutend überhand nehmen kann. §. 6. Alle zwei Monat hat der Regimentsfeldscheer die Companien unerwartet selbst zu visitiren. Ebenso untersucht er alle Rekruten, ob sie gesund und zum Herren-Dienst tüchtig sind. Die Companiefeldscheers berechnen ihm die aufgegangnen Medicamente, und der Capitaine invigilirt die erstern, dass sie nicht zu des Regimentsfeldscheers Schaden Bürger und Bauern aus den Companiekasten kuriren. §. 7. Wenn keine Feldscheersgesellen beim Stabe sind, soll dem Regimentsfeldscheer von den Companien etwas gereicht werden, einen Barbier vor die Stabswachten zu halten. Die chirurgischen Instrumente hat der Oberst, nach einer vom Generalstabsmedico gegebenen Specification von dem Kopfgelde anzuschaffen, der Regimentsfeldscheer aber selbige in guten Stande zu erhalten. §. 8. Der Regimentsfeldscheer kann bei Vergehungen und Nachlässigkeiten im Dienst von seinem Oberst nicht anders als ein Subalternofficier tractiret werden. Die Compagniefeldscheers sind von dem Regimentsfeldscheer zu engagiren und zu examiniren, sind jedoch dem Generalstabsmedico zur Approbation zuzuschicken. Die Capitains sollen sie bescheiden und glimpflich tractiren, doch scharf zu ihrer Schuldigkeit anhalten. Die Capitains sollen sich nicht entbrechen, denen Kranken mit Bouillons und anderen Refraichissements zu assistiren, und dem Compagniefeldscheer seinen kleinen Zuschuss unter dem Namen des Beckengeldes zu gewähren."

Gesetzliche, den ärztlichen Dienst angehende Abänderung erfuhr die eben mitgetheilte Instruction bis zum Jahre 1810 zwar nicht, dennoch aber hatte die Alles zerstörende und neu schaffende Zeit ihren Einfluss auch hier geltend gemacht. Durch das bestehende Collegium medico-chirurgicum war die Chirurgie selbst mehr zu Ehren gekommen,[1] und somit genossen auch ihre Jünger eine grössere Achtung, in deren Folge sie noch im Laufe des 18. Jahrhunderts das sie entehrende Bartputzen grösstentheils von der Hand wiesen, und kraft einer Generalordre die Compagniefeldscherer inskünftige „Sie" genannt werden sollten.

Was die Uniform der Regimentsfeldscherer am Ende des 18. Jahrhunderts anlangt, so war ihr Hut noch ohne Cordon; nur dem Oberfeldscher der Garde du Corps war es gestattet ein solches zu tragen.

---

[1] Durch Generale vom 13. März 1802 wurde die Chirurgie von allem Innungszwange befreit und nur wissenschaftlich gebildeten und hinlänglich geschickt befundenen Personen überwiesen.

Der Compagniefeldscher hatte die Kamaschen abgelegt und benutzte dafür hohe bis an's Knie reichende Stiefeln. Die Uniform des Feldmedicus war dunkelblau mit goldener Stickerei auf Kragen und Aufschlägen, die der Stabsfeldschere (oder Oberchirurgen wie sie später, oder Stabschirurgen, wie sie seit 1805 genannt wurden) hechtgrau mit rothen Kragen und Aufschlägen. Beide trugen goldne Porte-épées und Hutcordons, und letztere noch eine rothe Weste mit goldener Bordure. Die Uniform der Stabsfeldschergesellen (oder Unterchirurgen, wie sie später, oder Oberchirurgen, wie sie seit 1805 hiessen) glich jener der Stabschirurgen, nur war die Weste ohne Goldbesatz, sowie der Hut ohne Cordons und der Degen ohne Porte-épées. Der Hospitalfeldscher (oder Unterchirurg seit 1805) trug einen hechtgrauen Rock mit rothem Kragen.

Im Jahre 1805 wurde neben den Gehältern (der Stabschirurg erhielt nunmehr 30 Thlr., der Oberchirurg 15 Thlr. und der Unterchirurg 8 Thlr. monatlich) das Sanitätsuniformwesen neu geregelt: die Uniform aller war dunkelblau mit gleichfarbigen Sammetkragen und Aufschlägen, die Knöpfe einreihig, der Stabschirurg bekam eine goldene Stickerei auf den Kragen und Aufschläge und goldene von den Knopflöchern auslaufende Brustlitzen; der Oberchirurg 2 goldene Litzen auf dem Kragen, und ebenso wie ersterer Cordons und Porte-épée von Gold; die Uniform des Unterchirurgen blieb ohne allen Schmuck. Mit diesem Aeussern trat das Militär-Sanitätspersonal über in das Jahr 1806, welches die Feldschere für immer aus dem sächsischen Heere scheiden sah; denn auch die Regimenter hatten nunmehr Compagnie-Chirurgen, während die Stabsfeldschere der Regimenter gänzlich in Wegfall kamen, ohne durch Chirurgen ersetzt zu werden. Diese Compagniechirurgen standen mit den Hospitalchirurgen auf einer Stufe, und aus ihnen gingen die Ober-, Stabs- und endlich Regimentschirurgen hervor, als welche letztre der Oberst jetzt diejenigen annahm, die ihm vom Generalstabsmedicus empfohlen wurden, während jener früher unter drei ihm Vorgeschlagenen wählen konnte. Der (nach wiederholten Prüfungen) zum Regimentschirurg Beförderte erhielt das goldene Porte-épée und das Hutcordon. Es galt übrigens vom genannten Jahre ab als eine besondere Vergünstigung für das chirurgische Personal der Regimenter, dass dasselbe ausser bei Paraden hellblaue Oberröcke mit Kragen und Aufschlägen von der Regimentsfarbe tragen durfte.

Das an Heeresreformen reiche Jahr 1810 blieb auch für das ärztliche Personal nicht ohne Einfluss. Die Zahl der Compagniechirurgen wurde bis auf die Hälfte verringert, so dass sich von nun ab bei je zwei Compagnien nur ein solcher befand; freilich wurde dafür jedem Bataillon ein Bataillonschirurg gegeben. Diese Verminderung scheint keineswegs allseitigen Anklang bei den Officieren gefunden zu haben; wenigstens lese ich dies in der „Geschichte der Königlich Sächsischen leichten Infanterie etc. von A. Graf v. Holtzendorff. Leipzig 1860" Seite 327 aus einer Anmerkung des Verfassers heraus, welche lautet: „Die geringe Anzahl von Aerzten war ein Nachtheil für das Wohl der Truppe, welcher sich im Feldzuge 1812 klar herausstellte".

Das Tractament der Regimentschirurgen wurde bis auf 33 Thlr. 8 Ggr. erhöht, das der Bataillonschirurgen auf 15, und das der Compagniechirurgen auf 8 Thlr. festgestellt. Statt der ihnen zeither in natura

gereichten Uniformstücke erhielten letztere ein sogenanntes Montirungs-
geld und nebenbei wie früher eine gewöhnliche Brotportion. Das Medicingeld bestand für den Regimentschirurg noch fort; insofern aber bei
den jetzt selbstständig gewordenen Grenadier-Bataillonen der betreffende
Bataillonschirurg dasselbe auch empfing und sich sonach besser als jener
bei einem Infanterie-Regimente stand, bildeten sich unter letzteren ganz
von selbst zwei Classen. — Für den Fall eines etwa neu ausbrechenden
Krieges blieb ein Feldmedicus angestellt; in dem bald darauf wirklich
ausgebrochenen Kriege aber wurden für den Hospitaldienst Stabschirurgen,
Oberchirurgen und Unterchirurgen angestellt, letztere (um sie den ausser
ihrem Gehalte noch Beimontur und Brotgeld erhaltenden Compagniechirurgen gleichzustellen) mit 10 Thlr. monatlichen Gehalts. Die Uniform des gesammten Personals war hellblau mit gleichfarbigem Kragen
und Umschlage, und einer Reihe weisser Knöpfe. Der Kragen des Regimentschirurgen war mit zwei in Silber gestickten Eichenzweigen, der
des Bataillons- und Stabs-Chirurgen mit einem solchen decorirt. Porte-
épées und Hutcordons waren von Gold. Die Oberchirurgen hatten auf
dem Kragen zwei, die Unter- und Compagniechirurgen nur eine silberne
Bandlitze, wobei ihnen das Tragen von gelbseidenen Cordons und Porte-
épées nachgelassen war.

Im Jahre 1814 wurde den Regiments- und bez. Bataillons-Chirurgen
das Medicingeld[1]) entzogen, und als Entschädigung erhielten die ersteren
von nun ab monatlich 66 Thlr. 16 Ggr. und die Bataillonschirurgen
I. Classe 30 Thlr. Gehalt. Den Arzneibedarf hatten sie aus der 1814
neu gegründeten Militärapotheke zu beziehen. Dieselbe wurde in dem
nach Auflösung der Garde du Corps verfüglich gewordenen Lazarethgebäude an der Bürgerwiese durch den Feldapotheken-Provisor Weise
eingerichtet und fand ihre Vervollständigung durch den vom 1. Februar
1815 an dem Vorgenannten vorgesetzten und mit einem Theil des in
Frankreich gestandnen mobilen Armeecorps zurückgekehrten Ober-Feld-
apotheker Rödelius, welcher als Vorstand der Militärapotheke den Titel
„Militär-Oberapotheker“ erhielt.

Noch in demselben Jahre (1814) erhielt das chirurgische Personal
wiederum eine veränderte Uniform, die sich bis in die vierziger Jahre
gleichblieb: hellblau mit schwarzem Sammetkragen, ebensolchen Aufschlägen und zwei Reihen weisser Knöpfe. Als Gradabzeichen bekam
der Regimentschirurg auf den Kragen drei, der Bataillonschirurg I. Cl.
und der Stabschirurg zwei, der Bataillonschirurg II. Cl. und der Oberchirurg eine in Silber gestickte Litze. Dabei traten die Regiments-,
Stabs- und Bataillons-Chirurgen in den Officiersrang ein, wenn man dies
aus der Erlaubniss zur Anlegung des Officier-Porte-épées und zum Tragen
der Officier-Hutcordons, sowie aus dem ihnen von jetzt ab bewilligten
Quartiergelde eines Subalternofficiers schliessen darf. —

Die Darstellung ist nun in ein Jahr eingetreten, welches für die
Ausbildung und Ergänzung des militärärztlichen Personals und somit für
die gesammte Sanitätsverfassung des sächsischen Heeres von der höchsten
Bedeutung geworden ist. Das Collegium medico-chirurgicum war 1813

---

[1]) Der berüchtigte Medicingroschen betrug damals bei der Infanterie 1 Gr. 6 Pf.,
bei der Cavallerie und dem Train 2 Gr. etc.

aufgelöst worden, obwohl das aus dieser Anstalt hervorgegangene Personal auch nach den schlesischen Kriegen reichliche Gelegenheit gefunden hatte, in den unaufhörlichen Kriegen der zweiten Hälfte des 18. Jahrhunderts seine Unentbehrlichkeit zu beweisen. Der erste bedeutende Krieg, in welchem dieses Personal segensreich wirkte, war der siebenjährige. Bereits i. J. 1757 formirte sich ein 10000 Mann starkes Corps Infanterie in Ungarn, und nahm unter dem Befehle des Prinzen Xaver an den Feldzügen der französischen Heere gegen Preussen und dessen Alliirte von 1758—1763 theil. Wie der Sanitätsdienst in diesem Kriege im Einzelnen beschaffen gewesen sein mag, darüber liegen ausführliche Nachrichten zwar nicht vor. Er mag sich indess nicht wesentlich von demjenigen des österreichischen Heeres der damaligen Zeit unterschieden haben, über welchen durch den österr. Hauptmann Bancalari[1]) sehr dankenswerthe Mittheilungen neuerdings veröffentlicht worden sind.

In den Jahren 1778 und 1779 nahm das Heer in Verbindung mit Preussen an dem Kriege gegen Oesterreich theil. Von 1793 bis 1796 focht am Rhein ein Reichs-Contingent von verschiedener Stärke (5200 bis 10000). 1806 betheiligte sich ein 2200 Mann starkes Heer auf Seite Preussens an der Schlacht bei Jena.

Nach dem darauf am 11. December 1806 zu Posen erfolgten Friedensschlusse mit Frankreich vereinigte sich ein Contingent von 6000 M. mit dem französischen Heere, wonach einzelne Truppentheile bei der Belagerung von Danzig und in der Schlacht bei Friedland Gelegenheit fanden sich vorzüglich auszuzeichnen. 1809 bei dem Ausbruche des Krieges zwischen Frankreich und Oesterreich wurde ein Bundescontingent von 19000 Mann zur französischen Armee gestellt. Nachdem es bei Deutsch-Wagram und bei mehreren andern Gelegenheiten Rühmliches geleistet hatte, kehrte es Anfangs 1810 nach Sachsen zurück. Als 1812 der Krieg zwischen Frankreich und Russland sich entspann, vereinigte sich abermals ein Corps von 20000 Mann mit der französischen grossen Armee in Polen; mit dem Rückzuge der französischen Armee aus Russland und Polen kehrte auch der Rest der sächsischen Truppen, welche während dieses Feldzuges mit bewunderungswürdiger Aufopferung gefochten hatten, Anfangs des Jahres 1813 nach Sachsen zurück und vereinigte sich in Torgau mit den noch übrigen Streitkräften Sachsens. Nach der Schlacht von Lützen (2. Mai 1813) vereinigte sich ein grösstentheils aus neuer Mannschaft gebildetes Contingent von 10000 Mann mit der französischen Armee; dasselbe nahm theil an den Schlachten von Bautzen, Dresden, Grossbeeren, Dennewitz und Leipzig und trennte sich mit der Schlacht bei Leipzig von der französischen Armee, um im Verein mit den alliirten Heeren zu fechten.

Die Mehrzahl dieser Kriege war äusserst blutig[1]), ja in dem letztgenannten waren ganze Regimenter beinahe erloschen. Diese traurigen Erfahrungen erhielten das Bedürfniss nach Wundärzten, wie sie das Collegium medico-chirurgicum bis 1813 geliefert hatte, aufrecht; und man

---

[1]) Vergl. dessen „Beiträge zur Geschichte des österreichischen Heerwesens (Wien 1872)“, und den diesem Werke entnommenen Beitrag „zur Geschichte des österreichischen Feldsanitätswesens während des Zeitraumes von 1757—1814. Von Oberarzt Dr. Kirchenberger in Kuttenberg“ — erschienen in der „Prager medic. Wochenschrift“ 1877 No. 37, 39 und 40.

richtete desshalb einstweilen bei der Universität eine Gelegenheit zur Ausbildung von Militär-Wundärzten ein, obschon man sich an massgebender Stelle mit dem Gedanken trug, das Collegium in anderer und vollkommnerer Verfassung wieder in's Leben zu rufen.

In diesem Sinne wurde der Professor Seiler zu Wittenberg am 21. März 1814 aufgefordert, sich nach Dresden zu begeben, um einen Plan zur Wiederherstellung und Verbesserung einer medicinisch-chirurgischen Lehranstalt, vorzüglich zur Bildung von Wundärzten für das Militär, zu entwerfen. Dieser Plan fand die Zustimmung der Regierung, doch so, dass die letztere, welche damals stellvertretende preussische war, endgiltige Entschliessung heanständete und am 3. December 1814 nur die interimistische Einrichtung einer chirurgisch-medicinischen Lehranstalt genehmigte. Als Director und Lehrer der Anatomie und Physiologie dieser aus den Etats des früheren Collegiums hervorgegangenen Anstalt wurde Prof. Dr. Seiler angestellt und neben demselben wurden zu Professoren die DDr.: Raschig, Ohle, Carus, Franke, Weinhold, Ficinus und M. Haan ernannt. Den 5. December 1814 wurden die Vorlesungen, welche von 188 Studirenden besucht waren, von Neuem begonnen; das chirurgische Spital aber konnte wegen Raummangel nicht eröffnet werden.

Endlich machte diesen halben Zuständen ein königliches Decret vom 17. October 1815 das erwünschte Ende, indem mit diesem Beschlusse die

„chirurgisch-medicinische Akademie"[2])

zum Zwecke der Ausbildung „guter Wundärzte und Aerzte für das Heer und das platte Land" gestiftet, und dieser neuen Anstalt der im Jahre 1780 aus dem Nachlasse des Herzogs von Curland für 40000 Thaler zu Militärzwecken erkaufte Palast zum Gebrauche überlassen wurde. Bereits am 4. November 1815 begannen die Vorträge und Uebungen in der Anatomie; am 1. Januar 1816 fing das stehende chirurgische Klinikum an, Kranke aufzunehmen; im Juni 1816 wurde das Klinikum der innern Heilkunde, und im August 1816 das Poliklinikum für innere Kranke eröffnet. Ferner wurden im Jahre 1816 die baulichen Arbeiten vollendet und alle Sammlungen bis Ende Juli 1816 im neuen Gebäude untergebracht, so dass am 3. August 1816 die Stiftung der Akademie feierlich begangen werden konnte. Der Lehrcurs dauerte bis zur chirurgischen Prüfung 3, bis zur medicinischen Prüfung 4 Jahre; innerhalb wurden Halbjahrsprüfungen abgehalten, um Unbrauchbare rechtzeitig entlassen zu können. (Mandat von 1819.)

Da die Akademie von Haus aus vorzugsweise als Pflanzschule für Militärärzte angesehen wurde, so wurden auch von Anfang an sechs sogenannte Stipendiaten- und sechs Oberwundarztstellen errichtet. Die ersteren wurden mit Studirenden, welche sich dem militärärztlichen Stande widmen wollten, besetzt, die letzteren wurden für bereits im Dienst stehende Compagniechirurgen bestimmt. Die Verpflichtung der Stipendiaten zum Militärdienste war eine sechsjährige, wo-

---

[1]) Die freiwillige Krankenpflege in diesen Kriegen von 1806 ab vrgl. in Gurlt's mehrerwähntem Werke S. 179 u. f. (bez. Jena) und S. 445 bis 502.

[2]) Vergl. im Feldarzt v. J. 1877 No. 13 und 14 Verfassers Arbeit.

für ihnen während der Studienzeit eine monatliche Geldunterstützung von sechs Thalern (später acht Thalern) vorausgewährt wurde. Das Gehalt der Oberwundärzte betrug anfänglich bei freiem Quartier 13 Thaler, wurde aber zwei Jahrzehnte später, als man ihre Zahl auf fünf reducirte, auf monatlich 16 Thaler erhöht. Die Oberwundärzte waren, insofern sie ihrer eigenen Ausbildung wegen hier waren, Studirende, andrerseits wurden sie aber auch, unter sich abwechselnd, als Assistenten den klinischen Lehrern beigegeben, in welcher Eigenschaft sie denn auch als Subdirectoren der klinischen und poliklinischen Anstalten zu betrachten waren. Aus ihnen gingen die Bataillons- und Regimentsärzte hervor. Bei vorkommenden Vacanzen unter den Stipendiaten und Oberwundärzten wurde ein Concurs ausgeschrieben; derjenige, welcher in dem vor dem Senate der chirurgisch-medicinischen Akademie abgelegten Examen am besten bestand, sollte in die vacante Stelle aufrücken. Endlich wurde der an der Reihe zum Compagniechirurg stehende Stipendiat, ebenso wie der an der Reihe zum Bataillonschirurg stehende Oberwundarzt, von derselben Behörde noch einmal geprüft, ehe er zur Armee abgehen konnte. Von dem Erfolg dieses Examens hing es ab, ob erstrer die Erlaubniss zur gleichzeitigen Ausübung der wundärztlichen Civilpraxis erhielt, und ob der Bataillonschirurg vor seiner Weiterbeförderung sich keiner Prüfung mehr zu unterwerfen hatte. Im günstigen Falle trat letztrer sofort in das Recht der promovirten Aerzte, d. h. in das der Ausübung der medicinischen und chirurgischen Praxis im Umfange des ganzen Landes; im weniger günstigen Falle galt im Civilleben der Bataillonschirurg zweiter Classe nur als Medicinae Practicus, (Gesetz vom Jahre 1819). Der Comgagniechirurg[1]) welcher einige Jahre gedient hatte, ging auf zwei Jahre an die Akademie zurück. Vor seinem Wiedereintritt in die Armee wurde er gewöhnlich Medicinae Practicus und nahm, nach abgelaufener Dienstzeit und nach einem zu seiner Habilitirung passend gefundenen Orte, in der Regel den Abschied.

Die Mittheilungen über das fernere Schicksal der Akademie sind niedergelegt in der „Nachricht über die Wirksamkeit der chirurgisch-medicinischen Akademie zu Dresden, während des ersten Jahrzehntes nach ihrer Erweiterung, von Dr. Burkhard Wilhelm Seiler[2]), k. k. Hof- und Medicinalrathe, Dresden 1828"; ferner in der „Zweiten Nachricht von Dr. Seiler, Dresden 1834"; in der „Dritten Nachricht von Dr. Choulant, Dresden 1845", und endlich in der „Vierten Nachricht von Choulant, Dresden 1858". Den Einblick in die letzten Lebensjahre der Anstalt habe ich mir durch Kenntnissnahme des glücklicherweise noch vorhandenen Archivs und der Gesetzsammlung verschafft.

Das was die Akademie im Laufe der ganzen Zeit ihres Bestehens geleistet hat, ist am meisten ersichtlich aus dem Besuche der Akademie seitens Studirender und seitens Kranker; und ich schliesse desshalb

---

[1]) Am 2. December 1824 erging seitens der obersten Militärbehörde an die Compagniechirurgen die Bekanntmachung: „das derjenige von ihnen, der auf eine Anstellung als Oberwundarzt bei der chirurgisch-medicinischen Academie Anspruch machen wolle, weder vorher noch während der Dauer seiner etwaigen Anstellung ad doctorem promoviren dürfe"!

[2]) Dessen Lebensbeschreibung vergl. in „Nachricht über das Leben und Wirken Seiler's Dresden 1844" gr. 4. 24 S.

hierfür eine Tabelle bei, wenngleich dieselbe — den ebengenannten Unterlagen entlehnt — weder auf innere Gleichartigkeit noch auch auf völlige Genauigkeit der einstigen amtlichen Berichterstatter Anspruch erheben darf.

Man ersieht aus dieser Tabelle, dass die Zahl der Studirenden stetig abgenommen hat. Am fühlbarsten wurde dies, als mit der Verordnung vom 12. August 1847 der Besitz einer Barbier- und Badestube nicht mehr an die chirurgische Befähigung des Besitzers geknüpft wurde, und somit für die Barbier-Gesellen kein Anlass mehr gegeben war, sich das Meisterrecht auf medicinischem Wege zu erwerben; — und ferner: als die Vorprüfungen verschärft wurden. In letzterer Beziehung ist es wissenswerth, dass nach der vorbezeichneten „Nachricht" vom Jahre 1858 die Gymnasialbildung eines Obersecundaners zur Vorbedingung für die Aufnahme in die Akademie gemacht wurde, während nach dem Mandate vom 30. Januar 1819 die Vorprüfungen der mindestens 16jährigen Leute sich immer nur auf die Fertigkeit bezogen hatten, einen fehlerfreien deutschen Aufsatz schreiben und einen leichten lateinischen Schriftsteller lesen zu können.

Jahr.	Zugang an Studirenden und zwar		Summe nach späteren Nachrichten.	Zugang an Kranken im			Bemerkungen.
	Stud. v. Mil. (Compagnie-Chirurgen.)	Studirende der Medicin vom Civil.		Clinicum therap. fixum.	Policlinicum therapeut.	Clinicum chirurgicum.	
				v. 4. Juni an	v. August an		
1816	19	134	162	52	67	302	
1817	14	73	81	69	215	429	
1818	8	46	47	36	214	229	
1819	14	46	65	63	173	347	
1820	7	64	65	44	133	308	
1821	9	45	53	60	116	344	
1822	8	41	52	69	138	380	
		Studirende der Medicin, Pharmaceuten, Künstler etc.					Pharmaceuten, etc. der Besuch von jetzt an unter gewissen Bedingungen gestattet.
1823	8	59	64	66	214	404	
1824	6	65	53	94	320	337	
1825	5	47	51	104	198	353	
1826	68		68	118	206	330	
1827	82		82	77	231	349	
1828	78		78	146	322	317	
1829	77		77	137	394	327	
1830	95		95	201	287	327	
1831	92		92	184	383	265[1]	
1832	119		119	185	497[2]	374[3]	
1833	75		75	234	555	442	

[1] Nach späteren Nachrichten 261.
[2] An anderer Stelle 488.
[3] An anderer Stelle 388.

Jahr.	Zugang an Studirenden und zwar		Summe nach späteren Nachrichten.	Clinic. therap. fix.			Clinicum chirurgicum			
				Aufgenommene Kranke	Ambulatorisch behandelte Kranke.	Policlinicum therapeuticum.	Aufgenommene Kranke.	Ambulatorisch behandelte Kranke.	Vorgestellte Kranke.	Policlinicum chirurgicum.
1834	63		63	136	27	500	149	174	669	61
1835	77		77	184	21	425	133	175	716	63
1836	76		76	171	24	394	174	233	788	45
1837	67		67	157	16	309	163	278	639	48
1838	46		46	153	47	362	136	202	863	46
1839	67		67	192	26	407	174	234	1123	64
1840	56		56	205	29	432	187	299	875	46
1841	46		46	208	32	368	174	208	900	42
1842	59		59	206	30	385	169	181	1220	83
1843	66		66	218	28	264	187	196	1195	39
	Stud. med. von Militär und Civil	*Pharmaceuten, Künstler etc.*		*Innere Klinik*		*Innere Poliklinik.*	*Chirurgische Klinik*			*Chirurg. Poliklin.*
1844	24	30	54	191	29	253	192	163	1255	49
1845	26	27	53	188	44	284	159	241	1754	57
1846	20	17	37	171	34	342	173	299	1816	68
1847	18	20	38	171	23	308	168	316	1747	73
1848	20	27	47	206	9	440	148	373	1522	83
1849	26	22	48	181	9	334	173	257	1625	62
1850	12	24	36	166	1	333	118	163	1651	53
1851	11	23	34	180	—	410	147	215	1774	57
1852	14	20	34	183	4	416	142	165	1669	41
1853	17	10	27	235	1	380	139	246	1759	50
1854	13	17	30	224	2	296	147	253	1814	69
1855	12	18	30	216	—	391	155	246	1352	78
1856	17	24	41	293	—	473	152	210	1391	50
1857	18	25	43	262	—	408	141	156	1354	52
	Compagnie-Aerzte	*Studirende der Medicin*								
1858	—	21	6	27						
1859	1	14	4	19						
1860	1	14	5	20						
1861	—	5	2	7						
1862	—	2[4])	—	2						

Nach einer Verordnung vom 7. Sept. 1861 durften weiterhin Aufnahmen bei der Akademie zum Zwecke des medicinischen Studiums nicht mehr stattfinden; nur Künstlern, Pharmaceuten etc. blieb der Besuch einzelner noch vertretener Unterrichtsfächer gestattet.

Am 30. September 1864 wurden die klinischen Anstalten geschlossen. Für die Zählung der 1858 bis 1864 aufgenommenen Kranken sind die Acten zur Zeit nicht verfüglich.

[4]) Ausnahmsweise Universitäts-Studirende höherer Semester.

Die Studirenden waren nicht blos Barbiere, sondern es wurden, wie das Mandat von 1819 ausdrücklich bemerkt, auch andre junge Leute zum Studium bei der Akademie und Universität zugelassen. Freilich gebot sich für strebsame Barbiere das chirurgische Studium bis z. J. 1847 deshalb, weil gesetzgemäss derjenige welcher Meisterrecht in der Barbier- oder Baderzunft erwerben, oder eine Barbier- oder Bader-Stube besitzen wollte, als Wundarzt gebildet und legitimirt sein musste.

Die beiden klinischen Anstalten waren auf je 20 Betten eingerichtet, die innere konnte dringlichen Falles auf 24 Betten erweitert werden. Im Jahre 1820 wurde hinter dem Akademiegebäude an der Stelle demolirter Festungswerke ein botanischer Garten errichtet, welcher schon 1825 7800 Pflanzenspecies, 1828 aber 10200 und 1834 deren 20000 aufwies.

Die anatomische Sammlung, von welcher seit der französischen Besatzung nur noch 449 brauchbare Präparate übriggeblieben waren, wurde mit Hilfe der Prosectoren Pech (nachmaligem Professor der Chirurgie) und Meding bis zum Jahre 1825 auf 2357 Stück vermehrt, 1834 war sie auf 3011, 1858 auf 4590 Präparate angewachsen, zu welchen ausserdem 1300 Schädel, 62 Wachspräparate, Gypsabgüsse und Todtenmasken hinzutraten.

Die Bibliothek, welche die Akademie von dem 1824 aufgehobenen Sanitäts-Collegium ererbt hatte, zählte 1834: 5800 Werke, im Jahre 1845: 6981, 1858: 8754 und ist gegenwärtig Eigenthum des königlich sächsischen Landes-Medicinal-Collegiums.

Das vorgenannte Sanitäts-Collegium, welches im Jahre 1768 errichtet worden war, hatte die Aufgabe, Medicinalpersonen zu prüfen und auf Erfordern der Regierung Gutachten abzugeben. Mit Auflösung dieses Collegiums im Jahre 1824 gingen seine Pflichten auf die Professoren der Akademie über, so dass sich von nun an auswärts promovirte Aerzte, Aerzte II. Cl. und Wundärzte (auch Geburtshelfer, Apotheker und Hebammen) den entsprechenden Prüfungen an der Akademie zu unterwerfen Gelegenheit hatten.

Konnte man die Zahl der an der Akademie wirkenden Lehrer — es gab nur acht Professoren und einen Prosector — als unzureichend erachten, so konnte Niemand diesen Tadel auf das geistige Gewicht dieser Männer übertragen. Im März 1820 wurde der weltberühmte und heute noch in Dresden lebende Botaniker Reichenbach als Professor der Naturgeschichte bei der Akademie angestellt. 1822 trat der nicht minder bekannte Choulant in die Reihe der Professoren ein und übernahm 1843 an Stelle des am 1. Mai 1843 in den Ruhestand getretenen (am 27. September 1843 verstorbenen) Seiler die Direction der Akademie, um sie bis an sein Lebensende zu behalten. 1823 wurde Leibarzt Dr. Franke für den nachmals (am 4. Juni 1839) verstorbenen Leibarzt Dr. Kreysig als Professor angestellt. Ferner traten nach Abgang des am 1. April 1837 zum Leibarzte ernannten Dr. v. Ammon und des am 1. Juli 1845 emeritirten Dr. Haase der Professor H. E. Richter am 6. September 1837, der Regimentsarzt Dr. Günther (welcher nachmals — 1850 — zum Generalstabsarzt ernannt wurde und am 12. Aug. 1871 verstarb) am 15. September 1843 und Dr. Grenser am 1. Aug. 1845 ein. Endlich wurde der am 1. September 1852 quiescirte (am 16. Februar 1857 verstorbene) Pofessor Ficinus, sowie der am 1. October 1852 in Wartegeld gesetzte (1876 verstorbene) Professor Richter durch die Professoren Dr. Merbach (jetzt hervorragendes Mitglied des königl. sächsischen Landes-Medicinal-Collegiums) am 1. September 1852, und Dr. Zenker (jetzigen Professor der Pathotomie in Erlangen) am 1. October 1855 ersetzt.

Das ist das Hauptsächliche, was ich über die Lebensschicksale der chirurgisch-medicinischen Akademie in Erfahrung gebracht habe, und sei hier nur noch weniges über das Ende dieser Anstalt hinzugefügt. Wenn mich meine Anschauung nicht täuscht, so lag die Ursache ihres Unterganges in ihrem Zwecke. In der Thatsache, dass diese Akademie nicht blos Wundärzte (wie das ehemalige Collegium), sondern auch innere Aerzte ausbildete, lag eine höchst beachtenswerthe Erweiterung der akademischen Ziele und ein Versuch, mit den Leistungen der Universität zu concurriren. Am Ende der zwanziger Jahre gelangte die in gewissen Kreisen sicher schon längst genährte Abneigung gegen die Akademie mit ihren akademisch nur halbvorbereiteten Zuhörern zum öffentlichen Ausdrucke.

Zu dieser Zeit erhob man in gelehrten und politischen Blättern Beschuldigungen gegen die Akademie, welche sich darin zuspitzten, dass man dieser Anstalt eine fernere Existenz-Berechtigung absprach. Man begründete diese Vorwürfe, als deren Urheber man in Dresden die medicinische Facultät zu Leipzig anzusehen schien, mit den Behauptungen, dass die Akademie zu grosse Kosten verursache, die Universität Leipzig beeinträchtige und nur Pfuscher und Halbwisser erziehe. Gegen diese Angriffe zog im Namen der Akademie Choulant mittels einer Denkschrift „Nähere Erörterung der Verhältnisse der chirurgisch-medicinischen Akademie in Dresden zu dem Medicinalwesen des Königreiches Sachsen. Dresden (1831)“ zu Felde, und suchte die Gegner der Akademie mit seiner ihm eigenen scharfsinnigen Weise zum Schweigen zu bringen. Hierauf erschien eine Entgegnung der medicinischen Facultät zu Leipzig „Ueber die Bedürfnisse und Mittel der Universität Leipzig mit vorzüglicher Berücksichtigung des medicinischen Lehrfaches. Leipzig 1833“. Kaum war dieselbe veröffentlicht, so trat Choulant im Juli 1833 mit einer „zweiten Erörterung der Verhältnisse der chirurgisch-medicinischen Akademie, Dresden“ hervor, worauf schliesslich eine kurze nur auf Kostenaufwand Rücksicht nehmende „Erklärung der medicinischen Facultät zu Leipzig“ dem öffentlichen Zweikampfe ein Ziel setzte.

Der Samen, welchen die streitenden Anstalten vor dem Forum der Oeffentlichkeit ausgestreut hatten, ging auf. Es zeigte sich aber bald, dass, so gewandt auch der Dresdner Säemann verfahren war, so geistreich und bestechlich er auch die wenigen Schwächen der Universität und die anscheinenden Vorzüge der Akademie gegenüberzustellen verstanden hatte, doch endlich der innere Gehalt des jenseits Gesäeten den Ausschlag gab. Dazu kam in den folgenden Jahren die Abklärung der öffentlichen Meinung. Mit ihr wuchs die allgemeine Parteinahme für die altehrwürdige, die einheitliche Vollwissenschaft vertretende Universität Leipzig, und erblich das Interesse der wissenschaftlichen Welt für eine Zwitter-Anstalt, welche — doch nur ein Angstkind der Kriege — die Wissenschaft in geistig Unmündige pfropfte und damit dem ärztlichen Stande unheilvolle Rang-Abstufungen aufdrängte, von welchen die in sich untrennbare Wissenschaft nichts wusste und nichts wissen wollte.

Die für die Geschichte des sächsischen Sanitätswesens ewig denkwürdige Verordnung vom 7. September 1861 machte dem ein Ende. Sie verbot die fernere Aufnahme von Medicin-Studirenden in die Dresdner Akademie und von Chirurgie-Studirenden in die Universität Leipzig, so dass von nun an die Beibringung eines Reifezeugnisses das unbedingte Erforderniss für die Ergreifung des medicinischen Studiums blieb.

Darf ich schliesslich mein Urtheil über die Bedeutung des einstigen sächsischen Collegium medico-chirurgicum und der chirurgisch-medicinischen Akademie kurz zusammenfassen, so muss ich vor allem bestreiten, dass das Bedürfniss, besondere Wundärzte zu besitzen, ursprünglich mit der Gründung des Collegium in zweckmässiger Weise gedeckt worden sei. Mochte auch der unmittelbare Anblick unsäglicher Kriegsnoth den Wunsch erregen, ein zahlreicheres Aerzte-Personal zu besitzen, und mochte man sich auch scheuen gelernt haben, das kostbare Heer den damaligen Vertretern der Wundheilkunde, den hausirenden Quacksalbern und umherziehenden Bluträubern und Bein- und Steinschneidern anzuvertrauen, und musste man sich vielmehr nach prüflich und practisch erprobten Wundärzten sehnen, so enthielt doch alles dies keine zwingende Veranlassung zur Errichtung einer besonderen wundärztlichen Anstalt in Dresden — so lange es Landes-Universitäten gab. Vielmehr lag es auf der Hand, dass auch blosse Wundärzte eine für den Staat billigere und für den Beruf ergibigere Erziehung am Sitze der Universität genossen hätten, und dass deren genug für das Heer gewonnen worden wären, wenn sich der Staat entschloss, höhere Leistungen der Person mit höheren Gegenleistungen einzutauschen.

Es wäre demnach der Beweggrund zur Gründung der Dresdner Anstalt völlig unverständlich, wenn man nicht vermuthen dürfte, dass doch wohl am Sitze der Staatsregiernrg sich keine Neigung dafür vorfand, den Wirkungskreis der freien Universität zu erweitern und deren Einfluss zu vergrössern, und dass vielleicht das Kriegsministerium ein wachsames Auge über die kommenden Mitglieder des Heeres behalten und die grosse Garnison Dresden, sowie das Beispiel älterer, tüchtiger, als Lehrkräfte verwendbarer Militärärzte zu Erziehungsmitteln mitverwenden wollte.

Es ist leicht einzusehen, dass diese letzteren Gründe gegenüber dem Angeführten, von ganz zweifelhaftem Werthe waren und von keineswegs entscheidender Bedeutung hätten sein sollen. Gewiss hätte schon zu jener Zeit kein sonderlich prophetischer Geist dazu gehört voraus zu sagen: dass sich eine auf so schwachen Füssen stehende Anstalt keines glücklichen und langen Daseins erfreuen werde.

In der That erhielt sie sich nur, wenn ich ihre Geschichte recht verstehe, einestheils durch die geringen Anforderungen an ihre Schüler und andererseits durch die an letztere ertheilten Staats-Privilegien, unter welchen letzteren der Besitz einer Bade- und Barbierstube als ein Vorrecht der Wundärzte, und die Gestattung des medicinischen Studiums und der innern Praxis eine nicht geringe Stelle einnahmen.

Im Vorausgehenden habe ich erörtert, welcher Art die unausbleiblichen Anfechtungen waren, welchen sich das künstlich am Leben erhaltene Schooskind aussetzen und endlich unterliegen musste. Niemand hat es gewagt, mit einer Immortelle das flache Grab desselben zu schmücken; und auch diese Zeilen sollen nichts anderes sein, als einige Hände voll Erde, mit welchen ich pietätvoll ihm die ewige Ruhe gönne! —

Wir haben in der Existenz des Collegium medico-chirurgicum und in derjenigen der chirurgisch-medicinischen Akademie die zwei ersten scharfbegrenzten Entwickelungsstufen im Ausbildungswesen der sächsischen Militärärzte, soweit sich die Geschichte darüber äussert, kennen gelernt, und es ist nunmehr die Aufgabe nahe gerückt, über den weiteren Entwickelungsgang dieses hochwichtigen Theils einer jeden Heeressanitätsverfassung, zu berichten. Allein ein unabweisbares Bedürfniss bleibt es immer für das Verständniss von Heeressanitätseinrichtungen, das Grosse und Ganze in den Einrichtungen und Schicksalen desselben Heeres vorauszukennen. In der Beachtung dieses Bedürfnisses ist es daher gerechtfertigt, die ausserhalb der Akademie im Heerwesen vorgefallnen Ereignisse in, obschon thunlichster, Kürze mitzutheilen.

Das, was sich für das Heer während des Daseins der Akademie an Bemerkenswerthem ereignet hat, ist in der Hauptsache folgendes: Noch in dem vorerwähnten Jahre 1813 wurden die Trümmer des Heeres zu einem Ganzen vereinigt; überdies wurden mehr als 2000 Mann Rekruten ausgehoben, auch ein Corps Freiwilliger — Banner genannt — formirt. Durch diese beispiellosen Anstrengungen wurde ein Heer von mehr als 40000 Mann zusammengebracht, welches grösstentheils — als drittes deutsches Armeecorps — an dem Feldzuge von 1814 in Holland und in den Niederlanden Theil nahm. Nach dem Pariser Frieden kehrte die Landwehr und der Banner nach Sachsen zurück; die Linientruppen aber — 16000 Mann — blieben am Nieder-Rhein bis zum Frühjahr 1815. Von da wurden sie nach Lüttich und dann in's Osnabrück'sche gezogen, wo die Theilung der Truppen in Folge des Wiener Friedens stattfand.

Mit der 1815 durch die Theilung des Heeres gebotnen Aenderung der Heeresverfassung veränderte sich auch die Gestalt des Sanitätsdienstes. Die Erfahrungen der letzten Kriege, in welchen die Bedeutung eines tüchtig gebildeten Sanitätspersonals hinlänglich vor die Augen getreten war und in welchen die Berührung mit fremden Heeren, namentlich mit dem französischen, (in welchem keine geringere Koryphäe als Larrey mit seinem in Bezug auf Charactergrösse und Erfindungsgabe gleich glänzenden Beispiele hervorleuchtete), äusserst fruchtbringend für die kriegschirurgischen Anschauungen wirkte, hatten gewiss den grössten Antheil daran, dass nach dem Frieden am 27. November 1815 die Vorschläge des Generalstabs-Medicus Dr. Raschig und des Dr. Schön genehmigt wurden (vergl. das entsprechende Regulativ, welches sich abgedruckt findet in der Zeitschrift für Natur- und Heilkunde 2. Band S. 118 u. ff., 3. Band S. 148 u. ff. und 421 u. ff.).

Im Jahre 1816 fand wiederum eine Neu-Eintheilung des Heeres statt, und zählte nunmehr das zugehörige Sanitätspersonal, damals noch den Namen „Chirurgen" führend, 8 Regimentschirurgen, 8 Bataillonschirurgen zweiter Classe, 3 Bataillonschirurgen erster Classe und 94 Compagniechirurgen, von denen 2 (der ältere der Gardeabtheilung und der bei den Sappeurs) den Titel eines Oberwundarztes führten. An der Spitze dieses gesammten Personals stand ein Generalstabs-Medicus, dessen Gehalt bis auf 800 Thlr. erhöht worden war, dem aber, theils in Folge seiner Kränklichkeit, theils in Folge der durch die neue Medicinaleinrichtung vermehrten Dienstgeschäfte, 1816 ein Stabsmedicus mit gleichem Gehalt beigegeben wurde. Letzterer war der aus dem Feldzuge gegen Frankreich zurückgekehrte Feldmedicus Dr. Schoen, ein Mann, der sich hier, wie schon vorher in Russland, um die Armee höchst verdient gemacht hatte, und der sich nun die Aufgabe stellte, auch dem ärztlichen Personal nach Möglichkeit zu nützen. Alles was von da ab zur Verbesserung desselben geschah, ist als sein Werk zu betrachten. So zog er namentlich die Chirurgen im Jahre 1818 aus dem Compagnieverbande, setzte sie zum Regimentsstabe, von wo aus sie der Regimentschirurg zur Dienstleistung in den Compagnien verwendete, und gab ihnen einen besseren Rang; im Jahre 1821 erhöhte er ihren Gehalt auf monatlich 10 Thlr. und im Jahre 1822, unter Wegfall der zeitherigen Leibes- und Beimontur auf 11 Thlr. 8 Ggr.; in demselben Jahre erhöhte sich das Tractament der Bataillonschirurgen zweiter Classe auf monatlich 20 Thlr., und bekam der Generalstabsmedicus den Rang nach dem Oberstleutnant, der Stabsmedicus den nach dem Major, der Regimentschirurg den eines Capitains, und der Bataillonschirurg zweiter Classe den eines Sous-Leutnants, womit sich auch das Quartiergeld, ihrem Range entsprechend, erhöhte.

Aber nicht nur für die persönliche Stellung seiner Untergebenen wusste Schoen thatkräftig einzutreten, sondern auch ihren wissenschaftlichen Sinn mag er zu heben rastlos bestrebt gewesen sein; denn die Zeitschrift der Gesellschaft für Natur- und Heilkunde bringt schon Jahreskrankenberichte über das sächsische Heer, welche aus der Feder Schoen's stammen. So erfahren wir, dass nach Rückkehr der sächsischen Truppen aus Frankreich (Ende 1818) die Krankenbewegung in den Jahren 1819, 1820 und 1821 sich in den Hauptzügen wie folgt gestaltete:

	1819.	1820.	1821.
Krankenbestand Anfangs des Jahres . . .	285	273	229
Krankenzugang	4,772	5,522	4,623
Gesund entl.ssen	4,622	5,410	4,552
Gestorben	57	44	24

Es ist zu beklagen, dass diese Berichte so wenig ausführlich sind, namentlich der Angaben über die gleichzeitige Heeresstärke entbehren, und dass sie ausserdem durch grobe Rechenfehler entstellt sind. Aus dem über wichtige Einzelkrankheiten Hinzugefügten ist folgendes hervorzuheben: Von den Gestorbenen des Jahres 1819 hatten gelitten, und zwar 7 an Nervenfieber (von 44 überhaupt in Behandlung gewesenen), 4 an Lungen- und Brustfellentzündung, 17 an Lungensucht (von 29 an dieser Krankheit behandelten) u. s. w.; ferner waren 47 Wechselfieber-, 49 Masern-, 618 venerische und 515 Krätze-Erkrankungsfälle vorgekommen. Im Jahre 1820 sind von 18 Nervenfieberkranken 3 gestorben; ferner sind 45 Wechselfieber-, 512 venerische und 369 Krätze-Kranke in Behandlung gewesen. Im Jahre 1821 ist von 6 Nervenfieberkranken 1, von 47 Lungenentzündungskranken sind 2 (im Jahre 1820 keiner von 68 Fällen), und von 43 Lungensuchtkranken 8 (im Jahre 1820 keiner von 7 Fällen) gestorben; ferner sind 28 Wechselfieber-, 469 venerische und 166 Krätzefälle zu beobachten gewesen. —

Von den noch in das zweite Jahrzehnt und die folgenden fallenden Neuerungen in der Sanitäts-Verfassung sind folgende etwa bemerkenswerth:

Die Uniform des Stabsmedicus, sowie diejenige des Generalstabsmedicus stimmte seit 1816 der Farbe nach mit der des übrigen ärztlichen Personals überein; auf dem mit einer silbergestickten Einfassung versehenen Kragen trug erstrer zwei, letztrer eine in Silber gestickte Litze. Porte-épée und Hutcordons glichen denjenigen der Stabsofficiere.

Ueber die im Jahre 1831 giltige Etatzahl der Militärärzte berichtet der Professor Dr. Radius in Leipzig in der Literaturzeitung No. 91 des genannten Jahres, dass es gegeben hat: 1 Generalstabsmedicus, 9 Regimentschirurgen, 3 Bataillonschirurgen I. Classe, 8 Bataillonschirurgen II. Classe, 1 Oberarzt des Cadettencorps, 1 Unterarzt des Cadettencorps, 1 Garnisonarzt der Festung Königstein und 99 Compagniechirurgen, in Summa 123.

Das kurz nach der 1831 erfolgten Einsetzung eines Kriegs-Ministeriums herausgegebene und mit dem Jahre 1833 in Kraft getretene Dienstreglement entfernte die Chirurgen aus dem Heere und schuf sie zu Aerzten um. Das gesammte ärztliche Personal bestand nun im Frieden aus 1 Generalstabsarzt und aus Regiments-, Bataillons- und Compagnieärzten; im Fall eines Krieges traten hinzu, 1 Oberstabsarzt, (vorher Stabsmedicus,) Stabsärzte, als Directoren der Spitäler und Ambulancen, Ober- und Unterärzte. Die Stabsärzte rangirten mit den Bataillonsärzten I. Classe, die Oberärzte nach den Bataillonsärzten II. Classe, die Unterärzte mit den Compagnieärzten. Dies neu hinzugekommene Personal trug dieselbe Uniform wie das in den Regimentern vertheilte, nur mit dem Unterschiede, dass die Oberärzte nicht das Officiers-Porte-épée haben sollten, obschon ihnen nach dem Dienstreglement der Officierscharacter zugesichert war.

Dasselbe Reglement gewährte endlich dem gesammten Personal die ihm nach seinem resp. Range zukommenden militärischen Honneurs, Emolumente, Quartierbegünstigungen auf Märschen u. s. w., so dass nur noch wenige Schritte zu thun übrig blieben, um ihm eine völlige Gleichstellung mit den sogen. Combattanten zu sichern. Freilich schien man wenig geneigt zu sein, in gleichem Schritte den Dienstkreis der Aerzte zu erweitern und von fremdartigem Einflusse zu befreien; denn es trat z. B. für das Garnison-Spital Dresden vom 1. September 1832 an ein Commandant (Nicht-Arzt) auf den Etat, nachdem schon mehrere Jahre vorher commandirte Officiere für die Aufrechthaltung der Zucht unter den Kranken zu sorgen gehabt hatten.

Die folgenden Jahrzehnte waren fruchtbar in der Verwirklichung der Ideen welche theils von der Humanität der neueren Zeit, theils von der erleuchteteren Einsicht der militärischen Gewalten, theils von dem erhöheten Standpunkte medicinischen Wissens erzeugt und im Hinblicke auf die Unvollkommenheiten der Medicinalverfassung des Heeres festgehalten wurden. Doch sind die einschlagenden Vorkommnisse noch so frisch in der Erinnerung vieler Zeitgenossen, dass sich die weitere Darstellung viel weniger als bisher der Gefahr auszusetzen braucht, sich in anscheinende Kleinlichkeiten zu verlaufen. Ich finde desshalb gewiss die Billigung des Lesers, wenn ich mich nunmehr darauf beschränke, nur der Marksteine in der weitern Entwicklung des sächsischen Heeres-Sanitätswesens in Kürze Erwähnung zu thun.

Als eines der wichtigsten dieser Ereignisse ist der Erlass eines neuen Medicinal-Reglements im Jahre 1841 zu betrachten. Wurden durch dieses Reglement zahlreiche Unklarheiten in der Auffassung des sachlichen Sanitätsdienstes zu Gunsten einer geordneten Krankenpflege gehoben, so traten auch die Träger des Sanitätsdienstes bald darauf aus ihrer zu fortdauernden Zweifeln veranlassenden persönlichen Zwitterstellung heraus. Denn im Jahre 1848 (laut K. M. V. No. 5198 d. 30. August 1848) erhielten die Aerzte bestimmte ihren militärischen Rang äusserlich kennzeichnende Gradabzeichen, welche den für die Officiere giltigen entsprachen: Epauletten mit Sternen; und dazu ordnete eine G. C.-O. No. 2309 v. 3. September 1848 ausdrücklich an, dass Aerzte nunmehr dieselben Honneurs zu beanspruchen hätten, wie die mit ihnen in gleichem Range stehenden Officiers-Chargen.

Die militärischen Ereignisse der nächsten Jahre bereiteten einen neuen Umschwung der Sanitätsverfassung vor. Es mag der 1849 gegen Dänemark ausbrechende Krieg, in welchem sich ein Contingent von 6000 Mann mit den übrigen in Schleswig-Holstein aufgestellten deutschen Truppen vereinigte, und ferner die in dasselbe Jahr fallende Verfassungsveränderung und Stärke-Vermehrung des Heeres (auf 25000 Mann), gewesen sein, was den Anstoss zu der neuen im Folgenden zu berührenden Ordnung gegeben haben mag. Namentlich musste ja doch die Heeresvermehrung in der Folge nothwendig die Krankenzahl und somit auch den Sanitätsdienst beeinflussen. Die Krankenzugänge der mir vorliegenden Nachweise über die Jahre 1850 und 1851 geben hiervon genügendes Zeugniss: Ende des Jahres 1849 waren nämlich 620 Kranke im Bestande,

es gingen zu 1850   11192

Summa .   <u>11812</u>

es genasen   10912
es starben   94
es wurden als untüchtig entlassen .   <u>259</u>
es gingen also ab . . . .   11265 und
blieben Ende 1850 im Bestande   547;

unter den in Behandlung befindlichen Kranken litten 264 an Wechselfieber, 161 an Nervenfieber (von denen 23 starben), 97 an Cholera (von denen 19 starben), 1776 an Syphilis (einschl. Tripper und Hodenentzündung) und 109 an Schwindsucht (von denen 32 starben).

Im Jahre 1851 gingen zu den 547 im Bestande verbliebenen Kranken

5810 zu

Summa .   6357

es genasen . . .   5973
es starben . . .   70
es wurden als untüchtig entassen   <u>125</u>
mithin gingen ab in Summa   6168 und
blieben 1851 im Bestande   189;

unter den in Behandlung befindlichen Kranken litten 80 an Wechselfieber, 150 an Nervenfieber (von denen 8 starben), 1090 an Syphilis (einschl. Tripper) und 69 an Schwindsucht (von denen 22 starben).

Der vorerwähnte Umschwung in der ferneren Gestaltung des Sanitätsdienstes vollzog sich mit der Kr.-Min.-Ver. No. 6138 vom 9. October 1851, kraft welcher vom 1. Januar 1852 an sämmtliche Ober- und Unterärzte in ein Sanitätscorps zusammengefasst wurden, und zugleich eine Sanitätscompagnie (aus der Infanterie befehligt) in der Stärke von 247 Mann an Officieren, Unterofficieren, Signalisten und Sanitätssoldaten in's Leben trat. Die letztgenannten Soldaten hatten behufs ihrer Ausbildung 6 Monate lang den Krankenwärterdienst in den Garnisonspitälern zu versehen, um sich nach dieser Zeit durch andere Sanitätssoldaten ablösen zu lassen.

Die Aerzte erkannten, dass mit diesem truppenförmigen Corps-Verbande des Sanitätspersonals die einzig richtige Anlage für die Erhöhung ihrer Leistungsfähigkeit geschaffen war; und dafür, dass sie diese neue Verfassungsgrundlage ihres Wirkens auch thatsächlich würdigten, fanden sie den Ausdruck der Allerhöchsten Anerkennung im Jahre 1864, in welchem allen Regimentsärzten der Majorsrang und allen Bataillonsärzten I. Cl. der Hauptmannsrang verliehen wurde.

In sachlicher Beziehung freilich trug man immer noch Bedenken, den Aerzten in denjenigen Wirkungskreisen, deren Hauptaufgabe eine sanitäre ist — also vorzugsweise in den Krankenanstalten —, diejenige Selbstständigkeit anzuweisen, welche für das Wohl der Kranken und für die dienstliche Arbeits- und Opferfreudigkeit der Aerzte eine unveräusserliche Bedingung bleibt. Denn noch im deutsch-österreichischen Kriege von 1866, an welchem sich Sachsen mit einem 26000 Mann starken Heere betheiligte, hatte man (vergl. die Inauguralschrift von Ziegler. Dresden 1867) anfangs 3, später 5 Feldhospitäler zu je 500 Kranken und 3 Ambulancen zu je 100 Kranken — welche Anstalten von Officieren als Hospital-Commandanten befehligt wurden. Dass diese Commandanten, neben welchen je ein Arzt als Dirigent, und unter welchen je 22 (bei jedem Feldhospitale) und je 6 etatsmässige Aerzte (bei jeder Ambulance) Dienst leisten sollten, meist wohl selbst die Unmöglichkeit einer scharfen Trennung des Zucht-, des Verwaltungs- und des Sanitäts-Dienstes und die militärische Unthunlichkeit einer doppelköpfigen Hospitalleitung einsahen, wird vor mancher in der organisatorischen Anlage genugsam vorbereiteten unheilvollen Reibung geschützt haben.

Einen gewissen Abschluss fand die Sächsische Heeres-Sanitätsverfassung nach dem Deutsch-Oesterreichischen Kriege vom Jahre 1866, indem nach letzterem am 1. April 1867 das Sächsische Heer als XII. Bundes-Armeecorps übereinstimmend mit den übrigen Heerestheilen des Norddeutschen Bundes reorganisirt, namentlich nach den Bestimmungen der allgemeinen Wehrpflicht ergänzt und im Besondern der bundesüblichen Sanitäts-Einrichtungen theilhaftig wurde. Die dem Armeecorps verbliebene Verwaltungs-Selbstständigkeit aber gestattete ihm, in einigen Beziehungen seinen eignen Entwickelungsgang zu nehmen; und unter diesen Punkten nahm die

**Gestaltung des militärärztlichen Ausbildungswesens nach
Aufhebung der chirurgisch-medicinischen Akademie**
einen hervorragenden Platz ein.

Die längst geplante Aufhebung der chirurgisch-medicinischen Akademie war durch die vorerwähnte Verordnung vom 7. September 1861 zur Wahrheit geworden, und das Heer war von nun an einer ansehnlichen Quelle für die Ergänzung des Sanitätscorps beraubt, während das letztere, wie es schien, specifischer Vorbildung fernerhin entbehren sollte. Besonders im Hinblicke auf den zu befürchtenden Mangel an Militärärzten galt es der Militärverwaltung einen Ersatz für die Akademie zu ersinnen; und so wurde namentlich im Jahre 1860 hierüber durch Einziehung von Gutachten Betheiligter eingehende Vorerörterung gepflogen, insbesondere gelangten die Gutachten der medicinischen Facultät zu Leipzig und des Generalstabsarztes zur Vorlage. Diese Gutachten stimmten so weit sie die Ausbildungsfrage betrafen, in der Hauptsache mit einander überein, mindestens befürwortete man beiderseits, dass eine specifisch militärärztliche Ausbildungsgelegenheit auch forthin gewährt werden müsse, dass die jungen Militärärzte (und zwar betonte dies vornehmlich die generalstabsärztliche Darlegung) nach ihren Universitätsstudien und ihrem Eintritte in das Heer zunächst in dem grössten Garnisonlazareth des letztren für ihren Sonderberuf in der Operationslehre und Chirurgie, in der Kriegsmedicinalpolizei und der Kriegshygiene unterrichtet werden; dass dieselben in einer gewissen Anzahl von Zeit zu Zeit an die Universität zurückbefehligt werden; dass man für die Herstellung wissenschaftlicher Arbeiten für Preisausschreiben Sorge trage, und dass man immer drei bis vier tüchtige Aerzte zu einem etwa im Kriegszustande befindlichen fremden Heere entsende. Das Interesse der Heeresverwaltung war selbstverständlich zumeist und zunächst auf die numerische Ergänzung des Sanitätscorps gerichtet, und sie dachte in der Einrichtung von Militärstipendien an der Universität Leipzig diesem Interesse zu entsprechen, obschon die Facultät sich gegen das Militärstipendiatenwesen aussprach und dafür sich für eine Verbesserung der militärärztlichen Laufbahn verwendete. In der That wurden[1]) an zwölf Baccalauren der Medicin

---

[1]) Helbig, über den Ersatz des königl. sächs. activen Sanitätsofficiercorps — im „Feldarzt" 1877, No. 21 und 22. — Zusatz des Herausgebers: Diesem Artikel entnehmen wir über die sonstigen Ersatz-Maassregeln des Sächsischen Sanitäts-Officier-Corps Nachstehendes.

Ein weiterer mittelbarer Ersatz wurde durch eine seit 1871 getroffene Massnahme geschaffen, dass nämlich alle diejenigen Aerzte, welche zur Ausbildung in einem Specialfach commandirt werden, Dienstverpflichtungen eingehen müssen. Dieses Mittel hat sich bewährt, auch quantitativ ist es nicht zu unterschätzen, da an der Universität Leipzig fortwährend drei Militärärzte (je einer als Assistenzarzt an der inneren Klinik, an der chirurgischen Klinik, an der Augenheilanstalt) und am Kreiskrankenstift Zwickau ebenfalls ein Assistenzarzt befehligt sind, wodurch jährlich acht Jahre Dienstverpflichtung, welche sich im jährlichen Durchschnitt auf 2,5 Aerzte vertheilen, gewonnen werden. (Vgl. Seite 20 dieses Werkes.)

Ein direct wirkendes Ersatzmittel wurde erst durch die Verfügung (K.-M.-V. I. A. 1326) vom 11. Mai 1872 und zwar versuchsweise eingeführt: Es sollten jährlich drei eintretende Aerzte gegen die Verpflichtung zu einem dreijährigen activen Dienste je 900 Mark Studienunkosten-Vergütung erhalten. Da man nur fertige Aerzte annahm, welche bereits dienten, so waren Verluste durch Studienaufgabe oder Studienverschleppung und durch Militärdienst-Untüchtigkeit ausgeschlossen, keine Collision mit den Interessen des Universitäts-Studium, keine missliebige besondere Beaufsichtigung

gemäss der Verordnung vom 10. August 1861 monatlich je 40 Mark während dreier Jahre unter der Bedingung gewährt, dass die bei der Recrutirung zum Waffendienste tüchtig befundenen dafür acht, die untüchtigen sechs Jahre als Militärärzte zu dienen hatten.

Die Zahl der Militärstipendiaten betrug bis zum 30. Juni 1870, bis wohin diese Einrichtung bestand, überhaupt 35. Von ihnen traten 28 als Aerzte in den Dienst, und zwar: 20 nach erhaltener Doctorwürde sofort als Assistenzärzte, 6 erlangten den Grad eines Assistenzarztes erst später, 1 starb als characterisirter Assistenzarzt, 1 wurde als Unterarzt pensionirt.

Von den 28 Eingetretenen thaten 24 ihrer Dienstpflicht Genüge. (Bei vorstehenden Zifferangaben bleiben diejenigen Militärstipendiaten, die aus der erwähnten Dresdner Akademie übernommen wurden, ausser Betracht, ebenso einige vor dem 10. August 1861 unter abweichenden Bedingungen gewährte Stipendien.) Die Verlustziffer der Stipendiaten betrug demnach 11 von 35 oder 34,3 pCt. Auch qualitativ genügte diese Ergänzungsweise des Sanitätscorps nicht; denn der Umstand dass die Stipendiaten schon als Baccalaureen, d. h. als sie eben im Begriffe standen, das Studium der eigentlichen Heilwissenschaft zu beginnen, engagirt wurden, führte eine Menge von dieser Wissenschaft später nicht befriedigter oder für sie nicht geeigneter Leute herzu. Nach der Bestimmung sollten zwar nur Solche genommen werden, welche die früheren Prüfungen vorzüglich oder mindestens gut bestanden hatten, da aber die ganze Einrichtung bei den Studirenden nicht beliebt war, so mussten, sollte nicht die Mehrzahl der Stipendien unvergeben bleiben, alsbald auch Baccalaureen angenommen werden, die nur mit vieler Mühe durch die Vorprüfung gekommen waren. Letztere Studirende vermochten natürlich auch die übrigen Prüfungen nicht in der gewährten Frist von drei Jahren zu bestehen, so dass einzelne Stipendiaten anstatt der vorgesehenen 1440 Mark, thatsächlich bis über 2000 Mark dem Fiscus zu stehen kamen.

Wie unzureichend sich sonach die numerische Ergänzung des Sani-

---

der Empfänger war zu fürchten, kurz alle Uebelstände, welche dem Militär-Stipendium anhafteten, erschienen glücklich beseitigt. Dem entsprechend wurde die neue Einrichtung bei den jungen Aerzten beliebt und eine Auswahl unter den Bewerbern ermöglicht. In der That blieb in den fünf Jahren des bisherigen Bestehens der Studienunkosten-Vergütungen nicht eine solche unvergeben, die meisten waren vielmehr am Zeitpunkte ihrer Fälligwerdung schon untergebracht. Gegenüber den früheren Militär-Stipendien, von welchen nur 30 pCt. für den Ersatz des Sanitätscorps zur Wirkung gelangten, erschien dies überraschend.

Es konnte nicht fehlen, dass eine so wirksame Einrichtung endgiltig angenommen wurde. Man vermehrte die Zahl der Vergütungen von 3 auf 4 jährlich, alsdann wurde durch die Verfügung (K.-M.-V. 2598 III.) vom 29. Juli 1875 die Einrichtung in der Weise erweitert, dass die Verpflichtung zwischen 2 bis 5 Jahre beträgt und für jedes Jahr 300 Mark im Voraus gewährt werden. Es stehen jährlich dermalen budgetmässig 6000 Mark zur Verfügung, so dass jährlich 20 Dienstjahre Verpflichtung aufgenommen werden, die sich auf vier bis zehn Aerzte vertheilen.

Im Ganzen wurden für Studienunkosten-Vergütung bis einschliesslich des Budgetjahres 1877/78 sechzehn für 3 Jahre, acht für 5 Jahre, drei für 2 Jahre, eine für 4 Jahre Dienstverpflichtung, insgesammt achtundzwanzig für 98 Dienstjahre ausgegeben. Die Kosten betrugen zusammen: 29400 Mark, wovon 300 Mark in Rückeinnahme kamen. Abgedient wurden bis September 1877 33 Dienstjahre, acht Aerzte vollendeten ihre Dienstzeit.

tätscorps seit der Auflösung der Akademie gestaltete, so wenig fanden auch die Wünsche der betheiligten Fachkreise nach einer specifischen Ausbildung von Militärärzten, wie sie letztere die Akademie gewährt hatte, ihre volle Erfüllung. Denn man begnügte sich damit (vergl. K.-M.-V. vom 5. August 1864), 600 Thlr. für in jedem Winterhalbjahre in Dresden abzuhaltende Operationsübungen an Leichen zu bewilligen. Das Ausbildungsziel in dieser Kunst wurde durch das „Regulativ über die Bedingungen zum Aufrücken vom Assistenzarzte zum Bataillonsarzte" begrenzt, insofern es im §. 6 und §. 7 dieses Regulativs hiess, wie folgt: „Bei der Prüfung über operative Chirurgie ist dem Aspiranten zur Aufgabe zu stellen, am Leichnam eine kleine Operation sofort, eine grössere aber nach 3 bis 5 tägiger Vorbereitung vorzunehmen". „Vor Ausführung der grösseren Operation hat jeder Aspirant die Indicationen, Contraindicationen, die hauptsächlichsten Methoden und wenn er will, auch die Geschichte der ihm zugefallenen Operation kurz auseinanderzusetzen und mitzutheilen. Bei der Ausführung der Operationen unterstützen sich die Aspiranten gegenseitig, auch ist der bei dem Operationscursus angestellte Assistent, welcher die Instrumente besorgt, dazu verpflichtet. Nach der Operation ist der Verband kunstgerecht anzulegen."

Eine Ausbildung in andern militärärztlichen Wissens- und Kunstzweigen war nicht vorgesehen, obschon §. 8 des vorerwähnten Prüfungsregulativs folgendes festsetzte: „Die Prüfung über Kriegshygiene ist mündlich und wird nach Bestimmung des Generalstabsarztes von diesem selbst oder von einem anderen Mitgliede der Prüfungs-Commission vorgenommen. Sie erstreckt sich nach Wahl des Examinators auf Recrutirung, Wohnung, Kleidung und Nahrung der Soldaten (Aechtheit, Verfälschung und Verderbniss der Nahrungsmittel), Hospitalwesen im Frieden und im Kriege, das Leben des Soldaten auf dem Marsche, im Lager, Bivouac, in der Festung, sowie auf Invalidisirung. Auch die Bestimmungen der Reglements, der allgemeinen wichtigen Verordnungen und Ordres können in den Kreis der Prüfungen gezogen werden". Es waren also die Militärärzte auf dem Gebiete der Militärgesundheitspflege, der Militärmedicinal-Verfassung etc., so gut es ging, auf Selbstbelehrung angewiesen.

Diesen halben Zuständen wurde endlich auf Vortrag der Sanitätsdirection (Generalarzt Dr. Roth) unter Aufhebung der Militär-Stipendien für Studirende an der Universität Leipzig 1870 ein Ende gemacht, indem das Königl. Sächs. Kriegs-Ministerium am 30. Juni 1870 hierauf bezüglich folgendes verordnete:[1] „Um dem Sanitätscorps Gelegenheit zu geben, sich in jeder Beziehung auf der Höhe der Wissenschaft zu erhalten und der Armee auch fernerhin in bewährter Weise zu nützen, hat das Königliche Kriegsministerium die Fonds zu militärärztlichen Cursen genehmigt, welche den Mitgliedern des Sanitätscorps periodisch Gelegenheit zur weiteren Vervollständigung ihrer Kenntnisse zu geben bestimmt sind, und namentlich die nicht mit Unkosten verbundene Erleichterung bieten sollen, sich von den Fortschritten der Zeit auf wissenschaftlichem Gebiete unterrichten zu können. Diese Vorlesungs-Curse sind in jedem Jahre vom 1. October bis zum 1. Februar des folgenden Jahres in Dres-

---

[1] Vergl. „Deutsche militärärztliche Zeitschrift" 1872 Heft 1 S. 7 das Nähere.

den abzuhalten und haben sich auf: 1) Operationsübungen an der Leiche, 2) pathologische Sectionen, 3) ophthalmoskopische Untersuchungen, 4) Untersuchungen des Gehörorgans, 5) practische Vorträge über Hygiene, die Untersuchung des Wassers, der Luft und der Nahrungsmittel, 6) theoretische Vorträge über Hygiene zu erstrecken, auch wird damit ein Reitcursus verbunden werden etc.“

Zu den Lehrgegenständen traten in dem im 2. Jahre, 1872/73, abgehaltenen Fortbildungscurse [1]) noch physikalische Diagnostik und histologische Uebungen hinzu. Auch machte sich in dem letzteren das Bedürfniss der Heranbildung von Assistenten für die Curslehrer geltend — welches zu decken desshalb nicht allzuschwer erschien, weil eine Assistentenstelle der innern, chirurgischen und Augen-Klinik der Universität zu Leipzig mit je einem Militärarzte besetzt war. Im 3., 1873/74 abgehaltenen Fortbildungscurse [2]) wurde der Lehrgegenstand „physikalische Diagnostik“ in einen solchen für „innere Militärmedicin“ erweitert, und traten neu hinzu Vorträge über Traindienst und über Militär-Medicinal-Verfassung, sowie hygienische Besichtigungen von öffentlichen und privaten Anlagen der Stadt Dresden und deren Umgebung. Im 4., 5., 6. und 7. Curse [3]) wurden, nachdem sich die bisherigen Einrichtungen bestens bewährt hatten, nennenswerthe Aenderungen nicht mehr vorgenommen. —

Das diesen Fortbildungscursen seitens der militärischen und civilen Behörden entgegengebrachte Interesse, sowie die Aufmerksamkeit, welche das Ausland diesen Einrichtungen geschenkt hat, legen vernehmlich sprechendes Zeugniss dafür ab, dass mit denselben nicht nur ein seit der Aufhebung der chirurgisch-medicinischen Akademie in Sachsen immer dringlicher zu Tage getretenes vaterländisches Bedürfniss in zweckdienlichster Weise gedeckt worden ist, sondern es auch von andern Heeren als ein unabweisbares Erforderniss erkannt wird, den Militärärzten eine specifische Ausbildung für ihren militärischen Sonderberuf angedeihen zu lassen. Unter der wachsenden Herrschaft dieser allgemeinen Ueberzeugung vom militärischen Werthe der medicinischen Wissenschaft wird jeder kommende Krieg die Aerzte gewappneter finden gegen jene vermeidbaren feindseligen Einflüsse, deren finsterer Gewalt Heere und Staaten unterliegen! —

---

[1]) Vergl. „Deutsche militärärztliche Zeitschrift“ 1873 Heft 5.
[2])   „   „   „   „   1874 „ 5 u. 6.
[3])   „   „   „   „   1875 „ 9 und 1877 Heft 6.

III.

Ueber den Operations-Cursus bei dem militärärztlichen Fortbildungscurse zu Dresden

vom

Oberstabsarzt I. Cl. Dr. **Th. Beyer,**

Lehrer bei dem militärärztlichen Fortbildungscursus.

———

Es werden Jahr ein, Jahr aus, an den Universitäten Deutschlands Operations-Curse für Studirende und junge Aerzte abgehalten, ohne dass über die daselbst entwickelte Thätigkeit von Seiten der Leiter derselben Berichte veröffentlicht würden, man müsste denn etwa die zahlreichen Leitfaden für Operations-Uebungen u. s. w. dahin rechnen.

Auf diesem Gebiete ruht vielmehr die Schreiblust unserer Zeit, und wenn ich genöthigt bin, diese Ruhe für das vorliegende Werk zu stören, so lasse ich mich nicht freiwillig von dem subjectiven Strome treiben, von welchem Virchow jüngst in München sprach.

Der Bericht wird vermeiden, sich mit dem allen derartigen Cursen Gemeinsamen zu beschäftigen, sondern wird das zu besprechen suchen, was den Dresdener Cursus, soweit ich unterrichtet bin, von anderen Cursen unterscheidet.

Der Operations-Cursus wird in derselben Weise abgehalten, wie er auf den Universitäten Leipzig, Berlin und Wien abgehalten wird, wo ich möglichst vielen derselben als Theilnehmer oder Besucher beigewohnt habe, — Dank dem Wohlwollen des Königlichen Kriegs-Ministeriums auf Antrag des Herrn Generalarztes Dr. Roth —.

Das Leichen-Material liefern die von den Angehörigen nicht reclamirten Selbstmörder eines gewissen Landesbezirkes. — Als Lokal dient eine nur für diesen Zweck umgebaute, isolirt stehende Militärschmiede, welche jetzt ein sehr zweckmässiges, selbst mit einigem Comfort ausgestattetes, mit Oberlicht versehenes Operations-Lokal nebst Zubehör darstellt.

Hier werden diejenigen Operationen geübt, welche auf dem Schlacht-
felde und in den Feldlazarethen die augenblickliche Hülfsleistung des
Militärarztes beanspruchen können, nämlich Ligaturen, Gliederabsetzungen,
Resectionen, sowie Operationen am Kehlkopfe und an der Blase. Die
Ligaturen werden mit Rücksicht auf die Erfahrungen Scymanowsky-
Pirogoffs, die Gliederabsetzungen möglichst mit Lappenbildung im
Sinne Teale's oder Petit's Cirkelschnitte, die Resectionen nur sub-
periosteal und im Längsschnitte nach von Langenbeck geübt, empfohlene neue Operations-Methoden, Modificationen älterer werden dabei
geprüft, z. B. haben die Schumacher'sche und die Le Fort'sche
Modification des Syme-Pirogoff, die Operation Ogston's am Kniee,
die Ausschälung des Quadriceps-Schleimbeutels in toto von König,
welche sich recht gut mit dem von Langenbeck'schen Längsschnitte
verbinden lässt; die Resections-Methoden Hüter's am Ellenbogen, die
Schede'sche Resection am Oberschenkelkopfe, welche bei Erwachsenen
recht schwierig ausführbar erschien etc., Berücksichtigung gefunden. Im
Allgemeinen dient Gurlt's Leitfaden für Operationsübungen als Unterlage,
weil derselbe neben anderen Vorzügen mich am lebhaftesten an den
Cursus erinnert, an dem ich bei Geheimrath und Generalarzt von Langenbeck Theil zu nehmen das Glück hatte. Die Vortragsweise von
Langenbeck's erschien mir nicht allein durch präcise, knappe und
doch erschöpfende Unterweisung, sondern auch durch die kurzen Darstellungen seiner eignen Erfahrung über einschlagende Fälle in hohem
Grade interessant und nachahmenswerth.

Neuerdings ist der kriegs-chirurgischen Technik Esmarch's nicht
bloss ihrer weiten Verbreitung wegen die schuldige Rücksicht gewidmet
worden.

Die Erfahrung aus den neueren Kriegen hat dargethan, dass der
günstige Erfolg der ärztlichen Thätigkeit bei einer Verwundung nicht von
der sicheren und geschickt ausgeführten Operation allein, sondern vielmehr von der nachfolgenden ärztlichen Behandlung abhängig ist, dass
daher für militärärztliche Zwecke der Cursus nicht allein auf tüchtiges
Operiren, sondern auch auf tüchtige Nachbehandlung, soweit möglich,
Bedacht nehmen muss, es wurden daher zunächst in den Pausen, welche
zwischen der Einlieferung des Operations-Materials einzutreten pflegen,
die neuesten Verbandmethoden theoretisch und praktisch vorgeführt.

Schon im Cursus von 1873 zu 1874 verglich der Verfasser den
Wattverband Guérin's, die offene Wundbehandlung Rose's und den
antiseptischen Occlusivverband Lister's, mit deren Einführung in den
betreffenden Kliniken die Wundbehandlung jedesmal sich besserer Erfolge
zu erfreuen hatte, mit einander, suchte das Gemeinschaftliche dieser
Methoden auf und gab dem Lister'schen antiseptischen Occlusivverbande
den Vorzug, weil er die Schutzkraft der anderen Methoden mit einem
direct antiseptischen Verfahren verband. Ich hatte von einem Besuche
in der Volkmann'schen Klinik den Eindruck mitgenommen, dass der
Lister'schen Methode resp. ihren Modificationen die Zukunft gehören
würde. Ich wurde dabei von den Assistenten des Cursus, welche vorher
Assistenten der Leipziger chirurgischen Universitätsklinik unter Geheim-
Rath Professor Dr. Thiersch gewesen waren, den Herren Stabsarzt
Dr. Sauer und seit 1876—77 Stabsarzt Dr. Credé wesentlich unter-

stützt. Obgleich sich militärische und civile Intelligenz mit Feuereifer auf Aneignung dieser Verbandmethode nicht nur, sondern auch auf Verbesserung, militärischerseits besonders auch auf Verbilligerung, sit venia verbo, richtete, bleiben der Kriegschirurgie bezüglich der Sicherheit des desinficirenden Verbandes, insbesondere der Carboljute bei ihrer jetzigen officiellen Verwendung doch noch Wünsche übrig.

Die jedesmaligen Errungenschaften auf diesem Gebiete wurden mit Zuhülfenahme der reichhaltigen chirurgischen Station des Dresdener Garnisonlazareths vorgeführt und damit eine wichtige Quelle des Unterrichts besonders für diejenigen Militärärzte eröffnet, welche nicht das Glück haben, in einer Universitätsstadt etc. zu garnisoniren.

Die Fortschritte der Chirurgie sind aber erst dann der Kriegschirurgie dienstbar, wenn sie mit dem Materiale, welches die Sanitäts- und Colonnen-Wagen der Feldformationen zur Stelle bringen, angewendet werden können. Es ist unmöglich, dass auch die umsichtigste Kriegs- und Sanitätsleitung alles das Verbandmaterial und alle die Apparate, mit dessen Anwendung die jungen Aerzte in den verschiedenen Universitätskliniken vertraut wurden, in der ersten Woche nach grösseren Schlachten zur Disposition stellen kann. Militärärzte müssen vielmehr dasjenige Material in erster Linie verwenden und ausnützen lernen, was wirklich auf dem Schlachtfelde und im Feldlazarethe zur Stelle ist, deshalb wird neben der an den Universitäten als beste anerkannten Verbandweise der Glieder etc. auch die Verwerthung des Verbandmaterials der Feldformationen, welches dem Cursus zur Disposition gestellt worden ist, im Sinne der vorgeschrittensten Wissenschaft nach Möglichkeit eingeübt.

Ich mag hier eine gewisse Bangigkeit nicht unterdrücken über den Vorzug, den manche Kliniken, auch auf Kriegserfahrung gestützt und auf die Zuversicht, dass das desinficirende Verfahren die Entzündungserscheinung auf ein Minimum reduciren werde, bei Gliederverletzungen besonders mit Knochenbrüchen oder nach Resectionen mit Vermeidung der fest umschliessenden — ich meine nicht einschnürenden — möglichst wenig einengenden Verbänden entgegen bringen, wenn dieselben in die Kriegspraxis übertragen werden sollten; die Erfahrung in den Feldlazarethen und einzelne schwierige Transporte im Felde haben mich zum Verehrer gut angelegter Gypsverbände gemacht. Die Bedingungen eines solchen im Gedächtnisse des jungen Arztes anzufrischen, bietet der Cursus Gelegenheit. Wie dieselben angelegt werden sollen, hat von Langenbeck in den Endresultaten der Gelenk-Resectionen im Kriege besonders ausführlich in Betreff der Ellenbogengelenk-Resectionen angegeben.

Biefel[1]) und andere haben in den Etappen-Lazarethen zwar öfter mangelhafte Gypsverbände angetroffen, aber auch andere Verbände waren mangelhaft angelegt und grössere Erfahrung wird in dem nächsten Kriege die wahrgenommenen Uebelstände besser zu vermeiden wissen, vorausgesetzt, dass der Gypsverband nicht bereits von dem Zinkblechverbande verdrängt worden ist, von dem Stabsarzt Weissbach viel Annehmliches berichtet.

---

¹) Reminiscenzen an die Krankenevacuationsstrasse vor Paris. S. 107.

Damit der Militärarzt ferner mit dem Kriegsmateriale möglichst vertraut gemacht werde, welches er einst auf dem Schlachtfelde und in den Feldlazarethen etc. verwenden soll, werden ihm hier dieselben Instrumente in die Hand gegeben, deren Modelle er in den Feldbestecks vorfindet, operirt er auf demselben Tische, den das Detachement im Felde aufstellt, wie er das Verbandmaterial verwerthen lernt, was er im Kriege zur Hand hat.

Bei Besichtigung des Lazareth-Depots überzeugt sich der zukünftige Feldchefarzt, dass sein sämmtliches Lazareth-Material zur Verladung bereit und so geordnet liegt, dass er es in kürzester Zeit packen kann, und wie es verpackt wird, kann er an den gepackten Sanitätswagen des Detachements, des Feldlazareths, des Truppen-Medicin-Wagens studiren, welche ausgerüstet zur Besichtigung durch die Fürsorge des Königlichen Kriegs-Ministeriums bereit gestellt sind. Neuerdings werden die Sanitätswagen unter Leitung und Aufsicht der Aerzte selbst gepackt.

Als ein weiteres sehr zweckmässiges Lehrmaterial für militärärztliche Operations-Curse ist die zeitweise Herstellung von Schusswunden an den zu Operationszwecken abgelieferten Leichen zu betrachten. Da sie, wie bereits Küster und Richter erwähnt haben, sich von denen Lebender nicht wesentlich unterscheiden, eignen sie sich ganz vorzüglich zur Demonstration frischer Schussverletzungen, die in Friedenszeiten verhältnissmässig selten zu Gesicht des jungen Arztes kommen, ferner ihrer Untersuchung zur Feststellung der verursachten Zerstörung und der darauf begründeten Anzeigen für nachfolgende Behandlung resp. zur Anlegung der Verbände nach den stattgefundenen Operationen.

Sie wurden zuerst im Winter 1874 unter förderlichster Unterstützung des Königlichen Kriegsministeriums unternommen, welches Lokal, Gewehre, Patronen und die Leitung durch einen Stabsofficier gütigst gewährte.

Die zahlreichen Arbeiten, welche seit der Mechanik der Schusswunden von Dr. Wahl, besonders aber seit Busch's Entdeckung über die zerstörende Wirkung des Nahschusses aus Chassepot erschienen, machten den Wunsch rege, die Resultate dieser Arbeiten controliren zu können, ohne freilich dabei den Hauptzweck des Operations-Materials aus dem Auge zu verlieren.

In dem Interesse des Cursus lag es besonders, Gelenkschüsse herzustellen, da diese für Untersuchungsmethode, Diagnose, Prognose und Indicationen für die einzuschlagende Behandlung die grösseren Schwierigkeiten bieten und für Lehrzwecke daher am ausgiebigsten sein müssen.

Im Winter 1874—75 wurde diese Absicht verbunden mit einem Vorsuche, die Wirkung der Geschosse verschiedener Gewehrsysteme, zunächst von solchen, die in den grösseren europäischen Armeen eingeführt sind, zu vergleichen.

Diese Schiessversuche wurden im December und Januar jenes Winters unter freiem Himmel auf 80 Schritt Entfernung in der Art vorgenommen, dass womöglich Parallelschüsse mit zwei verschiedenen Gewehrsystemen an den oberen oder an den unteren Extremitäten hergestellt wurden.

Um das Zielobject in dem zwar einsamen und entlegenen Hofe des Zeughauses mitten in der Stadt unberufenen Beobachtern möglichst zu entziehen, waren besondere Vorsichtsmassregeln nöthig. Vor dem Scheibenorte war daher ein Bretterbau, einer Marktbude ähnlich, improvisirt, dessen Rückwand von einer alten Leinwandscheibe, dessen Vorderwand von einem Kasten auf Rädern gebildet wurde. Letzterer war aus starken Pfosten zusammengeschlagen, mit Erde, Sägespähnen etc. ausgefüllt und nur in seiner Mitte mit einem Kanale versehen, welcher die Geschosse durchlassen sollte, und hinter dem der zu treffende Körpertheil der Leiche placirt wurde. Letztere selbst wurde durch Seile in der Schwebe erhalten, so dass ihre Vorderseite dicht hinter dem Holzkasten, die Hinterseite etwa 15 Cm. vor der hinteren Scheibe sich befand. Wechselnd auf verschiedene Extremitäten kamen zur Verwendung: Berdan, Werndl, Werder, Henry-Martini, Chassepot und Mauser.

Ausserdem wurden auf 20 Schritt Entfernung mit Revolverpatronen aus einem Cavallerie-Carabiner geschossen, um deren Wirkung mit den Gewehrpatronen vergleichen zu können. Es sei gleich hier erwähnt, dass mit den Carabinerschüssen sowohl bei Mauser- wie bei Revolverpatronen umfangreiche Zerschmetterung der Unterschenkelknochen herbeigeführt wurde.

Sodann wurde auf 20 Schritt Entfernung auf eine Stahl- und eine schmiedeeiserne Platte aus Mauser-Gewehr geschossen, um die Wirkung der Umsetzung der gehemmten Bewegung in Wärme durch die Schmelzung des Geschosses zu beobachten und Lehrmaterial zu gewinnen; endlich zu demselben Zwecke eine Mauser-Kugel auf dem Ambose mit dem Hammer geschlagen.

Im Winter 1875—76 wurde mit Mauser und Chassepot geschossen, um zwei Weichbleigeschosse in ihrer Wirkung zu vergleichen, 1876—77 nur mit Mauser unter denselben Verhältnissen, wie im ersten Winter; 1877—78 wurde im Walde auf 40 Mtr. Entfernung geschossen, diesmal mit Henry-Martini und Mauser, um den Unterschied zwischen der Wirkung des Hartblei- und Weichbleigeschosses würdigen zu können.

Während der Haupt- und Lehrzweck dieser Schussverletzungen, von denen 66 mit genauen, zum Theil ausführlichen Angaben verzeichnet worden sind, vollständig erreicht, auch nebenbei eine Patronen-Sammlung und eine Anzahl Knochenverletzungen zur Demonstration gewonnen wurden, liess das Resultat des Vergleiches zwischen der Wirkung der neueren Gewehrsysteme zu wünschen übrig. Es erwies sich nämlich ausserordentlich schwierig, an wirklich parallelen Stellen Verletzungen anzubringen. Ein wenig höher oder tiefer, oder seitlicher, als beabsichtigt, die Extremitäten zu treffen, ändert aber bei dem Auftreffen des Geschosses auf markerfüllte Knochen oder Gelenke einer Extremität so wesentlich die Wirkung auf diese Theile, dass von einem exacten Vergleiche im wissenschaftlichen Sinne abzusehen war. Nach dem allgemeinen Eindrucke war jedoch die Wirkung der vollen Patronen der verwendeten Gewehre auf 80 Schritt, entsprechend der wenig differirenden Anfangsgeschwindigkeit und des geringen Gewichtsunterschiedes der ziemlich gleichmässig geformten ogivalen Geschosse fast übereinstimmend. Berdan machte den Eindruck des schwächeren, Henry-Martini den des kräftigsten Geschosses.

Der Versuch nach dem Vorgange von Simon, Heppner und Garfinkel etc., die grösseren Entfernungen durch Schwächung der Patronen um ein Drittheil des Pulvergehaltes, welche nach dem Augenmasse vorgenommen wurde, zu ersetzen und dadurch einen grösseren Unterschied zwischen der Wirkung der verschiedenen Geschosse anschaulicher zu machen, führte nur eine neue Fehlerquelle in den beabsichtigten Vergleich, aber zu der Wahrnehmung, dass der Unterschied der Geschosswirkung mit voller und $\frac{2}{3}$ Pulverladung auf 80 Schritt Entfernung sehr wenig in die Augen fällt.

Erst in jüngster Zeit gelangen zwei gute Parallelschüsse von dem Hartbleigeschoss (Boxer-Patrone) des Henry-Martini-Gewehrs und dem Weichbleigeschosse des Mauser-Gewehrs M/71, da beide aus 40 Mtr. Entfernung die Unterschenkel derselben Leiche in gleicher Höhe 14 Ctm. unterhalb des Kniegelenkrandes und in sagittaler Richtung trafen. Die Eingangsöffnung war bei beiden Schüssen im frischen Zustande scharfkantig rund, dem Kaliber der Geschosse entsprechend, beide hatten Schien- und Wadenbein zerbrochen, beide einen fast handtellergrossen Hautdefect der Wade an der Ausgangsöffnung verursacht und zwar M 71 einen Defect, welcher einem an den Seiten unregelmässigen breiten Flammenbilde ähnelt, Rundung nach unten, Spitze nach oben, Längsdurchmesser 9 Ctm., Breitendurchmesser 6 Ctm.; Boxer ein regelmässiges Flammenbild mit 7 Ctm. und 5 Ctm. Durchmesser; in der trichterförmigen Höhlung lagen Muskel- und Knochentrümmer, diese waren bei M/71 mit sehr zahlreichen dichten grossen Bleisprengstücken, bei Boxer nur mit kleinen und seltener durchsetzt, letzterer zertrümmerte die Tibia in einer Ausdehnung von 11 Ctm., die Fibula von 15 Ctm.; M/71 die Tibia und Fibula von je 10 Ctm., die in der Nähe der Knochen gelegenen grösseren Gefässe und Nerven waren in beiden Fällen sämmtlich zerrissen.

Demnach wirkte hier das Hartbleigeschoss zerstörender auf die Knochen, welche es in weiterem Umfang zerbrach, als das Weichbleigeschoss, letzteres zerstörte aber die Weichtheile intensiver durch sehr dichtes Einsprengen von grösseren und mikroskopischen Bleispritzern, und umfangreichere Zerstörung der Muskeln und der Hautbedeckung, als das Hartblei.

Während diese Beobachtungen im Wesentlichen übereinstimmen mit den Ansichten Richter's[1]), dürften die Sätze 3 und 4 des Resumé's, mit welchem Küster[2]) seinen Aufsatz „über die Wirkungen der neueren Geschosse auf den thierischen Körper" schliesst, keine volle Gültigkeit haben, vielmehr dahin zu modificiren seien, dass durch Aufschlagen eines Geschosses auf lebende Knochen das Geschoss bis zur theilweisen Schmelzung (Satz 3) besonders seiner peripherischen Theile erhitzt werden kann, und dass diese Abschmelzungen nicht nur bei Geschossen von Weichblei (Satz 4), sondern auch bei Geschossen von Hartblei, wie dem Henry-Martini-Boxergeschoss, vorkommen, nur bei Weitem spärlicher sind, als bei den ersteren. Dieses letztere Resultat wurde erreicht, ohne dass die Weichtheile über dem getroffenen Knochen entfernt worden waren.

Vollkommen gelangen die folgenden Versuche.

---

[1]) Schussverletzungen im Kriege, Prof. Dr. Richter u. A. S. 262.
[2]) Berliner Wochenschrift 13. IV. 74.

Im Winter 1873—74 wurde die Frage noch ventilirt, ob die in Knochen und Weichtheile gesprengten Bleistückchen geschmolzen seien oder nicht. Nach dem Vorgange des Professor Busch in Bonn wurde mit Mauser-Patrone aus M/71 auf 20 Schritt Entfernung nach einer Stahlschiene von 5 Ctm. Breite, 1 Ctm. Dicke und ½ Mtr. Länge geschossen. An der Aufschlagsstelle zersprang die Stahlschiene in mehrere Stücke, von denen einige bis zum Schützen rückwärts flogen. Das Geschoss lag als plattgedrückte rundliche Scheibe von 2 Ctm. Durchmesser, ⅓ Ctm. Höhe in der Mitte, 6,16 Gr. Gewicht, auf dem Steinpflaster und war heiss anzufühlen. In den Wänden des Holzbaues, sowohl an der Decke, als an den Seitenwänden hingen glänzende, glatte Bleistückchen in Tropfenform. Auf dem Boden fanden sich noch zwei staniolartige Bleiplättchen von zusammen 0,79 Gr. Gewicht.

Als die grossen Sprengstücke der Schiene zusammengepasst wurden, zeigte sich an der Aufschlagstelle des Geschosses ein runder Bleispiegel mit gezacktem Rande mit einem inneren von mikroskopischen Bleitröpfchen dichter besetzten und einem äusseren dünner besetzten Theile. Spuren früherer Spaltung der Platte waren unerfindlich.

Ferner wurde eine Mauser-Kugel auf einen stählernen Ambos gestellt und mit einem etwa 3pfündigen Schmiedehammer von etwa ¾ Mtr. Höhe herab mit gemässigter Kraft ein Schlag geführt. Obgleich die Metalle sämmtlich die Lufttemperatur hatten, vorher nicht besonders erwärmt worden waren, befand sich doch auf der Schlagfläche des Hammers und des Amboses ein dem oben beschriebenen sehr ähnlicher Bleispiegel, dichter auf dem Ambose, als auf dem Hammer, mit geschmolzenen Bleitröpfchen besetzt. Der Rest des Geschosses lag als staniolähnliche dünne Scheibe von 2 Ctm. Umfang und 2,73 Gr. Gewicht auf dem Ambose.

In beiden Fällen war der Bleiverlust des Geschosses durch Abschmelzung entstanden.

Um das Verhalten einer schmiedeeisernen Platte gegenüber der Stahlschiene zu prüfen, wurde ebenfalls aus Mauser M/71 eine volle Patrone auf 20 Schritt Entfernung an eine wie die Stahlschiene postirte etwas rostige, circa 1 Ctm. dicke und 20 Ctm. breite Platte geschossen. Das Geschoss verursuchte nur einen seinem Durchmesser entsprechenden rundlich gewölbten Eindruck, 5 Mm. tief in der Mitte, diesem entspricht auf der Rückseite der Platte eine schwache Hervorwölbung, über deren 6 Mm. hohen Scheitel ein kurzer zackiger Einriss geht. Man wird an die Beschreibung Dupuytren's[1] von dem Schussdefecte in einem Stück Filz erinnert.

Es dürften demnach zähe Metalle vor spröden den Vorzug bei Verwendung zu Kürassen verdienen.

Ueber folgende Schussverletzungen sind genaue Angaben vorhanden:

---

[1] Dupuytren und von Gräfe, „Verletzungen durch Kriegswaffen", bearbeitet von Kalisch, S. 172.

	Schulter und Oberarm	Ellenbogen	Vorderarm	Handgelenk	Brust	Bauch	Hüfte oder Becken	Hüftgelenk	Oberschenkel	Kniee	Unterschenkel	Fuss	Summa
Mauser	*49 *30 *66 29	*31 50 *22 *23	—	*51 *59	52	—	11 60	*39	12	61 24 *25	36 37 *38 *65	55	23
Henry-Martini . .	*63	—	—	—	—	—	*10	*13	14 15 *16	*41 *17	*64	*42	10
Werder	—	*20	21	—	—	*28	*32	*33	26	*27 *35	—	—	8
Berdan	*1 *2 *43	*44	3 *4	—	*5	—	—	—	—	—	—	—	7
Chassepot . . .	*48	56 57 *58	—	—	—	—	*53	40	34	*54	—	*62	9
Werndl	—	—	*9	—	*6 *7 8	—	—	—	—	—	—	—	4
Carabiner mit Mauser-Patrone, — 20 Schritt Entfernung.	—	—	—	—	—	—	—	—	—	—	45 *18 *19 46 *47	—	5
Summa . .	9	9	4	2	5	1	5	4	6	8	10	3	66

Anmerkung: * bedeutet Knochenschüsse.

Die Beschreibung derselben dürfte zu viel Bekanntes wiederholen, Bemerkenswerthes soll am Schlusse im Auszuge folgen.

Geschosse sind sehr wenig in den Leichen zurückgeblieben. Die Patronen mit $^2/_3$ Pulverladung gingen auf 80 Schritt sämmtlich durch; nur 3 Stück mit voller Patrone und zwar: 1 Berdan (durchbohrte die Lunge, zerbrach die 4. Rippe und das Schulterblatt und wurde unter der Rückenhaut kurz pilzförmig zusammengedrückt aufgefunden) — und seltsamer Weise 2 Henry-Martini, davon hat die eine Boxerkugel zweifelsohne erst den Erdkasten durchdrungen, ehe sie die Weichtheile des Oberschenkels traf, wo sie bereits matt geworden unter der Haut liegen blieb, während die andere wahrscheinlich mit theilweiser Benutzung des entstandenen Canals ebenfalls durch den Kasten ging, aber noch Kraft hatte, die Oberschenkelapophyse zu zerschlagen, in deren Trümmern sie gefunden wurde.

Die kurzen Sätze von Langenbeck's über die Eigenschaft des Schusscanals als Wunde, welche unser grösster Kriegschirurg schon nach dem Schleswig'schen Kriege der Abhandlung Hunter's über Schussverletzungen anhing, sind jetzt noch voll inhaltlich geltend.

Bei den hier beobachteten Verwundungen aus einer Entfernung, welche noch im Bereiche der Anfangsgeschwindigkeit, aber ausserhalb der Wirkung des Nahschusses liegt, beginnt der Schusskanal als glatte Röhre (die röhrenförmige Schnittwunde Simon's[1])) von einem dem Caliber des Geschosses entsprechenden Lumen, welches sich bei Weichtheilschüssen quer durch eine Extremität in demselben Umfange bis nahe der Ausgangsöffnung des Canals erhält, dann aber mehr oder weniger deutlich erweitert. Die Canalwand verliert dort ihr glattes sammtartiges Aussehen und wird von gröberen Muskeltrümmern gebildet. Die Haut wird am Schusscanalausgange, wenn nicht unterstützt, in grösserem Umfange von ihrer Unterlage abgehoben und zeigt in den meisten Fällen einen runden Defect, grösser oder kleiner, als der Querdurchmesser des Geschosses, oder einen gelappten, flammenbildähnlichen oder ganz unregelmässigen Einriss. Der Rand des Einganges ist glatt und scharf, oft mit Bleisaum versehen, der Rand des Schussausganges zeigt diese Eigenschaften nicht. Nach einigen Stunden zieht sich auch an der Leiche der Hautsaum etwas einwärts. Bei Knochenschüssen führt der glatte Canal in einen umfangreichen Trümmerheerd, in welchem Knochen- und Muskeltrümmer theils frei, theils in die Weichgebilde eingetrieben aufgehäuft sind; liegt dieser Trümmerheerd nicht zu nahe der Gliedoberfläche, so verengt sich der Canal wieder und führt zu einer Ausgangsöffnung in der Haut, welcher wiederum dem Geschosscaliber entspricht; z. B. bei Bauchschüssen, welche durch den spongiösen Theil des Darmbeines gehen und durch die Gefässmuskeln austreten. Liegt der Ausgang nahe dem Knochen, so entsteht eine Oeffnung, deren Gestaltung um so unregelmässiger ist, je mehr die Haut gedehnt und in diesem Zustande von scharfen Knochenkanten eingeschlitzt wurde, je näher sie dem zertrümmerten Knochen lag, je fester und kürzer sie an denselben befestigt war, z. B. an Hand- und Fusswurzelknochen.

Nahschüsse durch massige Muskelparthien, wie am dicken Theile des Oberschenkels, spalen die Haut in einer Ausdehnung, welche mehr als die Hälfte des Gliedumfanges beträgt. Der Spalt zog sich jedesmal von aussen und oben nach ab- und einwärts, dicht unter der queren Gefässfalte weg. Hier schlitzt wahrscheinlich von der Kugelöffnung aus der Andrang der mächtigen Welle, in welcher die langen Oberschenkelmuskeln von dem Geschosse gegen die Haut gehoben wird, diese am reinsten in ihrer Spaltrichtung[2]).

Bei einer Leiche, welche so weit angefroren war, dass Haut und Unterhautfettgewebe Eindrücke einige Stunden bewahrten, blieb an einer Ausgangsöffnung zwischen Schulterblatt und Wirbelsäule die Haut handbreit abgehoben stehen, Muskel- und Knochenstückchen ragten aus der klaffenden Oeffnung heraus.

Die Kugel treibt einen grossen Theil der am Schusseingange getroffenen Weichtheile so lange zerquetschend und zermalmend vor sich her, als die vor dem Geschosse liegenden Weichtheile noch einen unnachgiebigen Widerstand entgegensetzen, dem Beharrungsvermögen entsprechend

---

[1]) Simon über Schusswunden. S. 10.
[2]) Ueber ein System neu entdeckter Linien an der Oberfläche des menschlichen Körpers etc. — Dr. Christian August Voigt — October-Heft 1856 der Sitzungsberichte der mathem.-naturwissenschaftl. Classe der kaiserl. Akademie der Wissenschaften B. XXII. Seite 240 und Abbildung Seite 210 in der Anatomie von Heizmann.

noch nicht Zeit hatten auszuweichen; sobald diese Theile nachgeben, tritt Dehnung, Spaltung und Zerreissung der Weichtheile ein. An den Uebergangsstellen trifft man in Zickzack zusammengedrückte und um ihre Axe gedrehte Muskelbündel an. Ein Theil der zerquetschten und zertrümmerten Weichtheile, vom Anfange des Canals von dem Geschosse vorwärts getrieben, bleibt an der Wand des Schusscanals hängen und gibt derselben das glatte, fast sammtartige Ansehen.

Um zu erfahren, wie viel von der Masse des zertrümmerten Gewebes im Schusscanale zurückbleibt, wurde ein 8 Ctm. langer Schusscanal durch die Weichtheile eines Unterschenkels, hergestellt durch Boxergeschoss auf 40 Mtr. Entfernung, mit Wasser gefüllt, das Wasser mit einem Glasstabe in dem Canale herumgeschwenkt, plötzlich in ein Reagensglas von der Caliberstärke ablaufen gelassen; als es zur Ruhe gekommen war, hatte sich eine $1\frac{1}{2}$ Ctm. hohe Detritussäule abgesetzt.

Dieser Schusscanal wurde vorsichtig aus seiner Umgebung herausgeschnitten und in Alcohol gehärtet. Längs- und Querschnitte zeigten, dass die zerstörende Wirkung des Geschosses auf die Umgebung des Schusscanals im Anfangstheile desselben nicht über das dritte central gelegene Muskelprimitivbündel hinausging; die peripheren im Längsschnitte zeigten eine glatte nicht querrissige Hülle, im Querschnitte ihren dichten Zusammenhang mit ihren Nachbar-Cylindern und scharfe Contouren. Die gequetschten Cylinder erschienen dicht querrissig oder zerrissen und von ihrer Umgebung gelöst. Cylindertrümmer waren zahlreich in die gelockerten Cylinder-Zwischenräume eingestreut.

Diese geringe Zerstörung der Wandtheile am Anfange des Schusscanals gibt einen interessanten Fingerzeig für die Erklärung der oft beobachteten raschen Heilung desselben.

Gröbere Muskeltrümmer werden in dem erweiterten Raume des Schusscanals nahe vor dem Schussausgange und unter der abgehobenen Haut gefunden, einen grossen Theil der herausgeschlagenen Weichtheile treibt die Kugel durch die Haut vor sich her, z. B. lagerten rings um die Schussöffnung in der hinteren Scheibe zahlreiche Muskeltrümmer. Aber auch in dem Raume zwischen der Rückseite der Leiche und der hinteren Scheibe fanden sich nicht nur am Boden, sondern auch an den Seitenwänden und der Decke des Bretterbaues einzelne Muskeltrümmer, welche anders nicht, als durch die Drehbewegung des Geschosses während seines Fluges von dem Schussausgange nach der Hinterscheibe, d. h. innerhalb eines Raumes von 15 Ctm., an Decke und Seitenwand radialwärts geschleudert sein konnten. Der höchste Schuss war in einer Entfernung von circa $\frac{1}{2}$ Mtr. von der Decke durchgegangen; nach den Seiten hatten diese kleinen Projectile circa 1 Mtr. zurückzulegen, sie sind zu schwer, um wie eine Feder von der Luft dahingetragen zu werden, zu leicht, um ohne bedeutenden Kraftaufwand dahin zu kommen.

Busch und Kocher haben über die Wirkung der Centrifugalkraft der Geschoss-Seitenfläche Berechnungen anstellen lassen. Nach Busch, welcher die explosionsartige Wirkung des Nahschusses mit Weichbleigeschoss zum nicht geringen Theile der Centrifugalkraft der vom Geschoss radialwärts geschleuderten Gewebstrümmer zuweist, drückt ein peripherischer Punkt des Geschosses, wenn es seine volle Anfangsgeschwindigkeit besitzt, auf seine Umgebung mit dem 11520fachen seines

Gewichtes; Kocher, welcher durch seine Experimente nachweist, dass der Haupteffect des Nahschusses dem hydrostatischen Drucke der Weichtheile des thierischen Körpers zukommt, berechnet die Centrifugalkraft mit der 0,25 Gr. radialwärts geschleudert wird, für das Vetterli-Geschoss auf 0,933 Gr. Er lässt aber nicht die volle Geschwindigkeit des Geschosses in Anrechnung bringen, sondern die mittlere, von 0 bis 435 = 218 M. in der Secunde. Dieser Werth möchte aber doch zu gering sein für die hier zur Beobachtung gekommenen Fälle, da die Kraft von 0,933 Gr. nicht ausreichen dürfte, um Muskeltrümmer welche leichter und schwerer als 0,25 Gr. waren, bis $1/2$—1 Mtr. Entfernung radialwärts der Schwerkraft entgegen zu schleudern.

Nach E. Richter sind Zerreissungen, Einreissungen, Durchbohrungen etc. der stärksten Sehnen nur selten zur Beobachtung gekommen, Huguier und Beck führen nur wenige Fälle an. In den mir vorliegenden 66 Beschreibungen von Schussverletzungen auf 80 Schritt kamen dergleichen nicht selten vor.

Das Geschoss spaltet oder durchschneidet starke Bänder oder Sehnen.

19. Mauser M/71. $1/1$ Patrone. Schuss durch das Lig. patellae superius l. K.

22. Mauser M/71. $1/1$ Patrone. Der sehnige Ueberzug der Gleitfläche des Supinator longus schlitzförmig gespalten, liegt wie eine Coulisse im glatten Schusscanale.

33. Werder. $2/3$ Patrone. Die Hälfte des Lumen des Schusscanals coulissenartig verschlossen durch die Fascia lata.

37. Mauser. $2/3$ Patrone. Ein 1 Ctm. langes, 2 Mm. breites Stück vom innern Rande der Achillessehne abgeschossen, Bleirand.

38. Mauser. $2/3$ Patrone. Dicht unter der Wade ein 1 Ctm. langer, 1 Mm. breiter bleifarbiger Spalt in der Sehne des Triceps surae, die Sonde constatirt einen 7 Ctm. langen Einriss derselben.

41. Henry-Martini. $2/3$ Patrone. Schuss durch das Lig. patellae superius mit Bleisaum des 1 Mm. breiten Spaltes.

55. Mauser. $1/1$ Patrone. Liniendicker Ausschnitt der Achillessehne nahe dem Fersenbeine mit Bleisaum.

Sehnen spalten das Geschoss.

13. Chassepot. $1/1$ Patrone. Der obere Theil der Sehne des M. rectus fem., ehe er zur Quadricepssehne verschmilzt, schneidet ein 1 Ctm. langes papierdünnes Bleistück ab, welches unter der Haut gefunden wird.

Mauser. $1/1$ Patrone. Ein Bleistück von 2 Gr. Gewicht wird vom oberen Rande der Achillessehne abgeschnitten, geht in einem Winkel von circa 30° vom Hauptschusscanal ab in den Muskelbauch des Soleus und blieb darin stecken.

Seltener Kniescheibenbruch.

27. Werder. $^1/_1$ Patrone. Kniescheibe scheint unverletzt, doch ist der dem Gelenke zugewendete mit Knorpel überzogene Theil der Kniescheibe vom oberen Rande her eingebrochen und klafft mit dem der Haut zugewendeten Theile $1^1/_2$ Ctm. tief.

Zum Schluss erwähne ich noch über das Verhalten der grösseren Nervenstämme im Schusscanale folgende Aufzeichnungen:

20. Werder. Nv. radialis blossgelegt, aber nicht durchschossen.

12. Mauser M/71. $^1/_1$ Patrone. Nv. ischiad. anscheinend unverletzt und 2 Ctm. weit entblösst.

21. Werder. $^1/_1$ Patrone. Der Nv. ulnaris zieht anscheinend unverletzt quer durch den Schusscanal.

23. Mauser M/71. $^1/_1$ Patrone. Nv. medianus ist halbmondförmig bis zur Mitte seines Markes ausgeschnitten.

23. Mauser. Nv. cutaneus internus major. Das Mark zerrissen, die Enden hängen durch die Scheide noch zusammen.

25. Mauser M/71. $^1/_1$ Patrone. Der Nv. poplitaeus verlor $^1/_3$ von der Breite seines Markes.

33. Werder. $^2/_3$ Patrone. Der Nv. ischiadicus zieht mitten durch eine hühnereigrosse Trümmerhöhle.

Billroth hat in seinem Buche „über Lehren und Lernen der medicinischen Wissenschaften etc. — Wien, 1876 Seite 444 u. ffg. — den Vorschlag gemacht, um der Armee kriegsbereite Aerzte und Pflegepersonal etc. auszubilden, ein Hospital etwa im Barackensysteme und in der Nähe einer grossen Stadt mit dem Rechte auszustatten, alle Unglücksfälle, welche in Spitälern zur Behandlung kommen, in erster Linie für sich in Anspruch zu nehmen.

„Verletzungsfälle werden zuerst dem kriegschirurgischen Spitale gemeldet, von da werden auf schnellstem Wege Bahren, Wagen etc. mit der nöthigen Mannschaft dahin entsendet, wo der Verletzte liegt, er wird ganz in der Weise, wie im Kriege transportirt, d. h. auf die schonendste und technisch beste Art und Weise etc."

Dieser Vorschlag Billroth's würde gewiss geeignet sein, ein sehr feldtüchtiges Personal zu erziehen; in Erwartung des Besseren helfen wir uns einstweilen auf dem hier eingeschlagenen Wege zu dem Ziele, Militärärzte auf den Kriegsfall vorzubereiten und mit den Kriegsverhältnissen, so weit möglich, bekannt zu machen.

IV.

Beiträge zur localen Characteristik des Unterleibstyphus, mit besonderer Berücksichtigung des Verhaltens der Darmveränderungen

vom

Medicinalrath Dr. **V. Birch-Hirschfeld,**

Prosector am Stadtkrankenhause zu Dresden und Lehrer bei dem militärärztlichen
Fortbildungscursus.

Bei den Sectionsübungen, deren Leitung von Herrn Generalarzt
Dr. Roth seit Einrichtung der militärärztlichen Fortbildungscurse dem
Verfasser anvertraut wurde, waren hauptsächlich zwei Ziele zu erstreben
Es galt einerseits das im Dresdner städtischen Krankenhause sich
reichlich bietende Leichenmaterial zur Einübung der technischen Fertigkeit im Ausführen pathologischer und gerichtlicher Sectionen auszunutzen
und in Verbindung damit die Obducenten in der materiell und formell
richtigen Wiedergabe der Leichenbefunde Sicherheit gewinnen zu lassen.
Für die Sectionen nach dem gerichtsärztlichen Schema wurde hierbei das
neue im Königreich Preussen für die gerichtsärztlichen Leichenöffnungen
erlassene Regulativ als Richtschnur genommen und dabei den Erörte-
rungen, welche Virchow an dieses Regulativ geknüpft hat besondere
Beachtung geschenkt. Es mag an dieser Stelle hervorgehoben werden,
dass sich das Regulativ und die speciellen Vorschriften Virchow's bei
den Uebungen insofern als durchaus zweckmässig bewährt haben als die
Obducenten sich sehr bald an dieselben gewöhnen und selbst erkennen
lernen, wie günstig derartige Bestimmungen auf die exacte und vollständige Ausführung der Section einwirken; auch zeigte sich bei den
Cursen, wie bei nur einigermassen entwickelter technischer Fertigkeit,
die Erfüllung der Forderungen des Regulativs keineswegs so umständ-
lich und zeitraubend sich herausstellte wie von einigen Seiten behauptet
worden ist.

Als zweite und nicht weniger wichtige Aufgabe der Uebungen wurde es angesehen, das Material dahin auszunutzen, dass die Theilnehmer der Curse in ihrem Interesse für die pathologische Anatomie gefördert würden; für diesen Zweck wurden nicht nur die grade vorliegenden Sectionen, sondern auch interessantere Objecte, welche die sonstigen Leichenöffnungen im Krankenhause lieferten, benutzt, indem an die Demonstration der Präparate kurze Ueberblicke über den gegenwärtigen Stand der einschlägigen pathologisch-anatomischen Lehren geknüpft wurden. Da für den Zeitraum des jedesmaligen Cursus das Material von durchschnittlich 150 Leichen benutzt werden konnte, fehlte es nicht an Gelegenheit, die wichtigeren pathologisch-anatomischen Veränderungen an der Hand frischer Präparate zu besprechen.

Bei den ebenerwähnten Demonstrationen wurde namentlich, soweit das vorhandene Material es znliess, solchen Krankheitsprocessen Aufmerksamkeit geschenkt, welche zu dem besondern Wirkungskreise des Militärarztes Beziehung haben. Zu diesen gehört namentlich auch der Abdominaltyphus; gibt es doch, wie die Statistik nachweist, keine andere Infectionskrankheit welche auch in friedlichen Zeiten in gleicher Häufigkeit wie diese im Heere auftritt und keine, die so zahlreiche Opfer fordert.

Grade in dem letzten Cursus kam ein Fall von Abdominaltyphus zur Section, dessen Befund eine Reihe für die Pathologie dieser Krankheit nicht unwichtiger Fragen anregte, es erschien daher nicht unzweckmässig, denselben an dieser Stelle einer Erörterung zu unterziehen. Die Hauptfrage, auf welche diese Beobachtung hindrängt, war die nach der Beziehung der Darmveränderung beim Abdominaltyphus zur Gesammt-Krankheit. Wir werden nach Wiedergabe der wesentlichen Verhältnisse unseres Falles auf die Discussion dieser Frage einzugehen haben, indem wir dabei einerseits die in der Literatur in dieser Richtung niedergelegten Angaben berücksichtigen, andrerseits aber einen vergleichenden Ueberblick auf die betreffenden Befunde der in den letzten Jahrzehnten im Krankenhaus zur Section gekommenen Typhusfälle werfen.

Der für diese Untersuchung als Ausgangspunkt dienende Fall gehört einer kleinen Hausepidemie an, welche Ende September bis Anfang October 1877 vier Individuen aus dem Dienstpersonal einer in Dresden wohnhaften Familie in das Krankenhaus führte. Wie der Hausarzt dieser Familie Herr Geh. Medicinalrath Dr. Günther dem Verfasser freundlichst mittheilte sind weitere Erkrankungen in dem betreffenden Hause nicht vorgekommen; auch liess die sorgfältigste Erörterung keinerlei Zusammenhang mit anderweiten Krankheitsherden feststellen, während die sanitären Verhältnisse der nächsten Umgebung der Kranken durchweg günstige waren. Uebrigens kamen um die angegebene Zeit Typhuserkrankungen am hiesigen Ort wie gewöhnlich nur in, mässiger Menge vor, einzelne, so weit wir erfuhren, allerdings in dem Wohnort der erwähnten Kranken nahegelegenen Strassen.

Zuerst erkrankte in jener Familie der 42jährige Kammerdiener, und zwar war er nach seiner Angabe bei der am 30. September erfolgten Aufnahme in das hiesige Krankenhaus seit acht Tagen krank, er bot während seines Aufenthalts auf der Station des Herrn Geh. Medicinalrath Fiedler, der mir die Krankenjournale freundlichst überliess, alle

Erscheinungen des leichten Typhus mit deren Aufzählung ich hier nicht ermüden will, indem ich hinsichtlich des Verhaltens von Puls und Temperatur auf die beistehende Curve I. verweise.

Curve I.

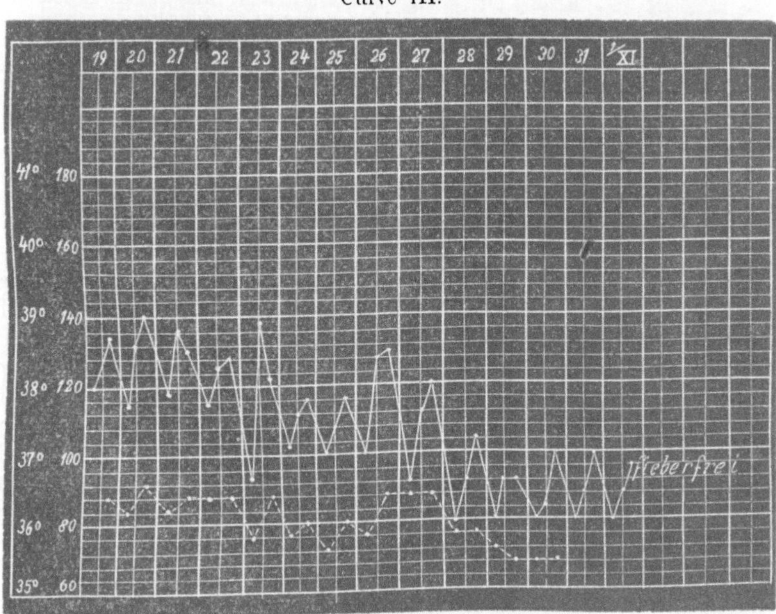

Die zweite Erkrankung betraf die unten eingehender besprochene 40jährige Köchin M. L., dieselbe wurde am 12. October in das Kranken-

Curve III.

haus aufgenommen und war damals angeblich seit vierzehn Tagen krank. Am 19. October wurde dann die seit einigen Tagen erkrankte 23jährige Kammerjungfer Sch., welche seit einigen Tagen erkrankt war, aufgenommen. Die ersten Erscheinungen waren schwacher Kopfschmerz, Appetitlosigkeit und stechender Schmerz in der linken Seite, besonders bei tiefen Athemzügen. Bei der Aufnahme waren objective Erscheinungen von Pleuritis nicht vorhanden, der weitere Verlauf entsprach aber einer leichten Typhuserkrankung, nur wurden Roseolen nicht beobachtet; die Puls- und Temperaturverhältnisse ergeben sich aus Curve III.

Zuletzt erkrankte auch der in der erwähnten Familie neu eingetretene 27jährige Diener K., welcher übrigens mit dem früher erkrankten Personal in keine directe Berührung gekommen war, er wurde am 21. November aufgenommen und bot während seines Aufenthaltes im Krankenhause die Erscheinungen eines leichten Unterleibstyphus, hinsichtlich der Temperatur und Pulsverhältnisse sei auf Curve IV. verwiesen.

Curve IV.

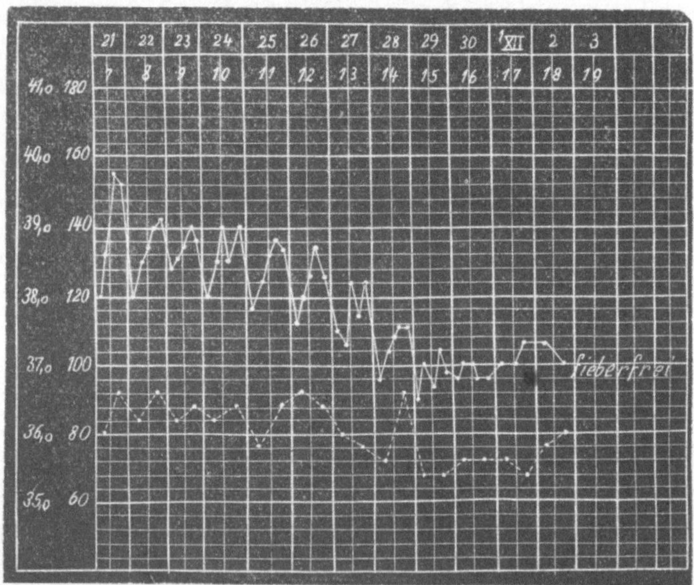

Die bereits erwähnte 40jährige L. war mit Mattigkeit, unruhigem Schlaf, Kopfschmerz, Appetitlosigkeit und dem abwechselnden Gefühl von Frösteln und Hitze erkrankt; bei ihrer Aufnahme hatte sie 100 Puls und 39 Grad Achselhöhlentemperatur. Sie war von kräftigem Körperbau und zeigte reichlich entwickeltes Fettpolster. Die Zunge war belegt und trocken, die Brustorgane normal, der Unterleib nicht aufgetrieben, die Milz vergrössert (deutlich fühlbar), Roseolen nicht vorhanden. Der Verlauf der Temperatur und des Pulses ergibt sich aus der beigegebenen Curve II., bei deren Betrachtung sich sofort die Vorstellung aufdrängt, dass wir es hier mit einem Anfangs ziemlich leicht verlaufenen Abdominaltyphus zu thun haben, bei welchen jedoch, nachdem das Fieber in der dritten Krankheitswoche sich erheblich vermindert hatte, an Stelle der erwarteten Defervescenz ein neuer zu hohen Temperaturen ansteigender Nachschub erfolgte welcher nach 11 tägigem Verlauf zum Tode führte. Hinsichtlich der sonstigen Symptome ist zu erwähnen, dass am 17. November auf der Haut der Brust und des Unterleibes einzelne Roseolen

Curve II.

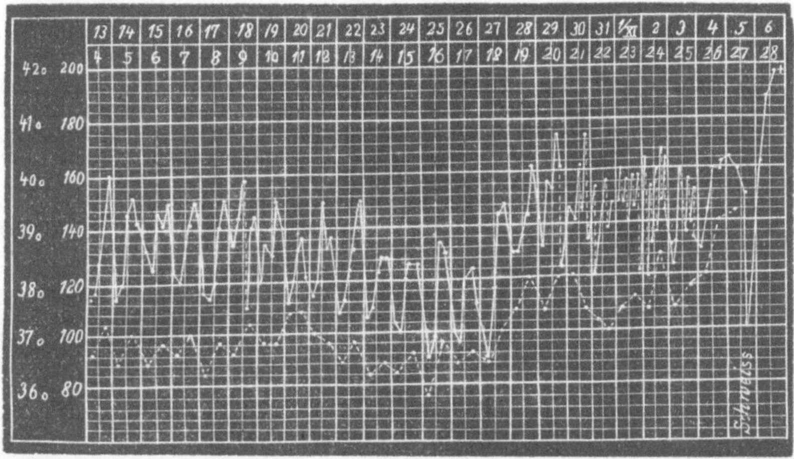

constatirt wurden. Während der ersten Krankheitsperiode deuteten übrigens auch sonst weder die subjectiven noch die objectiven Symptome eine besonders schwere Erkrankung an. Hervorhebung verdient, dass namentlich die Darmerscheinungen sehr gering waren, der Stuhlgang war meist angehalten, Durchfall war nie vorhanden, von subjectiven Klagen wurden besonders Kopfschmerz und Mattigkcit angegeben, das Sensorium war stets frei.

Mit dem Auftreten der neuen Temperatursteigerung liess sich erneute Zunahme der Milz, die vorher abgeschwollen war, deutlich nachweisen; die Mattigkeit nahm zu, der Kopfschmerz wurde heftiger, es war grosse Unruhe und Beängstigung vorhanden, auch fiel eine gewisse Benommenheit auf. In den nächsten Tagen steigerte sich die Unruhe derartig, dass die Kranke nur mit Mühe im Bett zu halten war. Am Tage vor dem Tode trat Collaps ein, der Puls wurde schwindend und kaum zählbar, dabei bestand gesteigerte Aufregung, welche erst am Todestage völliger Bewustlosigkeit Platz machte. Hervorzuheben ist noch, einerseits dass durch die energisch versuchten antipyretischen Massnahmen (Bäder, grosse Gaben Chinin) ein dauernder Erfolg nicht erreicht wurde und andrerseits, dass in keiner Weise Erscheinungen vorlagen, welche auf das Eintreten irgend welcher Complication hingewiesen hätten; die Darmerscheinungen aber waren auch in dieser Zeit bis zum Ende sehr geringfügig, der Stuhl angehalten, so dass wiederholt Klystiere angewendet werden mussten.

Während man nach dem eben geschilderten Verlauf erwarten musste, im Darmcanal neben den bereits in der Rückbildung begriffenen Veränderungen der lymphatischen Apparate entsprechend der ersten Krankheitsperiode, die Zeichen eines frischen Nachschubes zu finden, war überhaupt in dieser Richtung der Befund ein so geringfügiger, dass man bei

Nichtberücksichtigung der sonstigen Verhältnisse unseres Falles wohl hätte zweifelhaft werden können, ob hier überhaupt ein Fall von Abdominaltyphus vorgelegen.

Im Folgenden ist der wesentliche Inhalt des betreffenden Sectionsberichtes wiedergegeben:

Section 24 Stunden nach dem Tode.

Kräftig gebauter, noch ziemlich fettreicher Körper.

Haut blassgrau gefärbt, mit reichlichen Todtenflecken.

Deutliche Leichenstarre. Muskeln im Allgemeinen dunkel braunroth, auf der Schnittfläche mattglänzend, in den Mm. recti abd. einzelne blasse wachsartige Streifen. Der rechte Kopfnicker zeigt fast seiner ganzen Länge entsprechend flächenartig ausgebreitete und streifige subfasciale Blutergüsse, ebensolche zwischen den Muskelbündeln, welche übrigens ebenfalls wachsige Streifen zeigen.

In den Venen der Extremitäten dunkelflüssiges Blut.

Das Knochenmark der Oberschenkelknochen und ebenso der Schienbeine ist von blassbraunrother Farbe, ziemlich fest. Bei der mikroskopischen Untersuchung des frischen Marks erkannte man, dass das Fettmark zum grössten Theil durch zelliges Mark verdrängt war, in dem letzteren fanden sich reichliche grosse Zellen, welche gelbbräunliche Pigmentmassen enthielten, daneben solche die rothe Blutkörperchen einschlossen, ausserdem fand sich eine dichte Anhäufung von etwas körnigen Rundzellen verschiedener Grösse, zwischen denselben lagen hier und da körnige Pigmentmassen.

Schädeldach dünn, mässig blutreich.

Harte Hirnhaut nicht verdickt, ihre Innenfläche glatt und blass, in den Sinus flüssiges Blut.

Weiche Hirnhäute vollkommen zart, Pia mater schwach injicirt.

Hirnrinde blassgrauroth; Marksubstanz sehr blass, mit spärlichen Blutpunkten, etwas fester, Substanz der Centralganglien ebenfalls blass. Ventrikel nicht erweitert. Plexus braunroth. Kleinhirn, Brücke und verlängertes Mark wenig bluthaltig. Gefässe an der Hirnbasis zart und leer.

Zunge etwas geschwollen, ihre Oberfläche gelblich grau belegt, ihre Muskulatur sehr blass. Schleimhaut des Rachens und Schlundes geröthet und etwas geschwollen.

Kehlkopf und Luftröhre zeigen blasse Schleimhaut und etwas schaumigen Inhalt.

Speiseröhre leer, ihr Epithel getrübt.

Pleurahöhlen leer, Blätter glatt, wenig injicirt.

Rechte Lunge retrahirt beim Oeffnen des Brustkastens, ihre oberen Lappen emphysematös und blutarm, der untere Lappen etwas zusammengefallen, sein Gewebe blutreich und feucht, doch nirgend infiltrirt. In den Bronchien der rechten Lunge etwas luftgemischter Schleim, Schleimhaut derselben blutreich. Die linke Lunge verhält sich durchaus der rechten entsprechend. Die Lungengefässe enthalten flüssiges Blut. Die Bronchialdrüsen nicht vergrössert, schwarz pigmentirt.

Herzbeutel enthält etwal vermehrtes Serum, die Blätter blass und von glatter Oberfläche.

Herz klein, schlaff; Herzfleisch blass braunroth, weich, nicht fettig. Der linke Ventrikel sehr dünnwandig, er enthält spärliche dunkle Leichengerinnsel. Endocardium und Klappen nicht verdickt. Die rechte Herzhälfte enthält etwas reichlichere Gerinnsel und flüssiges Blut, verhält sich sonst wie die linke. Die grossen Gefässe sind ziemlich eng, ihre Klappen normal, ihr Intima zart.

Bauchhöhle ohne freie Flüssigkeit. Die Oberfläche des Peritonaeum durchweg blass.

Leber voluminös (1800 Grm. schwer), Kapsel zart, Gewebe blassbraunroth, etwas weicher, undeutlich acinös, das Messer fettig beschlagend.

Gallenblase weit, strotzend erfüllt von hellgelber, dünnflüssiger Galle.

Milz misst 17 : 9 : 4 (wiegt 500 Grm.), Kapsel gespannt, zart. Milzgewebe wölbt sich körnig auf der Schnittfläche vor, ist ziemlich weich, von dunkelbraunrother Farbe, Stroma und Follikel nicht sichtbar.

Nieren von normaler Grösse, Kapsel leicht abziehbar, Rinde blass, nicht verbreitert, Pyramiden etwas dunkler, Beckenschleimhaut blass.

Nebennieren sehr klein und fest.

Pancreas wenig voluminös, fester, sehr blutarm.

Magen mässig weit, er enthält trübgraue Flüssigkeit, seine Schleimhaut ist dünn von blass graurother Farbe und zeigt einzelne feine Hämorrhagien.

Duodenum enthält gallige Massen, seine Schleimhaut blass, auch die Schleimhaut des Jejunum und Ileum ist ebenso wie die Serosa dieser Darmtheile blass, die Follikel treten selbst in den letzten Schlingen nicht hervor und auch die Plaques stechen weder durch Farbe noch durch Erhebung gegen die übrige Schleimhaut ab; nur in der vorletzten Ileumschlinge findet sich ein 4 Ctm. langer dunkelgrauer Plaque mit leicht unebener Fläche und ein etwas kleinerer liegt unmittelbar an der Klappe, dieser trägt an seiner Oberfläche eine kaum stecknadelkopfgrosse flach vertiefte Stelle mit glattem blassem Grunde. Im übrigen zeigt selbst bei genauester Untersuchung die gesammte Dünndarmschleimhaut weder Narben noch irgendwo pigmentirte Stellen. Der Inhalt des Dünndarm besteht aus breiigen stark gelb gefärbten Massen.

Im **Coecum** finden sich zwei flache halblinsengrosse pigmentirte Stellen, sonst nichts Abnormes, auch die Schleimhaut des Wurmfortsatzes ist frei und die gesammte übrige Dickdarmschleimhaut blass, ohne die geringste Follikelschwellung, der Dickdarm enthält dickbreiige Faeces.

Das **Mesenterium** des Dünndarm ist noch ziemlich fettreich, die Mesenterialdrüsen der drei letzten Schlingen sind sehr blutreich, zum Theil bis zu Haselnussgrösse geschwollen, es finden sich jedoch nirgends in ihnen pigmentirte Stellen.

Bei der **mikroskopischen Untersuchung** der eben erwähnten grau gefärbten und leicht unebenen Platten des Dünndarms zeigen sich die Zotten überall wohl erhalten, nur an der beschriebenen vertieften Stelle fehlen sie, sie sind übrigens etwas verdickt und in mässigem Grade von kleinen Rundzellen infiltrirt, denen hier und da feine schwärzliche Pigmentkörnchen beigemischt sind. Das Follikulargewebe zeigt vielfach das Reticulum geschwunden und die meist sehr kleinen Rundzellen körnig entartet, ja zum Theil durch feinkörnigen mit einzelnen Pigmentkörnchen gemischten Detritus ersetzt. An den Gefässen ist ausser hier und da vorhandener Pigmentanhäufung in der Adventitia nichts Abnormes nachzuweisen.

Die **Ovarien** sind von normaler Grösse und enthalten einzelne Follikularcysten, die Tuben sind nicht erweitert, der **Uterus** zeigt derbe blasse Wand und etwas aufgelockerte blutreiche Schleimhaut, die übrigen Genitalien normal.

Die **Harnblase** enthält etwas trüben Urin, ihre Schleimhaut ist blass.

Es ist ohne weiteres klar, dass der im vorstehenden Bericht wiedergegebene Darmbefund auf die Annahme hindrängt, es sei in unserem Fall von vornherein eine ganz ausserordentlich leichte Veränderung der lymphatischen Platten der Darmschleimhaut vorhanden gewesen, es handelt sich hier um jene gelindeste Form der Rückbildung der typhösen Schwellung, bei welcher eine ganz allmälige Verkleinerung der Platten und Solitärfollikel auf dem Wege einfacher Resorption stattfindet (vgl. C. E. E. Hoffmann, Unters. über die Veränderung der Organe beim Abdominaltyphus S. 109). Diese Form der Rückbildung tritt sicher nur selten für sich allein auf, häufiger findet sie sich, wie wir wenigstens in den tödtlich verlaufenen Fällen nachweisen können, neben den schwereren Formen der Rückbildung und ist dann namentlich an den Platten der oberen Partien des Ileum zu beobachten, wo ja überhaupt die Schwellung geringer zu sein pflegt. Andrerseits lässt sich freilich die Möglichkeit nicht bestreiten, dass namentlich in den leichteren Typhusfällen mit glücklichem Ausgang nur diese durch einfache Resorption sich zurückbildende Schwellung vorhanden gewesen sei. Freilich beweist die Erfahrung, dass oft auch unter leichten und mittelschweren klinischen Erscheinungen in Genesung ausgegangene Fälle dauernde und unverwischbare Spuren in der Darmschleimhaut hinterlassen, namentlich ist in dieser Richtung auf die pigmentpunctirte Beschaffenheit der Peyer-

schen Platten Gewicht zu legen, welche wir mit Hoffmann als ein
Resultat der schwereren Form, des reculirten Zustandes der Platten,
ansehen, bei welcher es in Folge des Zerfalls und der Loslössung der
Follikelmasse zu kleinen Hämorrhagien in die Schleimhaut kommt. Zahlreiche eigene Erfahrungen sprechen für das Ebengesagte; so konnte Verfasser in der Leiche einer 50jährigen Frau, welche als junges Mädchen
einen leichten nur drei Wochen anhaltenden Abdominaltyphus durchgemacht hatte, diesen Zustand noch in ganz characteristischer Weise
nachweisen und zahlreich sind jene Fälle wo, als kürzere oder längere
Zeit nach einem im Dresdener Krankenhause beobachteten leichten oder
mittelschweren Abdominaltyphus, der Tod an einer anderen Krankheit
erfolgte, die Section den eben erwähnten Befund ergab, oft daneben auch
Narben, welche von ausgedehnterer und tieferer Geschwürsbildung zurückgeblieben waren. Nicht eines Falles können wir uns entsinnen, wo
nach einer sicher constatirten wenn auch leichten typhösen Erkrankung,
selbst Monate lang nach dem Ablauf derselben, ein so geringfügiger
Darmbefund wie in dem vorliegenden Fall, der nach den klinischen Erscheinungen auf der Höhe eines typhösen Nachschubs zum Tode
führte, vorgelegen hätte. Es wird allgemein angenommen, dass einem
Nachschub, wie er hier vorlag (und in gleicher Weise gilt das für das
sogenannte Recidiv) auch das Auftreten einer frischen Darmaffection
entspricht.

Wenige Wochen nach der hier besprochenen Beobachtung hatten wir
wiederum Gelegenheit bei den Sectionsübungen einen am 21. Krankheits-
tage tödtlich verlaufenen Typhusfall zu untersuchen, der zwar durch die
auch klinisch stark entwickelten Darmsymptome sich von dem Verlauf
des eben erörterten Falles unterschied, der jedoch namentlich im Verhalten der Temperatur (vergl. Curve V.) Aehnlichkeit mit demselben

Curve V.

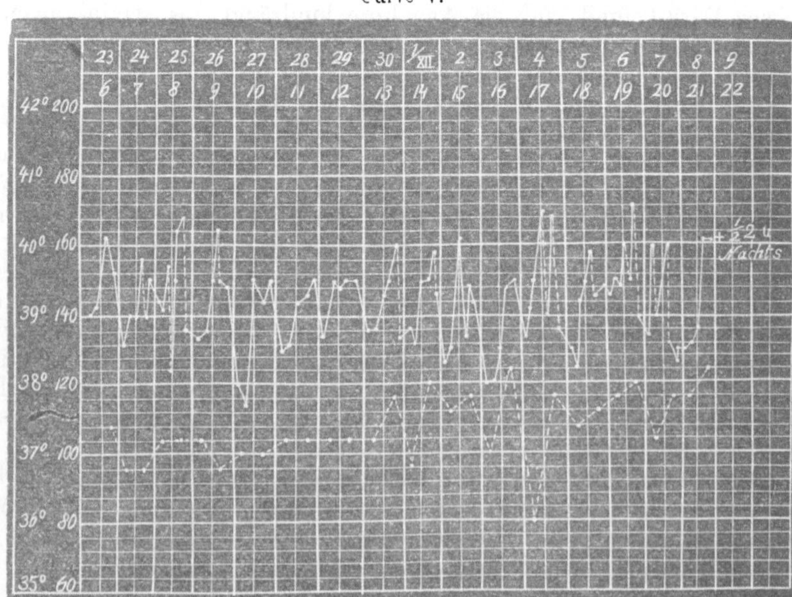

zeigt und überhaupt die Symptome eines Nachschubes deutlich erkennen liess. Hier fanden wir nun in der That neben tiefen gereinigten Geschwüren der drei letzten Ileumschlingen, im Dünndarm bis hinauf in das Jejunum und im Dickdarm bis zum Anfangtheil des Mastdarm zahlreiche derb markig geschwollene Platten und Solitärfollikel, von denen nur einige in dem letzt erwähnten Darmtheil Zeichen beginnender oberflächlicher Ulceration darboten.

Der Gegensatz dieses Darmbefundes gegenüber den oben beschriebenen kann nicht schärfer gedacht werden, ist es doch zweifellos, dass bei jener Kranken die geringen Darmveränderungen auf die erste Periode der Krankheit zu beziehen und dass demnach die Darmschleimhaut an dem Auftreten des Nachschubes durchaus unbetheiligt war. Wir sehen also in den beiden vorliegenden Fällen zwei verschiedene Formen des Nachschubs. Im ersten Fall, wo offenbar das Typhusgift in die Säftemasse gelangte ohne erhebliche Veränderungen an der wahrscheinlichen Stelle seiner Invasion, der Darmschleimhaut zu erzeugen, drängt sich die Annahme auf, dass der Nachschub nicht durch einen erneuten Eintritt in der Darmschleimhaut reproducirter Infectionskeime eingeleitet wurde, es ist vielmehr anzunehmen, dass dieselben in einem anderen Organ deponirt worden und von dort aus eine neue Invasion erzeugten; namentlich ist in dieser Richtung die klinische Beobachtung erneuter Milzschwellung hervorzuheben, welcher auch das anatomische Verhalten dieses Organes entspricht; sehr beachtenswerth ist auch der oben wiedergegebene anatomische Befund des Knochenmarks, welcher der Veränderung dieses Gewebes entspricht, wie sie zuerst von Ponfick beim Abdominaltyphus nachgewiesen wurde. In dem eben erwähnten zweiten Fall dagegen, wo alle Verhältnisse darauf hindeuten, dass auf der Darmschleimhaut selbst eine zweite Entwicklung des Typhusgiftes stattfand, waren dem entsprechend die Mesenterialdrüsen frisch geschwollen, dagegen die Milz nur wenig vergrössert (215 Grm. schwer), ihre Kapsel gerunzelt, das Mark der grossen Röhrenknochen zeigte die gewöhnliche Beschaffenheit eines sehr blutarmen Fettmarks.

Ueberblickt man die Anschauungen, welche seit der Entdeckung der typhösen Darmaffection über das Verhältniss derselben zur allgemeinen Krankheit geherrscht haben, so ist zwar der früher von französischen Autoren gemachte Versuch, den ganzen Symptomencomplex des Ileotyphus aus der primären Darmerkrankung herzuleiten, als gescheitert zu bezeichnen; sagt doch bereits Griesinger (Handb. der speciellen Pathologie Virchow II, 2. S. 174) dass diese Anschauung nur noch der Geschichte der Medicin angehöre; trotzdem hebt er aber doch selbst hervor, dass in der Regel ein gewisser Parallelismus zwischen der Intensität der Darmerkrankung und der Schwere des Falles bestehe, etwa wie zwischen der Ausbildung der Hauteruption der acuten Exantheme und der Schwere der Allgemein-Krankheit bei diesen. Er betont ausdrücklich, dass bei Typhusfällen, wo trotz schweren Symptomencomplexes nur geringe Darmveränderungen sich finden, der Tod fast immer in einer späteren Krankheitszeit, mehr durch zufällige Ereignisse und Complicationen herbeigeführt werde (l. c. Seite 176), auch weist Griesinger darauf hin, wie die als angebliche Typhusfälle mit fehlender Darmerkrankung veröffentlichten Beobachtungen (z. B. die Fälle von

Lebert, Prager Vierteljahrsschrift 1858, Band 57) zum Theil sicher nicht dem Typhus angehören, zum Theil mindestens diagnostisch zweifelhaft sind. Es bedarf hierbei keiner weitläufigen Auseinandersetzung, dass unser Fall nicht in diese Kategorie gehört, weder der Krankheitsverlauf noch der anatomische Befund gibt ja hier den geringsten Anhalt, eine andere Krankheit als den Abdominaltyphus anzunehmen, während positiv besonders noch ins Gewicht fällt das Vorkommen analoger Erkrankung bei den Hausgenossen und in anatomischer Richtung das Verhalten der Milz, des Knochenmarks und auch der Mesenterialdrüsen; endlich ist in dieser Beziehung das mikroskopische Verhalten der für die grobe Betrachtung so wenig veränderten Darmschleimhaut von Wichtigkeit. Um so mehr ist gegenüber den eben erwähnten Anschauungen Griesinger's für unseren Fall hervorzuheben, dass weder die klinische Beobachtung noch die genaue anatomische Untersuchung die Existenz einer Complication oder einer intercurrenten Krankheit ergeben hat.

Murchison (die typhoiden Krankheiten, übersetzt von Zülzer 1867) spricht sich über die hier erörterte Frage nicht eingehender aus; er sagt zwar ausdrücklich, dass zwischen der Ausdehnung der typhösen Intestinalerkrankung und der Schwere der Cerebral- oder Abdominalsymptome durchaus keine Beziehung bestände, doch scheint er hierbei mehr die Zahl und die Flächenausdehnung als die Intensität der Erkrankung der Darmfollikel im Auge zu haben, es geht dies daraus hervor, dass Murchison (l. c. Seite 555) offenbar der Ansicht ist, dass bei Typhusfällen von irgend längerer Dauer die Ulceration die Regel sei; führt doch Murchison die Annahme von Trousseau, dass eine Resolution ohne Geschwürsbildung um den zehnten Tag der Krankheit beginnen könne, als Erklärung für den milden und kurzen Verlauf gewisser Typhusfälle an.

Auch C. E. E. Hoffmann (l. c. S. 62) hebt ausdrücklich hervor, dass die mässige Anschwellung der Peyer'schen Haufen und der Solitärfollikel, welche auf dem Wege einfacher Abschwellung rückgängig wird, bei gelind verlaufenden Typhen mit nur geringer Temperatursteigerung vorkomme; er schliesst ferner aus der Häufigkeit ausgedehnter und tiefer Erkrankung des Darmcanals auf die grosse Intensität des Baseler Typhus. In der That befinden sich unter den 250 Fällen, deren wesentlichen Befund Hoffmann seiner Arbeit vorausschickt, nur 24, bei welchen sich keine Ulceration oder von solcher zurückgebliebene Narben nachweisen liessen. Von den eben erwähnten 24 Fällen aber gehörten 9 der ersten bis zweiten Krankheitswoche an und zeigten dementsprechend mehr oder weniger stark entwickelte markige Schwellung, in 11 Fällen aus späteren Krankheitsstadien, bei welchen ausdrücklich in Rückbildung ohne Ulceration begriffene Schwellung angegeben wird, handelte es sich ausnahmslos um schwere Complicationen, namentlich mit chronischer Pneumonie, Pleuritis, Abortus u. s. w., in 4 Fällen endlich, wo der Tod erst längere Zeit nach abgelaufenem Typhus, an Marasmus oder Nachkrankheiten erfolgte, waren wenigstens die stark pigmentirten, zum Theil punktirten Plaques als Zeugen des durchgemachten Typhus vorhanden. Nicht ein Fall von Hoffmann lässt sich mit unserer Beobachtung in Parallele stellen.

Auch die neueste Bearbeitung des Abdominaltyphus von Liebermeister (Handb. der speciellen Pathologie u. Therapie von Ziemssen. II. 2. Aufl.) schliesst sich hinsichtlich des Verhältnisses der Darmaffection zur Allgemeinkrankheit den oben dargelegten Anschauungen, namentlich denjenigen von Griesinger an; es wird ausdrücklich hervorgehoben, dass in der erwähnten Richtung keine genaue Proportionalität bestehe, dass jedoch in der Regel die Fälle, welche sich durch besonders schweren und lange dauernden Verlauf auszeichnen, auch eine intensive und extensive Localisation im Darm erwarten lassen.

Die Geringfügigkeit der Darmveränderung in unserem Fall tritt, wenn man den Krankheitsverlauf in der ersten Periode in Betracht zieht, in keinen directen Widerspruch zu den eben besprochenen Anschauungen, ist doch in diesem ersten Stadium der Verlauf ein so milder gewesen, dass eine auf dem Wege der einfachen Resolution rückgängige leichte Darmerkrankung wohl vorausgesetzt werden konnte. Andererseits haben wir schon hervorgehoben, dass nach den herrschenden Ansichten für die zweite schwere Krankheitsperiode um so mehr das Auftreten einer neuen Darmerkrankung anzunehmen war, als keinerlei Complication vorlag, welche die schweren Symptome hätte erklären können. Gerade hinsichtlich dieses Punktes, dass sowohl die Typhusnachschübe als die eigentlichen Recidive von einer frischen Darmerkrankung begleitet würden, herrscht unter den Autoren die grösste Uebereinstimmung, wir führen als Vertreter dieser Ansicht ausser den bereits erwähnten noch Stewart, Thierfelder, Wunderlich, Peacock an; speciell hat auch Liebermeister noch in neuester Zeit sich in diesem Sinne ausgesprochen (l. c. S. 199), indem er nur die von Biermer als Nachfieber bezeichneten Fieberanfälle von kürzerer Dauer nicht aus einer neuen Localerkrankung ableitet, um so bemerkenswerther ist es, dass Trousseau (Clinic. méd. S. 158) die frische Darmerkrankung beim Rückfall leugnet, es ist daher wahrscheinlich, dass ihm ähnliche Beobachtungen wie die unsrige vorgelegen.

Der vorliegende Fall gab die Veranlassung, die Sectionsbefunde der im Dresdener Krankenhause in den Jahren 1870 bis 1877 tödtlich verlaufenen Typhusfälle einer Durchsicht zu unterwerfen, um hierbei festzustellen, wie sich am hiesigen Orte in dem erwähnten Zeitraum die typhöse Darmerkrankung verhalten hat. Es erschien ja von vornherein nicht unmöglich, dass die Ausbildung derselben gegenüber den gewöhnlichen Befunden an anderen Orten eine gewisse Verschiedenheit zeigen könne, bietet doch der Abdominaltyphus in der Art seines Auftretens zu verschiedenen Zeiten und an verschiedenen Orten unverkennbare Ungleichheiten, die sich namentlich auch in der verschiedenen Höhe der Mortalitätsziffer aussprechen. Als Vergleichsobject benutzten wir in dieser Richtung die Untersuchungen von Hoffmann; abgesehen davon, dass sie sich für einen derartigen Zweck durch die genaue von kundiger Hand ausgehende Wiedergabe der anatomischen Befunde besonders eignen, war für den Vergleich besonders günstig, dass in dem von Hoffmann bearbeiteten Zeitraum der Typhus in Basel besonders intensiv und häufig auftrat, während in dem Verlauf der letzten acht Jahre in Dresden nur eine geringe Typhusmorbilität herrschte, welche nur selten in mässigem

Grade anschwoll, während auch die geringere Mortalität eine mindere Intensität der Typhusinfection für Dresden annehmen lässt.

Die Typhusmorbilität, so weit sie sich aus der Zahl der im städtischen Krankenhause aufgenommenen Typhusfälle erkennen lässt, war seit dem Jahre 1850 bedeutenden Schwankungen unterworfen; so betrug in den Jahren 1850 bis 1860 die höchste Zahl der Jahresaufnahmen, welche auf das Jahr 1859 fiel: 252, die geringste im Jahre 1850: 92; in dem darauf folgenden Jahrzehnt ist ein Ansteigen der Morbilität zu erkennen, indem hier die Jahre 1861 und 1862 mit 433 nnd 338 Aufnahmen figuriren und das Jahr 1869 mit 89 Fällen die geringste Ziffer aufweist; in den letzten acht Jahren (1870 bis 1877) ist wiederum eine erhebliche Abnahme der Morbilität zu erkennen, die höchste Zahl zeigt hier das Jahr 1871 mit 182 Fällen, die geringste 1877 mit 60 Fällen. Deutlicher noch gehen diese Unterschiede in der Krankheitsfrequenz für die erwähnten Zeiträume aus den Gesammtzahlen der Aufnahmen, denen wir gleich die Sterblichkeitsziffer beifügen, hervor.

1850—1859: 1343 Typhusaufnahmen — 164 Todesfälle (12,3 pCt.).
1860—1869: 2044　　　　　„　　　　　— 266　　　„　　　(13,0　„　).
1870—1877:　991　　　　　„　　　　　— 112　　　„　　　(11,0　„　).

Was die Mortalität betrifft, so lässt sich aus den vorstehenden, eine grössere Anzahl von Jahren zusammenfassenden Zahlen der Schluss ableiten, dass zwischen der Höhe der Mortalitäts- und Morbilitätsziffer ein gerades Verhältniss bestehe; bei Betrachtung der Einzeljahre lässt sich jedoch dieser Satz nicht aufrecht erhalten; im Decennium 1850 bis 1859 schwankt die Sterblichkeit von 7 bis 16 pCt., die höchste Ziffer fällt allerdings auf das Jahr 1859, welches die höchste Morbilität aufweist, gleich daneben stehen aber mit 15,2 pCt. und 14,3 pCt. die Jahre 1850 und 1854 mit der niedrigsten Krankenzahl; auch im folgenden Decennium zeigt zwar das Jahr 1861 neben der höchsten Krankenziffer eine Mortalität von 18,2 pCt. und hier weist auch das Jahr 1869 mit der geringsten Krankenzahl die niedrigste Sterblichkeitsziffer mit 8,1 pCt. auf, doch steht hierzu im Widerspruch, dass im Jahre 1862 mit der hohen Morbilitätsziffer von 338 die Mortalität 13,7 pCt. beträgt, dagegen im Jahre 1860 bei 154 Fällen 16,9 pCt. Am meisten widersprechen die Zahlen der letzten acht Jahre der Gültigkeit des oben ausgesprochenen Satzes für die einzelnen Jahre; denn hier stellt sich gradezu ein umgekehrtes Verhältniss zwischen der Höhe der Morbilität und der Mortalität heraus, indem das Jahr 1874 mit 160 Krankheitsfällen eine Mortalität von nur 7,9 pCt., dagegen das Jahr 1877 mit nur 60 Krankheitsfällen eine von 18 pCt. erkennen lässt.

Es ergiebt sich aus dem Angeführten, dass im Allgemeinen in den letzten acht Jahren die Typhusmorbilität am hiesigen Orte erheblich abgenommen hat und dass, wenn man grössere Zeitabschnitte vergleicht, eine Verminderung der Sterblichkeitsziffer zu erkennen ist, die jedoch der ersterwähnten Abnahme keineswegs proportional ist und dadurch noch an Bedeutung verliert, dass in den Einzelnjahren die Mortalitätsziffer sehr bedeutenden Schwankungen unterworfen ist, welche in keinem festen Verhältniss zur Höhe der Mortalität stehen.

Die angeführten Data sollen an diesem Orte lediglich ein Bild des allgemeinen Verhaltens der Typhusbewegung im hiesigen Krankenhause gewähren, um an der Hand desselben die oben aufgeworfene Frage nach dem Verhältniss der typhösen Darmaffection zu der Typhusbewegung, namentlich der in den einzelnen Jahren beobachteten Intensität der Erkrankungen zu prüfen. Von anderen Gesichtspunkten aus, namentlich auch mit Berücksichtigung der Frage, ob im hiesigen Krankenhause der Einfluss der antipyretischen Behandlung statistisch zu belegen sei, ist dasselbe Material bereits an einem anderen Orte vom Herrn Geh. Medicinalrath Fiedler (Jahresber. der Gesellsch. f. Natur- u. Heilkunde in Dresden. 1876. S. 77) besprochen worden.

Bum Behuf der bezeichneten Eröterung wurden die Typhustodesfälle der erwähnten Zeitperioden nach den einzelnen Jahren tabellarisch geordnet, indem die Fälle getrennt worden, je nachdem der Tod in der ersten oder zweiten Krankheitswoche, in der dritten bis fünften Woche oder nach der letzteren eingetreten; jede dieser Abtheilungen wurde wieder in drei Columnen gespalten, je nachdem die Darmaffection nach ihrer Intensität und Ausbreitung als eine geringe, mässige oder hochgradige zu bezeichnen war. Für die ersten Wochen war in dieser Richtung die Stärke der Schwellung, resp. der bereits vorhandenen Verschorfung als massgebend angesehen, während für die dritte bis fünfte Woche die einfache Abschwellung als gering, der reticulirte Zustand und die flache und theilweise Geschwürsbildung als mässig, die tiefe Verschorfung und Geschwürsbildung als hochgradig bezeichnet wurden; für die letzte Krankheitsperiode wurde in entsprechender Weise das Vorhandensein einfacher Abschwellung und Pigmentirung, zweitens des pigmentpunctirten Zustandes und partieller Narbenbildung, drittens der Befund von ausgedehnten Geschwüren und Narben als leitend für die Verwendung der Bezeichnungen angesehen. Es ist selbstverständlich, dass geringere Veränderungen, welche neben hochgradigeren in demselben Darmcanal vorlagen, unberücksichtigt blieben.

Aus den in dieser Weise aufgestellten Uebersichten, bei welchen jedoch wegen der nur lückenhaften Unterlagen die Jahre 1850 bis 1859 ausser Beachtung blieben, konnte wohl im Allgemeinen auf den Charakter der am hiesigen Ort beobachteten Darmaffection geschlossen werden; ehe jedoch über den Einfluss, welchen möglicherweise die Intensität der Darmaffection auf die Mortalität haben konnte, etwas Bestimmtes auszusagen war, erschien es unumgänglich, diejenigen Complicationen, welche von Einfluss auf den tödtlichen Ausgang sein konnten und welche sich nicht (wie z. B. die Peritonitis) als eine directe Folge der Darmaffection darstellten, zu berücksichtigen; es wurde zu diesem Zweck eine zweite Tabelle aufgestellt, welche die uncomplicirten und die mit Complicationen der angedeuteten Art verbundenen Fälle umfasste, jedoch auch hier fand eine Trennung nach Massgabe der Intensität der Darmaffection statt. Es muss hinsichtlich der eben erwähnten Zusammenstellung hervorgehoben werden, dass eine solche Anordnung der Fälle immer etwas Willkürliches hat, sind doch manche Complicationen hinsichtlich ihres Einflusses auf den tödtlichen Ausgang gar nicht abschätzbar, während für andere zwar keineswegs bedeutungslose, aber in ihrem anatomischen Bilde weniger scharf hervortretende Veränderungen (wir erwähnen z. B. die verschiedenen Grade parenchymatöser Entartung des Herzfleisches, der Leber und Nieren) die nicht immer in gleicher Weise ausführlichen Sectionsberichte keine genügende Grundlage boten. Aus diesen Gründen war Beschränkung auf bestimmte nicht zu übersehende Complicationen von zweifellos ernster Bedeutung geboten; es gehören hierher die verschiedenen Formen der Pneumonie, die Lungeninfarcte, der Lungenbrand, die Tuberculose, ferner die Meningitis, Parotitis und die metastatischen eitrigen Entzündungen verschiedener Organe. Gibt eine derartige Uebersicht an sich auch kein genaues Bild von dem Einfluss der Complicationen auf die Typhusmortalität, so waren doch, und das genügt für den vorliegenden Zweck, die nach gleichen Gesichtspunkten aufgestellten Data unter einander wohl vergleichbar.

Ueberblicken wir zunächst das Resultat, welches die Vergleichung der Darmaffection nach ihrer Intensität in den verschiedenen Typhusjahrgängen im Dresdener Krankenhause ergibt, so muss hierbei vorausgeschickt werden, dass bei den vorhandenen Unterlagen nur die Jahre 1860 bis 1877 berücksichtigt werden konnten und zwar besonders die Jahre 1860 bis 1865 einerseits und 1870 bis 1877 andrerseits, der erst bezeichnete Zeitraum umfasst 1343 Krankheitsfälle mit 192 Todesfällen (14 pCt.). Es ergibt sich nun entsprechend dieser hohen Krankheits- und Sterblichkeitsziffer im Vergleich mit den letztbezeichneten acht Jahren eine unverkennbare grössere Intensität der Darmerkrankung, wie sich sofort aus der folgenden summarischen Uebersicht erkennen lässt.

1860 bis 1865 zeigten von 192 Todesfällen
> 64 pCt. hochgradige, 30 pCt. mässige, 6 pCt. geringe Darmaffection;

1870 bis 1877 zeigten von 112 Todesfällen
> 61 pCt. starke, 23 pCt. mässige und 16 pCt. geringe Darmaffection.

Aus den bereits oben angeführten Zahlen geht hervor, dass die Mortalität der letzten sieben Jahre 11,2 pCt. beträgt; es scheint somit wenigstens beim Ueberblick grösserer Zeitabschnitte, ein gewisser Parallelismus zwischen der Ausbildung der Darmaffection und der Mortalität zu bestehen. Der Unterschied in der Entwicklung der typhösen Darmerkrankung lässt sich noch deutlicher als durch die bereits angeführten Zahlen aus der verschiedenen Häufigkeit mehr oder weniger ausgedehnter Dickdarmerkrankung erkennen. Im Allgemeinen ist ja die Betheiligung dieser Darmpartie das Kennzeichen eines mit besonders starker Ausbildung der Darmerkrankung einhergehenden Falles, wie das bereits von E. E. Hoffmann hervorgehoben worden. Es war nun in den Jahren 1860 bis 1865 bei 52 pCt. der Fälle typhöse Erkrankung der Dickdarmfollikel vorhanden, dagegen 1870 bis 1877 nur bei 19 pCt.

Auch darin spricht sich der hervorgehobene Unterschied aus, dass die ohne den Hinzutritt bestimmter Complicationen tödtlich verlaufenen Fälle, welche besonders in die zweite bis dritte Krankheitswoche fallen, von 1860 bis 1865 35 pCt. der Todesfälle ausmachen, dagegen in den letzten acht Jahren nur 25 pCt.

Betrachtet man weiter die einzelnen Jahre, die in den angeführten Zeiträumen enthalten sind, so gilt auch hier der Satz, dass dort wo eine hohe Mortalität besteht, die Darminfection intensiver, die Betheiligung des Dickdarms häufiger hervortritt und der tödtliche Ausgang uncomplicirter Fälle öfter beobachtet wird; nur insofern bedarf dieser Satz noch einer Einschränkung, als das Gesagte vorzugsweise von denjenigen Jahrgängen gilt, wo eine erhöhte Krankenziffer beobachtet wird, weniger von solchen Jahren, welche neben einer geringen Krankenzahl eine relativ hohe Sterblichkeit zeigen. Auf die einzelnen Zahlen unserer Tabellen, welche das Ebengesagte belegen, soll hier nicht eingegangen werden.

Vergleicht man nun mit den angeführten Resultaten die Erfahrungen, wie sie in den Jahren 1865 bis 1867 in Basel gemacht wurden und wie sie in der bereits mehrfach citirten Arbeit von E. E. Hoffmann nieder gelegt sind, so ist das Ergebniss mit dem eben Gesagten in Uebereinstimmung. Die Mortalität während der angeführten Zeit betrug nahezu 15 pCt. (während sie in Dresden in demselben Zeitraum nicht ganz 12 pCt. zeigt), die Intensität der Darmerkrankung ergibt sich aus den folgenden nach den Angaben von Hoffmann berechneten Zahlen.

1865 bis 1867 zeigten von 250 Todesfällen des Basler Krankenhauses:

78 pCt. hochgradige,   13 pCt. mässige,   9 pCt. geringe Darmaffection.

Die Betheiligung des Dickdarmes wurde in Basel bei 40,3 pCt. notirt. Ferner ist hervorzuheben, dass bei 37 pCt. der Basler Fälle keine Complication der oben bezeichneten Art bemerkt ist. Die Differenz gegenüber den letzten acht Jahren in Dresden ergibt sich noch deutlicher aus der Thatsache, dass, während sich die einfachen Mortalitätsprocente beider Orte annähernd wie 15 zu 11 verhalten; wenn man die ohne Complication tödtlich verlaufenen Fälle ausser Rechnung bringt, eine fast gleiche Ziffer von 9 pCt. übrig bleibt. Man möchte hieraus schliessen, dass das Mehr der Sterblichkeit für Basel durch jene schweren Typhusfälle gedeckt wird, welche ohne Hinzutritt complicirender Momente in den ersten Krankheitswochen tödtlich verlaufen und welche fast stets durch das Vorhandensein einer ausgebreiteten Darmerkrankung ausgezeichnet sind.

Es mag hier noch erwähnt werden, dass im Ganzen in der Art der auftretenden Complicationen Uebereinstimmung zwischen den hiesigen und den Basler Verhältnissen besteht; die wichtigste Complication ist an beiden Orten die Pneumonie, häufiger in der catarrhalischen und lobulären Form als in Form der croupösen lobären Entzündung; in Dresden waren im Ganzen 32 pCt. der Fälle mit acut pneumonischen Processen complicirt, in Basel 40 pCt., auch der Lungenbrand trat in entsprechender Weise häufiger am letzterwähnten Orte auf. Bemerkenswerth ist es, dass an beiden Orten die Häufigkeit von Tuberculose als Complication oder Nachkrankheit sich gleich verhält. Dagegen sind gewisse Complicationen bei der Basler Epidemie weit häufiger beobachtet worden als in Dresden, so namentlich Kehlkopfgeschwüre, diphtheritische Rachenaffectionen, dysenterische Darmverschwärungen.

Ein näheres Eingehen auf diese Verhältnisse liegt ausserhalb des Planes dieser Arbeit, nur das Eine möge hinsichtlich einer Complication, welche sich als directe Folge der Darmaffection darstellt, hervorgehoben werden, dass die Häufigkeit von Peritonitis in den letzten acht Jahren in Dresden nicht hinter dem Vorkommen in Basel zurücksteht, an beiden Orten wurde diese Complication bei mehr als 10 pCt. der Fälle beobachtet, jedoch schlossen sich von den 14 in Dresden vorgekommenen Fällen nur sieben an Perforationen an, in Basel von 26 Fällen dagegen 19.

Ueberblicken wir das Ergebniss unserer Untersuchungen, welche hier allerdings nicht in ihren Einzelnheiten, sondern nur in grossen Zügen wiedergegeben sind, so ist es unverkennbar, dass im Ganzen dasselbe zu Gunsten der Annahme eines gewissen Parallelismus zwischen der Intensität des Typhus (in Krankheits- wie Sterblichkeitsziffer) und der Ausbildung der typhösen Darmaffection spricht. Es wäre von Interesse, eine derartige Untersuchung auch auf solche Orte auszudehnen, an welchen der Abdominaltyphus günstigere oder ungünstigere Sterblichkeitsverhältnisse als in Basel und in Dresden zeigt. Ferner wäre es wünschenswerth zu erfahren, ob auch an anderen Orten wie in Dresden entsprechend der Abnahme der Typhussterblichkeit im Grossen und Ganzen die Darmerkrankung an Stärke verloren hat. Natürlich können alle solche Untersuchungen nicht auf Zahlen von absoluter Genauigkeit gestützt sein, doch wird sich immerhin, wenn nur von gleichartigen Gesichtspunkten ausgegangen wird, ein vergleichbares Resultat ergeben.

Es ist ja eine derartige Untersuchung nicht allein von Werth für die locale und zeitliche Characteristik des Abdominaltyphus auf pathologisch-anatomischer Grundlage, sondern auch für die pathologische Frage, ob das Typhusgift im Darm, wo es aller Wahrscheinlichkeit nach in das Innere des Organismus aufgenommen wird, in gleicher Intensität seine Wirkungen geltend macht wie es nach der Aufnahme in die Säftemasse seine Allgemeinwirkungen entfaltet.

Blicken wir auf den Fall zurück, der den Ausgangspunkt dieser Arbeit bildet, so wird er uns nach dem angeführten Resultat des Ueberblicks über eine grössere Zahl von Fällen um so mehr als ein exceptioneller erscheinen müssen und wir werden demgemäss voraussetzen müssen, dass ganz besondere Bedingungen vorhanden sein müssen, welche es möglich machten, dass trotz der geringen Localaffection und ohne einen frischen Nachschub der letzteren, sowie ohne das Auftreten irgend welcher Complication, die in der Anfangsperiode leicht verlaufene Krankheit, die sich bereits scheinbar der Reconvalescenz zuwendete, plötzlich einen schweren und zum Tode führenden Verlauf annahm. Bereits oben wurde bemerkt, dass sich bei Hoffmann unter 250 Todesfällen kein einziger von gleichen Verhältnissen auffinden liess und es kann dem hinzugefügt werden, dass auch die Durchsicht einer noch grösseren Zahl von Einzelfällen des Dresdner Krankenhauses kein Seitenstück ergeben hat.

V.

Einiges über Augenuntersuchungen

vom

Oberstabsarzt 1. Cl. Dr. **R. Tietz,**
Lehrer bei dem militärärztlichen Fortbildungscursus.

Die Untersuchung des Auges kann sowohl auf objective als auch auf subjective Weise vorgenommen werden. Gewöhnlich werden beide Untersuchungsmethoden mit einander verbunden, indem so die eine durch die andere controlirt und ergänzt wird. Einen besonderen Werth hat indess die objective Methode, namentlich auch für uns Militärärzte, weil sie uns in vieler Beziehung unabhängig von den Angaben des Untersuchten macht.

Die objective Untersuchung, insoweit es sich um Erkrankungen des Augengrundes, um Bestimmung der Refraction und um die Prüfung der Durchsichtigkeit der brechenden Medien handelt, wird, wie bekannt, mittelst des Augenspiegels vorgenommen. In letzterer Beziehung, d. h. in Bezug auf die Prüfung der Reinheit der brechenden Medien, haben wir daneben noch die Untersuchung mittelst der focalen oder seitlichen Beleuchtung, die jedoch nur über die Verhältnisse im vorderen Abschnitte des Auges: Hornhaut, Iris, Kammerwasser und Linse Aufschluss geben kann.

Wenn wir auch durch die Augenspiegeluntersuchung einen genauen Einblick in die Verhältnisse des Auges gewinnen und einen Schluss auf die Leistungsfähigkeit des Auges machen können, so muss doch durch die subjective Functionsprüfung noch der thatsächliche Beweis geliefert werden, was für uns Militärärzte gegenüber den verschiedensten Vortäuschungen oft zu den schwierigsten Aufgaben zählt.

Im Allgemeinen wird die Aufeinanderfolge beider Methoden, wie schon hier gesagt werden soll, von den jeweiligen Verhältnissen, nicht minder aber auch von der Uebung des Untersuchers abhängen. Eine überall zutreffende Regel, mit welcher Methode man die Untersuchung einzuleiten habe, lässt sich nicht geben. — Bei Massenuntersuchungen wird man mit der subjectiven Methode beginnen. Es werden hierbei diejenigen ausgeschieden, welche bei normaler Sehschärfe (S $\frac{20}{20}$ nach Snellen) unter Verhalten von convex 0,5 eine derartige Verschlechterung ihres Sehers erfahren, dass Sn xx in 20' nicht mehr unterschieden werden kann. Man würde diese als Emmatropen ansehen können, sofern man sich nur erinnert, dass hierbei M < 0,5 bei S > $\frac{20}{20}$ mit unterlaufen wird. Bei denjenigen der Prüfungsobjecte aber, bei welchen unter Vorhalten von convex 0,5 keine Verschlechterung ihres Sehens eintritt, kann man sofort zur Bestimmung der masfesten Hyperopie vorschreiten.

Wenn einen aber die Frage bedenklich macht, ob die Sehschärfe, wenn sie jetzt $\frac{20}{20}$ ist, nicht vielleicht vor einiger Zeit noch eine grössere gewesen sei und somit S $\frac{20}{20}$ schon eine pathologische Herabsetzung bedeute, so wird man freilich die Spiegeluntersuchung auf alle Untersuchungsobjecte auszudehnen haben. Uebrigens kann man auch bei S $\frac{20}{20}$ wie bekannt, verschiedene pathologische Veränderungen antreffen. So sind mir exquisite Fälle von areolärer Choroiditis vorgekommen, bei denen, weil die Stelle des directen Sehens noch durchaus gut, S $\frac{20}{20}$ vorhanden war; auch war bei den kleinen Herden ein Ausfall in der Peripherie nicht nachzuweisen.

Jedenfalls aber wird man Alle, deren Sehen bei der Probe an der Snellen'schen Tafel herabgesetzt sich erweist ($< \frac{20}{20}$) zur Feststellung der Sehstörung ev. der Amatropia der Spiegeluntersuchung unterwerfen.

Im Einzelfalle, wo sich der zu Untersuchende bei Abwesenheit äusserer Entzündungserscheinungen mit der Klage über eine Sehstörung vorstellt, wird man in den meisten Fällen sofort zum Augenspiegel greifen und sich so mit einem Blicke orientiren Beim Planspiegel und dessen geübtem Gebrauche ist eine etwaige Blendung, welche eine nachfolgende subjective Prüfung benachtheiligen könnte, nicht zu fürchten.

Bei den ophthalmiscopischen Untersuchungen, wie sie hierorts geübt werden, bedienen wir uns fast ausschliesslich des Planspiegels von Coccius. Schon v. Gräfe hat, wie Michaelis mittheilt[1]), mit Vorliebe den Spiegel von Coccius benutzt. Dieser Spiegel trägt seitlich durch ein Kugelgelenk allseitig beweglich eine Spange zur Aufnahme eines Convexglases, meist convex 12 = 3 Dioptrien. — Ein Planspiegel wirft bekanntermassen parallel auffallendes Licht parallel zurück; divergentes so divergent als kämen die Strahlen von einem Punkte hinter dem Spiegel, der gleich der Entfernung der Leuchtquelle vor dem Spiegel; convergent auffallende Strahlen werden nach einem Punkte reflectirt der gerade so weit vor dem Spiegel liegt, als wie der imaginäre Vereinigungspunkt hinter dem Spiegel.

Der an dem Coccius'schen Planspiegel befindlichen Convexlinse

---

[1]) Albrecht v. Gräfe, sein Leben und Wirken. Berlin 1877, S. 112.

kann man eine solche Stellung geben, dass die von der Lampe ausgehenden Lichtstrahlen dieselbe passiren müssen, ehe sie auf die Spiegelfläche fallen. Ist hierbei die Entfernung der Lampe von der Linse gleich der Hauptbrennweite derselben, so wird das Licht nach dem Durchgange durch die Linse parallel auf den Spiegel fallen. Steht die Lampe weiter als um die Hauptbrennweite der Linse von letzterer ab, so wird das Licht nach Durchgang durch die Linse convergent die Spiegelfläche treffen. Befindet sich die Leuchtquelle innerhalb der Hauptbrennweite der Linse, so wird das Licht zwar noch divergent durch die Linse auf den Spiegel fallen, aber die Divergenz wird eine geringere sein als vorher. Im Allgemeinen wird also bei der angedeuteten Verwendung der Linse das Licht durch dieselbe gesammelt und der Beleuchtungseffect erhöht, bezüglich das Erleuchtungsfeld vergrössert. Rutenberg[1] empfiehlt zu letzterem Zwecke vor eine starke Leuchtquelle (Argand-Brenner) mit Reflector ein transparenses Medium, wie Milchglas, zu setzen und dann mit diesem diffusen Lichte zu untersuchen.

Eine andere Verwendung findet die Convexlinse, indem man sie auf die hintere Fläche des Spiegels umlegt. Man benutzt dann dieselbe als Lupe und kann sich auf diese Weise Objecte im vorderen Abschnitte des Auges unter entsprechender Vergrösserung zur Anschauung bringen.

Endlich kann drittens noch die Convexlinse auf die Spiegelfläche selbst gelegt werden. Wir erhalten damit der Wirkung nach einen, dem Krümmungsradius der Linse entsprechenden Concavspiegel und entspricht diese Vorrichtung, insofern die hintere Fläche der Glaslinse gleichsam als belegt anzusehen ist, einem centrirten heterocentrischen Spiegel. Wir benutzen diese Combination zur Untersuchung im umgekehrten Bilde, wobei der centrale Theil der Linse, der auf das Loch im Spiegel zu liegen kommt, mithin nicht belegt ist, seine Wirkung als Convexlinse beibehält. Es ist dann dasselbe, als ob wir hinter einem Concavspiegel eine Convexlinse anbringen. Wir betrachten dadurch das reelle Bild des Augenhintergrundes noch wie durch eine Lupe, sobald wir uns nämlich mit unserem Spiegel soweit angenähert haben, dass das reelle Bild innerhalb der Brennweite der Linse zu liegen kommt. Wir gewöhnen uns hierdurch mit möglichst geringem Accomodationsaufwand zu sehen, was uns bei der Untersuchung im aufrechten Bilde zu Statten kommt. Die Vergrösserung ist bei dieser Lupe von 3 Dioptrien nicht derart, dass dadurch die Uebersichtlichkeit des umgekehrten Bildes beeinträchtigt würde.

Durch die Einfachheit seiner Einrichtung und die Vielseitigkeit seiner Verwendung erscheint uns der Spiegel von Coccius besonders empfehlenswerth.

Haben wir eine Spiegeluntersuchung vorzunehmen, so dürfte im Allgemeinen die Untersuchung in der Weise durchzuführen sein, dass man das Auge mit dem Planspiegel zuvörderst aus einiger Entfernung beleuchtet. Man kann hierbei, insbesondere wenn das untersuchte Auge atropinisirt ist, die feinsten Trübungen und Facettirungen der Hornhaut erkennen, um so mehr, wenn man kleine Drehungen mit dem Spiegel ausgeführt, wobei sich dann wechselnde Streifen und Schattirungen, oft

---

[1] Klinische Monatsblätter für Augenheilkunde 1877, S. 375 u. ff.

perlmutterartig, bemerkbar machen. In solchem Falle wird dann die seitliche Beleuchtung noch weiteren Aufschluss über Ort und Ausdehnung dieser Trübungen zu geben im Stande sein. — Hat man aus einiger Entfernung das Auge beleuchtet, so nähert man sich mit dem Spiegel allmälig an und beobachtet hierbei, ob Theile des Augengrundes schon aus einiger Entfernung sichtbar werden und bei der Annäherung an Deutlichkeit zunehmen und auch durch Vorsetzen eines zunächst schwachen Convexglases nichts an Deutlichkeit verlieren (H); oder ob, wenn sie sichtbar waren, sie bei der Annäherung wieder verschwinden und dann erst mittelst eines Concavglases der Hintergrund wieder zur Anschauung kommt (M) oder ob überhaupt erst in der Nähe der Augengrund deutlich wird und durch Vorsetzen eines schwachen Convexglases an Deutlichkeit verliert (E). Hierauf kann man, um ein übersichtliches Bild des Augengrundes zu gewinnen, zur Untersuchung im umgekehrten Bilde übergehen. Das umgekehrte Bild wird man auch zu benutzen haben, um bei Trübungen der Medien durch die stärkere Beleuchtung womöglich noch einen Einblick in den Hintergrund zu gewinnen.

In diesem Gange der Untersuchung ist zugleich die Refractionsbestimmung angedeutet worden, zu welcher wir uns nun des Näheren wenden wollen.

Die Bestimmung der Refraction ist der schwierigste Theil der ophthalmoscopischen Technik und eignet sich insbesondere hierzu die Untersuchung im aufrechten Bilde mittelst des Planspiegels, denn bei der Untersuchung im umgekehrten Bilde dürfte es ohne Weiteres nicht möglich sein sich darüber Rechenschaft zu geben, ob das, durch das zwischen Auge und Spiegel eingeschaltete Convexglas entworfene reelle Bild im Hauptbrennpunkte dieses Convexglases seine Lage hat oder diesseits oder jenseits desselben, d. h. danach bestimmen zu wollen, ob Emmetropie, Myopie oder Hypermetropie vorhanden ist. Die Sicherheit und Einfachheit im Verfahren bei der Bestimmung der Refraction im aufrechten Bilde legt uns nicht die Nothwendigkeit nahe anderweite Methoden aufzusuchen. Wohl bringt man es in der Untersuchung im aufrechten Bilde nicht rasch zu einiger Fertigkeit und zieht deswegen, wie man immer Gelegenheit hat zu beobachten, die Untersuchung im umgekehrten Bilde vor; hat man es aber einmal dahin gebracht, so befreundet man sich auch sehr mit dieser Methode der Untersuchung und Refractionsbestimmung. Daneben sei noch bemerkt, dass auch zu feineren Beobachtungen wie z. B. zur Wahrnehmung des Venenpulses, ferner zu Messungen von Niveauveränderungen u. s. w. die Untersuchung im aufrechten Bilde herbeizuziehen ist.

Da die Macula lutea ein geeignetes Object des Augenhintergrundes zur Bestimmung der Refraction nicht abgiebt, so ist von der wegen ihres Gefässreichthums dazu sehr geeigneten Pupille auszugehen. Obwohl eine geringe Niveaudifferenz zwischen beiden besteht, so wird doch dadurch das Resultat nicht alterirt. Ein solcher Fall würde nur dann eintreten, wenn sehr periphere Stellen des Augenhintergrundes, an welchen ein geringerer Brechwerth besteht, Verwendung finden.

Indessen hat neuerdings H. Schmidt-Rimpler[1]) eine Methode an-

---

[1]) Berliner klinische Wochenschrift 1877 No. 3 u. 4, und Deutsche militärärztliche Zeitschrift 1877 Heft 7.

gegeben, nach welcher eine solche Bestimmung im umgekehrten Bilde sich ausführen lässt: Ein Gitterquadrat wird vor die Beleuchtungslampe gestellt und während Gitter, Concavspiegel und untersuchtes Auge möglichst in einer horizontalen Ebene sich befinden, wird die Entfernung festgehalten, bei welcher das Gitterbild scharf auf der Netzhaut erscheint. Hierauf bestimmt man die relative Brennweite des Concavspiegels durch Entwerfen des Gitterbildes auf eine vorn am Instrumente angebrachte Hartgummiplatte, zieht diese so gefundene Brennweite von der gesammten zuerst festgestellten Entfernung ab und findet auf diese Weise den Abstand des reellen Bildes von der Convexlinse. Setzt man die Lampe in den Forus einer Convexlinse, so fällt das Licht parallel auf die concave Spiegelfläche und findet dann im Hauptbrennpunkte des Spiegels seine Vereinigung. Entwirft man durch Convex 4 das umgekehrte reelle Bild des Augenhintergrundes, so entspricht jeder Entfernungsunterschied von $\frac{1}{8}''$ nach disseits oder jenseits vom Hauptbrennpunkte einer Ametropie von $\frac{r}{128}$.

Burchardt[1]) hat schon früher der Refractionsbestimmung im umgekehrten Bilde das Wort geredet. Derselbe hat nun auch die Methode von Schmidt-Rimpler weiter ausgeführt und hierbei nach dem Gesetz der conjugirten Brennweiten zur Berechnung die Formel $\frac{f^2}{n}$ aufgestellt. Benutzt man, wie Burchardt es thut, eine Convexlinse von 10 Dioptrien, so ist $f^2 = 100$; n ist der Abstand des Bildes vom Hauptbrennpunkte dieser Convexlinse, den man zu suchen hat. Verlegt man beispielsweise den Fernpunkt seines eigenen Auges durch Vorsetzen eines Convexglases in eine Entfernueg von 12 Ctm. und betrachtet nun das von der Linse von 10 D. — welche um den Abstand ihrer Brennweite vor dem Knotenpunkte des untersuchten Auges gehalten wird — entworfene Bild und geht hierbei allmälig mit dem Kopfe zurück, so gelangt man endlich an einen äussersten Punkt, an welchem das reelle Bild des Augenhintergrundes eben noch scharf gesehen wird. Das Bild liegt solchen Falls im relativen Fernpunkt des beobachtenden Auges. Hätte man durch den am Apparat befindlichen Massstab gefunden, dass unter den angegebenen Verhältnissen die Entfernung vom Convexglase von 10 D. bis zum Auge des Beobachters gleich 20 Ctm. wäre, so würde das reelle Bild, indem man den Abstand des relativen Fernpunktes des beobachtenden Auges = 12 Ctm. von 20 Ctm. abzieht, in 8 Ctm. vor der Linse seine Lage haben und n würde sein $10 - 8 = 2$. Das untersuchte Auge hätte diesfalls eine Myopie von $\frac{100}{2} = 50$ Ctm. $= 2$ Dioptrien.

Hat man es mit einer höhergradigen Hyperopie zu thun, so wird das Bild weit jenseits des Hauptbrennpunktes der Linse entworfen werden und an Deutlichkeit verlieren und für die Bestimmung sich nicht eignen. In diesem Falle muss eine Linse von 20 Dioptrien benutzt werden. Die Formel heisst dann $\frac{5^2}{n} = \frac{100}{4\,n}$. — Für höhergradige Kurz-

---

[1]) Deutsche militärärztliche Zeitschrift 1874, Heft III.

sichtigkeit wird empfohlen, das direct vom Augenhintergrunde entworfene Bild zur Bestimmung zu benutzen. — Bei diesen erwähnten Verfahren macht sich jedesmal die Atropinisirung behufs Ausschliessung der Accommodation des untersuchten Auges nöthig. Burchardt hat seinen Apparat so eingerichtet, dass er auch zur subjectiven Bestimmung der Refraction und insbesondere auch zur Bestimmung des Astigmatismus durch Linsen, welche um ihre Hauptbrennweite vom Knotenpunkte des Auges abstehen, verwendbar ist.

Es ist deswegen hier besonders auf diese Art der Refractionsbewegung im umgekehrten Bilde hingewiesen worden, weil sie die erste methodische Verfahrungsweise nach dieser Richtung darstellt.

Die Versuche, welche hierorts mit dieser Methode angestellt wurden, ergaben uns wenigstens nicht — sei es dass es an der nöthigen Uebung fehlte — ein solches Resultat, dass danach hätte Veranlassung genommen werden müssen, die Refractionsbestimmung im aufrechten Bilde, zu Gunsten der hier erwähnten im umgekehrten Bilde, zu verlassen. — Besonders schwierig schien es den Moment zu bestimmen, wo das Gitterbild als vollständig deutlich zu gelten hatte, bald traten die horizontalen, bald die verticalen Linien mehr hervor, ohne dass unsere Augen noch die der Untersuchten an pathologischem Astigmatismus litten.

Wenn wir nun die hier geübte Art und Weise der Refractionsbestimmung im aufrechten Bilde weiter besprechen, so handelt es sich dabei keineswegs um eine neue Methode, sondern es soll nur das Geschehen überhaupt dargelegt werden. Uebrigens können auch einzelne Abweichungen von der hier und da geübten Weise sich nicht anders als aus dem Zusammenhange ergeben.

Es ist bekannt, dass beim emmetropischen Auge, wo also die Netzhaut im Hauptbrennpunkte des dioptrischen Apparats liegt, die aus dem Auge austretenden Strahlen, bei vollständig entspannter Accommodation eine parallele Richtung haben und dass wir in diesem Falle unter Entspannung unserer eigenen Accommodation ein deutliches Bild vom Augenhindergrunde des untersuchten Auges gewinnen, sobald nur unser Auge selbst den emmetropischen Zustand darstellt. Wir haben uns hierbei mit dem Spiegel — Planspiegel — stark anzunähern, weil wir sonst das stärkst vergrösserte Bild des Augenhintergrundes, welches zu Stande kommt, indem wir das dioptrische System des untersuchten Auges als Lupe benutzen, wegen des zu kleinen Gesichtsfeldes nicht überblicken können.

Anders verhält es sich bei den ametropischen Zuständen; da erblicken wir nicht erst bei starker Annäherung, sondern schon in einiger Entfernung von dem untersuchten Auge — ausgenommen bei schwacher Myopie — Theile des Hindergrundes.

Ist das Auge myopisch, so liegt die Netzhaut hinter dem Hauptbrennpunkte des dioptrischen Apparates, sei es dass solchen Falls eine erhöhte Krümmung der brechenden Medien — Krümmungsmyopie — oder was häufiger der Fall, eine Verlängerung der optischen Axe — Axemyopie — oder beides zusammen die Ursache ist. Paralleles Licht, welches auf ein solches Auge fällt, schneidet sich schon vor der Netzhaut und auf der Netzhaut selbst entstehen nur Zerstreuungskreise, die natürlich um so grösser sind je weiter vor der Netzhaut der Hauptbrennpunkt des dioptrischen Systems liegt, je grösser also die Myopie ist. Wollen wir nun aber den Vereinigungspunkt der Lichtstrahlen auf die Netzhaut selbst verlegen, so dürfen wir nur das leuchtende Object dem Auge allmälig annähern bis wir an einen Punkt kommen, von dem aus die Strahlen so divergiren, dass sie nach dem Durchgange durch die brechenden Medien grade auf der Netzhaut ihre Vereinigung finden. Dieser Punkt mit „ r “ bezeichnet ist der Fernpunkt — Punctum remotum — des myopischen Auges und es stellen Netzhautabstand und Lage des Fernpunktes conjugirte Vereinigungsweiten dar. Es wird deswegen auch das Licht, welches vom Augenhindergrunde zurückkehrt nach dem Durchgange durch die Medien nach diesem Punkte r convergiren und wird hier ein reelles Bild des Augengrundes entworfen werden. Wir würden dieses Luftbild auf einem Schirme auffangen können, wenn wir uns nicht gleichzeitig die Beleuchtung damit abschnitten.

Ist die Convergenz der austretenden Strahlen eine geringere, wie dies bei niederen Graden der Myopie der Fall, so wird der Vereinigungspunkt von dem Auge weiter abliegen; das Bild wird auf diese Weise zu gross und zu lichtschwach, als dass wir es bei der Spiegeluntersuchung wahrnehmen könnten. Ist die Myopie aber höhergradig — circa von 5 Dioptrien an — d. h. liegt die Netzhaut in grösserer Entfernung hinter dem Hauptbrennpunkte des dioptrischen Systems, so werden auch die Strahlen dementsprechend convergenter austreten und der Punkt r, in welchem sie sich vereinigen, wird dem Auge näher liegen. Das unter diesen Verhältnissen entworfene reelle Bild des Augenhintergrundes vermögen wir ohne weitere optische Hilfsmittel wahrzunehmen. Da aber hierbei die Beleuchtung mit dem Planspiegel, wegen der etwas grösseren Entfernung desselben vom untersuchten Auge zu schwach erscheint, so empfiehlt sich die Verwendung eines Concavspiegels. Einen solchen construiren wir uns nun, indem wir nach dem Vorgange von Coccius, die am Planspiegel befindliche Convexlinse von 3 bis 4 Dioptrien auf die Spiegelfläche legen. Während das Instrument auf diese Weise als Concavspiegel wirkt, dient uns der centrale vor der Spiegelöffnung liegende Theil der Linse gleichzeitig als Refractor. Das untersuchte Auge wird dadurch, wie dies Burchardt angegeben, entsprechend kurzsichtig und es lässt sich der Ort des Bildes bestimmen, indem wir mit dem Kopfe bis zur Grenze der Deutlichkeit dieses Bildes zurückgehen d. h. also, so weit bis der relative Fernpunkt des untersuchenden Auges, mit dem Fernpunkte des untersuchten Auges in welch letzterem, wie erwähnt, das reelle Bild des Augenhintergrundes seine Lage hat, zusammenfällt. Ist die gesammte Entfernung dieser so gegenüberstehenden Augen vom Knotenpunkte ab gerechnet $= d$, der Abstand des Fernpunktes des untersuchten Auges $= f^1$, der relative Fernpunkt des mit Convexglas bewaffneten Auges des Untersuchers $= f^2$, so ist $d = f^1 + f^2$ daraus folgt $f^1 = d - f^2$.

Man kann aber auch anderntheils die Bestimmung im relativen Nahepunkte des untersuchenden Auges vornehmen, indem man sich so lange annähert bis das Bild des Augengrundes noch deutlich gesehen wird. Die Lage des relativen Nahepunktes lässt sich leicht feststellen. Wegen der hierbei einzuhaltenden kürzeren Entfernung ist die Beleuchtung und dadurch die Beobachtung eine günstigere. Die Entfernungen kann man leicht abmessen, wenn man den Griff des Spiegels durch den am Ende des Maassbandes befindlichen Ring steckt, während die federnde Rolle der Gesichtsebene parallel gehalten wird.

Indess ergab uns die Bestimmung auf diese genannten Arten kein so genaues Resultat, wie dies mittelst Convexgläsern zu geschehen pflegt. Namentlich lässt sich, nachdem durch ein Convexglas das ganze Accommodationsgebiet hereingerückt ist, die Grenze der Deutlichkeit des reellen Bildes nicht bestimmt genug angeben. Wir halten uns deswegen auch hierbei nicht mit genauen Messungen lange auf; es genügt uns die Schätzung bei dieser Art der Myopiebestimmung und gehen ohne Weiteres zur endgiltigen Bestimmung mittelst Concavgläsern im aufrechten Bilde über. Haben wir den Weg gewählt, den Ort des reellen Bildes, also den Fernpunkt des myopischen Auges zu ermitteln, indem wir uns dem untersuchten Auge allmälig annäherten bis das Bild in unseren eigenen Nahepunkt, der Grenze der deutlichen Wahrnehmung fällt, so wird bei weiterer Annäherung das Bild verschwinden, weil es diesseits unseres Nahepunktes zu liegen kommt und endlich werden, wenn wir in der Annäherung fortfahren, die aus dem untersuchten myopischen Auge austretenden Strahlen convergent auf das beobachtende Auge fallen, welches dieselben natürlich nicht, ausser es wäre entsprechend hyperopisch, auf seiner Netzhaut ohne weitere optische Hilfsmittel vereinigen kann. Sobald wir so weit mit unserer Untersuchung gekommen sind, haben wir bereits das Convexglas vom Spiegel entfernt, weil andernfalls die convergenten Strahlen, ehe sie durch die centrale Oeffnung des Spiegels unser Auge treffen, die Convexlinse passiren müssen und dadurch nur noch convergenter würden und dann wollen wir auch zur weiteren Untersuchung den Planspiegel benutzen. Es hat dieser zugleich den Vortheil, dass durch seine milde Beleuchtung das Auge gar nicht belästigt und auch eine reflectorische Verengerung der Pupille nicht herbeigeführt wird, und es können deswegen die Untersuchungen, namentlich bei Leuten im Alter der Soldaten, wo die Pupille noch genügend weit ist, sobald nicht besondere Veranlassung vorhanden, ohne Atropin ausgeführt werden.

Betrachtet man nun stark angenähert mit dem Concavspiegel ein myopisches Auge, so sieht man vom Augenhintergrunde entweder gar nichts oder doch nur mehr oder weniger Ungenaues. Schon aus dieser Wahrnehmung kann man bei einiger Uebung einen sehr annähernden Schluss auf den Grad der Myopie machen und hat danach das corrigirende Concavglas, welches vor das untersuchte Auge gesetzt den Hintergrund deutlich erscheinen lässt, nicht erst lange zu suchen, weil man weiss, innerhalb welcher Breite es liegen wird. Dasjenige schwächste Concavglas nun, durch welches der Hintergrund deutlich gesehen wird, gibt bekanntermassen den Grad der Myopie an. Der Voraussetzung nach wird diesfalls der negative Brennpunkt dieses Glases mit dem Fernpunkte des Auges zusammenfallen und es werden die aus dem Auge nach dessen Fernpunkt couvergirenden Strahlen gleichzeitig auch nach dem negativen Brennpunkte des Glases zu convergiren und demzufolge nach dem Durchgange durch das Concavglas parallel sein. Wir untersuchen das Auge auf diese Weise wie durch ein galiläisches Fernrohr:

das Concavglas ist das Ocular, die Linse des untersuchten Auges das Objectiv.

Ist der Grad der Myopie ein geringer, so können wir füglich den Abstand des Glases vom Knotenpunkte des untersuchten Auges vernachlässigen, bei höhergradiger Myopie aber müssen wir denselben in Rechnung bringen. Betrage dieser Abstand $\frac{1}{2}$ Zoll und hätten wir z. B. mit concav 6 den Hintergrund eben deutlich gesehen, so wäre M $= \dfrac{1}{6 + \frac{1}{2}} = (6\ \mathrm{D.}).$

Ein ametropischer Untersucher wird natürlich seine Ametropie mit zu berücksichtigen haben. Er kann sein corrigirendes Glas hinter dem Spiegel anbringen. Corrigirt ein Myope mittelst des vor das untersuchte Auge gesetzte Concavglas seine eigene Myopie gleichzeitig mit, so hat er diese selbsverständlich bei der Bestimmung der des untersuchten Auges in Abzug zu bringen. Ein Hyperope, dessen Auge ja für convergentes Licht eingerichtet ist, wird, sobald die aus dem untersuchten myopischen Auge austretenden Strahlen so convergent auf sein hyperopisches Auge auffallen, als wollten sie sich im negativen Fernpunkt desselben schneiden, für diesen Fall ohne jedes optische Hilfsmittel den Augengrund des untersuchten myopischen Auges im aufrechten Bilde erkennen. Es wird in diesem Falle, in Berücksichtigung des Abstandes der beiden Augen von einander, die Myopie des untersuchten Auges etwas geringer sein als die Hyperopie des Untersuchers. Ist die Myopie grösser, so wird auch der Hyperope zur Bestimmung Concavgläser herbeiziehen müssen und es wird dann der Grad seiner Hyperopie plus dem erforderlichen Concavglase dem Grade der Myopie des untersuchten Auges entsprechen. —

Die Refractionsbestimmung im aufrechten Bilde geht bei einiger Uebung ziemlich rasch vor sich.

Refractionsophthalmoscope, wie der Lohring'sche Augenspiegel, obwohl durch die drehbaren Rekoss'schen Scheiben ein schneller Wechsel der Gläser erreicht wird, kommen in der Regel bei uns nicht in Anwendung, weil bei den kleinen Gläsern zumeist durch die Randpartien gesehen werden muss und dadurch eine prismatische Wirkung und ungenaue Bestimmung herbeigeführt wird. Die Differenzen, welche sich bei Vergleichungen zwischen freiem Vorsetzen von Gläsern und dem Lohring'schen Augenspiegel ergaben, entschieden sich immer zu Gunsten des zuerst erwähnten Verfahrens. Eine sehr einfache Einrichtung, wodurch das Vorsetzen von Gläsern sehr erleichtert wird, besteht darin, dass man eine Anzahl von Gläser der Reihenfolge nach nebeneinander in ein schmales Brettchen in der Form eines Lineals fassen lässt, das dann einfach mit der einen Hand, während die andere spiegelt, nach auf- oder abwärts verschoben wird. Enthält ein solches Brettchen etwa 8 Gläser in etwas verjüngtem Massstabe, damit dasselbe nicht zu lang wird, so dürfen für Concavgläser zu beregtem Zwecke 2 solcher Brettchen genügen. Ebenso fasst man eine Reihe von Convexgläsern. Die Nummern der Gläser sind am Rande deutlich verzeichnet und können so schnell abgelesen werden. —

Wenn der Untersucher sich an die Seite des Untersuchten stellt und einfach durch Vorbeugen des Kopfes sein mit dem Spiegel bewaffnetes

Auge in Stellung bringt, so wird die Untersuchung ungleich schneller erledigt, als wenn sich derselbe beim Sitzen erst in die nöthige Position bringen muss. Ueberdem wird auch dem untersuchten Auge weniger Veranlassung zur Accommodation gegeben, als dies der Fall, sobald sich der Beobachter direct vor demselben befindet. — Bezüglich der Accommodation sei noch erwähnt, dass man mit dem Spiegel durch kurze Unterbrechungen der Untersuchung es genügend controliren kann, ob das Untersuchte accommodirt, und so kommt es im Ganzen selten vor, dass auf Grund dieses Umstandes eine höhere Myopie diagnosticirt wird. Sehr häufig dagegen tritt der umgekehrte Fall ein, dass die Myopie bei der Gläserprobe sich etwas grösser erweist, als sie mit dem Augenspiegel gefunden wurde.

Was nun die Hypermetropie angeht, so fällt hier der Hauptbrennpunkt des dioptrischen Apparats hinter die Netzhaut, es liegt also die Netzhaut innerhalb der Hauptbrennweite. Soll die Vereinigung auf der Netzhaut erfolgen, so muss das Licht convergent auf das Auge fallen und zwar so als ob es sich in einem Punkte „r", hinter dem Auge, schneiden wollte. Dieser Punkt ist der Fernpunkt des hypermetropischen Auges, er liegt also negativ. Das Licht welches von der Netzhaut zurückkehrt, wird dementsprechend nach dem Durchgange durch die brechenden Medien so divergent austreten, als ob es vom Fernpunkte aus divergirte. Durch Accommodation wird der Untersucher diese Strahlen vereinigen können und auf diese Weise ein virtuelles Bild des Augenhintergrundes gewinnen. Je weiter die Netzhaut vor dem Hauptbrennpunkte gelegen ist, um so stärker wird die Divergenz der austretenden Strahlen, um so geringer die Vergrösserung des virtuellen Bildes, um so grösser hinwiederum aber das Gesichtsfeld sein: ein Verhältniss, welches bei der Aphakie am ausgesprochendsten ist. Wir vermögen beim hypermetropischen Auge den Hintergrund, speciell die Netzhautgefässe, schon aus ziemlicher Entfernung zu sehen und nimmt die Deutlichkeit bei starker Annäherung im Gegensatze zu dem Verhalten bei Myopie noch zu. Auch sind wir im Stande durch Vorhalten eines entsprechenden Convexglases noch deutlich den Augenhintergrund wahrzunehmen. Machen wir Bewegungen mit dem Augenspiegel, so weicht dieses Bild im gleichen Sinne aus, während bei Myopie dies in entgegengesetzter Richtung geschieht. — Nach der Divergenz der aus dem untersuchten hypermetropischen Auge austretenden Strahlen wird nun der Grad der Hypermetropie bestimmt, indem man dasjenige Convexglas sucht, durch welches diese Strahlen parallel werden. Es gibt uns dann der Brechwerth dieses Glases direct an, um wie viel der Brechzustand eines solchen Auges gegenüber dem emmetropischen zu gering ist. Das gesuchte Glas ist gefunden in dem stärksten Convexglase, mit dem wir noch den Augenhintergrund deutlich wahrnehmen konnten. Um die totale Hypermetropie zu bestimmen, muss durch Atropineinträufelung die Accomodation gelähmt und dadurch der latente Theil der Hypermetropie aufgedeckt werden. Ein weiteres Erforderniss für die genaue Bestimmung besteht auch hier, wie dies bei Bestimmung der Myopie der Fall war, in der Berücksichtigung des Abstandes des Glases vom Knotenpunkte des untersuchten Auges. Hätten wir z. B. mit Convex 8, bei $\frac{1}{2}''$ Abstand desselben vom Knotenpunkte die Untersuchung in angegebener Weise zu Ende geführt, so würde $H = \frac{1}{8 - \frac{1}{2}}$ (5,5 D.) sein.

Ein ametropischer Untersucher wird auch hier seine Ametropie zu corrigiren haben. Ein Myope wird die divergent austretenden Strahlen ohne Accommodation vereinigen können, sobald sein Fernpunktabstand gleich ist dem negativen Fernpunktsabstande des untersuchten hyperopischen Auges plus der positiven Entfernung seines Auges vom Knotenpunkte des untersuchten Auges, — wenn mithin die Hypermetropie des untersuchten Auges etwas grösser ist als seine Myopie.

Durch die Untersuchung im aufrechten Bilde ist endlich auch Astigmatismus am überzeugendsten nachzuweisen. Bricht z. B., wie dies am häufigsten der Fall, der verticale Meridian stärker, so sehen wir in Richtung dieses stärkst brechenden Meridians die Papille verlängert, die Ränder derselben verwischt, die Gefässe wie zusammengedrängt und in die Länge gezogen. Ist ein anderer Meridian der stärker brechende, so richten sich natürlich diese scheinbaren Veränderungen des Augengrundes nach der Lage desselben.

Mittelst des von Coccius angegebenen Verfahrens durch Vorsetzen eines linearen Körpers, z. B. eines Bleistiftes oder auch eines Kreuzes vor die Lampe ein Schattenbild auf der Netzhaut zu entwerfen und zu beobachten, in welcher Richtung dasselbe verbreitert und undeutlich erscheint, gelang es uns wenigstens nicht ein sicheres Resultat zu erreichen. Mit Hülfe von Cylindergläsern ist im aufrechten Bilde auch eine graduelle Bestimmung des Astigmatismus wenigstens annähernd zu erreichen, sobald nur gleichzeitig die allgemeine Einstellung des dioptrischen Apparates berücksichtigt wird.

Gegenüber diesen bei der Untersuchung im aufrechten Bilde sich so deutlich markirenden Verhältnissen tritt die Bestimmung des Astigmatismus im umgekehrten Bilde zurück und fühlen wir uns ausser Stande, auf diese allein ein sicheres Urtheil zu basiren. Es ist bekannt, dass sich die Verhältnisse bei der Untersuchung im umgekehrten Bilde entsprechend der Brennstrecke des astigmatischen Auges darstellen, sobald man allmälig das Convexglas von einem Punkte aus, der dem untersuchten Auge näher liegt als die Hauptbrennweite dieses Convexglases beträgt, abrückt. Ist der stärker brechende Meridian der verticale, so erscheint unter den angegebenen Umständen die Pupille anfangs horizontal oval; steht das Convexglas um seine Hauptbrennweite von der Pupillarebene des untersuchten Auges ab, so nimmt die Papille eine runde Form an und wird es noch weiter abgerückt, so geht sie in ein verticales Oval über. Es ist anzunehmen, dass die Unsicherheit in der Beurtheilung dieser Verhältnisse durch unsere Accommodation herbeigeführt wird, die sich dem entsprechend verschieden einzustellen hat.

Inzwischen hat Burchardt — wie schon erwähnt — seinen Apparat zur Bestimmung der Refraction im umgekehrten Bilde auch zur Bestimmung des Astigmatismus eingerichtet und es dürfte danach auch diese Untersuchungsmethode eine wesentliche Förderung erfahren haben.

Wie wir bei der Untersuchung des Auges, sobald es sich nicht um äusserlich wahrnehmbare Veränderungen handelt, uns in der Regel zunächst mit dem Augenspiegel orientiren und dann erst zur subjectiven

Prüfung übergehen, so mögen auch hier diesem Gange entsprechend nun noch einige Bemerkungen

über die subjective Untersuchung

folgen.

Hat man mit dem Augenspiegel eine Ametropie gefunden und sich zugleich auch im Uebrigen über die Verhältnisse des Auges informirt, so wird die nun vorzunehmende Prüfung mit Gläsern sich ungleich rascher erledigen lassen. Wenn man die Augenspiegeluntersuchung der subjectiven Prüfung vorausschickt, so darf das Auge nicht durch starke Beleuchtung und lange Untersuchung geblendet und ermüdet werden, weil sonst die Sehschärfebestimmung alterirt wird. Hat man die Augenspiegeluntersuchung nicht vorausgeschickt, so wird es sich auch bei der subjectiven Methode zunächst darum handeln, ob und welche Art der Ametropie vorhanden ist.

Zur Entscheidung dieser Frage kann man auch die äussere Besichtigung zu Hilfe nehmen. Das hypermetropische Auge erscheint in der Entwickelung zurückgeblieben; es prävalirt die transversale Axe, die Vorderkammer ist enger; auch finden wir die Pupille in der Regel etwas weniger weit, als dies bei gleichalterigen Emmetropen der Fall zu sein pflegt. Die Orbita ist flacher, bisweilen ist ein asymmetrischer Bau vorhanden, nicht selten wird Strabismus convergens angetroffen. —

Bei Myopen finden sich in der Hauptsache die gegentheiligen Verhältnisse: Bei grösserer sagittaler Axe ist die vordere Kammer tiefer, die Pupille gewöhnlich weiter, sehr häufig ist Strabismus divergens vorhanden [1]).

Indessen ist dieses äussere Gepräge der ametropischen Augen nicht constant vorhanden, und wenn es vorhanden, so doch nicht immer so ausgesprochen, dass darauf hin ein sicheres Urtheil über den Bau des Auges gegründet werden könnte.

In vielen Fällen ist wohl aus den Angaben der zu Untersuchenden über ihr Sehen für Ferne und Nähe eine Diagnose über die Art der Ametropie herzuleiten. Das schlechtere Sehen in die Ferne, das bessere für die Nähe spricht wohl im Allgemeinen für Myopie, sowie anderntheils das Unvermögen längere Zeit in der Nähe zu arbeiten ohne von accommodativer Asthenopie befallen zu werden, dem hypermetropischen Auge eigenthümlich ist. Doch ist eine genaue Feststellung der Ametropie nach solchen Angaben so ohne Weiteres nicht möglich. Als Beleg hierzu darf unter Anderem nur erwähnt werden, dass es Fälle von hochgradiger Hypermetropie gibt, die für Myopie imponiren, — wie schon von v. Gräfe dies gefunden, — und zwar dadurch, dass kleine Gegenstände, für welche sich ein solch hypermetropisches Auge einmal nicht durch die Accommodation einstellen kann, stark angenähert werden, wodurch ein grösseres Netzhautbild bei relativ geringeren Zerstreuungskreisen erzielt wird. —

Ein sehr werthvolles Hilfsmittel zur Bestimmung der Refraction und beiläufig zumeist auch der Accommodation besitzen wir in dem Optometer.

---

[1]) Donders, die Anomalien der Refraction etc. S. 244.

Die Optometer beruhen auf verschiedenen Principien. Eines der ältesten ist das von Porterfield, basirt auf den Scheiner'schen Versuch, welchen Tompson neuerdings wieder verwerthet hat, um die Ametropie zu bestimmen. — Blickt man nämlich durch zwei Löcher in einem Kartenblatte, deren gegenseitiger Abstand geringer als der Durchmesser der Pupille, nach einer entfernten Lichtflamme, so erscheint die Flamme einfach, sobald Emmetropie vorhanden ist, doppelt dagegen bei Ametropie und zwar sind die Doppelbilder gekreuzt bei Hypermetropie, gleichseitig bei Myopie, wie man sich durch Schliessen eines der Löcher überzeugen kann. Dasjenige Glas, mit welchem die Doppelbilder zur Verschmelzung gebracht werden können, gibt den Grad der Ametropie an.

Ferner hat man Optometer unter Zugrundelegung der chromatischen Aberration des Auges construirt. Um zu diesem Behufe Licht aus nur zwei prismatischen Farben von möglichst verschiedener Brechbarkeit zu erhalten[1] lässt man Sonnenlicht durch violett gefärbte Gläser gehen, wobei die mittleren Strahlen des Spectrums ziemlich vollständig absorbirt und nur die äussersten Strahlen Violett und Roth durchgelassen werden. Benutzt man zum Experiment Lampenlicht, welches wenig blaue und violette Strahlen enthält, so nimmt man blaues Kobaltglas, welches ebenfalls von Orange, Gelb und Grün nur wenig durchlässt, reichlich dagegen das äusserste Roth, Indigoblau und Violett. — Sieht ein myopisches Auge durch ein solches Kobaltglas, welches nicht zu hell gehalten sein darf, nach einem Kerzenlichte, so erscheint der mittlere Theil der Flamme roth, die Ränder blau; bei Hypermetropie zeigt sich das umgekehrte Verhältniss: die Mitte ist blau und die Ränder sind roth. Ein Emmetrop kann sich diese Erscheinungen recht deutlich vorführen, wenn er sein Auge durch ein Convexglas kurzsichtig und danach durch ein Concavglas überweitsichtig macht.

Das v. Gräfe'sche Optometer, welches sich in unserm Instrumentarium befindet, ist nach dem Vorgange eines holländischen Fernrohrs construirt. Es ist monocular und binocular zu gebrauchen, letzteres hat die Form eines Theaterperspectivs. Dieses Optometer stellt, während der Tubus ausgezogen wird, gleichsam eine wandelbare Brille dar.

Neuerdings hat Hirschberg[2] ein Optometer nach dem Principe des astronomischen Fernrohrs angegeben. Um ein aufrechtes Bild der Schriftprobentafel zu erhalten, muss dieselbe bei der Untersuchung auf den Kopf gestellt werden.

Bei anderen Optometern kommt ein Convexglas zur Verwendung, wodurch das ganze Accomodationsgebiet hereingerückt wird und wird nunmehr die Bestimmung der Ametropie im relativen Fernpunkte vorgenommen. Unlängst hat Goedicke[3] in dieser Weise, allerdings noch weiter vervollkommnet, ein Optometer construirt, welches vom Opticus Staeger in Stettin zu beziehen ist. — Burchardt hat seinen neuen Augenspiegel zur Refractionsbestimmung im umgekehrten Bilde, — wie bereits erwähnt — zugleich so eingerichtet, dass derselbe auch als Optometer sehr gut Verwendung finden kann, wobei davon ausgegangen wird,

---

[1] Siehe Helmholz phys. Optik S. 127.
[2] Centralblatt für practische Augenheilkunde 1877 S. 48.
[3] Deutsche militärärztliche Zeitung 1876 S. 46.

dass die Convexlinse sich in dem Brennpunktabstande vor dem Auge befindet.

Es sind hier blos einige Optometer genannt, ihre Zahl ist eine viel grössere [1]), woraus nur hervorgeht, dass jedes einzelne nicht voll befriedigt.

Am einfachsten und schliesslich auch am sichersten, vorbehaltlich der objectiven Methode, erscheint immer noch, nicht allein in Bezug auf die Feststellung, sondern auch in Bezug auf die graduelle Bestimmung der Ametropie die freie Gläserprobe, wobei, wie bekannt, nach dem Vorgange von Donders zugleich die Sehschärfe bestimmt wird. Optometer kommen hierorts nur ganz ausnahmsweise zur Verwendung.

Gegen die Benutzung von Refractionsophthalmoscopen zur subjectiven Refractionsbestimmung durch Entfernung des Spiegels, wie u. a. A. Landolt[2]) dies angibt, dessen Augenspiegel allerdings sehr zweckmässig eingerichtet ist, dürften, obwohl hierdurch ein rascher Wechsel der Gläser ermöglicht wird, doch die im allgemeinen schon bei diesen Augenspiegeln erwähnten Nachtheile sprechen.

Die Prüfung wird monoculär und binoculär vorgenommen. Als Prüfungsobjecte sind jetzt auch durch die Dienstanweisung für uns die Schriftproben der Snellen'schen Tafel, in 20 Fuss Entfernung aufgehangen, massgebend. Für gewisse Zwecke werden sich daneben die Burchardt'schen Punktproben sehr empfehlen. Longmore hat, wie sich in der englischen Ausgabe von Snellen findet, zur Sehprüfung für das Militär runde Scheiben empfohlen. Man kann solche Objecte wählen, ohne dass hierfür grade eine Nothwendigkeit vorläge. Namentlich scheint kein Grund vorhanden Rekruten schon auf Objecte zu prüfen, für welche das Auge des Soldaten erst später eingeübt wird. Longmore hat einen Sehwinkel von 6 Minuten angenommen, während den Snellen'schen Buchstaben ein solcher von 5 Minuten zu Grunde gelegt und für Leute im Alter der Rekruten auch als Grenzwerth festzuhalten ist. Sehr häufig wird noch unter kleinerem Winkel distinguirt, wie sich dies auch aus den Arbeiten von Burchardt, Goedecke und Seggel ergibt und hängt die Grösse dieses kleinsten Sehwinkels ab — Snellen — von der Schärfe des Netzhautbildes, von der Grösse des Netzhautbildes und drittens von der Perceptionsfähigkeit der Netzhaut. Bezüglich der äusseren Verhältnisse ist bei der Prüfung insbesondere zu berücksichtigen: der Contrast der Objecte gegen die Umgebung, sowie die absolute Helligkeit. —

Was nun die Refractionsbestimmung durch die Gläserprobe selbst angeht, so ist, wenn auch die Art der Ametropie bald festgestellt werden kann, doch die graduelle Bestimmung nicht immer ohne einige Schwierigkeiten auszuführen, die aus den Complicationen der Ametropie, aus abnormer Spannung der Accommodation und endlich aus unsichern Angaben der Untersuchten erwachsen.

In der Voraussetzung, dass keine Complication sich vorfindet, so ist — wie auch Mauthner angibt[3]) — Emmetropie dann vorhanden, wenn

---

[1]) Siehe Snellen und Landolt, die Functionsprüfungen des Auges im Handbuch der Augenheilkunde von Gräfe und Sämisch.

[2]) Die Einführung des Metermasses. Stuttgart 1877.

[3]) Die optischen Fehler des Auges S. 798.

Snellen XX. in 20 Fuss gut erkannt wird und durch Vorsetzen von convex $\frac{1}{120}$ = (0,25 D.) noch keine merkliche Herabsetzung der Sehschärfe für die angegebene Entfernung wahrgenommen wird, wohl aber durch Convex $\frac{1}{80}$ = 0,5 D. — Die geringsten Grade von Myopie, von $\frac{1}{120}$ an, werden Snellen XX. noch erkennen können, aber durch Vorsetzen eines Convexglases von $\frac{1}{120}$ tritt eine merkliche Verschlechterung ein, Myopien > $\frac{1}{80}$ sehen damit schon entschieden schlechter. Bei Hypermetropie wird mit Convex $\frac{1}{8}$ entweder eben noch so gut wie ohne Glas, eventuell auch besser, gesehen, natürlich auch mit stärkeren Gläsern entsprechend dem Grade der Hypermetropie. —

Der Grad der Myopie ist bestimmt durch das schwächste Concavglas, mit welchem die relativ grösste Sehschärfe erzielt wird. Durch stärkere Concavgläser wird zwar auch noch deutlich gesehen, aber nur vermittelst der Accommodation, welche aber bei der Bestimmung ausgeschlossen bleibt. Wie bei der objectiven Bestimmung ist auch hier bei höheren Graden der Abstand des Glases vom Knotenpunkte = $\frac{1}{2}''$ oder 2 Ctm. mit in Rechnung zu bringen und zwar fällt das Glas um diesen Abstand zu stark aus, d. h. die Myopie ist gleich der Brennweite f des gefundenen Glases + dem Abstande „d" desselben vom Knotenpunkte des Auges m = $\frac{1}{f + d}$. Ist das Glas richtig bestimmt, so darf sich bei der Controlle durch Vorsetzen von Concav 80 vor die Brille keine Besserung, wohl aber muss sich durch Convex 80 eine Verschlechterung ergeben.

Der Grad der Hypermetropie ist gefunden in dem stärksten Convexglase, mit welchem noch deutlich die bezüglichen Snellen'schen Buchstaben erkannt werden, wobei wiederum der Abstand des Glases vom Knotenpunkte des Auges zu berücksichtigen ist; nur muss derselbe hier, da der Fernpunkt negativ liegt, in Abzug gebracht werden. Es ist

$$H = \frac{1}{f - d}.$$

Bezüglich der Myopie ist ferner zu erwähnen, dass durch Accommodationskrampf eine Myopie vorgetäuscht werden und eine vorhandene als grösser sich darstellen kann. Die Augenspiegeluntersuchung gibt hier in der Regel Aufschluss. Ein häufiges Vorkommen von scheinbarer Myopie in Folge von Accomodationskrampf haben wir bei Leuten im Alter der Soldaten zu beobachten nicht Gelegenheit gehabt. Dagegen ist es eine häufige Wahrnehmung — wie schon erwähnt — dass bei der Gläserprobe ein um Weniges höherer Grad von Myopie sich ergibt, als dies mittelst des Augenspiegels nachgewiesen werden konnte.

Bei Bestimmung der Hypermetropie auf die angegebene Weise bestimmen wir nur die manifeste Hypermetropie (Hm), nicht aber gleichzeitig den Theil mit, welcher durch die Accommodation gedeckt bleibt, die latente Hypermetropie (Hl). Nur erst nach Atropineinträufelung sind wir im Stande die totale Hypermetropie (Ht) zu bestimmen.

Mauthner gibt übrigens an, dass sich auch die manifeste Hypermetropie aus zwei Theilen zusammensetze. Der erste Theil Hm 1 drückt sich aus durch das schwächste Convexglas mit welchem die grösste Sehschärfe erzielt wird und der zweite Theil Hm 2 ist bestimmt durch die Differenz zwischen dem schwächsten und stärksten Convexglase, mit welchem noch deutlich gesehen wird.

Haben wir es nun mit einem Myopen zu thun und ist die Myopie nur einigermassen ausgesprochen, so wird ein schlechteres Sehen für die Ferne vorhanden sein, weil die Zerstreuungskreise bereits eine merkliche Ausdehnung auf der Netzhaut gewonnen haben. Je weiter vor der Netzhaut nun der Hauptbrennpunkt des dioptrischen Systems zu liegen kommt, je grösser also die Myopie ist, um so grösser werden ceteris paribus auch die auf der Netzhaut entworfenen Zerstreuungskreise, resp. die durch sie gesetzte Sehstörung sein und wir werden rückwärts hieraus einen wenigstens approximativen Schluss auf die Grösse der Myopie selbst, sobald sie uncomplicirt ist, machen können, worauf Mauthner zuerst die Aufmerksamkeit gelenkt hat. Auf die Grösse der Zerstreuungskreise ist freilich auch die Pupillenweite von Einfluss und dann hat man zu berücksichtigen, wenn man auf dieses Verhalten ein Urtheil basiren will, dass Leute, welche sich zur Correction ihrer Myopie keiner Brille bedienten, eine gewisse Uebung innerhalb der Zerstreuungskreise zu unterscheiden, erlangt haben. Hätte man es, wie im jugendlichen Alter, mit einer sehr weiten Pupille zu thun, so kann man, um ein bis zu gewissem Grade mittleres Verhältniss herbeizuführen, die Lidspalte etwas verengern lassen. Wir haben auf die angegebene Weise uns schon seit langer Zeit gewöhnt ein Urtheil über den Grad der Myopie zu gewinnen und haben gefunden, dass sich wenn auch nicht durchaus verlässliche, doch sehr brauchbare Resultate damit erzielen lassen. Als Annäherungswerth hat sich ergeben bei $M \frac{1}{30} S = \frac{20}{30}$; $M \frac{1}{24} S = \frac{20}{40}$;

$$M \frac{1}{20} S = \frac{20}{50} \quad M \frac{1}{16} S = \frac{20}{70}; \quad M \frac{1}{12} S = \frac{20}{100}; \quad M \frac{1}{10} S = \frac{20}{200};$$

$$M \frac{1}{8} S = \frac{10}{200}; \quad M \frac{1}{6} S = \frac{5}{200} \text{ [1]}.$$

Genau genommen kann man hier nicht von Sehschärfebestimmung sprechen, da zu einer solchen die Voraussetzung gehört, dass wirklich ein deutliches Bild auf der Netzhaut zu Stande kommt, was hier natürlich nicht der Fall, im Gegentheil handelt es sich hierbei um die Grösse der Undeutlichkeit. Doch kann man, wenn man sich dessen bewusst ist, den Ausdruck wohl beibehalten, zumal wenn man ihn zur Unterscheidung, wie dies Goedicke bereits gethan, mit S_2 bezeichnet, während man mit S_1 die nach der Correction mittelst Gläser sich ergebende Sehschärfe und mit S die des emmetropischen Auges benennt. Ehe man hiernach zur Prüfung mit Gläsern vorschreitet, kann man noch die Lage des Fernpunkts direct bestimmen und wird sich auch hierbei im Ver-

---

[1] Vergl. hierzu auch Goedicke, Deutschmilitärärztliche Zeitschrift 1876 S. 467. Ebenso hat Burchardt schon früher darauf aufmerksam gemacht; auch Braun's „Ueber die Sehschärfe bei Myopen ohne Correction, Inaug.-Dissert. Marburg 1875" hat diesen Gegenstand, unter Zugrundelegung der Untersuchungsresultate von 37 Myopen der verschiedensten Grade, behandelt.

gleich zu dem aus S_2 gewonnenen Resultate bezüglich der Grösse der Myopie eine gewisse Uebereinstimmung ergeben. Bei Annäherung kleiner Objecte an das myopische Auge — wozu man sich des Drahtoptometer von v. Gräfe bedienen kann, für practische Zwecke noch besser der kleinen Schriftproben von Snellen und Jäger oder auch der Burchardt'schen Punktproben. — Kommt man endlich an einen Punkt, an welchem z. B. die Schriftproben, während sie vorher noch undeutlich erschienen, nunmehr vollkommen deutlich sind. Dieser Punkt entspricht dem Fernpunkte des myopischen Auges. Der Abstand des Objectes vom Auge, den man leicht durch einen Massstab, auch so, dass sich das Object verschiebbar auf dem Massstabe angebracht befindet, feststellen kann, gibt die Grösse der Myopie wenigstens annähernd und häufig ziemlich übereinstimmend an. Auf einen absoluten Werth kann man unter diesen Umständen nicht rechnen, weil man sich nie darüber Rechenschaft geben kann, ob nicht bereits ein Theil der Accommodation mit in Verwendung gekommen ist. Wohl immer geschieht dies bei binoculärer Prüfung, wo mit der Convergenz der Sehlinien stets ein aliquoter Theil der Accommodation in .Spannung tritt. Die kleinen Schriftproben von Snellen werden von den für dieselben angegebenen grössten Entfernungen ab zu benutzen sein. Ohne das Resultat erheblich zu beeinträchtigen kann man auch eine einzige Schriftprobe wie Snellen II $\frac{\mathrm{I}}{\mathrm{II}}$ oder Jäger 4 oder auch die entsprechende Punktprobe von Burchardt beibehalten zur Aufsuchung des Fernpunktes, sobald dieser nicht weiter ab liegt, als die diesen Proben entsprechende Distanz von circa 30 Zoll.

Hat man sich auf diese Weise ein vorläufiges Urtheil über den Grad der Myopie gebildet, so geht man nunmehr zur Bestimmung des Fernpunktes mittelst Gläsern an der in 20 Fuss aufgehangenen Snellen'schen Tafel, aus welcher Entfernung man die Strahlen als parallel ansehen kann, über, wobei man mit etwas schwächern Nummern beginnt, als sie nach dem Ergebniss der Vorprüfung für entsprechend gehalten werden müssen, bis man, wie schon erwähnt, das schwächste Glas gefunden hat, mit welchem in die Ferne am deutlichsten gesehen wird.

Durch die Schätzung der Myopie nach dem Werth von S_2, durch die directe Aufsuchung des Fernpunktes, sowie endlich durch die Bestimmung mittelst Gläser hat man drei Verfahrungsweisen, deren Resultate bis zu gewissem Grade sich mit einander vergleichen lassen und zu einer Controle der Angaben des Untersuchten Verwendung finden können.

Wird bei der Gläserprobe nicht volle Sehschärfe erreicht, so ist noch auf Astigmatismus zu prüfen und endlich wird auch hierauf noch der Augenspiegel über die Ursache einer etwa verminderten Sehschärfe befragt werden müssen. —

Weil höhergradige Myopen nach Verlust ihrer Brille sich nur schwer orientiren können, aber auch mit der Brille nicht vollkommen sehen: — die Bildgrösse ist merklich verringert, namentlich aber werden alle seitlich gelegenen Objecte verzogen wahrgenommen, indem der äussere Randtheil der Brille wie ein adducirendes Prisma wirkt, und da ferner solche Myopien häufig mit einer Herabsetzung der Sehschärfe verbunden, auch zumeist progressiv sind, — so eignen sich begreiflicher Weise solche höhere Grade von Myopie nicht zum Militärdienst. Verschieden ist in den einzelnen Staaten der Grenzwerth festgestellt worden, bis zu welchem die Einstellung noch erfolgen kann[1]). Durch unsere Rekrutirungsordnung ist bestimmt, wie bekannt, dass Myopien von einem Fernpunktsabstande von 15 Ctm., welche die Dienstanweisung gleichsetzt dem Brechwerth von $\frac{1}{6}$, nicht mehr zur Einstellung kommen sollen. Es muss natürlich, insbesondere für's Ersatzgeschäft, daran liegen, eine Methode zu haben vermöge deren man rasch und sicher den Grad der Myopie, bezüglich diesen Grenzwerth, ermitteln kann. Leider bleibt die Ausführung hinter dem Wunsche zurück. Man hat die Bestimmung der Myopie zu diesem Behufe im relativen Fernpunkte vorgeschlagen. Setzt man dem zu untersuchenden Auge ein Convexglas von bestimmter Brennweite vor, so wird Emmetropie vorhanden sein, wenn ein kleines Object (Schriftprobe) deutlich erkannt wird, sobald es unter allmäliger Annäherung grade in dem Hauptbrennpunkte der vorgesetzten Convexlinse zu stehen kommt, denn die ·von hier aus divergirenden Strahlen werden nach dem Durchgange durch die Linse parallel sein und als solche das Auge treffen. Wird das Object schon jenseits des Hauptbrennpunktes erkannt, so ist Hypermetropie vorhanden und findet die Erkennung erst diesseits desselben statt, so wird Myopie zugegen sein und es lässt sich aus den jeweiligen Abständen auch der Grad der Ametropie ermitteln. Hierbei soll auch gleichzeitig die Sehschärfe bestimmt werden. In dieser Weise hat Goedicke sein Optometer, nach dem Principe der optischen Bank construirt, welches empfohlen zu werden verdient. Burchardt hat den von ihm modificirten Schmidt-Rimpler'schen Apparat zur Bestimmung der Refraction im umgekehrten Bilde, sehr vortheilhaft zugleich auch dahin eingerichtet, dass die subjective Bestimmung des Fernpunktes damit erfolgen und durch eine angebrachte Skala der Werth in Dioptrien abgelesen werden kann. Seggel[2]) empfiehlt das Steinheilsche Verfahren, welches in der Hauptsache darauf beruht nach dem stärksten Concavglase, welches ein Myope durch seine Accommodation noch überwinden kann, die Grösse der Myopie zu bestimmen. Als Prüfungsobjekt dienen die Schriftproben von Snellen II in 6 Zoll Abstand. Ein 20jähriger Mann hat eine Accommodationsbreite von $\frac{1}{3,64''}$; liegt sein Fernpunkt in 15 Ctm. $=$ 6 Zoll, so wird sein Nahepunkt in $\frac{1''}{6}$ $+ \frac{1''}{3,64} = \frac{1''}{2,2}$ liegen; setzt man ihm Concav $3\,\frac{1}{3}$ vor, $0,5''$ vom Knotenpunkte entfernt, so wird der Bildpunkt an seinen Nahepunkt zu liegen kommen. Es wird die Schriftprobe bei guter Sehschärfe noch. gelesen werden können. Ein Myop $\frac{1}{7}$ wird dieselbe wohl nicht mehr zu lesen im Stande sein. Es würde sich danach als positive Leistung ergeben, dass ein Myope, welcher unter den angegebenen Verhältnissen mit jedem Auge noch zu lesen vermag, untauglich ist. Es ist nicht zu verkennen, dass nach dieser Methode sich leicht die höheren Grade der

---

[1]) Siehe hierüber Hell, Deutsche militärärztliche Zeitschrift S. 88.
[2]) Seggel, die Objection-Bestimmung der Kurzsichtigkeit etc. München 1876.

Myopie werden ausscheiden lassen, freilich sind dies aber grade wieder die besseren Fälle, nämlich die, welche eine gute Sehschärfe und Accommodation besitzen, während wir über die Fälle, welche diese Eigenschaften nicht haben, auf diese Weise ein Urtheil über die Grösse ihres optischen Fehlers nicht erlangen können. Welche Methode wir auch anwenden gewisse Fehlerquellen werden sich dabei immer ergeben. Am einfachsten halte ich es auch für's Ersatzgeschäft in der gewöhnlichen Weise an der Snellen'schen Tafel mit Hilfe eines Brillenkastens, welcher ja nur eine Anzahl ausgewählter Nummern zu enthalten braucht, Refraction und Sehschärfe zu bestimmen. Zweifelhafte Fälle, die eine eingehendere Untersuchung erfordern, wird man ohnehin kaum unter den für das Ersatzgeschäft gegebenen Verhältnissen erledigen, sie vielmehr erst beim Eintreffen bei der Truppe zur Entscheidung bringen können; sobald man nämlich nicht in der Lage ist die Augenspiegeluntersuchung, wie uns dies in vielen Fällen durch Herstellung eines dunkleren Raumes mittelst spanischer Wand etc. möglich war, sogleich vorzunehmen. Eine nachträgliche Untersuchung geeigneten Orts nach Erledigung der Tagesquote dürfte zu empfehlen, doch nicht immer durchführbar sein, denn meist wird die sofortige Entscheidung wegen der Listenführung etc., namentlich beim Oberersatzgeschäft, gefordert oder es ist für denselben Tag noch die Weiterreiss angesetzt, oder endlich es sind noch andere Gründe dagegen vorhanden. — Ist eine solche Untersuchung möglich, so kann man wohl das Atropin zu Hilfe nehmen, doch muss man sich erinnern, dass man damit für die nächsten Tage eine immerhin erhebliche Sehstörung setzt, namentlich wenn man der Gründlichkeit wegen etwa beide Augen atropinisirt.

Den Grad der Hypermetropie zu bestimmen, erscheint noch schwieriger, als dies bei der Myopie der Fall ist. Zunächst ist es nicht möglich, wie bei der Myopie, etwa aus der durch die Zerstreuungskreise gesetzten Sehstörung rückwärts einen Schluss auf die Grösse der Hyperopie machen zu wollen und zwar deswegen nicht, weil der Hypermetrope so lange seine Accommodation noch eine gute ist, durch dieselbe seine Hypermetropie bei der Sehprobe für die Ferne zumeist decken kann. Aber auch wenn man mittelst Gläser die manifeste Hypermetropie bestimmen will, so bereiten die schwankenden Accommodationsverhältnisse nicht selten Schwierigkeiten. Nach Atropineinträufelung die totale Hypermetropie feststellen zu wollen, dürfte sich wenigstens beim Ersatzgeschäft kaum ausführen lassen. Bezüglich der Frage, bis zu welchem Grade ein Hypermetrope noch zum Dienst tauglich ist, enthält unsere Rekrutirungsordnung keine Angabe und unterliegt die Beurtheilung dieses optischen Fehlers in Betreff der Diensttauglichkeit allein den Bestimmungen über die Sehschärfe. Gleichwohl beobachtet man, dass unter den alljährlich eingestellten Rekruten, bei welchen Hypermetropie vorgefunden wird, eine Anzahl sich befinden, bei denen schon dem Grade nach nicht unbedingte Tauglichkeit anzunehmen ist, weil diese höheren Grade, die hier gemeint sind, fast ausnahmslos mit Herabsetzung der Sehschärfe einhergehen, immer aber ausgesprochene accommodative Asthenopie zeigen. Die erschwerten Accommodationsverhältnisse sind namentlich beim Schiessen beachtenswerth. Wenn ein Hypermetrope höheren Grades sein Auge auf das in circa 17 Zoll vor seiner Antlitzfläche befindliche

Visir einstellen soll, so wird nur ein so kleiner Bruchtheil seiner relativen Accommodationsbreite noch disponibel bleiben, dass eine Fixation kaum stattfinden kann. Diese Leute sagen sehr richtig, dass ihnen das Visir beim Zielen verschwimme. Ausserdem aber klagen solche Leute auch bei den kleinen Verrichtungen in der Nähe, beim Putzen, Ausbessern der Kleider etc., namentlich wenn dies, wie im Winter, des Abends geschehen muss. Der Gebrauch einer Brille, da dieselbe nicht gleichmässig für Ferne und Nähe verwendbar, ist ohne erheblichen Nutzen. Im Alter von 20 Jahren ist überdem ein Hyperop höheren Grades nur unter erhöhter Convergenz der Sehlinien zu accommodiren im Stande, seine Hypermetropie ist bereits eine relative. Schon nach wenigen Jahren wird sie eine absolute sein und damit die Brauchbarkeit des Mannes, auch wenn er inzwischen zur Reserve übergetreten ist, noch weiter herabgesetzt. Welchen Grad der Hypermetropie man als solchen zu bezeichnen hat, bei dem schon an sich eine unbedingte Tauglichkeit nicht anzunehmen ist, darüber kann es nur innerhalb gewisser enger Grenzen abweichende Meinungen geben. Jedenfalls würde man, läge diese Frage zur Entscheidung vor, nach den hier gemachten Erfahrungen nicht zu weit greifen, wenn man eine manifeste Hypermetropie von 4 Dioptrien als Grenzwerth feststellte, wie dies auch Seggel gethan hat. Man würde also sagen können: „Ist der Untersuchte mit Convex 10 (4 Dioptr.) im Stande eine der untersten Reihen der Snellen'schen Tafel auf 20′ zu lesen, so wird derselbe in Folge seiner Hypermetropie nicht als unbedingt tauglich zu betrachten sein".

Natürlich werden auch geringere Grade von Hypermetropie, sobald die Sehschärfe der Forderung nicht entspricht, als unbedingt tauglich nicht angesehen werden können.

Was schliesslich die Prüfung auf Astigmatismus anlangt, so ist man dann auf eine solche verwiesen, wenn durch sphärische Gläser eine volle Sehschärfe nicht erreicht wurde. Die einfachste subjective Bestimmung des Astigmatismus besteht in der Anwendung von concav- und convexcylindrischen Gläsern, mit denen man an der Snellen'schen Buchstabentafel — auch die Linientafel kann Verwendung fiuden — die Prüfung vornimmt, dergestalt, dass man nach Erforderniss erst das sphärische Glas bestimmt mit welchem die beste Sehschärfe zu erzielen ist und danach sieht, ob durch Cylindergläser, unter Ermittelung der richtigen Axenlage, die Sehschärfe gehoben wird. Der Einfluss des Astigmatismus auf die Sehschärfe kann auch durch Cylindergläser selten vollständig compensirt werden und dürfte deswegen dieser Fehler, in Bezug auf Militärdiensttauglichkeit nur nach der Sehschärfe, ohne Rücksicht auf eine etwaige Correction — mit Ausnahme etwa bei Freiwilligen — zu beurtheilen sein.

VI.

Mittheilungen von der Ohrenstation im Garnison-Lazareth zu Dresden

von

Stabsarzt Dr. **E. Becker,**

Lehrer bei dem militärärztlichen Fortbildungscursus.

Ueber diese Station, welche am 1. September 1871 gegründet wurde, liegen bereits zwei Berichte vor, welche die daselbst bis zum 30. September 1874 behandelten Ohrenkranken umfassen.

Der erste Bericht vom Stabsarzt a. D. Dr. Schalle erstreckt sich auf die Zeit vom 1. September 1871 bis 31. März 1874 und weiterhin berichtet der damalige Assistenzarzt Dr. Friederich über die vom 1. April bis 30. September 1874 behandelten Kranken.

Schalle spricht sich[1]) über diese Station dahin aus, dass der Zweck, der bei Gründung derselben in's Auge gefasst wurde, ein doppelter gewesen sei. Erstens sollte den Ohrenkranken eine so vollständige Behandlung gewährt werden, wie es die Entwickelung unserer Specialdisciplin gestattet, zweitens sollte für die zu gleicher Zeit errichteten militärärztlichen Curse Material beschafft werden, um auch in dieser Richtung den Anforderungen einer möglichst allseitigen wissenschaftlichen Fortbildung Rechnung tragen zu können.

Durch das bereitwilligste Entgegenkommen des Königl. Sächs. Kriegsministeriums auf den betreffenden Antrag der Königlichen Sanitäts-Direction wurde es möglich, dass die Ausführung obigen Unternehmens in vollkommener Weise zu Stande kam. Durch Bewilligung reichlicher Geldmittel konnten Abbildungen, Bücher und ein reiches Instrumentarium angeschafft werden, wie es an keiner der verschiedenen Lehranstalten annähernd gefunden wird. Ferner wurden durch eine Verordnung der Königlichen Sanitäts-Direction alle in- und ausserhalb Dresdens stehenden Abtheilungen des XII. Armeecorps angewiesen, jeden Ohrenkranken in die Station einzuliefern. Endlich wurde eine unbeschränkte Zahl Betten im Garnisonlazareth zu Dresden zur Disposition gestellt.

Nur so war es möglich, gleich von vornherein die Station derart einzurichten, dass sie in kurzer Zeit nutzbringend für die Armee und schon im ersten Winterhalbjahre genügend Material bietend, vortheilhaft für die militärärztlichen Curse hergestellt werden konnte, wie auch die einschlagenden Berichte[2]) ergeben. Mit vollem Rechte hebt Schalle

---

[1]) Bericht über die Ohrenstation etc. Archiv f. Ohrenheilk. B. XII.

[2]) Dr. W. Roth. Die militärärztlichen Fortbildungscurse etc. Deutsche militärärztliche Zeitschrift. I. Jahrg. 1. H. S. 3. II. Jahrg. 5. H. S. 273.

als Hauptwerth einer klinischen Ohrenstation hervor, dass in ihr allein eine sorgsame Behandlung, ein regelrechtes Verhalten der Kranken und insbesondere ein normaler Krankheitsverlauf erzielt werden kann. Alle poliklinischen Anstalten, wenn sie auch noch so gut eingerichtet und verwaltet sind, lassen, wie Jeder, der poliklinisch behandelt hat, zugeben wird, nur eine lückenhafte Therapie und Beobachtung zu und die meisten Ohrenkrankheiten sind nur durch eine sorgsame und gewissenhafte Behandlung zur Heilung zu bringen.

In der Station wurden vom 1. September 1871 bis 31. März 1874 300 Ohrenkranke behandelt. In dieser Zahl sind nur alle die begriffen, welche bis mit 31. März 1874 entlassen wurden; alle Recidive sind bei dieser Zusammenstellung immer nur in einem Falle zusammengefasst.

Die beifolgende von Schalle aufgestellte Krankentabelle ergibt eine sehr eingehende Uebersicht der behandelten Krankheiten.

Krankheit	Zugang vom 1. September 1871 bis 31. März 1874	Truppentheil: Fusstruppen	Cavallerie	Artillerie	Pioniere	Train	Arbeiterabtheilung	Militärstrafanstalt	Besondere Militärabtheil. (Aerzte, Beamte, Apotheker etc.)	Krankheitsbeginn: Vor dem Diensteintritt	während der Dienstzeit nicht durch den Dienst: ohne bekannte Ursache	Ursache bekannt	durch den activen Dienst: Folge des Dienstes	durch Beschädig. bei Ausüb. des Dienstes	Art des Abganges: geheilt	gebessert	ungeheilt aber diensttüchtig	verlegt auf andere Stationen	dienstuntauglich	gestorben
Eczema auriculae	5	3	—	—	1	1	—	—	—	—	3	2	—	—	5	—	—	—	—	—
Othaematoma auriculae .	1	1	—	—	—	—	—	—	—	—	1	—	—	—	1	—	—	—	—	—
Cystis atheromat. auric..	2	2	—	—	—	—	—	—	—	—	2	—	—	—	2	—	—	—	—	—
Corpus alienum in meat. audit. externo	1	—	—	—	—	1	—	—	—	—	—	1	—	—	1	—	—	—	—	—
Ceruminis accumulatio .	17	12	1	2	1	—	—	—	1	—	—	17	—	—	17	—	—	—	—	—
Otitis externa circumscr.	5	4	—	1	—	—	—	—	—	—	5	—	—	—	4	—	—	1	—	—
Otitis externa diffusa . .	17	8	3	3	—	—	1	2	—	1	14	2	—	—	14	2	—	1	—	—
Vulnus membr. tympani	15	10	2	3	—	—	—	—	—	1	—	—	—	14	11	—	1	—	3	—
Extravasatio sanguinis in membranam tympani .	1	—	1	—	—	—	—	—	—	—	—	—	—	1	1	—	—	—	—	—
Myringitis acuta	3	2	—	1	—	—	—	—	—	—	2	1	—	—	3	—	—	—	—	—
Myringitis chronica . . .	1	1	—	—	—	—	—	—	—	—	1	—	—	—	—	—	—	1	—	—
Otitis med. catarrh. acuta	32	23	4	2	—	2	1	—	—	—	21	11	—	—	27	4	—	1	—	—
Otitis med. catarrh. chron.	74	47	8	11	—	3	—	3	2	57	10	7	—	—	12	43	11	2	6	—
Otitis media purul. acuta	34	22	2	7	2	—	1	—	—	—	23	10	—	1	24	2	—	2	6	—
Otitis media purul. chron.	59	42	9	4	1	1	—	2	—	46	8	4	—	1	8	6	—	3	41	1
Cicatrices membr. tymp.	10	7	1	1	—	1	—	—	—	8	1	—	—	1	—	6	3	—	1	—
Polypus e cavo tympani	4	3	—	—	—	—	—	1	—	2	1	1	—	—	4	—	—	—	—	—
Contusio labyrinthi . . .	10	6	2	1	—	—	—	—	1	1	—	1	—	8	7	—	2	—	1	—
Apoplexia nervi acustici et nervi facialis	1	—	—	1	—	—	—	—	—	1	—	—	—	—	—	—	—	—	1	—
Caries ossis temporum .	2	2	—	—	—	—	—	—	—	2	—	—	—	—	—	—	—	—	2	—
Otalgia	3	3	—	—	—	—	—	—	—	—	1	2	—	—	3	—	—	—	—	—
Simulatio	3	3	—	—	—	—	—	—	—	—	2	—	—	—	3	—	—	—	—	—
	300	201	33	37	5	9	3	8	4	119	96	59	—	26	147	63	17	11	61	1

Friederich hat die von ihm während der Zeit vom 1. April bis 30. September 1874 auf der Station behandelten Ohrenkranken in folgender Tabelle zusammengestellt:

Nomen morbi.	Bestand am 1. April 1874	Zugang vom 1. April bis 30. Sept. 1874	Zahl der Behandlungstage	geheilt	gebessert	ungeheilt	verlegt auf andere Stationen	dienstuntauglich	Blieb in Behandlung.
Eczem des äusseren Ohres	—	1	9	1	—	—	—	—	—
Neubildung am äusseren Ohr	—	1	47	1	—	—	—	—	—
Cerumenpfropf	—	6	12	6	—	—	—	—	—
Furunkel des äusseren Gehörganges	—	6	49	6	—	—	—	—	—
Otitis externa diffusa	1	9	324	5	1	—	—	1	3
Otitis externa diffusa mit Polypenbildung	1	2	89	3	—	—	—	—	—
Myringitis acuta	—	10	153	10	—	—	—	—	—
Myringomycosis	—	2	41	2	—	—	—	—	—
Einfacher acuter Catarrh der Paukenhöhle	4	4	139	6	2	—	—	—	—
Einfacher chronischer Katarrh	2	8	219	3	5	1	—	—	1
Tubenkatarrh	—	1	12	1	—	—	—	—	—
Eitrige acute Entzündung der Paukenhöhle	8	12	542	17	—	—	2	1	—
Eitrige chronische Entzündung	13	2	1189	7	1	1	—	5	1
Eitrige chronische Entzündung mit Polypenbildung	2	2	360	1	1	—	—	1	1
Otalgia, nervöse Schwerhörigkeit	2	—	132	1	—	—	—	1	—
Zur Beobachtung	—	4	53	4	—	—	—	—	—
	33	70	3370	74	10	2	2	9	6

Am 1. October 1874 übernahm ich die Station, nachdem ich dieselbe schon früher wiederholt stellvertretend geleitet hatte.

Der folgende Bericht, den ich über diese Station gebe, schliesst sich eng an die vorerwähnten Veröffentlichungen an und enthält Beobachtungen, die ich während des dreijährigen Zeitraumes vom 1. October 1874 bis 1. October 1877 an 821 auf der Station behandelten Ohrenkranken gesammelt habe.

Es ist dies in der That eine sehr hohe Ziffer, zumal wenn man bedenkt, dass diese Ohrenkranken aus der Zahl der zum Militärdienst für tauglich befundenen Leute hervorgegangen sind, also demjenigen Theile der Bevölkerung entstammten, den man zu dem gesündesten zu zählen berechtigt ist.

Fragt man jedoch nach den Ursachen und dem Beginn der Erkrankungen, so ergibt sich, dass eine grosse Anzahl dieser Kranken schon vor der Einstellung zum Militärdienst ohrenkrank gewesen ist. Fast durchgängig gehörten diese Leute den ärmeren Volksklassen an und hatten nur in wenigen Fällen schon früher ärztliche Hülfe gesucht und auch diese bei der nur geringen Aussicht auf einen raschen und dauernden Erfolg bald wieder aufgegeben; 39 pCt. waren Handarbeiter und Knechte, 26 pCt. Weber, 21,5 pCt. Bergarbeiter; die übrigen Erkrankungen vertheilen sich nahezu gleichmässig auf andere Berufsarten, ohne eine vorwiegende Disposition des einen oder anderen Berufes erkennen zu lassen. Schalle fand[1]), dass 39,66 pCt. der Gesammtsumme schon vor dem Diensteintritt ohrenkrank gewesen war und unter den von mir behandelten Ohrenkranken gaben 376 an, schon vorher krank gewesen zu sein, 45,8 pCt. der Gesammtkranken. Von diesen Leuten litten 2 an Eczem der Ohrmuschel, beide geheilt; 10 an Ceruminalpfröpfen, sämmtlich geheilt; 54 an alten Narben, Verwachsungen, Verkalkungen, Defecten des Trommelfelles, von diesen waren 9 vollkommen diensttüchtig, 11 als dienstuntauglich entlassen.

Chronischer einfacher Mittelohrkatarrh 163 Fälle, davon 54 geheilt, 105 gebessert und diensttüchtig, 4 untauglich.

Chronische eitrige Mittelohrentzündung 126 Fälle, davon 53 geheilt, 39 gebessert und diensttüchtig, 34 untauglich.

Simulation von Schwerhörigkeit 21 Fälle, sämmtlich als diensttüchtig entlassen.

Man kann sich wundern, dass eine so hohe Zahl mit Ohrenkrankheiten behafteter Leute zum Militärdienst eingestellt worden ist, zumal die für die Beurtheilung der Ohrenkrankheiten massgebenden Paragraphen der Rekrutirungsordnung einen sehr weiten Spielraum gestatten.

Sehen wir uns jedoch die Krankheiten genauer an, an welchen diese Eingestellten litten, so finden wir, dass dies einestheils Krankheiten waren, die überhaupt nicht untauglich machen, anderntheils aber solche, die in ihren Erscheinungen sehr wechselnd auftreten. Wenn ich daher auch im Allgemeinen mit Schalle[2]) übereinstimme und den Grund für die Einstellung so vieler ohrenkranker Leute theils im Aushebungsmodus finde, theils in den hohen, ganz specielle Fachkenntniss voraussetzenden Anforderungen, welche an den aushebenden Arzt gestellt werden, so darf man jedoch nicht übersehen, dass auch ein ganz wesentlicher Grund in der Eigenthümlichkeit der Erkrankungen selbst liegt; denn die bei Weitem höchste Zahl der mit Ohrenkrankheiten Eingestellten litt an chronischem einfachen Mittelohrkatarrh und chronischer eitriger Mittelohrentzündung, also an Krankheiten, die oft längere Zeit hindurch auch ohne jede ärztliche Hilfe soweit gebessert sind, dass der damit Behaftete sich für geheilt hält. In vielen Fällen geben die Leute auf die Frage, warum sie bei der Aushebung nichts angegeben hätten, die Antwort, dass es damals ganz gut gewesen sei. — Hierzu kommt dann noch die grosse Gleichgültigkeit, mit welcher besonders Ohreneiterungen von einem grossen Theile des Publikums angesehen werden; es kann daher nicht Wunder nehmen, dass diese Leute auch auf Befragen keine Angaben über ihr Ohrenleiden machen und ihrer Krankheit nicht die Bedeutung beimessen, die sie thatsächlich verdient und die ihr nach der Instruction auch beigelegt wird. Unter den Einwirkungen des militärischen Lebens tritt dann besonders im Anfange der Dienstzeit das alte Leiden wieder stärker hervor und wir finden bei der Untersuchung Veränderungen, die das jahrelange Bestehen der Krankheit unwiderleglich darthun. Ausserdem sieht sich der aushebende Arzt aber auch in der misslichen Lage, Ohrenkranke

---

[1]) c. l. Seite 91.
[2]) c. l. Seite 99.

trotz der Angabe ihrer Krankheit und trotz des Vorhandenseins einzelner Krankheitserscheinungen zur versuchsweisen Einstellung bei einem Truppentheile vorzuschlagen, um etwaigen Simulationen entgegenzutreten, denn nichts erscheint leichter, als zu sagen, ich höre schlecht, ich höre auf dem Ohre nichts. Hierbei will ich nur Kranke mit chronischem Mittelohrkatarrh erwähnen, dieser in so verschiedenen Formen und so wechselnden Erscheinungen auftretenden Krankheit.

Da es erfahrungsgemäss feststeht [1]), wie einestheils nicht selten die characteristischen Zeichen dieser Krankheitsform am Trommelfelle vorhanden sind und auch die unterstützenden Momente in den Veränderungen der Nase und des Nasenrachenraumes sich vorfinden bei Leuten, die niemals Klagen über das Hörorgan gehabt haben und vollständig gut hören, und andernseits wieder bei hochgradigen Störungen der ganze Symptomencomplex in viel geringerer Weise ausgeprägt ist, so kann den aushebenden Arzt kein Vorwurf treffen, wenn er dem behaupteten Grade der Störung misstraut und den subjectiven Angaben wenig oder gar keinen Werth beilegt auch bei Wehrpflichtigen, deren Trommelfelle Abweichungen von der Norm darbieten und wenn er daher derartige Kranke bei sonst gesunden körperlichen Verhältnissen als tauglich zur Einstellung bezeichnet.

Der späteren Untersuchung und event. Beobachtung muss das endgültige Urtheil vorbehalten bleiben.

Aber, frage ich weiter, geschieht dadurch diesen Eingestellten Unrecht? und erwächst dem Staate dadurch ein wesentlicher Nachtheil? Ich muss beides verneinen.

Nach der obigen Zusammenstellung erwiesen sich unter den 376 Ohrenkranken, die schon vor dem Diensteintritte krank waren, 9 vollkommen diensttüchtig ohne jede weitere Behandlung, 140 wurden geheilt und diensttüchtig, 178 gebessert und diensttüchtig, 49 als dienstuntauglich entlassen. Daraus geht vor Allem hervor, dass in einer grossen Anzahl von Ohrenkrankheiten Heilung oder Besserung erzielt werden kann. Da dies erfahrungsgemäss feststeht, es aber an den Aushebungstagen bei der grossen Schwierigkeit der Beurtheilung unmöglich ist, von diesen der Heilung oder Besserung zugänglichen Fällen diejenigen zu unterscheiden, welche ein günstiges Resultat nicht erwarten lassen, so erscheint es gegenüber anderen Militärpflichtigen nur recht und billig, in solchen Fällen den Versuch der Heilung zu machen. Diejenigen, bei denen nennenswerthe Erfolge nicht zu erreichen sind und die daher wieder entlassen werden müssen, leiden nicht mehr und nicht weniger darunter, als eine nicht unerhebliche Anzahl Anderer, die mit kleinen Fehlern behaftet ebenfalls eingestellt und häufig wieder entlassen werden, wenn sich ein störender Einfluss für die militärische Ausbildung herausgestellt hat.

Wenn aber unter 376 Mann nur bei 49, also bei 13 pCt. die Entlassung sich nothwendig macht, so muss diese Zahl gewiss als sehr niedrig bezeichnet werden, und da die Entlassung meist kurze Zeit nach der Einstellung erfolgt, so kehren die Leute auch sehr bald wieder zu ihrer früheren Beschäftigung zurück; und somit erwächst auch dem Staate

---

[1]) conf. **Politzer**, die Beleuchtungsbilder S. **3**.

durch die kurze Einstellung der Leute kein wesentlicher Schaden, der besonders gegenüber dem Umstand nicht in Betracht kommen kann, dass auf diese Weise eine gerechte, der Krankheit entsprechende Beurtheilung herbeigeführt wird.

Recidive kamen natürlich auch vor besonders in Fällen chronischen einfachen Mittelohrkatarrhs und chronischer eitriger Mittelohrentzündung, jedoch traten sie nicht in auffallender Weise hervor, so dass ich mir das Zurückbehalten der Leute zum Vorwurf gemacht hätte.

Es liegt in den Eigenthümlichkeiten des militärischen Dienstes, in dem fortwährenden Aufenthalt im Freien unter jeden Witterungsverhältnissen, dass bei den neueingestellten Mannschaften catarrhalische Erkrankungen viel häufiger auftreten, als bei Leuten in den späteren Dienstjahren. Durch die systematische Gewöhnung schwindet allmälig die Neigung zu Katarrhen und wir finden, dass Leute, die sich sonst nicht ungestraft dem geringsten Luftzuge aussetzen durften oder bei jedem Temperaturwechsel über Schnupfen und Husten klagten, ohne jeglichen Schaden die Unbilden der Witterung ertragen lernen. Demgemäss habe ich beobachtet, dass bei länger gedienten Soldaten die Neigung besonders zu katarrhalischen Mittelohraffectionen sehr gering ist, ja manche, die in der ersten Zeit klagten und wiederholt behandelt werden mussten, hatten später nicht die geringsten Beschwerden.

Ich habe bisweilen die Aeusserung gehört, dass seit Einrichtung der Station die Zahl der ohrenkranken Soldaten eine viel grössere geworden sei, als früher; Thatsache wenigstens ist es, dass die früheren Rapporte keine so zahlreichen Ohrenerkrankungen nachweisen, als die gegenwärtigen. Es ist nun aber wohl nicht anzunehmen, dass die Ohrenkrankheiten überhaupt früher seltener vorgekommen wären, als jetzt, sie haben sicher ebenso zahlreich existirt, wie jetzt. Viele Leute meldeten sich aber nicht krank, befangen in dem im Publikum noch jetzt hier und da verbreiteten Glauben, dass ärztliche Hülfe in Ohrenkrankheiten nichts zu leisten vermöge, und die etwa vorkommenden Ohrenkranken lagen zerstreut unter anderen Kranken und wegen ungenügender specialärztlicher Vorbildung und mangelhaftem Instrumentarium waren sie häufig vielmehr eine Last, als Gegenstand der aufmerksamsten Pflege und Behandlung. Dementsprechend waren auch die erlangten Resultate meist unbefriedigend sowohl für den Arzt, als für den Kranken.

Der bedeutende Aufschwung der Ohrenheilkunde und die fortdauernde gedeihliche Entwicklung dieser Wissenschaft mussten nothgedrungen eine Aenderung in diesen Verhältnissen anregen und schliesslich dahin führen, dass auch die ohrenkranken Soldaten der von der Wissenschaft gebotenen Mittel zur Heilung theilhaftig würden.

Die oben angegebene enorme Frequenz der hiesigen Ohrenstation gibt den deutlichsten Beweis für die unbedingte Nothwendigkeit einer Specialstation für Ohrenkranke in grossen Militärlazarethen und es ist geradezu unbegreiflich, warum gegenüber der nachgewiesenen grossen Anzahl Ohrenkranker geeignete Einrichtungen zu einer specialärztlichen Behandlung derselben bis jetzt noch immer nur vereinzelt gefunden werden. Denn viele Ohrenkrankheiten, die bei ungeeignetem Verhalten und Behandeln zur Dienstuntauglichkeit resp. Invalidität führen, können zur Heilung gebracht werden und so dem Militärdienst Leute erhalten bleiben, auf deren Ausbildung schon viel Zeit und Mühe verwendet worden ist. An Aerzten wird es nicht fehlen, die die Ohrenheilkunde zu ihrem Specialstudium wählen, sobald die nöthigen Mittel zur speciellen Vorbildung und zur vollständigen Einrichtung einer Station gewährt werden, ebensowenig wird an Kranken ein Mangel sein, wenigstens liefert unsere Station den unwiderleglichen Beweis, dass, sobald einmal geeignete Einrichtungen zur Behandlung getroffen sind, auch an passenden Krankheitsobjecten kein Mangel ist.

Doch will es mir scheinen, als wenn der Höhepunkt bezüglich der Frequenz der Station erreicht, ja sogar schon überschritten wäre; denn die Krankenjournale lassen erkennen, dass bis zum Jahre 1875 eine fortdauernde Steigerung der Krankenzahl stattgefunden hat, seitdem aber ist eine merkliche Abnahme hervorgetreten und der Grund hierfür muss einzig und allein gesucht werden in dem günstigen Einflusse der militärärztlichen Fortbildungscurse; denn währerd der Wintermonate wird das reiche, wissenschaftliche Material, welches sich besonders nach dem Eintreffen der Rekruten auf der Station anhäuft, zu den practischen Untersuchungen in den Fortbildungscursen verwendet und genügend ausgebeutet.

Dieser eben erwähnte günstige Einfluss macht sich namentlich nach zwei Richtungen hin bemerkbar und vortheilhaft geltend; einmal, dass überhaupt nicht mehr so viele Ohrenkranke zum Militärdienst ausgehoben werden, sondern dass über eine grosse Anzahl Ohrenkranker sofort an den Musterungstagen endgültig entschieden wird. Da sich die Ohrenkrankheiten bezüglich ihrer Einwirkung auf das Allgemeinbefinden und der daraus resultirenden Leistungsfähigkeit eines Mannes der Beurtheilung der Laien vollständig entziehen, so werden Ohrenkranke, die mit sonst kräftigem und gesundem Körper am Musterungstage sich vorstellen, häufig mit Misstrauen betrachtet und erregen nicht selten den Verdacht der Simulation; es setzt daher nicht nur eine vollständige Vertrautheit mit der Technik der Untersuchung des Gehörorganes voraus, sondern vor Allem eine genaue Kenntniss jedes speciellen Krankheitsfalles besonders hinsichtlich der Prognose unter besonderer Berücksichtigung des Einflusses, der durch den Militärdienst auf das Ohrenleiden ausgeübt wird, wenn der aushebende Arzt unter gewissen Verhältnissen die bezüglichen Paragraphen der Instruction zur Geltung bringen und eine richtige und gerechte Beurtheilung herbeiführen will.

Dass in der That in den letzten Jahren weniger Militärpflichtige an unheilbaren Ohrenkrankheiten leidend zum Militärdienst eingestellt worden sind, geht aus einem Vergleiche der Anzahl der als dienstuntauglich Entlassenen deutlich hervor. Denn während nach dem Schalle'schen Berichte[1]) unter 116 vor dem Diensteintritte erkrankten Leuten 46 als dienstuntauchlich wieder entlassen werden mussten, also 39,5 pCt., kamen in meinem 3jährigen Zeitraume unter 376 Mann 49 zur Entlassung, also 13 pCt., die vorwiegend, wie auch bei Schalle, an chronischer eitriger Mittelohrentzündung litten.

Weiterhin ist der günstige Einfluss der Fortbildungscurse daraus zu erkennen, dass die in auswärtigen Garnisonen vorkommenden Ohren-

---

[1]) c. l. pag. 99.

kranken gegenwärtig grösstentheils von den Militärärzten in ihren Garnisonen behandelt werden; denn nach einer oben schon erwähnten Bestimmung können Kranke auswärtiger Garnisonen in die Specialstationen des Dresdener Garnison-Lazarethes abgegeben werden und die Ohrenstation erhielt früher von auswärts reichlichen Zuwachs, gegenwärtig sind es aber nur Ausnahmefälle, wenn ein Kranker nach hier übergeführt wird.

Bezeichnend für diese Abnahme der Frequenz der Station ist es, dass der Zeitpunkt, von dem ab sich dieser Rückgang bemerkbar machte, zusammenfällt mit dem Umstand, dass bis dahin mit wenigen Ausnahmen sämmtliche Militärärzte des XII. Armeecorps an den Fortbildungscursen theilgenommen und auch in der Ohrenuntersuchung die nöthige Uebung sich anzueignen Gelegenheit gehabt hatten.

Wenn unsere Station durch diese Verhältnisse auch thatsächlich eine Einbusse an Material erleidet, so muss doch andrerseits mit einer gewissen Genugthuung hervorgehoben werden, dass diese veränderten Anschauungen Zeugniss ablegen dafür, dass die Station ihren Zweck vollständig erfüllt und den Erwartungen und Anforderungen entspricht, die bei ihrer Gründung in's Auge gefasst wurden, nämlich nicht allein eine dem jetzigen Standpunkte der Ohrenheilkunde entsprechende specialärztliche Behandlung der Kranken zu ermöglichen, sondern zugleich eine Stätte zu sein zur Weiterbildung für die Militärärzte in einer Disciplin, die während der Studienzeit nur selten eingehende Berücksichtigung findet und die doch gerade für den Militärarzt ganz unentbehrlich ist.

Ueber die Art und Weise, wie diese Curse für Ohrenheilkunde abgehalten werden, und wie das reiche Material, welches für die Untersuchungen zu Gebote steht, Verwendung findet, sprechen sich die bezüglichen Berichte über die Fortbildungscurse ausführlich aus [1]). Ich füge nur noch hinzu, dass bei diesen Cursen mehr und mehr den practischen Erfordernissen Rechnung getragen wird, um durch zahlreiche Untersuchungen jeden Theilnehmer in die Lage zu setzen, sich eine gewisse Sicherheit und Selbstständigkeit in der Untersuchung, Diagnose und Beurtheilung wenigstens der am häufigsten vorkommenden Ohrenkrankheiten anzueignen. Es fanden daher auch z. B. die anatomischen Verhältnisse nur insoweit Berücksichtigung, als zur Erreichung des angedeuteten Zieles unbedingt nothwendig war. Durch zahlreiche, selbstgefertigte Präparate, welche während jeder Stunde in entsprechender Weise zur Besichtigung vorlagen, sowie durch gelungene Abbildungen konnten die anatomischen Verhältnisse und gegenseitigen Beziehungen in kurzer Zeit hinreichend klar gelegt werden. Mehr Zeit wurde dagegen wieder auf die Ausführung practischer Handgriffe verwendet, wie Ausspritzen des Gehörganges, Politzer'sches Verfahren, Catheterisiren etc., sodass besonders im Catheterisiren jeder Curstheilnehmer soweit geübt war, um sich selbstständig forthelfen zu können.

Von wesentlichem Belange für die günstige Entwicklung des Cursus ist es, dass jährlich eine wenn auch wechselnde, doch stets ansehnliche Geldsumme zur Verfügung steht; nur auf diese Weise ist es möglich,

---

[1]) Roth. Die militärärztl. Fortbildungscurse etc. Deutsche militärärztliche Zeitschrift. Jahrg. 1875 S. 534. Jahrg. 1877 S. 294.

das reichhaltige Instrumentarium zu unterhalten und stetig zu vervollständigen, sowie durch Anschaffung aller bemerkenswerthen literarischen Veröffentlichungen den Grund zu legen zu einer Specialbibliothek für Ohrenheilkunde.

Durch diese Geldmittel ist aber auch die Möglichkeit gegeben, aus dem Civilpublikum passende Untersuchungsobjecte für den Cursus heranzuziehen und zwar durch die freundliche Vermittelung des Herrn Stabsarzt Dr. Friederich, welcher in der Poliklinik des Albert-Vereins die Behandlung der Ohrenkranken leitet und in anerkennenswerther Weise geeignete Fälle zur Verfügung stellt. Denn wenn auch die Station selbst nie Mangel an Kranken hat und stets hinreichendes Material bietet, so sind doch die Krankheiten nicht selten sehr gleichartige und hierdurch ermüdet leicht das Interesse und fehlt die Anregung, die dagegen durch einen fortwährenden Wechsel in den Untersuchungsobjecten stets· wach erhalten wird.

Die folgenden Beobachtungen sind an 821 Ohrenkranken gemacht worden. Ueber einen jeden Krankheitsfall ist ein in den Militärlazarethen gebräuchliches Journalblatt geführt worden, in welchem sofort bei der Aufnahme des Kranken im Lazarethe der Befund und weiterhin die eingetretenen Veränderungen, therapeutischen Vornahmen und deren Resultate und schliesslich der Erfolg oder sonstige Ausgang genau aufgezeichnet wird. Welchen ungemeinen Werth derartige ausführliche Krankengeschichten haben, hebt besonders v. Tröltsch[1]) hervor, welcher eindringlich zu recht fleissiger und sorgfältiger Abfassung derselben ermuntert, indem dieses Verfahren zu steter Gründlichkeit der Auffassung zwingt und in sich selbst schon die Nothwendigkeit strenger Selbstkritik trägt. Die in solchen Krankengeschichten niedergelegten Beobachtungen und Erfahrungen sind nicht mehr ausschliessliches Eigenthum dessen, der sie gemacht hat, sondern sie lassen sich auch von Anderen noch nach Jahren verwerthen und zwar um so vortheilhafter, weil nur auf diese Weise, nicht beeinflusst durch den Krankheitsfall, eine streng objective Auffassung und Beurtheilung möglich ist. Für Militärlazarethe sind derartige gründliche Aufzeichnungen ganz unerlässlich, da nicht selten Auskunft verlangt wird über Krankheitsfälle, die dem Gedächtniss längst entschwunden sind und wo es nicht mit dem einfachen Namen der Krankheit abgethan, sondern über Ursache, Verlauf und Ausgang der Erkrankung genaue Auskunft nothwendig ist.

Die Untersuchungen wurden bei gewöhnlichem Tageslicht meist mit dem Hohlspiegel ausgeführt; zur Bestimmung der Hörfähigkeit benutzte ich die Stimmgabel, eine Ankeruhr, die von Normalhörenden circa zwei Meter weit gehört wird. Das Verständniss der Sprache wurde für laut und flüsternd gesprochene einzelne Worte und zusammenhängende Sätze geprüft. Ueber die Heilungsdauer habe ich mich bei den einzelnen Krankheitsgruppen absichtlich nicht näher ausgesprochen, da wegen der Eigenthümlichkeit militärischer Verhältnisse die Heilungsdauer nothwendiger Weise eine viel längere ist, als sie sich gewöhnlich bei Civilkranken gestaltet. Ich erinnnre nur an Entzündungen des äusseren Gehörganges, des Trommelfelles, die bei ungeeignetem Verhalten gern recidiviren und

---

[1]) v. Tröltsch, Lehrbuch der Ohrenheilkunde 6. Aufl. S. 583.

bei denen nach Beseitigung der Entzündung noch längere Zeit vergeht, ehe die erkrankten Theile sich zur Norm zurückbilden; bis zu diesem Zeitpunkte müssen aber die kranken Soldaten im Lazareth zurückgehalten werden, da der Soldat, einmal aus dem Lazareth entlassen, sich in keinem Falle in der Weise schonen kann, wie es erforderlich ist; sogar der einfachste Schutz gegen Witterungseinflüsse, Watte im Ohr zu tragen, ist für den Soldaten misslich. Manche Krankheitsfälle erforderten aber an sich schon eine länger fortgesetzte Beobachtung, um die erlangte Heilung oder Besserung und damit zugleich die Diensttauglichkeit eines Mannes sicher zu stellen.

Als ein grosser Vorzug für den raschen Verlauf und günstigen Ausgang vieler Ohrenkrankheiten erwies es sich, dass die Krankheitsfälle in frischem Zustande zur Untersuchung und Behandlung kamen, abgesehen natürlich von denjenigen, die schon vor der Einstellung bestanden hatten. Jeder, der das militärische Leben kennt, weiss, wie gern der Soldat den geringfügigsten Umstand benutzt, um sich vom Dienst frei zu machen; und der Militärarzt befindet sich oft in der schlimmen Lage, Soldaten zur Schonung empfehlen zu müssen wegen Störungen, die im gewöhnlichen Leben nicht weiter beachtet werden. Bezüglich der Ohrenkrankheiten zeigte sich jedoch diese Art der Krankmeldung nur vortheilhaft und sobald in der Garnison Dresden ein Soldat über Schmerzen im Ohre, Schwerhörigkeit etc. klagt, wird er zur Untersuchung und Begutachtung nach der Ohrenstation gebracht und von hier aus das Weitere bestimmt. Auf diese Weise wurden sehr häufig acute Entzündungen des äusseren und mittleren Ohres beobachtet und konnten rechtzeitig in ihrer Weiterentwickelung gehindert werden.

Nachstehende Tabelle bietet eine

Uebersicht

der sämmtlichen auf der Ohrenstation im Garnison-Lazareth zu Dresden behandelten Ohrenkranken vom 1. October 1874 bis 1. October 1877.

Krankheiten.	Zahl der Kranken	Abgang			Bestand.
		geheilt	gebessert	als untauglich	
Eczem der Ohrmuschel	17	17	—	—	—
Erfrierungen derselben	3	3	—	—	—
Ohrblutgeschwulst	2	2	—	—	—
Ohrenschmalzpfröpfe	81	81	—	—	—
Furunkel im äusseren Gehörgange	35	35	—	—	—
Fremdkörper im äusseren Gehörgange	9	9	—	—	—
Acute diffuse Entzündung des äusseren Gehörganges	27	26	—	—	1
Chronische Entzündung des äusseren Gehörganges	6	5	—	—	1
Verletzungen des Trommelfelles	21	20	—	—	1
Acute Trommelfellentzündung	19	19	—	—	—
Alte Trommelfellnarben, Verwachsungen, Verkalkungen, Defecte	89	15	63	11	—
Acute katarrhalische Mittelohrentzündung	23	21	—	—	2
Chronischer einfacher Mittelohrkatarrh	221	92	123	4	2
Acute eitrige Mittelohrentzündung	66	53	11	—	2
Chronische eitrige Mittelohrentzündung	173	79	56	34	4
Simulationen	29	29	—	—	—
Summa	821	506	253	49	13

Eczem der Ohrmuschel.

Das Eczem der Muschel wurde in 17 Fällen in acuter Form beobachtet; chronisches Eczem kam nicht zur Behandlung, der Grund dafür dürfte in dem Krankenmaterial selbst zu suchen sein und vor allem in den schon angedeuteten Verhältnissen, dass derartige besonders äussere Leiden nicht lange bestehen können, ohne dass der Militärarzt Kenntniss davon erhält und der Kranke in Behandlung kommt.

Das Eczem war in 8 Fällen doppelseitig und in 5 Fällen erstreckte es sich bis in den äusseren Gehörgang; in 3 Fällen gaben die Kranken an, bereits in der Kindheit öfter an Hautausschlägen an Nase und Mund gelitten zu haben. Gleichzeitiges Eczem an anderen Körpertheilen wurde nicht beobachtet, Recidive traten in 2 Fällen auf.

Es wurden verschiedene der empfohlenen Behandlungsweisen erprobt, die besten Erfolge wurden aber erreicht durch Bedecken der erkrankten Hautstellen mit Watte, welche in Leberthran oder Carbolöl 1 : 10 getränkt war und einen vollständigen Abschluss nach aussen bewirkte. Diese Behandlung bietet gegenüber derjenigen mit Salben, Streupulvern u. s. w. den grossen Vortheil, dass man jeder Zeit eine freie Uebersicht der befallenen Partien gewinnen kann und die Bildung von Krusten und Borken vollständig verhindert wird. Sobald die Secretion nachgelassen hatte, erwies sich die weisse Präcipitatsalbe am wirksamsten; diese wurde in der Weise angewendet, dass die Salbe auf einzelne Wattkugeln aufgetragen wurde, welche sich leicht in die Vertiefungen und Ausbuchtungen der Ohrmuschel eindrücken und darin befestigen liessen.

Auf gleiche Weise wurde auch das Eczem behandelt, welches sich bis in den äusseren Gehörgang hinein fortsetzte, indem Wattwieken, mit den genannten Mitteln getränkt in den Gehörgang eingebracht und täglich einmal gewechselt wurden.

Ein Abschluss des äusseren Gehörganges ist übrigens in allen Fällen empfehlenswerth, auch wenn das Eczem noch nicht dahin übergegangen ist; am besten erschien für diesen Zweck das Einbringen von Wattwieken, welche mit Carbolöl durchfeuchtet sind, wodurch zugleich das Anhaften der feinen Fasern ausgeschlossen wird. Dieser Vorsichtsmassregel glaube ich es in einigen Fällen zuschreiben zu müssen, das Weitergreifen des Eczems verhindert zu haben.

Jeder Fall von Eczem bedarf nach der Heilung noch längere Zeit hindurch genauer Controle, um etwaigen Recidiven sofort zu begegnen. Häufig erscheint das Eczem geheilt und nur die dunkelbläuliche Färbung der Haut lässt noch die krankgewesenen Stellen erkennen, aber von Zeit zu Zeit bilden sich wieder, den Talgfollikeln entsprechend, kleine gelbe Bläschen, die sich nur wenig über das Niveau erheben, aber sich nicht selten bis auf den Knorpel erstrecken. Nach Entfernung der Hautdecke mit der Pincette und Entleerung des Inhaltes brachte meist einmaliges Aetzen der Höhle bis in die Tiefe mit Arg. nitr. in Substanz rasch Heilung.

Erfrierung der Ohrmuschel.

Hiervon wurden 3 Fälle beobachtet, die sich vor Allem durch die ungemein lange Heilungsdauer auszeichneten; in allen Fällen war der Knorpel mehr oder weniger entblösst, überzog sich jedoch wieder, ohne dass eine Abstossung erfolgte.

In 2 Fällen war nur der obere Rand des Helix und ein Theil des Anthelix rechterseits erfroren und diese heilten mit Hinterlassung von am Knorpel adhärenten Narben und Ausgleichung der kahnförmigen Grube. Im 3. Falle erstreckte sich jedoch die Erfrierung auf den ganzen oberhalb des Ohreinganges gelegenen Theil der linken Muschel bis zur Concha; hier hinterblieb eine bedeutende Schrumpfung der Muschel, indem sich dieselbe nach Heilung der äusseren Wunden immer mehr zusammenzog, so dass schliesslich nur ein 2 Ctm. hoher, gewulsteter Saum oberhalb des Ohreinganges übrig war, an welchem sich die einzelnen Theile und Abschnitte der früheren Gestaltung nicht mehr unterscheiden liessen. In diesem Falle bestand anfangs zugleich grosse Empfindlichkeit und eine starke Schwellung des betreffenden äusseren Gehörganges, die sich nur sehr langsam verlor. Das Hörvermögen hatte nicht gelitten.

Ohrblutgeschwulst.

Diese Erkrankung fand sich zweimal bei Leuten, von denen der eine jede schädliche, gewaltsame Einwirkung auf die Ohrmuschel in Abrede stellte (als Kind will er das Ohr erfroren haben), während der andere als mögliche Ursache angab, dass er mittelst eines Uhrschlüssels sich Comedones aus der Concha herauszudrücken versucht habe.

Im ersten Falle fand sich in der Fossa triangularis linkerseits eine hühnereigrosse, fluctuirende Geschwulst, die sich bis zur Concha erstreckte und den Eingang zum äusseren Gehörgang grösstentheils überlagerte. Die Geschwulst hatte sich nur langsam und schmerzlos innerhalb acht Wochen entwickelt und war in der letzten Zeit unverändert geblieben; der Hautüberzug und die Umgebung zeigten normales Aussehen. Auf eine Incision entleerte sich dünnflüssiges, dunkelrothes Blut, aber trotz eines sofort angelegten Druckverbandes mittelst Watte war am 3. Tage die Geschwulst fast in der früheren Grösse wieder gefüllt, nur die Spannung der Hautdecke war geringer; es entleerte sich eine schwach blutig gefärbte Flüssigkeit, die sich auch in den folgenden Wochen zwar in geringerer Menge, noch stets ansammelte; Injectionen von Jodtinctur zeigten sich ohne jeden Einfluss. Hierauf wurde die ganze Innenfläche der Geschwulst mit Argent. nitr. in Substanz geätzt, die Aetzung nach einigen Tagen wiederholt und von dieser Zeit an hörte die Absonderung auf, die Wundränder legten sich langsam an und 3 Wochen später war die Heilung in der Weise erfolgt, dass die Hautdecke ein dunkleres Aussehen zeigte und die Stelle der früheren Geschwulst etwas verdickt und gewulstet war.

Im anderen Falle bildete sich eine bohnenähnliche fluctuirende Geschwulst am oberen Theile der rechten Concha, über deren Entstehung der Kranke berichtete, dass dieselbe vor einigen Wochen schmerzlos hervorgetreten und allmälig grösser geworden sei; er hatte die Angewohnheit, sich Comedones, die sehr zahlreich in der Concha vorhanden waren, mittelst eines Uhrschlüssels herauszudrücken, eine Gewohnheit, die er bereits seit mehreren Jahren übte. Die Geschwulst wurde 14 Tage beobachtet und war während dieser Zeit weder eine Zunahme, noch eine sonstige Veränderung zu constatiren.

Auch hier entleerte sich nach einer Incision eine ähnliche Flüssigkeit wie im ersten Falle, aber durch sofortiges Aetzen der Innenfläche mit Argent. nitr. in Substanz gelang es, die Wiederansammlung nahezu vollständig zu verhindern und nach 12 Tagen Heilung zu erzielen.

Ohrenschmalzpfröpfe.

Vermehrte Anhäufung von Cerumen, als einzige Ursache der vorgebrachten Klagen, fand sich 81 Mal; darunter 32 Mal doppelseitig. Diejenigen Fälle, wo nach der Entfernung noch andere Erkrankungen des Ohres bestanden, sind hier nicht mit aufgeführt. Die Beschwerden, welche durch diese den Gehörgang verstopfenden Ohrenschmalzanhäufungen hervorgerufen wurden, waren sehr verschieden. Stets war mehr oder weniger Schwerhörigkeit dadurch veranlasst, die bald kürzere, bald längere Zeit bereits andauerte, in 12 Fällen bestand sie schon seit mehreren Jahren, 2 Mal angeblich schon seit dem 12., 1 Mal seit dem 5. Lebensjahre. In den meisten Fällen hatten die Kranken ausser Schwerhörigkeit keine weiteren Beschwerden; wo aber zugleich lästiges, anhaltendes Sausen, das Gefühl von Schwere und Druck vorhanden war, konnte an dem Aussehen des Trommelfelles nachgewiesen werden, dass der Pfropf dem Trommelfelle unmittelbar angelegen hatte; bisweilen wurde noch ein in der vorderen unteren Ausbuchtung des Gehörganges am Trommelfell festhaftendes Stück gefunden, welches sich nur schwer entfernen liess. Nicht selten zeigten sich die Schwerhörigkeit und die subjectiven Geräusche wechselnd.

Als Ursache einer plötzlich eingetretenen Schwerhörigkeit wurde in 53 Fällen Baden oder Waschen ermittelt, einmal ein Schlag an die entgegengesetzte Seite des Kopfes, Grenadier N. erhielt einen Schlag in die Gegend des linken Unterkiefers und bemerkte unmittelbar darnach rechts starkes Sausen und Schwerhörigkeit, so dass er das Commando nicht verstehen konnte. Bei der Untersuchung am folgenden Tage fand sich der rechte Gehörgang vollständig mit Ohrenschmalz ausgefüllt, der linke Gehörgang in geringerem Masse. Nach Entfernung waren ausser einer geringen Injection beide Trommelfelle vollkommen normal und das Hörvermögen vollständig ungestört.

In diesem Falle hatte es, wie so häufig, nur eines zufälligen Umstandes bedurft, um den schon lange anwesenden Pfropf in eine solche Lage zu bringen, dass er den Gehörgang abschloss und das Trommelfcll belastete. Hier war aber die Erschütterung, wenn sie auch zunächst nur die entgegengesetzte Seite betroffen hatte, eine derartige, dass man nach den plötzlich aufgetretenen Symptomen ernstere Störungen vermuthen konnte.

Der Beschäftigung möchte ich keinen so wesentlich begünstigenden Einfluss auf das Zustandekommen dieser Anhäufungen zuschreiben, auch konnte ich mich in keinem Falle überzeugen, dass diese Pfröpfe das Product einer oberflächlichen Entzündung mit plötzlich auftretender massenhafter Secretion der Ohrenschmalzdrüsen seien, vielmehr musste die Ursache oft in der eigenthümlichen Gestaltung des Gehörganges gefunden werden, theils in einer allgemeinen Verengerung desselben, theils aber auch in einer besonders stark ausgebildeten Verwölbung der vorderen Wandung, wodurch die natürliche Entfernung des Secretes behindert wurde; auch reichlich mit Haaren besetzte Gehörgänge erwiesen sich begünstigend für diese Ansammlungen; in einem derartigen Falle wurde eine rapid erneuete Ansammlung von massenhaftem, bröcklichem Cerumen beobachtet.

Die Entfernung wurde stets durch schonende Ausspritzungen mit warmem Wasser bewerkstelliigt; doch gelang es nicht immer, den Pfropf in der ersten Sitzung zu entfernen, zumal ich mich nie entschliessen konnte, die Einspritzungen etwa eine halbe Stunde und länger fortzusetzen[1]). Stellte sich nach einigen fruchtlosen Ausspritzungen heraus, dass bei der zähen Consistenz die Entfernung nicht in wenigen Minuten erreicht werden konnte, so wurde von weiteren Einspritzungen zunächst abgesehen und erweichende Einträpfelungen (meist eine Lösung von Natr. bicarb. in Glycerin) 1 bis 2 Tage angewendet, worauf die Entfernung meist rasch und vollständig gelang; in einigen Fällen jedoch mussten diese Erweichungen 6—8 Tage fortgesetzt werden, da sich das Cerumen nur schichtenweise auflösen und entfernen liess.

Stets folgte der Entfernung des Pfropfes eine sorgfältige Austrocknung des Gehörganges und einige Tage hindurch Verstopfthalten desselben, sodass nicht ein einziges Mal Entzündungen auftraten, die sonst unter Vernachlässigung dieser Vorsichtsmassregeln nicht selten beobachtet worden sind. Die Röthung des Gehörganges und die Injection des Trommelfelles, die sowohl durch den meist längere Zeit im Gehörgange verweilten Pfropf, als auch durch die Manipulationen behufs dessen Entfernung hervorgerufen war, ging unter diesem Schutze meist bald vorüber.

In denjenigen Fällen, wo nur eine einfache Verstopfung des Gehörganges bestanden hatte, stellte sich sofort nach Beseitigung derselben volles, freies Hörvermögen wieder ein; wo das Trommelfell jedoch durch das Cerumen stärker und länger belastet war, reichte die blose Entfernung nicht hin, um das Hörvermögen erheblich zu bessern oder die lästigen Geräusche zu beseitigen. Niemals kam jedoch eine bleibende bemerkbare Verminderung der Hörfunction vor, wenn auch geringe Veränderungen im äusseren Gehörgange und am Trommelfelle fortbestanden, sobald nur das Trommelfell eine ausgiebige Beweglichkeit erkennen liess. Diese zu prüfen war daher das nächste Bestreben und leistete zu diesem Zweck der Siegle'sche Trichter die vorzüglichsten Dienste. — In den leichteren Fällen wurden schon durch denselben alle diese Erscheinungen gehoben, in anderen Fällen war einige Zeit hindurch eine regelmässige Anwendung des Catheters oder Politzer'schen Verfahrens nothwendig, um die Störungen auszugleichen.

Häufig fand sich noch längere Zeit in Folge von Verdickung des Epithelüberzuges eine weissliche Trübung des Trommelfelles, die sich nur selten vollständig wieder verlor, sondern meist sehnige Streifen hinterliess. Usuren des Gehörganges wurden nicht beobachtet, nur bei zwei Kranken war eine gegen die gesunde Seite auffallende Erweiterung zu bemerken, ohne dass sonstige schädliche Einwirkungen auf die Wandungen sich nachweisen liessen.

---

[1]) Schwartze, Practische Beiträge etc. S. 2. Wendt, Mittheilungen etc. Arch. f. Ohrenh. Bd. 3 S. 38.

Furunkel im äusseren Gehörgange.

Furunkel kamen 35 Mal als selbstständige Erkrankung des Gehörganges vor, während sie in einer bedeutend grösseren Anzahl als intercurrente Krankheiten besonders bei chronischen Mittelohreiterungen auftraten.

Eine Ursache der Erkrankung konnte in vielen Fällen nicht aufgefunden werden; einige Kranke litten an zahlreichen Aknepusteln des Gesichtes und Halses, andere gaben an, schon früher derartige Entzündungen gehabt zu haben; bisweilen konnte festgestellt werden, dass die Leute von früher her die üble Gewohnheit hatten, sich mit einem Zahnstocher, Streichhölzchen etc. im Ohre zu kratzen oder sich zum Reinigen der Ohren Ohrlöffel, Haarnadeln etc. zu bedienen.

Als Sitz des Furunkels fand sich gewöhnlich die vordere untere Wand des Gehörganges und zwar in der Nähe des Ohreinganges; bei Recidiven sass der Furunkel meist tiefer, und am häufigsten an der hinteren oder oberen Wand.

Recidive traten 20 Mal auf, in 16 Fällen war der erste Furunkel noch nicht vollständig abgelaufen, als der neue begann; in 4 Fällen bildete sich ein zweiter Furunkel, nachdem bereits 5—8 Tage alle entzündlichen Erscheinungen sich verloren hatten.

In allen Fällen entwickelte sich die Affection unter lebhaften Schmerzen, die meist über die ganze Kopfhälfte ausstrahlten; Drüsenschwellungen am Halse waren nicht selten, das Hörvermögen war stets gestört; stärkeres, anhaltenderes Sausen wurde nur in wenigen Fällen beobachtet, und als Ursache hierfür stets ein mechanisches Hinderniss der Schwingungsfähigkeit des Trommelfelles gefunden, einmal eine die ganze Trommelfellfläche bedeckende, zähhaftende Auflagerung von Cerumen, welches durch die vorausgegangenen Ohrbäder dahin gespült worden und fest eingetrocknet war. Nach der Entfernung stellte sich wieder gutes Hörvermögen ein.

Sobald der Sitz des Furunkels erkannt und demselben bei der stets vorhandenen Schwellung überhaupt noch beizukommen war, wurden Incisionen mit grossem Vortheile gemacht; dies geschah in 17 Fällen; 5 Mal brachten bei tieferem Sitze mit hochgradiger Schwellung vier bis fünf Blutegel vor dem Tragus baldige Erleichterung. In 13 Fällen wurden Cataplasmen angewendet und ich muss ausdrücklich erwähnen, dass ich nie die gefürchteten schlimmen Erscheinungen darnach habe eintreten sehen [1]), vielmehr wirkten die Breiumschläge ganz ausserordentlich schmerzstillend und zeigten sich in dieser Hinsicht wirksamer als das häufig wiederholte Anfüllen des Gehörganges mit warmen Wasser. Ich betone aber hierbei, dass diese Cataplasmen nicht über die ganze Ohrmuschel gelegt, auch nicht tagelang unausgesetzt angewendet wurden, vielmehr ist es vollständig genügend, dieselben täglich mehrere Stunden in der Weise brauchen zu lassen, dass ein circa 4 Ctm. breites Cataplasma um die Ohrmuschel herumgelegt wird und die letztere frei bleibt. Der Verlauf wurde durch die Umschläge wesentlich abgekürzt und vor Allem erschien mir auch die Neigung zu Recidiven eine viel geringere,

---

[1]) Schwartze c. l. S. 5.

indem jedenfalls eine raschere Schmelzung und vollständigere Entleerung des Eiters erzielt wurde.

Wenn man die Anwendung der Cataplasmen genau überwachen kann, wie es bei Lazarethbehandlung möglich ist, leisten sie nach meinen Erfahrungen bei Furunkeln im äusseren Gehörgange die vorzüglichsten Dienste und sind vollkommen gefahrlos.

Zur Verhütung von Recidiven glaube ich das Unguent. hydrarg. cin. empfehlen zu können, mit welchem Charpiewieken dick bestrichen und in den Gehörgang eingelegt werden. Hierdurch wurde zugleich die so häufig nach Furunkeln stattfindende vermehrte Abstossung der Epidermis in Schranken gehalten und das oft ungemein lästige fortwährende Jucken beseitigt, welches zum Kratzen nöthigt und die Ursache zu neuen Entzündungen wird.

In 8 Fällen bildeten sich an der Oeffnungsstelle des Furunkels gelappte Wucherungen, die einige Male zu besonderer Grösse gediehen und für Polypen imponiren konnten. In den meisten Fällen schwanden diese Excrescenzen zugleich mit der fortschreitenden Rückbildung des ganzen Processes und besonders bei strenger Trockenhaltung des Gehörganges, sonst erwies sich das Touchiren mit Arg. nitr. am wirksamsten; einmal machte sich die Entfernung durch die Wilde'sche Schlinge nothwendig.

Fremdkörper im äusseren Gehörgange.

Fremdkörper im äusseren Gehörgange wurden 9 Mal angetroffen und zwar waren dieselben in 3 Fällen erst frisch hineingelangt, in 6 Fällen hatten sie .bereits längere Zeit darin verweilt, ohne dass die Kranken einen Zeitpunkt anzugeben vermochten. So wurden 3 Mal Wattpfröpfe entfernt, von deren Vorhandensein die Kranken keine Ahnung hatten und dadurch einmal eine ziemlich hochgradige Schwerhörigkeit gehoben, die angeblich seit dem 6. Lebensjahre bestanden haben sollte. Ein anderer Kranker meldete sich auf Zureden einiger Kameraden, die früher auf der Station behandelt worden waren, zur Untersuchung mit der Angabe, dass er als Kind längere Zeit mit Ausspritzungen des linken Ohres behandelt worden sei, weil er eine Erbse im Ohre gehabt habe, und dass er seitdem vorübergehend an Sausen leide; es fand sich noch eine halbe Erbse vor, die mit einem Häkchen entfernt wurde. In einem anderen Falle wurde ein $1\frac{1}{2}$ Ctm. langes Stückchen Holz von der Dicke eines Streichhölzchens mit der Pincette aus der Tiefe des Gehörganges genommen und damit die Ursache einer schon lange bestehenden Otitis externa gehoben, denn als solche musste das an sich unschuldige Holzstückchen angesehen werden, da die Eiterung sofort nachliess und Heilung sich anschloss.

Der Grenadier Sch. meldete sich krank wegen heftigen Sausens linkerseits, das nach einem Bade eingetreten war, und gab an, dass er auch schon früher öfter daran gelitten habe; dasselbe sei dann gewöhnlich nach 6—8 Tagen ohne weitere ärztliche Hülfe wieder verschwunden. Eine Störung des Gehörs hatte er nicht bemerkt. Die Untersuchung ergab im linken Gehörgange etwas Cerumen, die vordere Wandung stark vorgewölbt, das nur zum Theil sichtbare Trommelfell geröthet, Griff in normaler Lage und Stellung. Dicht vor dem Trommelfelle, diesem zum Theil anliegend, befand sich eine bräunliche Masse, die für eingetrocknetes

Cerumen gehalten werden musste. Da bei der ungünstigen Lagerung die Entfernung durch Einspritzen sich nicht bald erreichen liess, wurden erweichende Einträpfelungen vorausgeschickt und am folgenden Tage löste sich wohl etwas Cerumen, doch blieb vor dem Trommelfell ein brauner Körper liegen, der bei der Berührung mit der Sonde beweglich war und mit einem scharfen Häkchen, welches jedoch mehrmals nicht fest fassen konnte, entfernt wurde und sich als aufgequollenes, leicht zerbröckelndes Weizenkorn erwies.

Der Wechsel der subjectiven Empfindungen war hier bedingt durch das zeitweise Aufquellen des Kornes, mit dessen nachheriger Eintrocknung alle Symptome wieder schwanden.

In 3 Fällen verweilten die Fremdkörper nur kurze Zeit im Gehörgange. Grenadier R. war in der Nacht plötzlich mit allmälig sich steigernden Schmerzen im rechten Ohre erwacht, die nach einigen Stunden geringer wurden und nur geringes Sausen hinterliessen. Bei der am Morgen stattfindenden Untersuchung fand sich mitten auf dem Trommelfelle aufliegend eine bräunliche Masse, welche mit der Pincette weggenommen und als eine Wanze erkannt wurde.

Grenadier B. war beim Baden von einem Kameraden mit Wasser bespritzt worden, wobei ihm zugleich Steinchen und Sand in's Gesicht geflogen waren. Nach dem Baden verspürte er rechts Sausen, das schon früher öfter nach dem Baden aufgetreten war, aber sich nach einigen Stunden wieder verloren hatte. Dieses Mal hielt es an und am anderen Tage meldete sich B. zur Untersuchung, wobei sich sowohl im Gehörgange als auch am Trommelfelle zahlreiche feine Sandkörnchen vorfanden, die an einzelnen Stellen in Häufchen zusammenlagen. Durch Ausspritzen wurden dieselben leicht entfernt.

Einjährig-Freiwilliger M. war gewöhnt, sich die Ohren am Morgen mit einer Haarnadel zu reinigen; wenn er dies wegen Zeitmangel aussetzte, hatte er das Bedürfniss, sich häufig in den Ohren kratzen zu müssen und benutzte er dann dazu Gegenstände, die er gerade bekommen konnte, Zahnstocher, Zündhölzchen etc. Bei einer Felddienstübung nahm er hierzu einen am Boden liegenden Zweig; derselbe brach ab und ein Stück blieb im Ohre zurück, wo es bei den eigenen Versuchen es zu entfernen, bis an das Trommelfell gelangte und lästiges Sausen veranlasste. Nach der Entfernung mit der Pincette waren die Beschwerden gehoben.

Wenn ich mich, wie aus der Art der Entfernung der angeführten Fremdkörper hervorgeht, des scharfen Häkchens und der Kniepincette öfter neben den Ausspritzungen bedient habe, so möchte ich mich doch entschieden dagegen verwahren, als ob ich damit die Ausspritzungen zur Entfernung von Fremdkörpern hintansetzen wollte. Der Grund für die öftere Anwendung genannter Instrumente liegt vielmehr zunächst in dem Krankenmaterial selbst; sämmtliche Kranke waren erwachsene, junge Leute, auf deren vollkommen ruhiges Verhalten mit Sicherheit gerechnet werden konnte, auch wenn die Entfernung nicht ganz schmerzlos zu bewerkstelligen war. Unter solchen Verhältnissen ist bei genügender Beleuchtung und Orientirung eine Verletzung ausgeschlossen. Dann kommt noch hinzu, dass diese Leute nach der Entfernung des Fremdkörpers sofort wieder zum Dienst geschickt werden konnten, während diejenigen, bei denen Einspritzungen gemacht worden sind, von mir grundsätzlich

1—2 Tage der Schonung empfohlen und nicht eher wieder als gesund bezeichnet werden, als bis die Injection des Gehörganges und Trommelfelles sich vollständig verloren hat.

Ich schätze diese Ausspritzungen zur Entfernung von Fremdkörpern als das beste, unschädlichste Mittel in der Hand des Geübten; gleichwohl kann ich die langfortgesetzten und oft wiederholten Ausspritzungen, wie sie nicht selten geübt werden, durchaus nicht gutheissen; kommt dann noch, wie häufig der Fall ist, das Widerstreben der Kranken dazu, die durch vorhergegangene ungeschickte, schmerzhafte Manipulationen scheu und ängstlich gemacht worden sind, so ist der Erfolg von Anfang an schon sehr fraglich. Es ist, wenn die Ausspritzungen ihren Zweck erfüllen sollen, ein ruhiges, passives Verhalten der Kranken erforderlich und bei unruhigen, widerspenstigen Kindern wird man dies nie oder erst nach langen vergeblichen Versuchen vollständig erreichen. Ich habe daher in solchen Fällen, wo die Entfernung geboten erschien, ohne längeres Zuwarten die Chloroformnarkose benutzt, um theils durch Ausspritzungen, theils mit kleinen, scharfen Häkchen oder mit Instrumenten, die ich mir dem besonderen Falle entsprechend aus Eisendraht selbst anfertigte, den Fremdkörper heraus befördert und auf diese Weise bei Kindern von 3—5 Jahren verschiedene Fruchtkerne, Steine u. s. w. ohne jeden Nachtheil entfernt. Ich verkenne nicht die Gefahr der Narkose gegenüber der Geringfügigkeit des operativen Eingriffes und gegenüber dem Umstande, dass Fremdkörper ohne jegliche Beschwerde oft jahrelang getragen werden, aber bei der in manchen Fällen auch ärztlicherseits anerkannten Dringlichkeit der Entfernung und bei der ängstlichen Besorgniss der Kranken und vielmehr oft noch der Angehörigen, dass sich etwas Fremdartiges im Ohr befinde, was unter allen Umständen entfernt werden müsse, muss man sich doch zum Handeln entschliessen; wo ich aber mit Ausspritzungen nicht bald zum Ziele gelange, lasse ich von erfahrener Hand die Narkose leiten, und es gewährt besondere Befriedigung und Freude, bei Kindern, die sonst gegen die schonendste Berührung des Ohres höchst empfindlich waren, ungestört und rasch die Entfernung bewerkstelligen zu können.

Acute diffuse Entzündung des äusseren Gehörganges.

Diese Krankheitsform kam 27 Mal zur Behandlung und fand sich 5 Mal beiderseitig. Als die häufigste Ursache (13 Mal) wurde das Baden in der Elbe beschuldigt und dementsprechend traten besonders beim Beginn der Badezeit diese Fälle viel zahlreicher auf, während sie in der späteren Sommerzeit nur vereinzelt vorkamen. In 11 Fällen konnte eine bestimmte Ursache überhaupt nicht angegeben werden, doch erwähnten die Kranken, dass sie schon längere Zeit vorher zeitweilig stechende Schmerzen im Ohre empfunden hätten, die sie theils nicht beachteten, theils durch Kratzen im äusseren Gehörgange zu beseitigen suchten; (es fanden sich einige Male noch geringe Blutextravasate und Krusten, die darauf zurückgeführt werden mussten). Zwei Leute gaben an schon vor mehreren Jahren an der gleichen Krankheit gelitten zu haben, ein Kranker war früher an Eczem der Muschel behandelt worden.

Nur in einem einzigen Falle begann die Krankheit vollkommen symptomlos, sodass der Kranke durch den plötzlichen Ausfluss überrascht wurde; in allen übrigen Fällen waren nach längerer oder kürzerer Zeit vorausgegangener Schmerzempfindungen, die sich besonders während der Nacht steigerten, Schwellung und das Gefühl von Hitze und Vollsein im Ohre eingetreten; Schmerzen und Schwellung breiteten sich öfter auf die Umgebung des erkrankten Ohres aus, Störungen des Hörvermögens verschiedenen Grades waren in allen Fällen vorhanden und Sausen eine nur selten fehlende Erscheinung.

In 17 Fällen war bereits eitriger Ausfluss vorhanden, als die Kranken in Behandlung traten, während in 10 Fällen die Entzündung rückgängig wurde, ohne dass es zur Secretion kam. Diese letzteren Fälle waren sämmtlich in Folge von Baden entstanden. Das Trommelfell war stets mehr oder weniger betheiligt, doch wurde nur einmal Perforation desselben als Folge der Otitis externa beobachtet mit nachheriger vollkommener Verheilung der Oeffnung. Einmal bildete sich in der Umgebung des Ohreinganges ein hartnäckiges Eczem aus und in zwei Fällen entstanden nach Beseitigung der Eiterung in der Tiefe des Gehörganges recidivirende Furunkel.

Bei beginnender Entzündung, so lange sich ausser Schmerzhaftigkeit gegen Berührung nur Hyperämie und Schwellung des Gehörganges vorfanden, wurden die besten Erfolge von localen Blutentziehungen durch Blutegel vor den Tragus und am Kieferwinkel erzielt; einen unmittelbaren Nachlass der Schmerzen, wie häufig erwähnt wird, konnte ich aber nie constatiren, vielmehr nicht selten eine anfängliche Steigerung der Symptome; der günstige Erfolg der Blutentleerung machte sich immer erst nach circa 10—12 Stunden bemerklich, blieb aber nie aus; einige Male mussten nach 2 Tagen wegen erneueter Schmerzen und Schwellung die Blutentziehungen wiederholt werden.

Ausserdem leisteten Ohrbäder, wenn sie wegen Schwellung überhaupt anzubringen waren, gegen das erste Stadium dieser Entzündung ganz gute Dienste, besonders zur Beseitigung der Schmerzen; doch möchte ich vor deren langfortgesetztem Gebrauche warnen; sie führen eine bedeutende Aufquellung und Auflockerung herbei und ich habe, seit dem ich in diesem Stadium der Krankheit die Ohrbäder seltener anwenden lasse, weniger Ausgänge in Eiterung gesehen.

Neben diesen Blutentziehungen und Ohrbädern wurde, sobald es wegen der Schwellung anging, eine mit Unguent. hydr. cin. dickbestrichene Wieke in den Gehörgang eingebracht, bei derem Gebrauche eine sehr günstige und rasche Rückbildung der entzündlichen Erscheinungen beobachtet wurde.

War es einmal zur Secretion gekommen, so bediente ich mich zur Entfernung des Secretes nur in seltenen Fällen der Ausspritzungen. Gerade bei den Entzündungen des äusseren Gehörganges halte ich die Ausspritzungen für bedenklich; sie dürfen vor Allem nur vom Arzte selbst gemacht und nie den Kranken überlassen werden, wenn man nicht plötzlich eine Perforation des Trommelfelles herbeiführen will. Reinigung ist aber unbedingt nothwendig; ich reinige daher gegenwärtig nur auf trockene Weise mittelst kleiner Wattpfropfen, welche ich mir sofort mit den Fingern drehe und mit der Kniepincette fasse, jedoch nicht um die Branchen derselben wickle. Es ist zweckmässig, die Watte durch Drehen und Rollen etwas zusammenzudrücken, um das Hängenbleiben einzelner Fäserchen zu verhüten, von denen ich übrigens noch nie eine andere Schädigung bemerkt habe, als dass man sich selbst das Gesichtsfeld etwas verdeckt.

Bei der oft massenhaften Abstossung des Epithels gelingt es zwar in manchen Fällen nicht, die weissen Epithelmassen aus der Tiefe besonders aus der Nähe des Trommelfelles oder vom Trommelfelle selbst vollständig zu entfernen, wenn man nicht durch längere Manipulation stärkere Reizung hervorrufen will, doch habe ich mich auch in solchen Fällen nicht mehr zu Injectionen entschliessen können; ich habe diese Epithelfetzen lieber zurückgelassen, sie trocknen ein, verlieren dabei bedeutend an Volumen und lassen sich nach einigen Tagen auf trockene Weise leicht entfernen.

Sobald der äussere Gehörgang trocken sorgfältig gereinigt worden ist, lege ich eine mit 10 procentigem Carbolöl getränkte Wattwieke ein, von verschiedener Länge, wenn nöthig den ganzen Gehörgang bis zum Trommelfelle ausfüllend. Die ölige Lösung der Carbolsäure in dieser Stärke verursacht nicht die geringste Reaction; bisweilen verwende ich auch Lösungen von 1 : 5, die meist ohne jede Beschwerde ertragen werden. Unter dem Gebrauche dieses Carbolöls lässt die Secretion sehr bald nach, die Epithelabstossung hört auf und was von grösster Bedeutung ist, manbehält fortwährend ein klares Bild des Krankheitsprocesses.

In einigen Fällen erschien mir die Anwendung der Jodtinctur (Bepinseln des Warzenfortsatzes) den Rückgang der Entzündung wesentlich zu befördern; während aber die Jodtinctur auf die Verminderung der Secretion durchaus wirkungslos blieb, fand ich einen günstigen Erfolg derselben hauptsächlich bei der oft noch lange zurückbleibenden Verdickung und Schwellung der Gehörgangswandungen; auffallend rasch verschwanden diese oft auch durch Ansetzen einiger Blutegel vor den Tragus, die bisweilen in kurzen Pausen wiederholt werden mussten.

In 8 Fällen zeigte sich nach Beseitigung der Eiterung eine bedeutende ungleichmässige Verdickung der Cutisschicht, besonders der hinteren Trommelfellhälfte; das Trommelfell war schwer beweglich und geringes Sausen, sowie eine merkliche Herabsetzung der Hörkraft bestand noch einige Zeit fort. Diese Leute wurden oft noch mehrere Wochen im Lazareth behalten und mit regelmässigen Lufteintreibungen, besonders Katheterisiren, behandelt, indem von Zeit zu Zeit die Excursionsfähigkeit des Trommelfelles mittelst des Siegle'schen Trichters geprüft wurde. Bei dieser Behandlung gewann ich die Ueberzeugung, dass sich derartige Trübungen und Verdickungen des Trommelfelles in der Hauptsache nur im Laufe der Zeit, nicht durch medicamentöse Einwirkungen, sondern nur durch regelmässige Anwendung der Luftdouche beeinflusst, wirklich bessern lassen.

Eng an diese Krankheitsgruppe schliesst sich

Die chronische Entzündung des äusseren Gehörganges, welche nur in 6 Fällen als einzeln vorkommende Krankheitsform vorkam, 2 Mal linksseitig, 4 Mal rechtsseitig. In diesen Fällen bestand neben einem dünnen serösen Ausfluss eine enorme Abstossung des Epithels, welches das Lumen des Gehörganges vollständig erfüllte; Schmerzen waren nicht vorhanden, sollten aber nach Angabe der Kranken früher dagewesen sein und mit Beginn des Ausflusses nachgelassen haben. Da derselbe zeitweilig aussetzte, suchten die Kranken erst ärztliche Hülfe als Störungen des Hörvermögens auftraten und sie am Verständniss der Commandoworte behindert waren. Nur in einem Falle konnte aus dem blasenden Geräusch der beim Vasalva'schen Versuch durchdringenden Luft eine Perforation des Trommelfelles nachgewiesen werden, da die Oeffnung selbst durch die dicken Auflagerungen vollständig verdeckt war.

Eine andere Ursache, als rauhe Witterung, zufällige Erkältungen, denen jeder Soldat mehr oder weniger ausgesetzt ist, wussten die Kranken nicht anzugeben.

Die Reinigung und weitere Behandlung wurde nach denselben Grundsätzen geleitet, wie vorstehend bei der acuten Form näher angegeben ist. 5 Fälle kamen zur Heilung, einer verblieb unter günstigen Aussichten der Heilung in Behandlung.

Ausserdem kamen noch 7 Fälle vor, in welchen die Kranken ebenfalls angaben, mit anfänglichen Schmerzen im Gehörgang erkrankt zu sein, auch zeitweise dünnen Ausfluss bemerkt zu haben, wo also wahrscheinlicher Weise zunächst eine Entzündung des Gehörganges bestanden hatte. Die Leute meldeten sich aber erst krank, als der Ausfluss constant anhielt und das Gehör abnahm, in allen diesen Fällen konnte nur eine chronische Mittelohreiterung mit Perforation des Trommelfelles constatirt werden und diese Fälle wurden daher dieser Krankheitsform zugezählt.

Acute Trommelfellentzündung.

Diese Krankheit wurde in 19 Fällen beobachtet, und zwar 15 Mal einseitig, 4 Mal beiderseitig; 8 Mal wurde das Baden in kaltem Wasser als Ursache angeschuldigt, in den übrigen Fällen war Erkältung und rauhe Witterung, besonders Regen und Schneegestöber bei heftigem Winde die Veranlassung; wenn man aber bedenkt, wie wenig gerade der Soldat im Stande ist, sich gegen die Unbilden der Witterung auf Märschen, Wachen und bei sonstigen dienstlichen Verrichtungen zu schützen, muss man sich wundern, dass derartige Entzündungen nicht noch öfter zur Beobachtung kommen. Am schönsten stellten sich die Fälle dar, wo das Baden in der Elbe die Ursache abgab, weil diese Kranken mehrmals schon nach einigen Stunden, spätestens aber am folgenden Tage zur Untersuchung kamen. Es fanden sich in diesen Fällen häufig die schönen Bilder der Hyperämie des Trommelfelles, indem nicht nur stärkere Gefässe am Hammergriff entlang zogen und sich am Umbo strahlenförmig ausbreiteten, sondern auch von allen Seiten des Gehörganges zahlreiche, geschlängelte, kleinere Gefässe auf das Trommelfell übergingen, daselbst nach der Mitte hin verliefen und noch vollkommen deutlich einzeln zu unterscheiden waren.

In diesem Stadium war das Hörvermögen nicht gestört, auch subjective Geräusche bestanden nicht, die Kranken klagten nur über das Gefühl von Hitze und Vollsein des Ohres und empfanden von Zeit zu Zeit Stiche, die als sehr schmerzhaft geschildert wurden.

Während in mehreren derartigen Fällen die Hyperämie unter Schonung, Ruhe und Verstopfthalten des Gehörganges zurückging, so dass sich in 2 Tagen alle Erscheinungen verloren hatten, bestand dieselbe in anderen Fällen ohne bemerkenswerthe sonstige Störungen 8—10 Tage lang fort, und einige Male ging die Entzündung wohl zurück, doch traten häufig des Nachts wieder heftige Schmerzen ein, welche erst durch Ansetzen von 3—4 Blutegeln vor den Tragus dauernd gehoben wurden.

Derartige Fälle müssen zu den leichtesten gezählt werden und kommen gewiss sehr häufig vor, ohne dass die Kranken ärztliche Hülfe in Anspruch nehmen. Man findet wenigstens nicht selten am Trommelfelle vereinzelte streifige Trübungen der Cutis bei sonst durchaus normalem Verhalten und ungestörtem Hörvermögen, welche auf solche mit vollkommener Heilung abgelaufene Processe zurückgeführt werden müssen.

War die Entzündung des Trommelfelles weiter vorgeschritten, so stellte sich das Trommelfell als eine diffus geröthete, verdickte Fläche dar, an welcher die Hammertheile gar nicht oder nur durch eine schmutzig rothe Färbung erkennbar waren, bisweilen markirte sich noch der kurze Fortsatz als eine schwache Erhebung. Die angrenzenden Gehörgangspartien fanden sich ebenfalls geröthet und am häufigsten war der Uebergang an der oberen Grenze verwischt. Die Schmerzen wurden verschieden angegeben, während einige Leute die heftigsten Schmerzen besonders des Nachts angaben, klagten andere bei gleich stark ausgeprägter Entzündung nur in geringer Weise; ähnlich verhielt es sich mit den Gehörstörungen. Bei dieser hochgradigen Entzündung wurde öfters noch durch Blutegel ein rascher und sicherer Rückgang erzielt und bei 3 Kranken ergab eine Incision des Trommelfelles einen sehr zufriedenstellenden Erfolg, es genügte eine Entleerung von 1—2 Tropfen Blut, um ein Erblassen des Trommelfelles und Nachlass der Schmerzen herbeizuführen.

In den meisten dieser Fälle kam es jedoch unter Auflockerung und Durchfeuchtung des Epithels zu einer geringen Absonderung, welche auf trockene Weise entfernt wurde. Einspritzungen wurden streng vermieden, auch Ohrbäder nur selten angeordnet, stets aber Carbolöl in der Weise verwendet, wie bei der acuten Entzündung des äusseren Gehörganges.

Perforation des Trommelfelles trat in keinem Falle ein und die Heilung war durchschnittlich in 2—3 Wochen beendet; einzelne geringe zurückgebliebene Trübungen erforderten keine fernere Behandlung.

Verletzungen des Trommelfelles.

Verletzungen des Trommelfelles wurden 21 Mal beobachtet, von denen 20 zur vollständigen Heilung gelangten und 1 Fall noch in Behandlung verblieb.

Als Ursache der Verletzung wurden in 11 Fällen Ohrfeigen oder Schläge in die Ohrgegend festgestellt. Diese sind entschieden die häufigste Veranlassung für Rupturen des Trommelfelles; doch liegen bereits so viel derartige Fälle in der Literatur vor, dass ich von der Mittheilung ausführlicher Krankengeschichten hier absehe. Im Allgemeinen kann ich das Bemerkenswerthe dieser Fälle dahin zusammenfassen, dass in der Mehrzahl die durch Ohrfeigen herbeigeführten Verletzungen des Trommelfelles sich in der Weise darstellten, dass ein mehr oder weniger grosser Substanzverlust zu bemerken war, der in seiner Form sehr wechselnd, meist unregelmässig und mit gezackten, bisweilen umgerollten

Rändern erschien, manchesmal aber auch den Eindruck machte, als wäre ein rundes Stück herausgeschlagen; auch glatte Risse fanden sich, wo die Ränder sich fast gegenseitig berührten und zum Theil durch Blutgerinnsel verdeckt waren, sodass oft die Ruptur nur durch deutliches Perforationsgeräusch beim Katheterisiren nachgewiesen werden konnte. In allen Fällen war Blutaustritt zu constatiren, entweder haftete das Blut nur in geringer Menge an den Rändern oder bedeckte diese und damit zugleich die Oeffnung selbst als bräunliche Schicht, oder es fand sich auf dem Boden des Gehörganges, besonders in der Nähe des Trommelfelles als eingetrocknete festhaftende Kruste.

Bezüglich der Lage des Einrisses ist zu bemerken, dass meist die unterhalb des Hammergriffes gelegene Partie des Trommelfelles betroffen war, seltener zeigte sich der Einriss hinter dem unteren Theile des Hammergriffes.

Zweimal wurden durch besondere abnorme Luftdruckverhältnisse Einrisse des Trommelfelles verursacht.

Jäger Z. war am 15. October 1876 zu einer in's Freie führenden Thür der Kaserne herausgetreten, als der Wind dieselbe mit grosser Gewalt zuschlug; sofort hatte er das Gefühl in dem linken, der Thür zugewendeten Ohre, als ob dasselbe verstopft sei. Die Untersuchung am 18. October ergab unterhalb des Umbo eine dunkelbraune, bohnenförmige Auflagerung, die als Blutkruste erkannt wurde und eine Ruptur verdeckte, da beim Catheterisiren sehr deutliches Perforationsgeräusch hörbar war. Als in Folge der bekannten Wanderung der Auflagerung die ursprüngliche Stelle nach und nach sichtbar wurde, zeigte sich die Perforation geschlossen und da sonstige Störungen nicht eingetreten waren, wurde der Mann als geheilt entlassen.

Gefreiter G. gibt an, dass er am 2. October 1876, während er eine Ehrenerweisung ausführte, plötzlich Reiz zum Niesen bekam und den Anfall zu unterdrücken versuchte. Sofort fühlte er Schmerzen im rechten Ohre und bemerkte, dass beim Schlingen Luft durch dasselbe ging; das Gehör war dumpf, wie wenn das Ohr verstopft wäre. An der hinteren oberen Partie des rechten Trommelfelles fand sich eine linsengrosse, eingetrocknete Blutkruste und der Catheter ergab Perforationsgeräusch, welches mit Beginn der Wanderung der Kruste verschwand. Der frühere Sitz der Ruptur liess sich später nicht mehr nachweisen und anderweitige Veränderungen waren nicht zurückgeblieben.

Diese beiden Fälle boten insofern ein besonderes Interesse, als dieselben in ihren objectiven wie subjectiven Symptomen, in ihrem Verlaufe und Ausgange fast ganz gleiche Verhältnisse zeigten, während doch die Ursache der Erkrankung von entgegengesetzten Richtungen aus einwirkte, im ersten Falle abnormer Luftdruck von aussen, im zweiten gesteigerter Luftdruck von innen; und es war nicht möglich, aus dem Befunde einen Schluss zu ziehen auf die Art der stattgehabten Einwirkung, noch weniger auf die Richtung, in welcher diese erfolgt war.

Die Beschaffenheit der Ränder, ob dieselben nach ein- oder auswärts gerollt sind, ist mir nie als characteristisches Merkmal erschienen, um dadurch festzustellen, von welcher Seite die Schädlichkeit eingewirkt hat; natürlicher Weise werden im Moment des Zerreissens des Trommelfelles die Ränder nach der der einwirkenden Kraft entgegengesetzten Seite getrieben; ich habe aber sehr ausgedehnte Umkehrung der Ränder nach aussen beobachtet in Fällen, wo die Ruptur durch Ohrfeigen zu Stande gekommen war, also durch eine Einwirkung von aussen. Die Richtung für diese Umwendung der Ränder, wie sie sich nach der Verletzung ausbildet, scheint wesentlich abzuhängen von der früheren Beschaffenheit des Trommelfelles selbst und von der nachfolgenden Blutung.

Enganschliessend bezüglich des ursächlichen Momentes dürften diejenigen Trommelfellrupturen sein, welche durch Detonation erzeugt waren; dies waren 4 Fälle.

Kanonier B. bemerkte am 28. Juni 1876 beim Scharfschiessen nach dem 2. Schusse Summen und Pfeifen in beiden Ohren und Schwerhörigkeit links; rechts verloren sich die Störungen nach einigen Tagen, links nahmen sie aber an Heftigkeit zu und am 5. Juli trat dünneitriger Ausfluss ein. Bei der Untersuchung am 6. Juli zeigte sich das rechte Trommelfell gering injicirt, linkerseits fand sich neben Schwellung des äusseren Gehörganges im hinteren, unteren Quadranten eine linsengrosse Perforation, deren Ränder gezackt, verdickt und mit Eiter bedeckt waren; die Paukenhöhlenschleimhaut hatte eine blassrothe Färbung. Schwellung und Eiterung verloren sich nach und nach und auch die Perforation war Ende August geschlossen und sonstige Störungen nicht mehr vorhanden.

Gefreiter P. erkrankte im Cantonnement 1876, als er von seinem Hintermanne einen Schuss mit einer Platzpatrone an das linke Ohr bekam, mit starkem Sausen und dumpfem Gehör, zwei Tage später Ausfluss. Die am 3. Tage vorgenommene Untersuchung ergab an der hinteren Fläche der Ohrmuschel zahlreiche eingesprengte Pulverkörner und am Helix einen braunen Schorf; der äussere Gehörgang etwas geschwollen, mit dünnem Eiter erfüllt, nach dessen Entfernung auf trockene Weise das Trommelfell dunkel geröthet und verdickt war; vorn und unten in der Nähe des Umbo zeigte sich eine punktförmige Perforation. Als nach 14 Tagen die Eiterung beseitigt war, erschien die Perforation in Folge der Abschwellung des Trommelfelles nahezu doppelt so gross, als früher; zugleich trat aber auch von den Rändern aus Heilung ein und nach vier Wochen war die Oeffnung ohne nachweisbare Veränderungen am Trommelfelle geschlossen, auch das Sausen verlor sich und das Hörvermögen wurde wieder vollständig normal.

Ausserdem waren Rupturen durch Schussdetonationen noch 2 Mal dadurch verursacht, dass ein Gewehr unmittelbar vor dem Ohre abgefeuert worden war. In beiden Fällen bestand ein Einriss, dessen Ränder durch Blutgerinnsel verklebt waren und wo nur der Katheterismus die Perforation nachwies. Sausen und Schwerhörigkeit waren stets vorhanden, verloren sich aber mit dem Fortgange der Heilung, sodass die Leute als geheilt entlassen werden konnten.

Zweimal wurden Rupturen beobachtet durch Fall auf den Kopf; einmal fand sich die Oeffnung im hinteren unteren Quadranten in rundlicher Form mit blutigen Rändern; dies ist der einzige Fall, wo sich die Perforation durch Bildung von characteristischem Narbengewebe schloss. Im 2. Falle kam ein Grenadier wegen Schwerhörigkeit zur Untersuchung mit der Angabe, vor einigen Wochen auf die linke Kopfseite gefallen zu sein. Das Trommelfell und der angrenzende Gehörgang waren mit einer gelbbräunlichen Schicht überzogen, sodass weder die Hammertheile, noch eine Perforation erkannt werden konnten, obgleich deutliches Perforationsgeräusch hörbar war. Nach vorhergegangener Erweichung wurde die Auflagerung leicht entfernt und es fand sich kurz vor dem Hammergriffende, an der oberen Grenze des Reflexes eine kleine Perforation, welche sich nach 10 Tagen geschlossen hatte, aber an einer weisslichen Färbung kenntlich blieb. Gehör normal.

Zweimal wurde Sturz in das Wasser als Ursache angegeben; ein Mann war beim Schwimmenlernen in das Wasser geworfen worden, der andere selbst kopfüber hineingesprungen. Beide Fälle boten nichts Besonderes und verliefen günstig.

Die Therapie, die bei allen zur Behandlung gekommenen Rupturen streng innegehalten wurde, bestand zunächst in Abhaltung aller äusseren Schädlichkeiten, zu denen vor allen Dingen Einspritzungen, Eingiessungen von Wasser, Ohrbäder, Einträufeln von Oel u. s. w. gezählt werden müssen; und ich bin der Ansicht, dass unter Nichtbeachtung dieser Vorschrift manche Fälle der einfachen Ruptur des Trommelfelles in die Form der eitrigen Mittelohrentzündung übergeführt werden.

Wenn nöthig, wurde der Gehörgang auf trockene Weise gereinigt, aber viel vortheilhafter und nützlicher ist es, eingetrocknetes Blut haften zu lassen, als durch die Versuche zur Entfernung Veranlassung zu neuer Reizung zu geben. Wichtig ist in vielen Fällen eine regelmässige Lufteintreibung mittelst des Catheters.

Sämmtliche Fälle wurden vollständig geheilt und blieben diensttüchtig; dies ist um so mehr zu beachten, da diese Kranken sehr gern geneigt sind, derartige Verletzungen zu benutzen, um sich den militärischen Verpflichtungen zu entziehen.

Alte Trommelfellnarben, Verkalkungen, Defecte, Verwachsungen.

Unter dieser Diagnose habe ich alle diejenigen Trommelfellbefunde zusammengefasst, wo die entzündlichen Erscheinungen längst, meist schon seit Jahren verschwunden waren, wo sie aber als Zeichen ihres früheren Bestehens eine oder gleichzeitig mehrere derartige Veränderungen hinterlassen hatten.

Diese Residuen früherer Entzündungszustände fanden sich 89 Mal, meist mehrere gleichzeitig und zwar am häufigsten Narben mit Verkalkungen, 41 Mal; Verkalkungen mit Defecten 18 Mal; Verwachsungen 10, isolirte Verkalkungen 6, Narben 8, Defecte 6 Mal. Ausserdem fanden sich derartige Veränderungen noch bei einer grossen Anzahl Leute, die nicht die geringsten Klagen über ihr Gehörorgan je gehabt hatten und die nur zufälliger Weise untersucht wurden; diese sind in dieser Aufzählung nicht mit inbegriffen.

Diese Trommelfellbefunde boten die interessantesten Bilder, die überhaupt vorkommen können und gewährten in vielen Fällen einen ungehinderten Einblick in die Paukenhöhle, wobei Theile derselben ins Gesichtsfeld traten, welche sonst nicht zu sehen sind. Es ist aber unmöglich, diese verschiedenen, schönen Trommelfellbilder zu beschreiben, dieselben lassen sich viel besser, als durch die genaueste Beschreibung, durch Zeichnungen darstellen und vergegenwärtigen. Von diesen Zeichnungen wurde daher auch vielfach Gebrauch gemacht und ich finde bei Durchsicht der Journalblätter sehr häufig derartige Bilder, welche gewissermassen als alte Bekannte auftreten und den Fall frisch ins Gedächtniss zurückrufen.

Gegenwärtig wird bei jedem Kranken, wo sich etwas Besonderes am Trommelfelle vorfindet, die Zeichnung des Befundes der Beschreibung desselben beigefügt. Derartige Zeichnungen dienen nicht blos dazu, dem Gedächtniss bei einer späteren Erinnerung an den Krankheitsfall zu Hülfe zu kommen, wir üben vielmehr durch die Zeichnung in Verbindung mit der Beschreibung zugleich eine gewisse Controle über uns selbst, wir zwingen uns genaue Rechenschaft zu geben von dem, was wir sehen. Aus diesem Grunde lasse ich auch während der Curse von jedem bemerkenswerthen Trommelfellbefunde die entsprechende Zeichnung entwerfen und erziele dadurch ein schnelleres Verständniss und raschere Ausgleichung etwa abweichender Ansichten.

Vorzüglich eignen sich auch solche Bilder zu Vergleichen ähnlicher Fälle und zur Feststellung von im Laufe der Zeit eingetretenen Veränderungen; ich kann daher nur zur Ausführung solcher Zeichnungen rathen; die geringe Zeit und Mühe, welche die Anfertigung erfordert, wird reichlich ausgeglichen durch die rasche Orientirung, die jeder Zeit dadurch ermöglicht ist.

Narben kamen in der mannigfachsten Ausdehnung vor und fanden sich häufig zugleich mit verschieden gestalteten Verkalkungen. In der grössten Anzahl der Fälle wurde ermittelt, dass die Leute früher an eitrigem Ohrenfluss gelitten hatten, aber es kamen auch Fälle vor, wo jede frühere Erkrankung in Abrede gestellt wurde; doch möchte ich auf diese Angaben kein so grosses Gewicht legen und die Wahrheit derselben nicht unbedingt hinnehmen. Wenn man bedenkt, wie häufig im frühen Kindesalter vorkommende Ohrenflüsse entweder gänzlich übersehen, oder erst dann beachtet werden, wenn sich Gehörstörungen einstellen, so kann es nicht Wunder nehmen, wenn 20 Jahre später die Erinnerung an eine derartige Erkrankung gänzlich geschwunden ist.

Verkalkungen verbreiteten sich bisweilen gleichmässig über das ganze Trommelfell und die Hammertheile lagen darin eingebettet; bisweilen stellten sie nur unregelmässige, verschieden breite Streifen dar, die atrophisches Trommelfellgewebe in sich schlossen. Oft zogen diese Ablagerungen, in dem Breitedurchmesser wechselnd, sichelförmig in der Nähe der Peripherie hin, eine Narbe oder Perforation umschliessend oder halbumfassend. Nicht selten kamen mehrere Kalkeinlagerungen an verschiedenen Stellen desselben Trommelfelles vor.

Defecte zeigten sich ungemein verschieden in der Grösse und fanden sich bis zum vollständigen Mangel des Trommelfelles; nicht selten standen nur noch an den Rändern einzelne Reste, am häufigsten vorn und oben, in welchen dann die noch übrig gebliebenen Theile des Hammers kenntlich waren; bisweilen ragte der Hammer ganz freistehend herab. Am seltensten fanden sich bei solchen ausgedehnten Defecten noch Reste des langen Ambosschenkels, viel häufiger der Steigbügel oder Theile desselben.

Die Paukenhöhle stellte sich meist als höckrige, vollkommen weisse Fläche dar, während über das Promontorium oft noch einzelne, geschlängelte Gefässchen hinzogen. Die Niesche zum runden Fenster trat mehrmals in das Gesichtsfeld, doch nur in einem Falle sah ich die Membr. obturat., welche an einem Reflex in der Tiefe der Niesche kenntlich war.

Die Beschwerden, welche bei diesen mannigfaltigen Befunden vorkamen, bezogen sich meist auf Sausen und Schwerhörigkeit verschiedenen Grades; häufig waren die Erkrankungen doppelseitig oder auf der einen Seite bestand noch Eiterung, während das andere Ohr die Folgezustände derselben erkennen liess.

Acute catarrhalische Mittelohrentzündung.

Diese Krankheit gelangte 23 Mal zur Behandlung, 21 Kranke wurden geheilt, 2 blieben noch in Behandlung.

Meistens hatten schon längere Zeit vorher Catarrhe der Nase und des Nasenrachenraumes bestanden, in einem Falle wurde ein kaltes Bad als Ursache angegeben, 2 Mal ein bestimmtes Erkältungsmoment (Reiten in der überdeckten Bahn mit nachfolgenden Fussübungen im Freien), 8 Mal war die Krankheit doppelseitig, 12 Mal nur ein Ohr befallen, während sich auf dem anderen die Zeichen des chronischen einfachen Mittelohrcatarrhs in mehr oder weniger ausgeprägten Symptomen vorfanden und nur 3 Mal war bei einseitiger Affection das Ohr der anderen Seite vollkommen gesund. Die Krankheit begann in allen Fällen mit stechenden Schmerzen, Sausen und Störungen des Hörvermögens in sehr verschiedenem, oft wechselndem Grade; auch der Proc. mastoid. sowie die Umgebung des Tragus waren in den meisten Fällen geschwollen und bei Druck schmerzhaft.

Beim Beginn der Erkrankung hatte das Trommelfell meist noch einen feuchten Glanz und ausser den stets injicirten Hammergefässen zogen auch oft über die Trommelfellfläche, besonders von der Peripherie nach dem Hammer hin einzelne Gefässe. Eine gelbröthliche Entfärbung des Trommelfelles, hauptsächlich in der hinteren unteren Partie, deutete stets auf Ansammlung von Secret in der Paukenhöhle, welches sich allerdings am sichersten diagnosticiren liess, wenn dasselbe hinter dem Trommelfelle sichtbar wurde; doch habe ich nur in 5 Fällen mit Bestimmtheit das Niveau des Secretes wahrnehmen können, einige Male bei besonders durchsichtigen Trommelfellen liess sich ein allmäliges Anwachsen des Secretes verfolgen (abgesehen von den Niveauveränderungen, die durch die Haltung des Kopfes bedingt werden) ohne dass eine wesentliche Steigerung der schon vorher vorhandenen Symptome damit einherging.

Die Behandlung wurde stets mit Anwendung des Catheters begonnen. Geringe Secretansammlungen wurden dadurch zerstäubt und in 5 Fällen durch fortgesetzte Lufteintreibungen zur Resorption gebracht; auch bei grösseren Ansammlungen schafften die Lufteintreibungen eine allerdings oft in kurzer Zeit, oft nach einigen Minuten wieder vorübergehende Erleichterung besonders hinsichtlich des lästigen Druckes im Kopfe und der subjectiven Geräusche. Blutegel erwiesen sich in den Fällen, die mit starker Schwellung des Gehörganges und Warzenfortsatzes begannen sehr nützlich. Der ausgiebigste Gebrauch wurde aber von der Paracentese des Trommelfelles gemacht und damit auch die besten und schnellsten Erfolge erzielt, sowohl behufs Beseitigung der Schmerzen, als auch hinsichtlich der endgültigen Heilung und da sämmtliche Kranke zeitig genug in Behandlung traten, bevor noch ein spontaner Durchbruch des Secretes eingetreten war, so wurde in 18 Fällen incidirt; die Paracentese musste in 8 Fällen wiederholt werden und zwar in einem Falle 4 Mal innerhalb 12 Tagen.

Das Secret, soweit es nicht selbst ausfloss, wurde mittelst Luftdouche oder des Siegle'schen Trichters in den äusseren Gehörgang befördert und nicht durch Ausspritzen, sondern mittelst kleiner Wattpfropfen auf trockene Weise gründlich entfernt. Hierbei erweist es sich sehr zweckmässig, den Kopf des Patienten nach der kranken Seite neigen zu lassen, um auf mechanische Weise den Abfluss des Secretes zu begünstigen; denn das Secret zieht sich sonst sofort wieder in den leeren Raum der Paukenhöhle hinein urd verdrängt die Luft. Wenn die Secretion länger anhielt, gaben nach jedesmaliger sorgfältiger Reinigung, besonders Lösungen von Sulf. zinc. 1 : 30—50 sehr gute Resultate.

Chronischer einfacher Mittelohrkatarrh

fand sich bei 221 Kranken, von diesen wurden 92 geheilt, 123 gebessert und diensttüchtig, 4 als dienstuntauglich entlassen, 2 verblieben im Bestand.

Diese sowohl in ihrem Befunde, wie in ihren Beschwerden soviel gestaltige und wechselnde Krankheitsform wurde meistentheils bei Leuten angetroffen, die bei näherer Nachforschung schon längere Zeit vor dem Diensteintritt an dieser Krankheit gelitten hatten, sie gaben aber trotzdem häufig eine oft wenige Tage zuvor stattgefundene Einwirkung als Ursache des Leidens an. Bisweilen wurde jedoch in glaubwürdigster Weise behauptet, dass vorher nie subjective Störungen vorhanden gewesen wären, während doch die deutlichsten Zeichen des chronischen Catarrhs sich vorfanden in der Form von Veränderungen, die auf ein längeres Bestehen des Leidens mit Bestimmtheit schliessen liessen. Diese Fälle waren für die Therapie am zugänglichsten, indem schon mit dem Rückgange der allgemeinen catarrhalischen Affection die Beschwerden sich minderten oder nach einmaliger Anwendung des Catheters oder Siegleschen Trichters beseitigt waren.

Die Krankheit bestand in den meisten Fällen doppelseitig, doch nicht selten in der Weise, dass die Symptome auf dem einen Ohre weniger stark ausgeprägt waren, als auf dem anderen; selten nur fand sich das Trommelfell der einen Seite von normalem Aussehen, während auf der anderen Seite die Zeichen des chronischen Catarrhes vorhanden waren. Gleichzeitig bestand sehr häufig chronischer Catarrh der Nasen- und Rachenschleimhaut und Hypertrophie der Tonsillen, und nicht selten suchten die Leute zunächst wegen dieser Erkrankungen Hülfe und gedachten beiläufig auch der Störungen im Ohre meist als einer Krankheit, in die sie sich mit dem Wunsche, dass es nicht schlimmer werden möge, ergeben hatten. Mehrere benutzten auch gewisse durch den Catarrh bedingte und thatsächlich vorhandene Veränderungen und Beschwerden, um ihr Leiden zu übertreiben oder schwerere Störungen zu simuliren und mehrmals war es nur durch länger fortgesetzte Beobachtungen möglich, das Wahre von dem Gemachten zu unterscheiden und ein Urtheil zu gewinnen über den Grad der wirklich vorhandenen Störungen.

Von einer Beschreibung des objectiven Befundes werde ich absehen, da es bei der grossen Mannigfaltigkeit, in welcher diese Krankheit auftritt, unmöglich ist, alle Einzelheiten aufzuführen; auch die durch die Veränderungen hervorgerufenen, subjectiv so verschiedenen Beschwerden kann ich hier nicht ausführlich schildern.

Die schwierigste und zugleich undankbarste Aufgabe lag aber in der Behandlung des chronischen Catarrhes, bei welcher neben anderweitigen unterstützenden Mitteln in erster Reihe die localen Einwirkungen auf die Auskleidung der Paukenhöhle und der Ohrtrompeten, sowie auf die Schleimhäute der Nase und des Nasenrachenraumes berücksichtigt wurden. In den leichteren Fällen war zur Beseitigung der Beschwerden die mehrmalige Anwendung des Catheters, oft schon des Siegle'schen Trichters ausreichend; in den meisten anderen Fällen jedoch genügte dies nicht und es wurden nach und nach alle im Laufe der Zeit empfohlenen Mittel, Aetzungen, Einspritzungen, Dämpfe verschiedener Art, Bougies, Zerstäubungen, Nasendouche u. s. w. erprobt und leider häufig nicht die gewünschten und der Mühe entsprechenden Erfolge erzielt. Wenn ich gleichwohl in der aufgestellten Uebersicht eine verhältnissmässig hohe Zahl von Heilungen resp. Besserungen angeführt habe, muss ich dies etwas näher motiviren. Als geheilt wurden diejenigen entlassen, welche während eines heftigen Nasen- und Nasenrachencatarrhes, einer Angina u. s. w. plötzlich Schwerhörigkeit und Ohrgeräusche bekamen, die sich zugleich mit den übrigen catarrhalischen Erscheinungen nach mehrmaligem Catheterisiren vollständig verloren; ferner wurden diejenigen geheilt, bei denen Catarrhe und Schwellungen besonders am Tubeneingange als die Ursache der Beschwerden gefunden wurden; und weiter glaubte ich berechtigt zu sein hierher eine Anzahl Leute zu zählen, die bei ihrer Einstellung verschiedene Klagen äusserten, auch längere oder kürzere Zeit behandelt wurden, die aber während ihrer ferneren Dienstzeit nicht wieder zur Behandlung kamen und ihren Dienst ungestört verrichteten.

Bei den als gebessert bezeichneten Leuten verzichtete ich bei manchem darauf, eine dauernde Besserung zu erreichen; sie waren aber sämmtlich so weit hergestellt, dass sie ihrer Militärpflicht genügen konnten und dadurch zugleich den Beweis lieferten, dass sie mit einer geringen Anomalie dienstbrauchbar waren. Recidive kamen natürlich vor, aber derartige, sonst kräftige und gesunde Menschen wegen einer sich jährlich vielleicht 1—2 Mal wiederholenden Erkrankung, die nach kurzer Zeit wieder auf den früheren Stand gebracht werden kann, zur Entlassung vorzuschlagen, hielt ich für durchaus ungerechtfertigt. Welche Missbräuche ein solches Verfahren nach und nach hervorrufen würde, erhellt daraus, dass ausgeprägte Zeichen des chronischen Catarrhes bei einer grossen Anzahl Menschen sich vorfinden, die ihr Gehörorgan für vollständig normal halten und thatsächlich auch allen Anforderungen gewachsen sind; und da wir bei der Untersuchung wohl die Veränderungen nachweisen und annähernd auf die ursächlichen Momente schliessen können, aber niemals daraus den Grad der subjectiven Störungen und den Einfluss auf das Hörvermögen zu ermessen im Stande sind, so würde man diesen Leuten, wenn sie Klagen anbrächten, unbedingt glauben und doch betrogen sein.

Acute eitrige Mittelohrentzündung

kam 66 Mal zur Behandlung, 53 wurden geheilt, 11 gebessert, aber diensttüchtig, 2 blieben in Behandlung. Die Affection bestand in 51 Fällen einseitig und 15 Mal beiderseitig. In manchen Fällen bestanden chronische Catarrhe der Nase und des Rachenraumes, doch wurde gewöhnlich eine kurz zuvor stattgehabte Erkältung als Ursache angegeben.

Die Krankheit begann mit Schmerzen, die oft plötzlich eintraten, sich rasch steigerten und meist über die ganze betroffene Kopfhälfte ausstrahlten. Das Oeffnen des Mundes war behindert, Kauen und Sprechen erschwert, die Umgebung des Ohses, besonders der Warzenfortsatz und die vordere Ohrgegend geschwollen. Das Gehör war stets gestört und Sausen und das Gefühl von Fülle im Ohre vorhanden. Dabei hatten fast alle Kranken hohes Fieber, ein sehr hinfälliges, elendes Aussehen und machten den Eindruck schweren Krankseins.

In 23 Fällen war bereits der Eiter nach dem äusseren Gehörgange durchgebrochen, als die Kranken zur Untersuchung kamen; 8 Mal fand sich in der hinteren Hälfte des Trommelfelles eine blasenförmige Hervorbuchtung von blaurother Farbe und bedeckt mit weissen, aufgelockerten Epithelschuppen; 35 Mal traten die Kranken im Beginn der Erkrankung in Behandlung; in diesen Fällen zeigte sich neben diffuser Röthung des Gehörganges in der Nähe des Trommelfelles das letztere glanzlos, von einzelnen Gefässen überzogen, verdickt, jedoch waren die Hammertheile meist noch sichtbar; sehr bald bildeten sich ungleichmässige Wölbungsverhältnisse aus und besonders die hintere Hälfte des Trommelfelles wölbte sich stärker hervor.

In keinem derartigen Falle gelang es, durch Antiphlogose die Eiterbildung zu verhindern; mehrfach wurde dadurch wohl eine Milderung der heftigen stechenden Schmerzen und des quälenden Druckgefühls erreicht, jedoch die Entwickelung der Entzündung nur hinausgeschoben, nicht gehoben. Ich sehe daher gegenwärtig vollständig davon ab und halte eine möglichst zeitige Incision für das einzig richtige Mittel, um meist wie mit einem Schlage alle beängstigenden Symptome zu beseitigen. Das Trommelfell wurde stets in der hinteren, unteren Partie incidirt und danach mittelst der Luftdouche oder des Siegle'schen Trichters die Entleerung des Eiters bewerkstelligt.

In den Fällen, wo das Trommelfell bereits perforirt und der Eiter Abfluss nach aussen gefunden hatte, war die Perforation gleich oft vorn und unten oder hinten und unten, manchmal für das Auge gar nicht aufzufinden, oft durch einen pulsirenden Lichtreflex in der Tiefe angedeutet oder nur durch das Perforationsgeräusch zu constatiren; in solchen

Fällen wurde die punktförmige Oeffnung erst sichtbar, wenn mit dem Rückgange des ganzen Processes die Abschwellung des Trommelfelles eintrat.

Die grösste Sorgfalt wurde auf die regelmässige Entfernung des Secretes verwendet und weiterhin darauf, nichts in die Paukenhöhle zu bringen, was durch Zurückhaltung in den Ausbuchtungen und Vertiefungen die Fortdauer der Eiterung begünstigen konnte. Es wurden daher in keinem Falle Ausspritzungen vorgenommen, sondern das Ohr einzig und allein auf trockene Weise gereinigt, indem das in dem Gehörgange vorgefundene oder dahin beförderte Secret mit kleinen Wattpfropfen ausgetupft wurde; ebenso wurde von adstringirenden oder ätzenden Einträufelungen Abstand genommen; als das Beste erwies sich nach gründlicher Entfernung des Secretes der Gebrauch von Carbolöl (1 : 10); um bei kleinen Perforationen das Eindringen in die Paukenhöhle zu ermöglichen, wurde nach dem Eingiessen des Carbolöls bei nach der entgegengesetzten Seite geneigtem Kopfe das Politzer'sche Verfahren oder der Valsalva'sche Versuch, auch Druck von aussen mittelst des Siegle'schen Trichters angewendet; eine mit derselben Carbollösung getränkte Wattwieke wurde in den Gehörgang gebracht und bis zum Trommelfell vorgeschoben. Unter dieser Behandlung verringerte sich sehr bald die Eiterung, sodass nur innerhalb mehrerer Tage ein Wechsel der eingelegten Wicke nothwendig war und Eingiessungen ganz ausgesetzt werden konnten. Auf diese Weise erhielten die entzündeten Theile Ruhe und Schonung, welche zur Beschleunigung des Rückbildungsprocesses unbedingt nothwendig sind.

Keine einzige Erkrankung nahm einen chronischen Verlauf und die bei weitem meisten Fälle gelangten zur vollständigen Heilung, indem sich die Perforation schloss und das Hörvermögen normal wiederkehrte. In 11 als gebessert aufgeführten Fällen wurde zwar auch Beseitigung der Eiterung und Schluss der Perforation erzielt, doch blieb die Hörkraft etwas herabgesetzt, ohne dass die Leute in ihrer Dienstfähigkeit dadurch beeinträchtigt waren.

Die Perforationen schlossen sich nur in wenigen Fällen durch die bekannte Narbenbildung, vielfach zeigten sich später streifige Trübungen; mehrmals bildeten sich während der Behandlung Verkalkungen aus, die aber später keine weiteren Störungen bedingten.

Chronische eitrige Mittelohrentzündung

wurde in 173 Fällen behandelt, von denen 79 geheilt, 56 gebessert aber diensttüchtig, 34 als dienstuntauglich entlassen wurden, 4 blieben im Bestand. Doppelseitig fand sich die Affection 115 Mal. 126 waren schon vor ihrer Militärdienstzeit erkrankt und meistens hatte die Krankheit schon seit der Kindheit bestanden; als Ursache wurden hauptsächlich die acuten Exantheme und chronische Nasen-Rachenkatarrhe ermittelt. Nur 47 leiteten die Krankheit auf Umstände während der Dienstzeit zurück und gaben Baden im kalten Wasser, Schlafen im Freien und Erkältungen als Veranlassung an. Alle Kranken klagten über lästigen Ausfluss, der oft ununterbrochen fortdauerte, bisweilen auch sistirte; Schwerhörigkeit war meist nur in geringem Grade vorhanden.

Diese Krankheit gab die verschiedensten, häufig sehr interessante Befunde, welche neben der Beschreibung auch bildlich dargestellt wurden. Perforationen kamen in jeder Form und Ausdehnung vor, die grössten Zerstörungen des Trommelfelles bestanden aber überall da, wo Scharlach die Veranlassung war, doch war der vollständige Mangel der Membran selten, meist liessen sich noch einzelne gewulstete Ränder an der Peripherie auffinden, am häufigsten vorn und oben, in welchen die Reste des Hammers sichtbar waren; doppelte Perforationen wurden nur in wenigen Fällen beobachtet. Kleinere Perforationen waren bisweilen in der verdickten Membran nicht zu erkennen, gleichwohl sprachen Luftblasen im Eiter und der scharfpfeifende Ton beim Catheterisiren für deren Vorhandensein; auch der pulsirende Lichtreflex diente bei undeutlichem Erkennen zur Diagnose; den Valsalva'schen Versuch lasse ich den Leuten gewöhnlich nicht ausführen, wenn sie nicht bereits selbst beobachtet haben und angeben, dass Luft durch das Ohr geht.

Als ein sehr gewöhnlicher Befund bei dieser Affection zeigten sich Granulationen, polypöse Wucherungen und mehrmals Polypen, welche vor der äusseren Ohrmündung erschienen.

Das Hörvermögen war in manchen Fällen gar nicht gestört, aber auch niemals gänzlich erloschen; die Grade dagegen sehr verschieden und wechselnd je nach der Schwellung und Hyperämie der Paukenhöhlenschleimhaut. Nicht selten traten circumscripte Entzündungen des äusseren Gehörganges auf, welche meist sehr stürmische Erscheinungen hervorriefen, jedoch auf den Verlauf der ursprünglichen Erkrankung ohne Einfluss blieben.

Für die Behandlung waren im Allgemeinen dieselben Grundsätze massgebend, wie bei der acuten Form. Das Hauptgewicht wurde auf die sorgfältigste, gründlichste und dabei schonendste Art der Entfernung des Secretes gelegt, zu diesem Zwecke aber niemals Ausspritzungen vorgenommen, sondern die Reinigung auf trockene Weise bewerkstelligt.

Diese Art der Reinigung des Ohres hat mich bis jetzt nicht ein einziges Mal im Stiche gelassen, sodass ich genöthigt gewesen wäre, zu Einspritzungen meine Zuflucht zu nehmen; ich habe aber dabei zugleich die Ueberzeugung gewonnen, dass dieselbe unleugbare Vorzüge gegenüber den Ausspritzungen in Anspruch nehmen darf. Ich werde mich bei einer anderen Gelegenheit näher darüber aussprechen, kann aber diese Art der Reinigung allen Fachgenossen nur dringend an's Herz legen, denn die günstigen Erfolge, die ich bei dieser hartnäckigen Krankheitsform erzielt habe, schreibe ich zu einem guten Theile auf Rechnung einer streng eingehaltenen trockenen Reinigung.

Nach Entfernung des Secretes wurden die vorzüglichsten Resultate durch die Anwendung von Arg. nitr. in kaustischer Lösung (1 : 5—10) gewonnen und nach mehrmaligem Aetzen eine ölige Carbolsäurelösung (1 : 10) in Gebrauch gezogen. Bei dieser Behandlungsweise verminderte sich die Eiterung sehr bald und wurde meist gänzlich beseitigt; bisweilen genügte auch das Carbolöl allein, diesen Zweck zu erreichen und ich schlage jetzt stets erst die Carbolölbehandlung ein, ehe ich zur kaustischen Methode übergehe. In der Zwischenzeit tragen die Kranken einen mit Carbolöl getränkten Wattpfropfen im Ohre, der bis in die Tiefe des Gehörganges eingeführt wird. Alle anderen, gegen Ohreiterungen empfohlenen Mittel wurden wiederholt einer Prüfung unterzogen, doch keines in der Weise wirksam gefunden, als das angegebene Verfahren.

Polypen wurden mit der Wilde'schen Schlinge entfernt, die Wurzel mit Arg. nitr. geätzt; derartige Kranke müssen aber noch längere Zeit streng überwacht werden, um neuen Wucherungen sogleich entgegenzuwirken. Eben so grosse Aufmerksamkeit verlangen Granulationen, die oft an schwer zugänglichen, versteckten Stellen ihren Sitz haben, fortwährend Eiterung unterhalten und sehr gern wiederkehren. Diese Wucherungen wurden durch Aetzungen mit Arg. nitr., an eine Sonde angeschmolzen, zerstört und damit oft die einzige Ursache einer jahrelang bestehenden Eiterung beseitigt.

Bezüglich der Resultate, die bei dieser Krankheit angestrebt werden müssen, dürfen wir uns nicht damit zufrieden geben, das lästigste Symptom, die Eiterung vermindert oder beseitigt zu haben, wir müssen vielmehr darnach trachten, solche Verhältnisse herzustellen, dass die Wiederkehr der Eiterung verhindert werde. Dies ist in vielen Fällen der misslichste Punkt und fordert die grösste Geduld und Ausdauer, die doch auch wieder freudig angeregt wird, wenn man eine viele Jahre bestehende Mittelohreiterung in verhältnissmässig kurzer Zeit zu einem definitiven Abschlusse kommen sieht. Es wurden z. B. mehrere Fälle beobachtet, wo schon durch sorgfältige, trockene Reinhaltung ein vollständiger Schluss der Perforation eintrat; häufiger noch wurde dieses Resultat erzielt bei Anwendung der Aetzmethode und Carbolölbehandlung. Dieser Art der Behandluug zeigten sich am wenigsten zugänglich alle diejenigen Fälle, welche bis kurz vorher einer anderen Curmethode unterzogen worden waren; in solchen Fällen liess ich gewöhnlich einige Wochen vergehen, ehe ich die Behandlung begann.

Nicht selten traten Verwachsungen der noch vorhandenen Trommelfellreste ein und auch dieser Abschluss muss noch als ganz günstig bezeichnet werden, besonders wenn nicht eine bedeutende Verschlechterung des vorher ganz leidlichen Hörvermögens dadurch herbeigeführt wird, wie dies leider in 2 Fällen geschah.

Bei den als gebessert, aber diensttüchtig aus dem Lazareth Entlassenen war wohl eine vollständige Beseitigung der Eiterung erreicht worden, doch noch kein Schluss in der oben angegebenen Weise. Man darf aber nicht sogleich alle Hoffnung aufgeben, wenn die Narbenbildung auf sich warten lässt, ich habe diese Leute stets noch unter Controle gehalten und dieselben mehrere Monate nach ihrer Entlassung wieder untersucht und gefunden, dass sich derartige, scheinbar persistente Oeffnungen allmälig schliessen; einige Male ging dies überraschend schnell nach Ablauf eines Recidives.

Letztere blieben natürlich nicht aus, forderten aber zur Beseitigung meist nur eine kurze Behandlung.

Von wesentlichem Einfluss auf die Diensttüchtigkeit der Leute war der Grad der Hörkraft, deren Vorherbestimmung je nach dem Heilresultate leider nicht möglich ist. Vom künstlichen Trommelfelle wurde nur in wenigen Fällen, in diesen aber in auffallender Weise, Erfolg gesehen; doch ist das künstliche Trommelfell kein geeignetes Instrument für Soldaten.

Die chronische Mittelohreiterung, sowie auch die acute Form, passen ganz vorzüglich für die Lazarethbehandlung, weil nur durch unausgesetzte, sorgfältige Behandlung und strenge Ueberwachung der Kranken günstige Resultate zu erreichen sind.

Simulationen

kamen 29 Mal vor, aber bei Allen erwies sich schliesslich das Hörvermögen vollkommen ausreichend für den Militärdienst. Am häufigsten gaben die Kranken an, auf einem Ohre taub zu sein und führten dies zurück auf ein vor vielen Jahren überstandenes Ohrenleiden, welches nicht selten durch ärztliche Zeugnisse erhärtet wurde. Oft war es aber auch ein dienstliches Ereigniss, welches die Schwerhörigkeit resp. Taubheit erzeugt haben sollte. Als Ursachen wurden angegeben Schlag oder Fall auf den Kopf, Fall ins Wasser, Baden, Abschiessen von Gewehren, Erkältung; auch ohne besondere Veranlassung sollte sich mehrmals nach und nach Schwerhörigkeit herausgebildet haben.

In den meisten Fällen entpuppte sich die Simulation als Uebertreibung einer geringen, wirklich vorhandenen Störung, die gewöhnlich durch chronischen einfachen Mittelohrkatarrh bedingt war; bisweilen fanden sich auch Veränderungen, wie sie vorausgegangene Eiterungsprocesse zu hinterlassen pflegen. Da in solchen Fällen gewisse Störungen nicht in Abrede gestellt werden konnten und wir aus dem localen Befunde allein kaum annähernd einen Schluss auf den Grad der Hörstörungen zu machen im Stande sind, war es um so schwieriger, sich ein bestimmtes Urtheil über die noch bestehende Hörkraft zu verschaffen; aber gerade die in so auffälliger Weise hervorgehobene Schwerhörigkeit oder Taubheit erregten den Verdacht und erleichterten die Entlarvung.

Die meisten Schwierigkeiten boten diejenigen, welche schon vorher in ärztlicher Behandlung gewesen waren und den Modus der Untersuchung und besonders die Hörprüfungen bereits kannten. Das Hauptgewicht lege ich auf die erste Untersuchung; hat man auf Grund derselben Ursache, Simulation oder Uebertreibung einer bestehenden Hörstörung anzunehmen, so muss man auch sofort zu einem bestimmten Resultate zu gelangen suchen und sich den Plan vorzeichnen, wie man weiterhin mit dem Kranken verfahren will.

Ich habe oft gefunden, dass es den Simulanten am meisten imponirte, wenn sie plötzlich bemerkten, dass sie sich auf einer Station befanden, wo ausschliesslich Ohrenkranke behandelt wurden; sie können sich dann der Ueberzeugung nicht verschliessen, dass viele wirklich Ohrenkranke noch vollständig gut hören und mit einer Ohrenkrankheit nicht unbedingt Schwerhörigkeit verbunden zu sein braucht. Ausserdem ist es nicht vortheilhaft, den Simulanten zum Gegenstand einer oft wiederholten Untersuchung zu machen, er fasst dies sofort als Unsicherheit in der Beurtheilung seines Zustandes auf und bleibt um so hartnäckiger. Kommt er aber nach und nach zu der Einsicht, dass der Arzt von seinem bei der ersten Untersuchung gewonnenen Urtheile nicht im Mindesten abweicht, dass sein angebliches Leiden auch nicht als etwas Besonderes aufgefasst wird, so entschliesst er sich häufig zur Umkehr, die oft wesentlich durch eine isolirte Lage beschleunigt wird, wodurch man zugleich den bedeutenden Vortheil erzielt, dass der Simulant nicht mit anderen Ohrenkranken zusammenkommt und sich Rath holen oder Hörprüfungen anstellen kann.

Sämmtliche Verfahren, die zur Entdeckung von Simulation angegeben worden sind, leiden bekanntlich mehr oder weniger durch den Umstand, dass wir dabei auf die Aussagen des Kranken angewiesen sind, und wenn wir auch aus der gegenseitigen Beziehung der Prüfungen Schlüsse ziehen können, so verschaffen wir doch nur zunächst uns selbst die Ueberzeugung, dass wir es mit einem Simulanten zu thun haben.

Es steht mir eine Anzahl sehr lehrreicher Krankengeschichten zu Gebote, aus denen hervorgeht, dass das Wichtigste, was man bei allen Simulanten zu erlangen streben muss, das Zugeständniss der beabsichtigten Simulation, nicht immer erreicht wird; häufig wird man sich zufrieden geben müssen, vor mehreren Zeugen das Vorhandensein der Hörkraft in einem solchen Grade nachgewiesen zu haben, dass sie für die dienstlichen Anforderungen vollkommen genügt.

VII.

Zur Pathogenese und Behandlung des acuten Gelenkrheumatismus

von

Stabsarzt Dr. **C. Stecher,**

Lehrer bei dem militärärztlichen Fortbildungscursus.

Es giebt wenige Krankheiten, deren Aetiologie und Pathogenese so dunkel ist, wie die des acuten Gelenkrheumatismus. Jeder Beitrag dieselbe zu fördern, muss erwünscht sein. Es ist mir nicht bekannt, dass das Krankenmaterial unserer Militärlazarethe in dieser Hinsicht jemals einer Betrachtung unterworfen worden wäre. Und doch sind die Einheit dieses Materials in Bezug auf Constitution, Geschlecht und Alter, die gleichen Dienst-, Wohnungs- und Ernährungsverhältnisse des Soldaten, ferner die Thatsache einer steten gesundheitlichen Controle jedes einzelnen Mannes, endlich der sichere Nachweis der Häufigkeit der betreffenden Krankheit innerhalb der uns genau bekannten Truppenstärke äusserst werthvolle, leider noch zu wenig verwerthete Momente, die uns wichtige Fragen über die Aetiologie vieler Krankheiten, speciell über die des acuten Gelenkrheumatismus zu beantworten im Stande sind. Ich stellte mir daher die Aufgabe dahin nachzuforschen, ob wir nicht durch eine Betrachtung unseres Krankenmaterials an acutem Gelenkrheumatismus gewisse ätiologische Fragen zu erörtern und so zur Klärung der Pathogenese beizutragen vermöchten. Zu diesem Zweck unterzog ich die sämmtlichen, im Laufe der letzten 5 Jahre (1873 bis 1877) im Garnisonlazareth Dresden behandelten Fälle genannter Krankheit einer Bearbeitung. Ich hebe hierbei hervor, dass diese Arbeit nicht lediglich auf einer blossen Zusammenstellung der Fälle aus den betreffenden Journalblättern beruht, sondern dass sie gleichzeitig das Resultat eigener Beobachtung in mindestens der Hälfte sämmtlicher Fälle ist, so dass auf diese Weise etwaige in eine medicinische Statistik so leicht einlaufende, störende Fehler vermieden werden konnten. Streng ausgeschlossen wurden alle auch nur einigermassen zweifelhaften Fälle von acutem Gelenkrheumatismus, desgleichen alle monarticulären Gelenkrheumatismen; Recidive des acuten Gelenkrheumatismus, welche innerhalb vier Wochen nach vollständiger Heilung auftraten, wurden (um nicht zu falschen Annahmen verleitet zu werden) nicht als frische Krankheitsfälle, sondern als zur ersten Erkrankung gehörig berechnet.

Es kommen auf die genannten 5 Beobachtungsjahre (1873—1877) 154 Erkrankungen an acutem fieberhaften Gelenkrheumatismus, bei einer Durchschnittsstärke der Dresdener Garnison von 6650 Mann. Die Vertheilung auf die einzelnen Jahre ist eine höchst gleichmässige. In Anbetracht des Umstandes, dass wir es mit an und für sich gesunden, kräftigen Individuen zu thun haben, dass alle die vom Militärdienst gleich von vornherein ausgeschlossen bleiben, oder im Laufe der Dienstzeit ausscheiden, die bereits einen acuten Gelenkrheumatismus überstanden, der bleibende Schäden (Herzfehler, Pleuriten, chronische Gelenkstörungen etc.) zurückliess und welche erfahrungsgemäss so sehr zu erneuter Erkrankung an acutem Gelenkrheumatismus neigen, in Berücksichtigung dieser Verhältnisse muss die Zahl von 154 Erkrankungsfällen als eine keineswegs geringe erscheinen, selbst bei Beachtung der Thatsache, dass das Lebensalter des Soldaten zwar nicht vorzugsweise, so doch in zweiter oder dritter Linie zu Erkrankung an acutem Gelenkrheumatismus hinneigt. Immerhin würde es ungerechtfertigt sein, aus diesem Resultat den Beweis entnehmen zu wollen, dass der Soldat vorzugsweise zu genannter Krankheit disponire, oder dass der Militärdienst eine grosse Häufigkeit derselben bedinge. Sind wir doch nicht im Stande mit Hilfe der bisherigen gesammten Statistik auch nur einigermassen einen Vergleich anzustellen, zwischen dem Vorkommen der Krankheit bei der Militärbevölkerung einerseits und der gleichalterigen männlichen Civilbevölkerung andrerseits; schwankt doch schon das Verhältniss der Häufigkeit des acuten Gelenkrheumatismus zur gesammten Morbilität innerhalb ganz bedeutender Grenzen.

Eine Thatsache aber ist es, die uns direct zu der Annahme leitet, dass denn doch im Militärdienst im weiten Sinne des Wortes ein Moment zu suchen ist, welches die Entstehung der Krankheit ganz auffallend begünstigt: es ist dies die Thatsache, dass von obengenannten 154 Erkrankungen an acutem Gelenkrheumatismus 94, d. i. nahezu zwei Dritttheile aller Fälle auf die ersten 12 Dienstmonate (vom Tage des Eintreffens des Soldaten gerechnet) kommen, während das zweite Dienstjahr mit 39, das dritte mit 16 und alle späteren Dienstjahre zusammen mit nur 5 Erkrankungsfällen participiren. Noch schlagender wird der Beweis für obige Behauptung, wenn wir noch kleinere Zeiträume der Militärdienstzeit mit einander vergleichen. So kommen auf die ersten 6 Dienstmonate 69 Erkrankungsfälle, also nahezu drei Viertheile aller im ersten Dienstjahre (vom Tage des Eintreffens an zu 12 Monaten gerechnet) und nahezu die Hälfte sämmtlicher Erkrankungen im Laufe der drei- und mehrjährigen Dienstzeit, während das zweite Halbjahr nur 25 Fälle aufzuweisen hat. — Es geht hieraus hervor, dass der Soldat in der ersten Zeit seines Dienstes in ganz auffälliger Weise häufig an acutem Gelenkrheumatismus erkrankt und die Disposition zur Erkrankung hieran in rascher Progression von Halbjahr zu Halbjahr abnimmt. Das obige Resultat ist so in die Augen fallend, dass es unbedingt geboten erscheint, weitere Nachforschungen darüber anzustellen, ob — wie zu erwarten — ein gleiches Verhältniss in Betreff des Auftretens des acuten Gelenkrheumatismus nach Dienstaltern in der ganzen deutschen Armee nachzuweisen ist und zweitens Aufklärung darüber zu schaffen, welches die Ursachen dieser auffälligen Erscheinung sind. Auf diesen letzten Punkt komme ich am Schluss meiner ätiologischen Betrachtungen wieder zurück.

Nächst dem Vorkommen des acuten Gelenkrheumatismus in der Militärbevölkerung überhaupt und nach dem Dienstalter im Besonderen verdient der eventuelle Einfluss der Jahreszeiten oder der einzelnen Monate eine weitere Beachtung. Hierbei ist ein Vergleich der einzelnen Zeitabschnitte untereinander nur gestattet unter Berücksichtigung der Iststärke der Garnison oder Truppen, oder nur zulässig unter Ausscheidung der Monate September, October und November mit Rücksicht auf die in diese Zeit fallenden Herbstübungen und Entlassungen zur Reserve etc. Es gestaltet sich dann das Verhältniss der Erkrankungsfälle zu den Jahreszeiten bei meinem Beobachtungsmaterial derart, dass auf die Monate April bis Juni das Maximum der Erkrankungen an acutem Gelenkrheumatismus, mit 33,8 pCt., auf die Monate Juli bis September das Minimum, 17,8 pCt. entfällt, während das erste mit 25,5 pCt. und das letzte Vierteljahr mit 22,9 pCt. sich ziemlich gleich kommen. Es entspricht dies Resultat nahezu den in der Literatur hierüber vorhandenen statistischen Zahlen. Ich hebe hierbei hervor, dass der Monat August das Minimum und zwar eine sehr niedere Zahl aufzuweisen hat und sich unmittelbar der Monat September anschliesst, beide die Monate der sogenannten grossen Uebungen, begleitet von den grössten körperlichen Anstrengungen des Soldaten, von Bivouacs, mit grellem Temperaturwechsel und anderen zu Erkältungen führenden Momenten. — Um über die auffallende Seltenheit des acuten Gelenkrheumatismus beim Soldaten in den beiden genannten Monaten grössere Sicherheit zu erlangen, suchte ich nach weiteren Unterlagen mit grösseren Zahlen, als die meiner Beobachtungsfälle. Ich fand diese in den statistischen Sanitätsberichten der Preussischen Armee der Jahre 1867—69 und des Jahres 1872. Die Summe der sämmtlichen acuten Gelenkrheumatismen dieser Jahre nach Monaten ergibt auch hier die Minima, und zwar auffallend niedere Zahlen, in den Monaten August und September, bei sonst ziemlich analoger Vertheilung auf die übrigen Monate. Die kleine anbei befindliche graphische Darstellung zeigt uns in der einen Curve den zeitlichen Gang in dem Auftreten dieser acuten fieberhaften Gelenkrheumatismen, deren Gesammtzahl 4950 beträgt. — Nun finden wir aber in der kleinen Tabelle noch eine zweite, durch kurze Striche angedeutete Curve, die, fast wie der Schatten der ersteren, von überraschend gleichem Gang wie jene ist. Es deutet uns dieselbe den zeitlichen Gang in dem Auftreten der Lungenentzündung an, und zwar der in den Jahren 1867—69 und im Jahre 1872 laut Sanitätsbericht in der preussischen Armee vorgekommenen Lungenentzündungen — 13724 an Zahl, es liegt somit beiden Curven die gleiche Truppenstärke und derselbe Zeitraum zu Grunde. Es kann diese auffällige Uebereinstimmung in dem zeitlichen Auftreten beider

Krankheiten bei der so bedeutenden Zahl des Vergleichungsmaterials, nicht auf Zufälligkeit beruhen, wir sind vielmehr berechtigt, hieraus zu vermuthen, dass dem acuten fieberhaften Gelenkrheumatismus und der acuten croupösen Pneumonie — denn nur diese Affection bildet den bei weitem grössten Theil der in der Rubrik „Lungenentzündung" befindlichen Zahl — in Betreff der Aetiologie ein gemeinsames Moment innewohnt, ein Umstand von grosser Bedeutung für die Kenntniss der Pathogenese der Polyarthritis rheumatica.

Fig. 6.

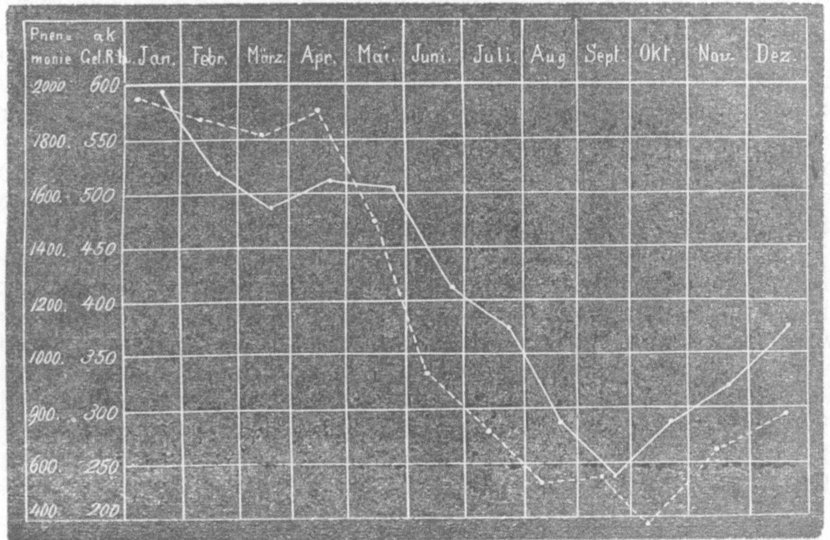

Ich füge hieran zwei weitere wichtige Beobachtungen in Betreff des Auftretens des acuten fieberhaften Gelenkrheumatismus, die ich zwar nicht auf Zahlenstatistik zu stützen vermag, für deren Richtigkeit ich indess genügende Beweise geben kann. Es ist dies erstens die eigenthümliche Erscheinung einer auffallenden Cumulirung in dem Auftreten des acuten Gelenkrheumatismus, derart dass binnen wenigen Tagen eine auffällig grosse Zahl erkrankt, während vorher und nachher die Krankheit wochenlang ausbleibt, natürlich ohne dass dadurch das Auftreten nach der Jahreszeit irgendwie alterirt wird. In noch stärker ausgesprochener Weise beobachtete ich eine solche zeitliche, und bisweilen selbst örtliche Cumulirung bei der acuten croupösen Pneumonie. — Die zweite Beobachtung betrifft das Auftreten des acuten fieberhaften Gelenkrheumatismus beim Soldaten im Felde, oder vielmehr das von mir beobachtete fast vollständige Verschwinden der Krankheit während des Feldzugs, wieder ganz analog dem Verhalten der acuten croupösen Pneumonie. Ich erinnere mich nicht, dass auf diese Erscheinung bisher aufmerksam gemacht wurde, die, wenn sie sich durchgehends bewahrheitet, ein wichtiges Argument für die Pathogenese des acuten fieberhaften Gelenkrheumatismus werden würde. Ich selbst stütze meine Beobachtungen hierüber vornehmlich auf eine halbjährige Thätigkeit als Feldlazaretharzt während der Belagerung von Paris. Nicht nur dass während der ganzen Zeit in die von mir geleitete Abtheilung des betreffenden Feldlazareths nicht ein Krankheitsfall von acutem Gelenkrheumatismus zur Aufnahme gelangte: von mehreren Tausend Kranken der sächsischen Belagerungsarmee, die ich mehrere Wochen lang behufs richtiger Vertheilung an die verschiedenen Feld- und Kriegslazarethe, eventuell behufs Rückbeförderung in die Heimath nach ihren Krankheiten zu classificiren beauftragt war, kam, mit Ausnahme eines einzigen mit dem Ersatz eben erst aus der Heimath eingetroffenen Kranken, nicht ein Krankheitsfall auf den acuten fieberhaften Gelenkrheumatismus. Bei einem so grossen Beobachtungsmaterial kann dieses Resultat nicht ein zufälliges sein.

Eine Betrachtung meines fünfjährigen Beobachtungsmaterials mit Rücksicht auf die Truppengattung, nach Regimentern etc. ergibt keine auffallenden Verschiedenheiten. Das Verhältniss der berittenen Truppen zu den Fusstruppen ist kein wesentlich verschiedenes; nur sehr niedrig erscheint die Zahl der Erkrankungsfälle an acutem Gelenkrheumatismus bei den Pionieren trotz der dieser Truppe eigenen häufigen Wasser- und Erdarbeiten und der dadurch doch leicht bedingten Erkältung, Durchnässung und anderen gesundheitsnachtheiligen Einflüssen.

Zum Schlusse dieser ätiologischen Betrachtungen über den acuten fieberhaften Gelenkrheumatismus beim Militär sei noch auf eine Frage, die für die Beurtheilung der Pathogenese hochwichtig ist, hingewiesen: welchen Standpunkt haben wir gegenüber der Frage der Vererbung oder einer erblichen Anlage zu unserer Krankheit anzunehmen? Es ist das Vorhandensein einer solchen Einwirkung oder doch ein wesentlicher Einfluss auf die Aetiologie des acuten fieberhaften Gelenkrheumatismus von dem einen Autor bestritten, von dem anderen befürwortet worden. Durch die Arbeit Beneke's „zur Pathogenese des Gelenkrheumatismus" (Berliner klin. Wochenschr. 1876. No. 12.) ist uns für die Beantwortung dieser Frage eine positive, auf Zahlen gestützte Unterlage gegeben worden; nach Beneke war unter 246 Fällen in 34,6 pCt. eine mehr oder minder deutliche Erblichkeit nachweisbar. Aus einer Betrachtung der Literatur über diese Frage scheint mir jedenfalls das hervorzugehen, dass alle diejenigen, die es sich zur Aufgabe machten, besondere Nachforschungen hierüber anzustellen, zu dem Resultat gelangten, dass in der Aetiologie des acuten Gelenkrheumatismus die Erblichkeit eine bedeutende Rolle spielt. Es ist erklärlich, dass Hospitalkranke sich für Beobachtungen in dieser Hinsicht weniger gut eignen, insofern der Ueberblick über die nächsten Familienglieder des Kranken mangelt und die Angaben des betreffenden Kranken hierüber oft beschränkt sind. Recht wohl könnte die verneinende Stellung vieler Kliniker und Hospitalärzte dieser Frage gegenüber auf diesem Moment beruhen. Ich selbst bin geradezu erstaunt gewesen, wie häufig sich der deutliche Einfluss der erblichen Anlage als ätiologisches Moment nachweisen liess, nur dürfen wir nicht bloss erwarten, dass es lediglich der acute Gelenkrheumatismus ist, der von Generation zu Generation direct oder mit Sprüngen forterbt, sondern es gibt eine Gruppe von Krankheiten, bestimmte Leiden des cerebrospinalen Nervensystems, besonders Chorea, Epilepsie und epileptoïde Zustände, Meningiten, Geisteskrankheiten, in nicht seltenen Fällen auch Diabetes mellitus, die in Betreff der Erblichkeit mit dem acuten Gelenkrheumatismus in Wechselwirkung und auch aus anderen Gründen in einer gewissen Verwandtschaft zu genannter Krankheit zu stehen scheinen. Gelegentlich eines Vortrags während des letzten militärärztlichen Fortbildungscursus über den acuten Gelenkrheumatismus in der Armee berührte ich diese Frage der Erblichkeit der Krankheit. Ich befand mich dabei durch das Krankenmaterial an acutem Gelenkrheumatismus, das ich den Zuhörern vorstellte, in der Lage, meine Ansicht über die Existenz einer gewissen Erblichkeit gleichzeitig wohl begründen zu können. Von den sieben **acuten Gelenkrheumatismen**, die sich damals im Garnisonlazareth befanden und an deren Vorstellung ich meine Besprechung anschloss, waren es 3 Fälle, die so recht geeignet waren uns zu überzeugen, dass der Einfluss der Erblichkeit sich nicht verleugnen lässt und die ich darum hier mittheilen will. Der erste Fall, den Schützen H. betreffend, der bereits von acutem Gelenkrheumatismus ziemlich genesen war und schon zwei Mal an derselben Krankheit vor seiner Dienstzeit darniedergelegen hatte, machte die bestätigten Angaben: dass sein Vater, nachdem derselbe wiederholt Gelenkrheumatismen durchgemacht habe, an Herzerweiterung und Wassersucht zu Grunde gegangen sei; von seinen sieben Geschwistern leiden zwei an Epilepsie, während zwei andere Schwestern oft an Gelenkrheumatismus erkrankt und jetzt herzleidend seien. Ein zweiter Kranker: Fahrer Sch., der von seinem bereits vollkommen abgelaufenem Gelenkrheumatismus eine Mitralklappenstörung davongetragen hatte, gab an, eine an ausgesprochener Chorea leidende Zwillingsschwester zu haben, an derselben Krankheit sei bereits eine zweite Schwester gestorben. Der dritte Kranke: Grenadier V., der an einem subacuten Gelenkrheumatismus noch darniederlag, machte vor 2 Jahren einen schweren, ein Vierteljahrlang währenden Gelenkrheumatismus durch und gab an, dass sein Vater an Herzkrankheit in Folge Rheumatismus gestorben und sein Bruder ebenfalls wegen Herzfehler nach Gelenkrheumatismus aus dem Militärdienst als untauglich ausgeschieden sei. Der Einfluss der Erblichkeit ist gerade in diesen 3 Fällen deshalb so eclatant, weil derselbe sich auf eine grössere Zahl der Familienmitglieder erstreckt, ein Umstand, der gewiss die Annahme einer gewissen Zufälligkeit auszuschliessen geeignet ist.

Ueberblicken wir nun noch einmal kurz das Resultat dieser unserer ätiologischen Betrachtungen über den acuten Gelenkrheumatismus, um uns darnach die Frage vorzulegen, welcher der bisher bestehenden Theorieen über die Pathogenese der Krankheit dieses Resultat am meisten zu entsprechen scheint. Wir fanden

1) dass der acute fieberhafte Gelenkrheumatismus in der Militärbevölkerung im Allgemeinen häufig aufzutreten scheint;

2) dass derselbe in der ersten Zeit des Militärdienstes in ganz auffälliger Weise häufig auftritt, um dann von weiterem Diensthalbjahr zu Halbjahr in rascher Progression sich zu mindern;

3) dass in Betreff des Vorkommens nach Jahreszeiten die Monate April bis Juni das Maximum, die Monate Juli bis September das Minimum der Erkrankungsfälle aufweisen, das erste und letzte Vierteljahr aber zwischen beiden mitten inne liegen; hierbei ist hervorzuheben, dass die Monate August und September sich durch auffallend niedrige Zahlen von Erkrankungsfällen auszeichnen,

4) dass zwischen dem acuten fieberhaften Gelenkrheumatismus und der acuten croupösen Pneumonie in Betreff des zeitlichen Auftretens (nach Monaten) eine geradezu überraschende Uebereinstimmung besteht,

5) dass in Betreff des Auftretens unserer Krankheit eine auffallende Cumulirung innerhalb kleiner Zeitabschnitte sich nachweisen lässt, analog dem Verhalten der acuten croupösen Pneumonie,

6) dass der acute Gelenkrheumatismus unter den Truppen im Felde auffallend selten aufzutreten scheint und

7) dass der Einfluss einer erblichen Anlage für die Aetiologie des acuten Gelenkrheumatismus sich in einer grossen Anzahl der Fälle nachweisen lässt.

Welche Theorie über die Pathogenese des acuten fieberhaften Gelenkrheumatismus passt sich nun diesen gewonnenen Resultaten unserer ätiologischen Betrachtungen am ehesten an? — Sehen wir von der Hüter'schen Theorie ab, die die Endocarditis als das Primäre, die Gelenkaffection aber als Folge derselben betrachtet, veranlasst durch feinste von dem Endocardium des linken Ventrikels fortgespülte Emboli, — da derselben bekanntlich allzugewichtige Bedenken entgegenstehen — so dürfte erstens die Erkältungstheorie, zweitens die auf einer Infection und drittens die auf einer Innervationsstörung beruhende Theorie einer Betrachtung zu unterziehen sein.

Die bei der Erkältungstheorie schädlich wirkende Abkühlung, sagen die Anhänger der Theorie, veranlasst einen von der Peripherie ausgehenden Reiz, der nicht direct die vasomotorisch-trophischen Nerven des Gelenkapparates trifft und daselbst die Gelenkaffection erzeugt, — denn wie wäre so das Herumspringen der Affection von einem Gelenk auf das andere zu erklären — sondern auf die Endausbreitung centripetaler Nervenfasern, von da auf den Centralapparat wirkt und so durch die vasomotorisch-trophischen Centren die Gelenkstörungen zu Stande bringt. — Wir erkennen hieraus, dass die Erklärung, wie die Erkältung zum acuten Gelenkrheumatismus führt, auf einem ziemlich weiten Umweg einzuholen ist. Die Vertheidiger dieser Theorie machen allerdings geltend, dass die jetzt erwiesene Abhängigkeit gewisser Gelenkaffectionen, z. B. Arthritis deformans, von chronischen entzündlichen Processen des Rückenmarks ein Analogon biete, indess wird dadurch noch keineswegs bewiesen, dass durch Reizung peripherer Nerven multiple Gelenkentzündungen herbeigeführt werden, wie uns anderseits vollständig verschlossen bleibt, welches das durch die Erkältung gesetzte schädliche Agens ist. Aber auch die Erfahrung bietet uns nichts weniger als untrügliche Beweise für die Annahme, dass der acute Gelenkrheumatismus eine Erkältungskrankheit sei. Die sehr einzelnen Erkrankungsfälle, in denen sich eine nachweisbare Erkältung mehr oder minder unmittelbar vor Beginn der Erkrankung auffinden liess, bedürfen doch immerhin noch einer sehr vorsichtigen, vorurtheilsfreien Auffassung. Gibt es irgend eine berufliche Thätigkeit, die ganz besonders häufige Veranlassung zu Erkältungen bietet, so ist es die militärdienstliche. Wir Militärärzte sind Tag aus Tag ein Augenzeugen in welch' hohem Grade der Soldat sich den mannigfaltigsten Ursachen zu Erkältungen aussetzt, eventuell aussetzen muss. Wir sehen wie er auf dem Exercierfeld oder auf dem Marsch in Schweiss gebadet, von kaltem Regenschauer plötzlich durchnässt wird, oder lange Zeit auf kaltem Boden ausgestreckt liegen oder einen Bach durchwaten muss. Wir sehen wie der vorher erhitzte Körper in kalter Septembernacht im Bivouac einer langanhaltenden Wärmeentziehung ausgesetzt ist. — Entspricht aber diesen häufigen Bedingungen zur Erkältung auch das Vorkommen des acuten Gelenkrheumatismus in der Militärbevölkerung? — Nein. — Wir fanden zwar, dass diese Krankheit ziemlich häufig den Soldaten befällt, allein das Plus betrifft lediglich den jungen Soldaten in seiner ersten Dienstzeit, während alle späteren Jahrgänge auffallend wenig von der Krankheit befallen werden, aber doch denselben Schädlichkeiten durch Erkältungen ausgesetzt sind. Wir fanden ferner, dass die Monate August und September, die Monate der sogenannten grossen Uebungen, in denen die Ursachen zu Erkältungen am meisten auf den Soldaten einwirken, diejenigen Monate sind, welche die wenigsten Erkrankungen an acutem Gelenkrheumatismus aufweisen, wir sahen vor Allem, dass diese Krankheit unter den Truppen im Felde mindestens eine seltene ist, dass trotz grösster Ungunst der Witterung, trotz grösster Anstrengung der Truppen (Wachtdienst, nächtlichen Allarmirungen etc.) und den zahlreichsten Bedingungen zur Erkältung durch langes Verweilen im Schnee, Liegen auf kaltem nassen Boden etc. der acute Gelenkrheumatismus unter den sächsischen Truppen während der Belagerung von Paris in nahezu verschwindender Anzahl beobachtet werden konnte. — Solche Thatsachen sprechen doch gewaltig gegen die Annahme einer Erkältungskrankheit. Ich selbst habe die Ueberzeugung, dass durch eine strenge Trennung des acuten fieberhaften multiplen Gelenkrheumatismus von den so zahlreichen, ihrem Wesen nach noch sehr dunkeln anderen Gelenkaffectionen, sowie vor Allem natürlich von dem chronischen Muskel- und Gelenkrheumatismus, die Anschauungen über die Erkältung als ätiologisches Moment im Sinne unserer Auffassung geklärter werden.

Eine zweite Theorie über die Pathogenese des acuten Gelenkrheumatismus ist die auf Infection beruhende. Es hiesse den gegenwärtigen Zeitgeist verkennen, wollten wir das Für und Wider dieser Anschauung mit Stillschweigen übergehen. Fehlt uns auch noch für diese Theorie der sichere Nachweis des Trägers dieser Krankheit, so ist doch die Vermuthung der Existenz eines solchen mindestens gerechtfertigt. Ich selbst bin von je in jedem mir zur Beobachtung gelangenden Fall von acutem Gelenkrheumatismus stets darauf bedacht gewesen, gewisse pathologische Eigenthümlichkeiten aufzufinden, die für eine Infectionskrankheit characteristisch sind. So habe ich stets die Beobachtung machen können, dass in schweren, langdauernden und trotz Salicylsäurebehandlung so oft rückfällig werdenden Krankheitsfällen die Schwellung und Vergrösserung der Milz ein constantes Symptom war. Ich kann ferner den Nachweis in allen meinen Fällen liefern, dass es kein Recidiv oder keinen der so häufig nach scheinbarer Beendigung der Krankheit auftretenden Rückfall gab, dem nicht ein, wenn noch so kurz dauerndes und niedriges Fieber vorherging, das eher oder später, aber immer zeitiger aufhörte, als die sonstigen Erscheinungen der Krankheit (Gelenkaffectionen etc.) und welches als Invasionsfieber bezeichnet werden musste. Es erinnert ferner die in schwereren Fällen so oft vorhandene Neigung zu Rückfällen sehr an das Verhalten bei einer Anzahl Infectionskrankheiten, besonders an das der Malaria. — Auch die ja ohne Zweifel specifische Wirkung der Salicylsäure beim acuten Gelenkrheumatismus unterstützt bei der anerkannt antiseptischen Wirkung derselben die Annahme, dass wir es mit einer zymotischen Krankheit zu thun haben. Endlich ist es das unter Punkt 4, 5 und 6 oben genannte Resultat unserer ätiologischen Beobachtungen, welches das Auftreten des acuten Gelenkrheumatismus nach Monaten, in zeitlich cumulirter Form und während eines Feldzuges uns in so überraschender Uebereinstimmung mit einer anderen Infectionskrankheit, der acuten croupösen Pneumonie erkennen liess. Ich erwähnte bereits früher und wiederhole es nochmals, dass die grossen Zahlen des Vergleichungsmaterials in Betreff des Auftretens beider Krankheiten nach Monaten uns vor einem etwaigen Beobachtungsfehler schützen und das Resultat als kein zufälliges erscheinen lassen. Wenn weitere Nachforschungen in diesem Sinne durchgehends dasselbe Resultat erzielen, so wird es ein wichtiges Argument dafür sein, dass der acute fieberhafte Gelenkrheumatismus gleichwie die acute croupöse Pneumonie zu der Gruppe der Infectionskrankheiten zu rechnen ist.

Mit dieser Theorie würde nur ein ätiologisches Moment unvereinbar sein: der Einfluss der erblichen Anlage. Ist das Vorhandensein dieses Einflusses über allen Zweifel erhaben, so müssen wir gegen die Infectionstheorie ein gewichtiges Bedenken erheben und würden wohl mehr derjenigen Theorie hinneigen, welche das Wesen der Krankheit in einer Innervationsstörung, in einer Schwäche der Leistungsfähigkeit des Nervensystems sucht. Ich verweise in Betreff des Näheren dieser Anschauung auf die von mir bereits citirte Arbeit Beneke's „zur Pathogenese des acuten Gelenkrheumatismus", in welcher genannter Autor nachzuweisen sucht, dass die Herabsetzung der Innervation einen pathologisch alterirten Muskelstoffwechsel bedinge, welcher wieder eine Steigerung in der Bildung und eine Anhäufung organischer Säuren und einen derartigen Mangel an Kali herbeiführe, dass letzteres nicht die Säure zu neutralisiren vermöge; hierfür spreche die hochgradige Säure des Schweisses der an Polyarthritis rheumatica Erkrankten, der relativ hohe Säuregrad des Harns derselben, das Springen der Gelenkaffection von Ort zu Ort, die günstige Wirkung der Citronensäure, kalireicher Pflanzensäfte und des andauernden Genusses frischer Vegetabilien bei genannter Krankheit, sowie auch der Umstand, dass Gelenkrheumatismus bei pflanzenfressenden Thieren überhaupt nicht vorkomme; die initiale Schwäche der Leistungsfähigkeit des Nervensystems sei theils congenital, so vorzüglich auf Erblichkeit beruhend (nach Beneke's Statistik in 34 pCt. sämmtlicher Fälle), theils acquirirt, so durch Excesse, erschöpfende Krankheiten, körperliche Anstrengungen, gemüthliche Affecte etc. Wenden wir diese Theorie auf das Resultat unserer ätiologischen Betrachtungen an, so finden wir in zwei Punkten eine nicht unwichtige Unterstützung derselben. So würde einmal die von uns gefundene Häufigkeit erblicher Anlage und zweitens die Erscheinung ihre Erklärung finden, dass der Soldat so auffallend häufig in der ersten Zeit seines Militärdienstes an acutem Gelenkrheumatismus erkrankt und es würde nicht sowohl die körperliche Anstrengung, der der Soldat sich unterziehen muss, sein, welche die initiale Schwäche der Innervation bedingt, als vielmehr die gewaltige Aenderung der gesammten Lebensverhältnisse des zum Militärdienst eintreffenden

Mannes, welche eine von der Individualität abhängende mehr oder minder hohe Einwirkung auf das Nervensystem, besonders auf das Gemüthsleben äussert. Bedenken wir, dass der Rekrut, der zum Dienst eintrifft, mit einem Male in eine ganz andere Sphäre tritt, dass er seinen Heerd, seine Arbeitsstätte, seine bisherige Lebensweise, seine Gewohnheiten, nicht selten sein Klima und seine Sprache verlässt, dass er seine bisherige Freiheit mit einer strengen Disciplin vertauscht! Diese nicht zu umgehende Acclimatisation im weiteren Sinne an den eisernen Militärdienst, vielleicht im einzelnen Falle unterstützt durch körperliche Anstrengungen und die dem Soldaten gebotene Ernährung, würde bei nur einigermassen disponirten Individuen zu einer Schwächung der Innervation recht wohl führen können, die eine pathologische Alteration im Muskelstoffwechsel bedingt und so im Sinne Beneke's zur Erkrankung an acutem Gelenkrheumatismus führt. Wir finden ein Analogon hierfür in dem Vorkommen des Selbstmordes beim Militär. Es ist constatirt, dass derselbe im Soldatenstand auffallend häufig ist. Betrachtet man die Verhältnisse unter denen derselbe in der deutschen Armee vorkommt näher, so erkennen wir, durch Zahlen nachweisbar, dass er fast ausschliesslich entweder Unterofficiere, Sergeanten und Feldwebel, also überhaupt Chargirte, oder anderseits ganz junge, fast eben erst in den Dienst getretene Soldaten betrifft. Bei den ersteren, dem Feldwebel und Unterofficier ist in grösster Häufigkeit ein falsches Ehrgefühl, verloren geglaubte Ehre, die Furcht vor Unehre als letzter Grund für das Motiv zum Selbstmord nachzuweisen. Bei dem Rekruten aber, dem eben erst in den Dienst gesund eingetretenen jungen Soldaten, vermögen wir eine Erklärung für die geradezu auffällige Häufigkeit des Selbstmordes in den ersten Monaten, ja nachweislich in den ersten Wochen seiner Dienstzeit, nur darin zu finden, dass derselbe sich den ihm ungewohnten, fremdartigen Verhältnissen, welche ihm der Dienst im weiteren Sinne des Wortes auferlegt, überaus schwer accomodirt, und dass die Einwirkung auf das Nervensystem im einzelnen Falle unter gewissen unterstützenden Nebenmomenten eine derartige ist, dass eine pathologische Alteration des Gemüthslebens des Rekruten herbeigeführt wird, deren endlicher Ausdruck der Selbstmord ist.

Fragen wir nun nach alledem, welcher der beiden Theorieen, ob der Infectionstheorie oder der Beneke'schen Innervationstheorie wir den Vorzug geben sollen, so wird es uns schwer, hierauf bestimmt zu antworten und einen unanfechtbaren Standpunkt in Betreff der Pathogenese des acuten Gelenkrheumatismus einzunehmen. Aus der Existenz gewisser ätiologischer Momente geht zuvörderst für jede derselben eine gewisse Berechtigung hervor. Zur Klärung der Anschauungen sind weitere Forschungen nöthig. In welcher Richtung diese ätiologischen Forschungen anzustellen sind, geht aus unserer Besprechung hervor, welche jedenfalls eine Anzahl neuer, bisher in der Literatur über die Pathogenese des acuten Gelenkrheumatismus unberücksichtigt gebliebener Gesichtspunkte aufzuweisen hat.

Wir gehen nun zur Besprechung der Behandlung des acuten Gelenkrheumatismus über.

Es kann in Anbetracht der noch so unvollkommenen Kenntniss von der Aetiologie und Pathogenese der Krankheit wenig verwundern, dass die Therapie derselben eine im Laufe der Zeiten unendlich wechselnde und wenig befriedigende war. Es gibt in der That wenig Krankheiten, gegen die so zahlreiche und direct sich entgegenstehende Mittel empfohlen und angewendet wurden, wie bei der in Rede stehenden. Die Behandlung richtete sich nach der jeweilig herrschenden Richtung in der Medicin und nach den jeweiligen Anschauungen über die Pathogenese; sie war bald eine antiphlogistische, bald eine sogenannte specifische, sich dabei auf rohe Empirie stützend, oder sie war eine symptomatische oder exspectative, im Bewusstsein der mehr oder minder grossen Erfolglosigkeit aller Mittel. Eine in Ziemssen's „Deutschem Archiv für klinische Medicin" (Jahrgang 1875) veröffentlichte Arbeit Riegel's „zur Behandlung des acuten Gelenkrheumatismus", die die nur im Laufe der letzten zehn Jahre (bis 1875) empfohlenen Behandlungsmethoden aufzählt und einer kurzen Kritik unterzieht, zeigt beispielsweise, wie gross die Zahl der angepriesenen Mittel und Methoden innerhalb eines so kurzen Zeitraums war. Dieser Zerfahrenheit und dem fortwährenden Wechsel der Behandlungsmethoden gegenüber, musste es als ein grosses Verdienst Heubner's bezeichnet werden, die seinerzeit von Seutin und Gottschalk empfohlene rationelle Behandlung des acuten Gelenkrheumatismus durch feste Verbände von Neuem geprüft, verbessert und der Vergessenheit entrissen zu haben. Diese vorzugsweis symptomatische Behandlungsmethode, welche mindestens alle hervorragenden Symptome der Krankheit milderte und dadurch auf den Verlauf und Ausgang günstig influirte, fand ungetheilte Anerkennung und behauptet — wie ich zu zeigen Gelegenheit nehmen werde — noch heute neben der Salicylsäure einen wenn auch beschränkten, doch festen Platz in der Behandlung des acuten Gelenkrheumatismus.

In der Mitte des Jahres 1875 nun entdeckte Buss in Basel die antipyretische Wirkung der Salicylsäure. In der diesen Gegenstand behandelnden Arbeit deutet derselbe bereits an, dass dieselbe auch den Verlauf des acuten Gelenkrheumatismus günstig zu beeinflussen scheine. Da wird uns mit dem Eintritt ins Jahr 1876 ein willkommener Neujahrsgruss entgegengebracht! Die erste Nummer des neuen Jahrgangs der Berliner klinischen Wochenschrift berichtet uns von Stricker's „Radicalmittel" gegen den acuten Gelenkrheumatismus in Gestalt der Salicylsäure. Unter dem Eindruck der ersten Freude preist Stricker das Mittel in weitgehendster Weise. Riess tritt den nach seinen Beobachtungen zu weit gehendem Lob sofort entgegen, erkennt keine specifische, sondern nur eine antipyretische Wirkung des Mittels beim acuten Gelenkrheumatismus an, macht auch auf schädliche Nebenwirkungen desselben aufmerksam. Hierauf erwidert Stricker, indem er seinen ersten Standpunkt aufrecht erhält, gesteht allerdings zu, dass die Anwendung der Salicylsäure das Eintreten von Rückfällen nicht zu hindern vermöge. Seit dieser Veröffentlichung behauptet die Salicylsäure ihre unbestrittene Stellung als mächtig wirkendes Mittel beim acuten Gelenkrheumatismus. Alle folgenden Veröffentlichungen bezeugen die überraschend günstige

Wirkung, die das Mittel als Specificum zu bezeichnen mehr oder minder berechtigen, machen aber immer und immer wieder auf gefahrdrohende Nebenerscheinungen bei der Anwendung desselben aufmerksam und stellen keineswegs häufige Rückfälle, in denen nicht selten das Mittel versage, in Abrede. — Nach diesen Publicationen folgt bis jetzt, also circa $1\frac{1}{2}$ Jahr lang, ein auffallendes Schweigen in der Literatur der Salicylsäure, jedenfalls eine Zeit der ruhigen, nüchternen, sich auf grösseres Beobachtungsmaterial stützenden Forschung.

Ich glaube nun berechtigt zu sein auf Grund eingehender und vorurtheilsfreier Beobachtungen, die ein immerhin ziemlich grosses und geeignetes Material umfassen, über die Wirksamkeit der Salicylsäure beim acuten fieberhaften multiplen Gelenkrheumatismus heute ein Urtheil fällen und das Resultat meiner Beobachtungen der Oeffentlichkeit übergeben zu können. Ich hebe hierbei .hervor, dass diese Beobachtungen auch um desswillen werthvoll sind, weil denselben einmal ein überaus gleichartiges Krankenmaterial zu Grunde liegt (Gleichheit nach Geschlecht, Alter, Constitution, ätiologischen Verhältnissen etc.) und zweitens weil strengstens grosse Gleichheit, wie ich sodann näher erörtern werde, in der Methode der Salicylbehandlung (nach Präparat, Dosirung, Anwendung etc.) durchgeführt ist. — Ich füge zur schnelleren Orientirung und erleichterter Uebersicht eine Anzahl schematischer Darstellungen (siehe beifolgende Tabelle Seite 158) bei, auf die ich im Laufe der Besprechung der Therapie hinweisen werde. Dieselben sind nicht lediglich Temperatur- und Pulscurven, sondern bezwecken in zum Theil graphischer, vorzugsweis schematischer Weise ein Bild des gesammten Krankheitsverlaufes unter Berücksichtigung der einzelnen Symptome der Behandlung etc. zu geben. Es bedarf wohl kaum einer genaueren Erklärung des Schemas. Die Anordnung der oberen Hälfte jeder einzelnen schematischen Darstellung entspricht der der üblichen Temperatur- und Pulscurven; die nächstfolgende Abtheilung enthält eine graphische Darstellung der Gelenkaffectionen, vorzugsweise in Betreff der Schmerzhaftigkeit, derart dass der starke Querstrich die auch in Ruhe des Gelenks vorhandene, also bedeutende Schmerzempfindung, der sich anschliessende schwächere Querstrich die nur noch bei Bewegung bestehende Schmerzhaftigkeit andeutet, während von dem Zeitpunkt an, wo auch der schwache Strich aufhört, absolute Schmerzlosigkeit des betreffenden Gelenks vorhanden ist und Patient ohne jede Schmerzempfindung kräftige Bewegungen auszuführen, eventuell bereits aufzustehen vermag. Die Gelenke sind in der Reihenfolge wie sie befallen wurden aufgezählt; die Zahl, welche vor dem Namen des Gelenks steht, bezeichnet das Datum des Eintritts der Gelenkaffection. Die übrigen folgenden Abtheilungen sind selbstverständlich, nur dürfte der Rubrik „Intoxicationserscheinungen“ die Bemerkung zuzufügen sein, dass sie alle, auch nur die geringsten üblen Nebenerscheinungen der Salicylsäure aufführt. Die der Kürze wegen als „Curven“ bezeichneten schematischen Darstellungen No. 1 bis 11 umfassen sämmtliche in der Zeit vom 1. November bis 31. December 1877 ins Garnisonlazareth „Dresden“ aufgenommenen acuten Gelenkrheumatismen in chronologischer Reihenfolge. Ich hebe dies nothwendigerweise speciell hervor, um nicht der Vermuthung Raum zu geben, es sei eine besondere Auswahl mit besonderer Tendenz erfolgt. Die Curve No. 12 dagegen ist nur wegen eines besonderen Interesses, das der Verlauf des Falles bietet, beigefügt.

Sämmtlichen im Laufe der Jahre 1876 und 1877 von mir mit Salicylsäure behandelten Fällen von acutem Gelenkrheumatismus wurde die Säure: das Acidum salicylicum purum aus der Fabrik des Dr. von Heyden, in der Oblate gereicht. Die Dosirung war anfangs stets 0,5 Grm. zweistündlich, sodass dem Kranken im Laufe von 24 Stunden das Medicament 10 event. 12 Mal gereicht wurde und derselbe somit pro die 5—6,0 Grm. erhielt. Hiermit wurde entweder in leichten Fällen 4 Tage fortgefahren, um dann aller 4 Tage die tägliche Dosis um 1,0 Grm. zu reduciren, oder es wurden 6,0 Grm. 6 Tage lang, in von vornherein schweren Fällen aber 6 Grm. 12 Tage lang fortgenommen, um dann mehr oder minder schnell das tägliche Quantum zu verringern. Das Minimum der continuirlichen Gesammtdosis betrug 48—50 Grm., das Maximum 96—100 Grm. Gleichzeitig mit dieser Anwendung der Salicylsäure wurde in allen Fällen consequent die Fixirung der erkrankten Gelenke mittelst gut gepolsterter Pappschienen im Sinne Heubner's angewendet; die Dauer dieser Verbände war verschieden; in der letzten Hälfte meiner Beobachtungsfälle nur kurz, da die Kranken 3—4 Tage nach Aufhören der Gelenkschmerzen sich bereits ausser Bett befanden.

Die bei der genannten Behandlungsmethode gewonnenen Resultate sind nun folgende:

Es ergab sich vor Allem, dass die Salicylsäure in Betreff der Wirkung gegen sämmtliche, den Symptomencomplex der Polyarthritis rheumatica bildenden Krankheitserscheinungen von solcher Sicherheit und Schnelligkeit ist, dass sie als Specificum gegen genannte Krankheit bezeichnet werden muss. Unterziehen wir die einzelnen Krankheitserscheinungen, wie sie durch unsere Behandlungsweise beeinflusst werden, einer Betrachtung, so würde es vor Allem die Gelenkaffection sein, da sie das auffallendste Symptom ausmacht. Es ist uns von früher her noch wohl bekannt, wie hartnäckig, langdauernd und äusserst schmerzhaft die einzelne Gelenkaffection und wie unberechenbar das Springen derselben von einem Gelenk auf das andere war. Unter dem Gebrauch der Salicylsäure dagegen liess der Schmerz in allen Gelenken nicht nur binnen wenigen Stunden nach, war in der grössten Mehrzahl der Fälle nach 24 Stunden (vom Beginn der ersten Dosis gerechnet) so weit gemildert, dass nur Bewegungen in den Gelenken noch Schmerzen auslösten, und existirte im Durchschnitt nach 2 × 24 Stunden vom Beginn der ersten Dosis an und längstens nach 3 × 24 Stunden (mit Ausnahme zweier Fälle, deren Schmerzdauer 84 Stunden betrug) überhaupt nicht mehr, selbst bei den kräftigsten, stossenden Bewegungen der Extremitäten. Das Befallenwerden eines neuen, bis dahin intacten Gelenkes, das sogenannte Springen der Affection vom Moment der ersten Dosis an, wurde nur in den seltensten Fällen und dann nie später als 12 Stunden nach der ersten Dosis beobachtet, um in um so kürzerer Zeit wieder dauernd zu verschwinden. — Ausser der Schmerzhaftigkeit der Gelenke ist noch die Schwellung und Röthung der Umgebung derselben eine Theilerscheinung der Gelenkaffection. Auch sie wurde in überraschendster Weise durch die Salicylsäure günstig beeinflusst; war indess ein irgend bedeutender Erguss im Gelenk vorhanden, so überdauerte die Schwellung die

Additional material from *Veröffentlichungen aus dem Königlich Sächsischen Militair-Sanitäts-Dienst,* ISBN 978-3-662-34172-8 (978-3-662-34172-8_OSFO1), is available at http://extras.springer.com

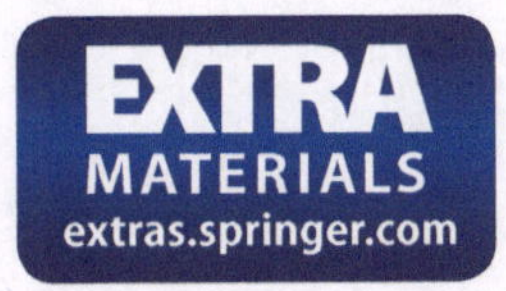

Schmerzhaftigkeit eine gewisse Zeit. Gerade in diesen Fällen zeigte sich die gleichzeitige Fixation der Gelenke überaus werthvoll, indem der Erguss ins Gelenk ungleich schneller verschwand, als bei dem alleinigen Gebrauch der Salicylsäure. Jedenfalls ging so die Resorption des Exsudats durch Abhaltung der die ohnehin afficirten Gelenkflächen zu entzündlicher Reizung anregenden Bewegungen schneller von Statten. — Schliesslich ist hier noch der Gebrauchsfähigkeit der erkrankten Gelenke besonders der unteren Extremitäten zu gedenken, deren Hauptäusserung das Gehen ist. Es würde sich hier vorzugsweise um die Frage handeln, wann kann der Kranke das Bett verlassen? — In der ersten Zeit meiner Beobachtungen über die Wirkungen der Salicylsäure beim acuten Gelenkrheumatismus habe ich, in der Vermuthung, dass die, wie wir sehen werden, nicht seltenen Rückfälle der Krankheit durch frühzeitiges Aufstehen des Kranken begünstigt würden, dieselben meist 14 Tage lang im Bett und im Verband liegen lassen. Späterhin verkürzte ich die Zeit sehr bedeutend und liess die Kranken bereits 3 bis 4 Tage nach Eintritt der Schmerzlosigkeit, somit am 5. bis 6. Tage nach der Aufnahme desselben ins Lazareth aufstehen und vermochte keineswegs dadurch nachzuweisen, dass bei diesen Kranken häufiger Recidive auftraten, als bei jenen. Eine andere Frage ist natürlich die, wann ist die volle Gebrauchsfähigkeit aller Glieder, mit anderen Worten die Wiederaufnahme des Dienstes möglich; diese Frage ist identisch mit der Gesammtdauer der Krankheit, auf die ich später noch zurückkomme.

Nächst den Gelenkaffectionen ist eines der wichtigsten Symptome der Krankheit die Temperatur und der Puls. Die Temperatur beim acuten fieberhaften Gelenkrheumatismus wird durch die Salicylsäure in einer schnellen und präcisen Weise abgeändert, wie wir es mit Ausnahme des Chinins bei Intermittens bei keiner anderen Krankheit durch irgendwelche Behandlung vermögen. Wir wissen durch Wunderlich's Forschungen, dass beim acuten Gelenkrheumatismus, trotz scheinbar weit auseinandergehender Differenzen bei nicht genügend grossem Beobachtungsmaterial, doch ganz bestimmte Arten im Verhalten des Temperaturganges sich immer und immer wiederholen, und uns so das Recht geben, theils schlaffere, theils schärfere Typen aufzustellen. Mit dem Moment der Anwendung der Salicylsäure hört aber sofort der Nachweis eines jeden Typus absolut auf. Während Chinin, kalte Bäder und andere antipyretische Behandlungsmethoden bei fieberhaften Krankheiten den Gang der Temperatur zeitweilig, soweit die Einzelwirkung reicht, unterbrechen, so geht doch die Krankheit unbeeinflusst weiter, die Wirkung ist somit eine nur zeitweise, symptomatische, — anders verhält es sich bei der Wirkung der Salicylsäure auf den acuten Gelenkrheumatismus, hier wird, wie bei Intermittens durch Chinin, die Temperaturerhöhung bleibend beseitigt, aber gleichzeitig auch alle anderen den Symptomencomplex des acuten Gelenkrheumatismus bildenden Krankheitserscheinungen; die Wirkung ist somit eine specifische im Gegensatz zu der rein antipyretischen Wirkung der Salicylsäure in anderen fieberhaften Krankheiten. Unter der Einwirkung dieses Medicamentes fällt im acuten Gelenkrheumatismus die Temperatur binnen 2 Mal 24 Stunden ziemlich gleichmässig, meist mit geringen abendlichen Exacerbationen, wie wir dieses letztere besonders deutlich in den Curven No. 6, 7, 9 und 11

sehen können, vollständig zur Norm zurück; nur in den seltensten mit
sehr hohen Temperaturen beginnenden Fällen bedarf es einer Zeitdauer
von 3 Mal 24 Stunden zur Erreichung desselben Zweckes (siehe Curven
No. 7 und 9). Dem Rückgang der Temperatur parallel erfolgt die Abnahme der Schmerzen und in auffallend analoger Weise Schritt für Schritt
der Rückgang der Pulsfrequenz, wie wir dies ebenfalls in den Curven
deutlich verfolgen können.

Anderweitige Symptome der Krankheit sind starke Hautschweisse,
Schlaflosigkeit und Oppressionsgefühl, deren Beeinflussung durch unsere
Behandlungsmethode ich zu beobachten wiederholt Gelegenheit hatte. Es
verdient hervorgehoben zu werden, dass die dem acuten Gelenkrheumatismus fast immer begleitenden starken Hautschweisse binnen Kurzem
total verschwinden, nachdem die erste Dosis Salicylsäure einen mehr
oder minder starken Schweiss, die häufige Folge der Salicylsäure, herbeigeführt hat; ferner dass die nicht lediglich durch die Gelenkschmerzen,
sondern durch das Wesen der Krankheit bedingte, in einzelnen Fällen
vorhandene, sehr hartnäckige Schlaflosigkeit sehr bald einem ruhigen
Schlaf Platz macht, dass endlich ein Gleiches von dem nicht selten auf-
tretendem Oppressionsgefühl auf der Brust gilt.

Von grösster Bedeutung erscheint die Frage: wie werden die Entzündungen des Endocardium, des Pericardium, der Pleura und etwaiger
anderer seröser Häute durch die Salicylsäure beeinflusst? Die Anschauungen und Resultate der Beobachter hierüber sind verschieden; jedenfalls
gehört zur Beantwortung dieser Frage eine längere Beobachtung mit sehr
grossem Material. Meine Beobachtungen hierüber haben mich zu der
Annahme geführt, dass der Entstehung der Endo-, Pericarditis und Pleuritis mindestens vorgebeugt wird, ganz analog der doch unzweifelhaften
Wirkung der Säure auf die eben auch serösen Häute der Gelenke, dass
aber, wofern jene Affectionen bereits vorhanden, die dadurch gesetzte
Läsion des Endocards etc. durch Salicylsäure nicht wieder rückgängig
gemacht und deren Folgen wie Schrumpfung etc. nicht abgehalten werden können. Ich selbst habe in allen Fällen meines Beobachtungsmaterials, die allerdings alle frühzeitig in Behandlung kamen, weder
eine Pleuritis, noch eine Pericarditis zu verzeichnen, was immerhin überraschend günstig erscheint, wohl aber einzelne Fälle von Endocarditis.
In vier derselben war die Affection bereits vor Beginn der Salicylsäurebehandlung vorhanden, in einem Falle aber entstand sie erst mit einem
Rückfälligwerden der ganzen Krankheit, $2^1/_2$ Wochen nach Beendigung
der ersten. Wenn in einem der obigen vier Fälle die Endocarditis während der Anwendung der Salicylsäure verschwand, so will ich damit nur
sagen, dass die Läsionen so gering blieben, dass sie nachträglich nicht
zu einer nachweisbaren Herzaffection führten. Dass durch die Behandlung des acuten Gelenkrheumatismus mit Salicylsäure das Auftreten
der genannten Complicationen seltener wird, ist dadurch selbstverständlich, weil die gesammte Zeitdauer der Krankheit so wesentlich ver-
kürzt wird.

Der eminent günstige Gesammtaffect der Salicylsäure beim acuten
Gelenkrheumatismus muss nun seinen klarsten Ausdruck in der nach-

weisbaren Verkürzung der Zeitdauer der Krankheit finden. Wir pflegen die Zeitdauer einer Krankheit durch die Durchschnittszahl der Behandlungstage auszudrücken. Der Begriff Behandlungsdauer einer Krankheit ist aber ein sehr dehnbarer, enthält keine von vornherein bestimmte Grenzen und bedarf daher jedesmal einer genauen Erläuterung. Wird ein Kranker nicht eher gesund entlassen, als bis er den Anforderungen seines Berufes in jeder Hinsicht, beim Militär also dem Dienst wieder nachkommen kann, wie es in Militärhospitälern zu geschehen pflegt, so wird die Behandlungsdauer sehr wesentlich länger sein, als bei solchen Kranken, die, wie in Civilhospitälern, über ihren Austritt aus dem Lazareth selbstständig verfügen können und im Drange nach Freiheit nicht selten hiervon den weitgehendsten Gebrauch machen. Acquirirt ein Kranker mit acutem Gelenkrheumatismus eine Endocarditis, eine Pleuritis oder geht wie dies ja früher sehr oft eintrat, der acute Rheumatismus in einen chronischen über, so wird es für die Beurtheilung der Behandlungsdauer des acuten Gelenkrheumatismus sehr wesentlich sein, ob wir die Endocarditis oder Pleuritis mit ihren etwaigen Folgen einrechnen und bis wann wir die Dauer des acuten Gelenkrheumatismus annehmen. Um nun in der folgenden Aufstellung der Behandlungsdauer der in den Jahren 1873 bis 1877 im Garnisonlazareth Dresden behandelten und entlassenen acuten Gelenkrheumatismen dem Vorwurf zu begegnen, die Dauer der betreffenden Krankheiten in einzelnen oben bezeichneten Fällen in tendenziöser Weise durch Schätzung beurtheilt zu haben, habe ich die Behandlungsdauer aller genannten Fälle, inclusive der Complicationen und Nachkrankheiten vom Tage der Aufnahme bis zum Tage der Entlassung als gesund oder dienstuntauglich (es ist hierbei hervorzuheben, dass sich die Entlassung eines Soldaten wegen Untauglichkeit oft wegen des langen Instanzenweges wochenlang hinausschiebt) berechnet und daraus die folgenden Durchschnittszahlen gewonnen, deren Grösse uns somit nicht mehr verwundern kann und die aus genannten Gründen einen Vergleich mit der durchschnittlichen Behandlungszeit in Civillazarethen absolut ausschliessen.

Durchschnittliche Behandlungsdauer der acuten Gelenkrheumatismen nach Tagen:

im Jahre:	1873	1874	1875	1876	1877
	51,5	50,2	77,25	42	35,9.

Aus dieser Aufstellung erkennen wir die bedeutende Abnahme der Behandlungsdauer in dem Jahre 1876 gegenüber sämmtlichen Vorjahren, und die noch bedeutend niedere Zahl des Jahres 1877. Es ist diese Differenz zu bedeutend, um sie als eine zufällige Erscheinung aufzufassen. Es muss hierzu etwas beigetragen haben, was auf den Verlauf des acuten Gelenkrheumatismus günstig wirkte und wir werden ohne Zweifel auf die Einwirkung der Salicylsäure in Betreff der Behandlungsdauer hingewiesen. Der Einfluss war in dem Jahre 1876 ein etwas weniger günstiger, als 1877, deshalb, weil in ersterem Jahre noch nicht alle Fälle mit Salicylsäure behandelt wurden. Ich hebe nochmals hervor, dass diese Aufstellung aus obengenannten Gründen lediglich die Abnahme der Behandlungsdauer auszudrücken bestimmt ist.

Den genannten grossen Vorzügen der Salicylsäure gegenüber dürfen wir aber auch deren Schattenseiten und Mängel nicht vorenthalten. Man macht der Salicylsäure zwei Vorwürfe: einmal schädliche Nebenwirkungen auf den menschlichen Organismus auszuüben und zweitens häufige, schnell aufeinander folgende Rückfälle der Krankheit nicht verhüten zu können, eventuell dieselben zu bedingen.

Ich bestreite den ersten Punkt und gebe den zweiten nur bedingt zu. Bei einem guten reinen Präparat der Salicylsäure tritt in den oben ausgeführten, zur Bekämpfung des acuten Gelenkrheumatismus genügenden Dosen eine schädliche Wirkung nicht ein, wofern wir mässige Schweisssecretion nach den ersten Dosen, geringes, bald vorübergehendes Ohrensausen und etwas Schwerhörigkeit, Erscheinungen, die übrigens nur in seltenen Fällen auftreten, nicht als schädliche Einwirkung bezeichnen. In sämmtlichen Fällen meiner Beobachtung mit einem solchen Präparat habe ich nie, bei genannter Anwendung, Erbrechen, Uebelkeit, Magenschmerzen etc. zu beklagen gehabt, vielmehr reinigte sich alsbald die Zunge und war die Wiederkehr des durch die Krankheit gestörten Appetites eine ausserordentlich schnelle. Ist hingegen das Präparat kein gutes (erscheint es gelblich, riecht es nach Carbolsäure etc.) so sind, wie ich zu beobachten Gelegenheit hatte, wirkliche schädliche Einwirkungen zu erwarten, so besonders seitens der Digestion, und bleibt die prompte Wirkung auf die Krankheit mehr oder minder aus.

Auch das von **Wunderlich** und **Fiedler** nach Salicylsäure beobachtete Auftreten einer hämorrhagischen Diathese, von Nierenblutungen und anderen Erscheinungen wurde seitens genannter Autoren als auf einem schlechten Präparat beruhend nachträglich anerkannt. Es ist somit der Vorwurf, dass die Salicylsäure schädliche Nebenwirkungen äussere, nichtig; sie ist bei Güte und Reinheit des Präparates und richtiger Dosirung ohne jede Gefahr; die bisweilen auftretenden völlig belanglosen Nebenerscheinungen, wie Schweisssecretion, Ohrensausen, geringe Schwerhörigkeit, theilt sie mit dem Chinin, aber niemals erwächst aus denselben für beide so werthvolle Bestandtheile unseres Medicamentenschatzes eine Contraindication.

Nicht so bestimmt lässt sich aber die zweite Anklage, dass bei Anwendung der Salicylsäure häufige Rückfälle des acuten Gelenkrheumatismus eintreten zurückweisen. Zur klaren Beurtheilung dieses Punktes wird es zuvörderst nothwendig sein, den Begriff Rückfall oder Recidiv gegenüber dem einer erneuten Erkrankung festzustellen, eventuell deren Grenzen zu bezeichnen. Es ist ja genügend bekannt, dass der acute Gelenkrheumatismus zu denjenigen Krankheiten gehört, welche das einmal davon befallene Individuum eher oder später gern wieder heimsuchen, wenn nur, müssen wir supponiren, das frühere ätiologische Moment in wenn auch geringem Grade wieder einwirkt; es ist dies also eine Neuerkrankung, herbeigeführt durch erneute Einwirkung der die Krankheit bedingenden Ursachen. Wie häufig eine solche erneute Erkrankung von acutem Gelenkrheumatismus auftritt, ist bekannt und hat zur Annahme einer durch einmaliges Befallensein bedingten Disposition geführt, wie wir dies bei verschiedenen Krankheiten, so bei gewissen Infectionskrankheiten z. B. bei der Malaria, bei Erysipelas, bei der croupösen Pneumonie unter Anderem häufig beobachten können. Die Häufigkeit eines erneuten Befallenwerdens lässt sich ganz besonders in unseren Militärlazarethen nachweisen und ich kann in der That dieselbe auch in meinem fünfjährigen Beobachtungsmaterial constatiren. So erkrankten beispielsweise von den 24 Krankheitsfällen an acutem Gelenkrheumatismus des Jahres 1875 innerhalb eines Jahres nicht weniger als sieben Mann erneut an dieser Krankheit, und von diesen ein Mann im Ganzen drei Mal, ein anderer selbst vier Mal. Es ist in einzelnen Fällen diese Neigung zu steter Wiedererkrankung so bedeutend, dass dadurch eventuell die Diensttauglichkeit in Frage gestellt werden muss. Es ist nun falsch, hierfür die Salicylsäure verantwortlich zu machen; zu der Häufigkeit einer solchen erneuten Erkrankung steht dieselbe absolut in keiner Beziehung; sie vermag natürlich auf späte Zeit hinaus nicht zu verhindern, dass die Krankheit durch die früheren ätiologischen Momente wieder entsteht, ganz analog' wie das Chinin, das in der ersten Erkrankung an Intermittens die Krankheit beseitigte, nicht verhindern kann, dass dieselbe Person später, nachdem sie sich erneuter Malariainfection aussetzte, wieder an Intermittens erkrankt. — Anders gestaltet sich die Frage bei dem wirklichen Rückfall des acuten Gelenkrheumatismus, der, innerhalb kurzer Zeit nach der scheinbaren Genesung auftretend, noch auf der Ursache oder der Infection der ersten Erkrankung beruht, und nur durch zeitweises Schweigen der Krankheitserscheinungen bedingt ist. Solche eigentliche Recidive vermag jedenfalls die Salicylsäure nicht zu verhindern. Wir sehen bei der Anwendung derselben nach verschieden langer Zeit in einzelnen Krankheitsfällen solche Recidive immer und immer wieder auftreten und zwar mit einer Hartnäckigkeit für die wir keine Erklärung finden. Leider bedingen dieselben dann nicht selten die chronische Form des Gelenkrheumatismus, der jedenfalls als die Folge der anatomischen Veränderungen der Gelenke und nicht mehr als zum Wesen des acuten Gelenkrheumatismus gehörig aufzufassen ist. Daher ist es erklärlich, dass die Salicylsäure, die in den ersten Recidiven ihre frühere präcise Wirkung noch entfaltet, in dem Stadium des lentescirend verlaufenden chronischen Gelenkrheumatismus versagt.

Man hat nun weiterhin behauptet, dass durch Anwendung der Salicylsäure eine grössere Häufigkeit der Rückfälle bedingt werde. Diese Annahme ist indess noch keineswegs bewiesen, denn es liegt die Neigung zu Rückfällen im Character des acuten Gelenkrheumatismus und wir hatten häufige Rückfälle der Krankheit bereits früher, vor der Kenntniss der Salicylsäure zu verzeichnen, eine Beobachtung die wir in Militärhospitälern um deswillen häufiger, als in Civillazarethen zu machen Gelegenheit haben, weil bei einem solchen, fast stets leichter auftretenden Rückfall die Kranken das Civillazareth oft schon verlassen haben und deshalb nicht wieder dahin zurückkehren, während der Soldat wegen voller Dienstfähigkeit länger im Lazareth zurückgehalten wird, oder doch unter steter Controle steht und auch bei leichter Wiedererkrankung in Hospitalbehandlung gelangt.

Es wird der Zielpunkt weiterer Forschungen sein, den Grund dafür aufzufinden, warum die Krankheit in dem einzelnen Falle so sehr zu Recidiven neigt und ob das Rückfälligwerden durch eine besondere Dosirung oder irgend eine methodische Darreichung der Salicylsäure zu behindern ist. Hoffen wir, dass durch Lösung dieser Frage, die schon jetzt eminente Wirkung der Salicylsäure im acuten Gelenkrheumatismus für die Zukunft eine geradezu vollkommene werde, damit die schwere Schädigung, die der acute Gelenkrheumatismus an der Gesundheit des Menschen bedingt, mehr und mehr auf ein Minimum reducirt werde.

VIII.

Die Anschauungsmittel bei Vorträgen über Gesundheitspflege

vom

Stabsarzt Dr. **E. Helbig,**

Assistenten bei dem militärärztlichen Fortbildungscursus.

Aller öffentliche Unterricht bezweckt, eine Anzahl von Lernenden auf ein bestimmtes Niveau in der Erkenntniss einer Wissenschaft zu bringen. Selbst der akademische Vortrag, so .sehr er die Hingabe des Einzelnen an ein begrenztes Gebiet des Wissens anregen und den Fortschritt der Wissenschaft fördern soll, kann als Lehrweise die Anstrebung der Nivellirung einer Schülerzahl nicht verleugnen. Für die Unterweisung im Heere, dessen Leistungen im Wesentlichen auf der Gleichartigkeit der Ausbildung einer Masse von Individuen beruhen, erscheint allenthalben die Einhaltung eines bestimmten Lehrziels selbstverständlich. Allerdings ist letzteres schwer abzugrenzen bei einer Wissenschaft, wie die Hygiëne, die weder eine einheitliche Grundlage noch eine eigene Forschungsmethode besitzt und ihre ungleichartigen Bestandtheile aus ganz verschiedenen Zweigen der Heilkunde und Naturwissenschaft zusammenholt. Von einer pädagogischen Erfahrung, die sonst über derartige Schwierigkeiten hinweghilft, kann bei der Jugend der Gesundheitslehre keine Rede sein, denn die Geschichte des hygiënischen Unterrichts im modernen Sinne beginnt erst mit den Vorträgen Pettenkofer's, die sich allmälig aus dessen seit dem Jahre 1850 abgehaltener Vorlesung über „Diätetische Chemie" entwickelten. [1]) Man kann daher zur Zeit keine anderen als theoretische Grenzen für diesen Unterricht ziehen, wobei wesentlich nach der Vorbildung der Lernenden, sodann nach der Zahl der Vorträge, endlich nach den Unterrichtsmitteln der Unterrichtsstoff vertheilt wird.

---

[1]) München in naturwissenschaltlicher und medicinischer Beziehung (Leipzig und München 1877), S. 117.

Unter diesen drei Factoren ist die Vorbildung der Schüler jedenfalls der unabänderlichste, während Mittel und Dauer des Unterrichtes sich eher abändern lassen. Bei einem Fortbildungscurse für Militärärzte bestehen die Schüler durchweg aus approbirten Aerzten, von denen ein guter Theil eine gewisse Dienstzeit und damit praktische Erfahrung in der Gesundheitslehre hinter sich hat. Ein für solche Leute berechneter Unterricht kann daher von Erörterung speciell medicinischer Fragen sich frei halten und bleibt dadurch vor einer Klippe hygiënischer Vorlesungen, nämlich vor dem Verlaufen in populäre Medicin, bewahrt. Ebenso ist hier die Verwechselung der Hygiëne mit halbpopulärer Diätetik, der man in der Literatur ziemlich häufig begegnet, kaum zu fürchten. Schwieriger gestaltet sich dagegen das Lehren der naturwissenschaftlichen und noch mehr der technologischen Bestandtheile der Hygiëne vor einem militärärztlichen Publikum. Hier kann man annähernd gleichmässige Vorkenntnisse besonders dann nicht voraussetzen, wenn die Schüler ungleichen Lebensalters und auf Universitäten verschiedener deutscher Staaten ausgebildet sind. Die Ungleichheit des Lebensalters beeinträchtigt bei dem steten Fortschritte der Naturwissenschaften die Gleichmässigkeit der Vorbildung erheblich. Ganze Kapitel des naturwissenschaftlichen Vortrages, wie die Spectralanalyse, ja selbst naturwissenschaftliche Grundanschauungen, wie die Einheit der Kraft (Mechanik der Wärme), sind Neuerungen für die älteren Zuhörer, deren Studienzeit vor den Beginn des vorigen Decenniums fällt. Mögen auch einige der letzteren diese Neuheiten aus der periodischen Literatur und aus sonstigen Quellen recht wohl kennen, der Mehrzahl fehlt ein systematisches Wissen von vielen solchen Dingen, welche von den jüngsten Zuhörern schon aus den besseren Gymnasien als naturwissenschaftliche Grundbildung mitgebracht werden. Versucht hier der Lehrer der Hygiëne, die älteren Zuhörer auf das Niveau der jüngeren zu erheben, so ist ein Verlieren in nicht hygiënischen Unterrichtsstoff, oft auch eine Belästigung eines Theiles der Schüler mit bekannten Sachen die Folge. In Bezug auf technologisches Wissen erscheint die Vorbildung der Zuhörer meist gleichmässiger, wenn auch sehr gering. Die Schwierigkeiten der Vertheilung des Unterrichtsstoffes liegen hier in der grossen Mannigfaltigkeit des Gegenstandes und in dem schnellen Wechsel desselben. Auch ragt vielfach die moderne Reclame in einer Weise in die technologische Wissenschaft, dass die Unterscheidung des Thatsächlichen von dem Vorgetäuschten unmöglich wird, ja der Versuch derselben als Parteinahme erscheint. Man braucht wohl nur an die Geschichte des Liernur'schen Abfuhrsystems während der letzten Jahre sich zu erinnern, wenn man die Schwierigkeiten einer objectiven Beurtheilung technologischer Gegenstände vom hygiënischen Standpunkte bemessen will.

Der zweite Factor zum Aufbaue eines hygiënischen Unterrichtes, nämlich die Zahl der Unterrichtsstunden, bestimmt sich wesentlich nach dem Umstande, ob die Gesammtheit des hygiënischen Lehrstoffes den Zuhörern vorgeführt werden soll oder, ob es besser sei, nach Art des modernen akademischen Unterrichtes einige Kapitel auszuwählen und durch deren gründliche Behandlung dem Schüler Anleitung und Anregung zum selbstständigen Studium der übrigen Kapitel zu bieten. Das letztere Verfahren erscheint bei einem Cursus für Militärärzte schon deshalb das allein richtige, weil kaum ein Lehrer gefunden werden dürfte, der den ganzen Stoff in gleichmässiger gründlicher Weise beherrschte. Zudem würde sich die Stundenzahl der hygienischen Vorlesungen bei Anstrebung einer Erschöpfung aller Kapitel in's Ungemessene vergrössern. Nachstehende Uebersicht des Lehrstoffes [1]) des Cursus an der Universität München zeigt die Grösse der zu bewältigenden Aufgabe:

I. Abtheilung.

(Pettenkofer und Wolffhügel) 6 Stunden wöchentlich, nämlich an drei Wochentagen je zwei Stunden.

1) **Luft.**
   a. Temperatur: Verschiedene Arten von Thermometern, Verificiren, Correction der Ablesung.
   b. Druck: Verschiedene Arten von Barometern, Contrôle, Behandlung, Gebrauch des Nonius, Reduction der Ablesung auf 0^0, Manometer.
   c. Wassergehalt: Absorption durch hygroskopische Stoffe und Wägen, Hygrometer, Psychrometer, Verdunstungsmesser.
   d. Regenmenge: Ombro-, Pluvio- oder Udo-Meter, Mess- oder Wäge-Methode.
   e. Windstärke: Anemometer.
   f. Ozon: Methode der Ozonoskopie.
   g. Anleitung zu meteorologischen Beobachtungen.
   h. Kohlensäure: Bestimmung und Berechnung des Kohlensäuregehaltes.

2) **Wasser.**
   a. Entnahme einer Wasserprobe.
   b. Physikalische Untersuchung: Farbe des Wassers, Methode von Harz, Mikroskopiren.
   c. Chemische Untersuchung: 1) quantitativ: auf feste Bestandtheile (suspendirte und gelöste), Glühverlust, organische Substanz, Chlor, Salpetersäure, Kalk, Kohlensäure, Härte; — 2) qualitativ: auf Ammoniak, Schwefelwasserstoff, salpetrige Säure, Blei, Kupfer.

3) **Boden.**
   a. Entnahme einer Bodenprobe.
   b. Physikalische Untersuchung: Sortirung, Porosität, Wassergehalt, Wasseraufnahme und Wasserabgabe, Mikroskopiren.
   c. Chemische Untersuchung, quantitativ: des wässerigen Auszugs auf Bestandtheile, Glühverlust, organische Substanz, Chlor, Salpetersäure; der Feinerde (Schlamm) auf Glühverlust, Stickstoff, Phosphorsäure.
   d. Bestimmung der Feuchtigkeit der Grundluft.
   e. Grundwasserstandsmessung.
   f. Bestimmung der Kohlensäure der Grundluft.
   g. Messen der Temperatur in verschiedenen Tiefen.

4) **Ventilation.**
   a. Anemometrische Untersuchung.
   b. Kohlensäurebestimmung. Berechnung des Ventilationseffects aus dem Kohlensäuregehalte.
   c. Ventilationsbedarf; Raumbedarf.
   d. Ausmessen des Luftcubus eines Wohnraumes.
   e. Beurtheilung und Begutachtung einer Ventilationseinrichtung.

---

[1]) Deutsche Vierteljahrsschrift für öffentliche Gesundheitspflege, 9. Band (Braunschweig 1877), S. 712.

    f. Ventilationsanlagen in Schulen, Instituten, Kasernen, öffentlichen Versammlungsräumen, Privatwohnungen.

    g. Besichtigung verschiedener Ventilationssysteme.

5) **Beleuchtung.**

    a. Photometer.

    b. Nachweis und Bestimmung der Luftverunreinigung durch die Beleuchtungsstoffe und ihre Verbrennungsproducte.

    c. Gasuhr.

    d. Anlage von Gasanstalten.

6) **Heizung.**

    a. Nachweis und Bestimmung der Luftverunreinigung durch Verbrennungsproducte.

    b Methode der Untersuchung einer Heizanlage.

    c. Wahl von Oefen und Heizanlagen für Schulen, öffentliche Anstalten und Privatwohnungen.

    d. Besichtigung verschiedener Ofenarten und Heizsysteme.

7) **Bauplatz, Haus und Hof.**

    a. Wahl eines Bauplatzes.

    b. Baumaterialien. Bestimmung des Grades der Porosität und Permeabilität, der Wasseraufnahme und Wasserabgabe.

    c. Bestimmung des Wassergehaltes der Baumaterialien und der Mauern, Austrocknungsfristen für Neubauten, Hausschwamm.

    d. Beurtheilung und Begutachtung von Bauplänen.

8) **Wasserversorgung.**

    a. Beurtheilung der sanitären Zulässigkeit eines Wassers aus dem Resultate der physikalischen und chemischen Untersuchung.

    b. Wasserversorgung einer Gemeinde oder Stadt: Trink- und Nutzwasser, Fluss-, Grund- oder Quell-Wasser, Filtration, Leitungsmaterial, Wasseruhren, Messen der Ergibigkeit von Bezugsquellen, Menge per Kopf und Tag.

9) **Drainage** und Reinhaltung der Wohnplätze.

    a. Canalisation oder Abfuhr.

    b. Nachweis und Bestimmung der Verunreinigung von Luft und Boden durch verschiedene Anlagen.

    c. Anlage der Abtritte.

    d. Vorzeigen von Plänen für Drainage und Canalisation einer Stadt, Erörterungen über Abortgruben, Versitzgruben, Kerichtgruben, Tonnen, Canalisation mit und ohne Einleitung der Fäcalien, Einleitung in Bäche oder Flüsse (Gefälle und Wassermenge), Berieselung.

    e. Besichtigung einer Sielanlage, Tonneneinrichtung etc.

    f. Desinfection.

10) **Schulhäuser,** Erziehungsinstitute.

    a. Anlage, Einrichtung, Utensilien.

    b. Betrieb.

    c. Besichtigung einiger Münchener Schulhäuser und des Kreis-Schulmittelmagazins.

11) **Fabriken.**

Allgemeine hygiënische Anforderungen an deren Anlage, Einrichtung und Betrieb.

12) **Hospitäler.**

    a. Systeme: Corridor, Pavillon, Baracke.

    b. Bauplatz.

c. Heizung, Beleuchtung, Ventilation.
d. Wasserversorgung.
e. Canalisation oder Abfuhr, Desinfection.

13) **Schlachthäuser.**
   a. Allgemeine hygiënische Anforderungen an deren Anlage, Einrichtung und Betrieb.
   b. Besichtigung einiger öffentlicher Schlachthäuser.

14) **Leichenhäuser** und Kirchhöfe.
   Anlage und Betrieb.

15) **Statistik.**
   Anleitung zur statistischen Fragestellung und Technik.

II. Abtheilung.

(Forster) 2 Stunden wöchentlich (an einem Tage).

A. Nahrungs- und Genussmittel.

1) Animalische Nahrungsmittel.
   a. Fleisch. Bestandtheile des zum Genusse bestimmten käuflichen und reinen Fleisches (qualitative und quantitative Bestimmung des Nährstoffgehaltes). — Veränderung bei den in der Küche gebräuchlichen Zubereitungsarten. — Frische Fleischpräparate; Fleischsaft, Fleischinfuse. — Leim, Leimtafeln, Peptone. — Fleischextracte. — Conserven; Conservirungsmethoden: α) Wirkung der Temperatur; Kälte, Siedehitze. β) Bedeutung des Luftabschlusses. γ) Wasserentziehung. δ) Wirkung sogenannter antiseptischer Mittel für sich oder in Verbindung mit Wasserentziehung und Luftabschluss. — Fremde Zusätze und Verfälschungen von Fleischwaaren.
   b. Eier: Bestandtheile, Conservirung.
   c. Milch, speciell Kuhmilch, Quelle derselben. — Qualitative. und quantitative Bestimmung der Nährstoffe. — Milchfälschung; rasch ausführbare Methoden zur Erkennung; Werth und Bedeutung dieser Methoden. — Milchconserven. — Aus Milch bereitete Präparate: Käse, Molken, Butter; Schmalz im Zusammenhange mit anderen Fetten; Kunstbutter; Fälschungen.

2) Vegetabilische Nahrungsmittel.
   a. Getreidearten, Mehl, Brod und Gebäcke: Zusammensetzung, Zubereitung, Conservirung, Fälschungen und Verunreinigungen.
   b. Hülsenfrüchte.
   c. Gemüse, Wurzel- und Knollengewächse etc.
   d. Obst und Früchte.

3) Würzmittel.
   Kochsalz, Essig, Zucker, Honig. Eigentliche Gewürze.

4) Getränke.
   a. Bier: Bestandtheile, Bereitung, Arten, fremde Zusätze und Fälschungen.
   b. Wein: Zusammensetzung, Bereitung, Arten, Kunstweine und Fälschungen.
   c. Andere alkoholische Getränke.
   d. Kaffee, Thee, Cacao.

B. Ernährung.

1) Untersuchung der Kost des Menschen und einzelner Mahlzeiten.
2) Beurtheilung und Berechnung von Kostsätzen für einzelne Individuen und für Anstalten, wie Hospitäler, Gefängnisse, Volksküchen u. drgl., sowie für Soldaten etc.
3) Kindernahrung und Kindernahrungsmittel.

III. Abtheilung.

(Bollinger) 1 Stunde wöchentlich.

A. Sanitätspolizei der animalischen Nahrungsmittel.

1) Fleischbeschau und deren Organisation: Beschaupersonal. Mikroskopische Fleischbeschau. Schlachthäuser, öffentliche und private. Einfuhr geschlachteten Fleisches in die Städte; Hausirhandel mit Fleisch. Beseitigung und Unschädlichmachung des zum menschlichen Genusse ungeeigneten Fleisches. Abdeckereien.

2) Kennzeichen des gesunden Fleisches. Unterscheidung nach der Thiergattung. Fleischpräparate und Conserven. Wurstgift.

3) Gesundheitsschädliche Beschaffenheit des Fleisches durch:
   a. Infectiöse Zoonosen (Rotz, Anthrax, Pyaemie und Septikämie, Tuberculose etc.).
   b. Vergiftungen der Schlachtthiere.
   c. Parasiten (Trichinen, Finnen etc.).
   d. Verschiedene locale Krankheiten der Schlachtthiere.
   e. Postmortale Veränderungen des Fleisches (Fäulniss, Imprägnirung mit giftigen Substanzen). Fischgift.

4) Ekelhafte Beschaffenheit des Fleisches durch verschiedene Krankheiten der Thiere, sowie durch postmortale Veränderungen.

5) Einwirkung thierischer Krankheiten auf Milch, Butter und Käse. Käsegift.

B. Sanitätspolizei der anderweitig (nicht durch Fleischgenuss) auf den Menschen übergehenden Zoonosen, ihre Aetiologie, Pathologie und Prophylaxis.

1) Wuth.
2) Rotz.
3) Anthrax.
4) Maul- und Klauenseuche.
5) Pocken (Kuhpocken).
6) Septikämie und Pyaemie. Diphtherie.
7) Parasitenkrankheiten (Echinococcen, Krätze, Pilzkrankheiten der Haut).

Demnach werden zu diesem Curse vier Docenten und wöchentlich neun Lehrstunden, folglich bei der $3^1/_2$ monatlichen Dauer des Curses etwa neunzig Lehrstunden benöthigt. Dabei vermisst man in dem sonst so reichen Programme noch die Hygiëne der Bekleidung. Wird nun auch bei einem Cursus für Militärärzte die Besprechung der erwähnten Zoonosen, als der Pathologie zugehörig, wegfallen können, so würde dafür eine Abhandlung der Kasernen- und Lager-Hygiëne, des Militärdienstes u. s. w. hinzukommen. Im Allgemeinen genügen, wenn sich der Vortragende auf einige Hauptcapitel beschränkt, zwanzig bis dreissig Vortragsstunden.

Neben dem theoretischen Vortrage erscheinen beim naturwissenschaftlichen Unterrichte bekanntlich Besprechung, Wiederholung, Anschauung thatsächlicher Verhältnisse, Vorführung von Versuchen und endlich selbstständiges, praktisches Arbeiten nöthig, ohne welche Hilfsmittel jeder Unterricht naturwissenschaftlichen Inhalts für die Mehrzahl der Zuhörer nur eine unnöthige Beschwerung des Gedächtnisses mit unverstandenen und unverwendbaren Lehrsätzen darstellt. Selbst der beredeste Lehrer vermag die Vorstellung eines natürlichen Vorganges in vielen Fällen nicht so richtig zu leiten, wie die eigene Wahrnehmung einer Erscheinung dies bei der Mehrzahl der Schüler mit Leichtigkeit bewirkt. Diese eigene Wahrnehmung überwiegt im naturwissenschaftlichen Unterrichte die dialektischen Unterrichtsmittel, welche im Wesentlichen durch eine abfragende Form des Vortrages den Schüler zum Nachdenken über das Gehörte anregen sollen, und welche bei verwickelten Lehrsätzen erfahrungsgemäss von hoher pädagogischer Bedeutung sind.

Bei den hygiënischen Vorträgen werden Besprechungen und Wiederholungen bei der Einfachheit der meisten Fragen zurücktreten. Die selbstständigen praktischen Arbeiten nehmen als eigentliche hygiënische Untersuchungen meist so viel Hilfsmittel und Zeit in Anspruch und setzen soviel Kenntnisse der Chemie und Physik voraus, dass bei einem militärärztlichen Cursus hiervon wohl zweckmässig abgesehen wird. Dagegen bilden wöchentlich einige Stunden Arbeit im chemischen Laboratorium eine wesentliche Förderung der Zuhörer. Zu diesen Uebungen darf man jedoch zunächst nur die jüngeren Militärärzte heranziehen, da der dermalige Fortschritt der chemischen Erkenntniss, ferner die Aenderungen der chemischen Theorie und die wesentlichen Verbesserungen der Laboratoriums-Einrichtungen den älteren Aerzten zu erhebliche Schwierigkeiten bei einem verständnissvollen Arbeiten bereiten. Als Leiter dieser Uebungen kann, da sie eben chemische sein sollen, nur ein Chemiker von Fach genügen. Als Uebungsstoff kommen die Laboratoriumseinrichtungen und die allgemeinen chemischen Handgriffe sowie die qualitative Analyse (bei beschränkter Zeit mit Ausschluss des Löthrohrs) zunächst in Frage. Erscheint die Analyse wieder aufgefrischt, dann nehmen die einfachen Wasseruntersuchungsmethoden, die gewöhnlichsten Gasanalysen, insbesondere die Kohlensäurebestimmungen, einige Nahrungsmittelprüfungen die übrige Zeit in Anspruch. Allenfalls lässt sich die Ermittelung einiger Gifte anschliessen.

Selbstverständlich werden durch derartige Uebungen von nur kurzer Dauer keine hygiënischen Chemiker ausgebildet. Nicht einmal die Fähigkeit, einfache chemische Arbeiten, wie Titrirungen,[1] mit hinreichender Sicherheit auszuführen, kann das Hauptziel kurzer Arbeiten im Laboratorium bilden, vielmehr liegt letzteres in der Erleichterung des Verständnisses der hygiënischen Vorträge, in der Befestigung des dabei Gelernten und in der Erweckung des Interesses für die Hygiëne, welches aus der Erschliessung besseren Verständnisses der hygiënischen Chemie sich ergibt.

Die Anschauung thatsächlicher Verhältnisse bietet sich in den hygiënischen Besichtigungen als ein vielfach anregendes Unterrichtsmittel. Als Besichtigungsgegenstände empfehlen sich Wohnungsanlagen (Kasernen, Kasematten, Gefängnisse, Arbeiterwohnungen), Krankenhäuser, Schulen, Zeughäuser, Theater (Heizung und Ventilation derselben), Bergwerksanlagen, Leuchtgasfabriken, Düngerverarbeitungsanstalten, Schlachthäuser, Friedhöfe mit Leichenhallen, Abdeckereien, grössere chemische Labo-

---

[1] Häufig stellt man einige Kenntniss und Fertigkeit im Titriren als das Hauptsächlichste hin, dessen ein Arzt bei praktischen hygiënischen Arbeiten bedarf. Das blosse Titriren aber kommt in der Praxis nur selten zur Verwendung, da es das Vorhandensein zuverlässiger Titrirflüssigkeiten voraussetzt. Die Herstellung der letzteren ist auch in der Praxis viel wesentlicher, als die rein mechanische, wenn auch Aufmerksamkeit erfordernde Arbeit des Titrirens.

ratorien, Schiffe, Schiffswerfte und vieles Andere. Bietet sich örtlich
einigermaassen Gelegenheit zur Besichtigung grösserer gewerblicher Anlagen, so kann allerdings der theoretische Vortrag nicht entfernt das
Verständniss des Gesehenen, insbesondere in technologischer Beziehung
vermitteln. Letzteres ist aber auch keineswegs nöthig; der Eindruck,
den beispielsweise der Zuhörer von dem Besuche einer im Betriebe
befindlichen Gasanstalt erhält, macht ihm die Beschreibung der Leucht-
gaserzeugung, wie er solche in dem hygiënischen Lehrbuche findet, ver-
ständlicher und interessanter, obgleich ein flüchtiger Besuch einer solchen
Anstalt das Verständniss des Gasofens, der Reinigungsapparate, der
Saugpumpen, ebenso das der Gasuhren u. s. w. in den Einzelheiten
durchaus nicht zu erschliessen vermag. Die belehrende Wirkung derartiger Besichtigung darf man deshalb nicht unterschätzen; haben doch
die Zuhörer nach dem dermaligen Bildungsgange der Aerzte zumeist
keine Gelegenheit gehabt, Anlagen der erwähnten Art überhaupt zu
sehen.

Während der Vorlesung selbst kommen von den Mitteln des An-
schauungs-Unterrichts zunächst die sogenannten Demonstrationen in
Frage. Es bestehen dieselben vor Allem aus der Vorlegung von Original-
stücken der hygiënischen Sammlung (kleineren Apparaten, Präparaten,
Mustern conservirter Nahrungsmittel, Kleidungsstoffen, Ausrüstungsgegen-
ständen u. dgl.). Wichtiger als die im Gebiet der Hygiëne der Zahl nach
zurücktretenden Originale erscheinen Abbildungen der verschiedensten Art,
soweit thunlich, in Form der Schulwandtafeln, deren Zeichnung und
Colorit auf die Wirkung in eine gewisse Ferne, die nach der Grösse der
Zuhörerschaft sich bemisst, zu berechnen ist. Die Gegenstände solcher
Abbildungen sind Apparate zur Untersuchung des Wassers, der Luft und
der Bewegungen derselben, weiter Ventilations-, Heiz- und Desinfections-
Vorrichtungen, ferner Grundrisse, Durchschnitte und Ansichten von Wohnungsanlagen aller Art, von Krankenhäusern und sonstigen Baulichkeiten,
auch Schulbänke, für die Ernährung wichtige Pflanzen, Kleider, Vergrösserungen von Gewebestoffen und zahlreiches Andere. — Ausser den
Abbildungen bedient sich der moderne Anschauungsunterricht der Modelle
im engeren Sinne als verkleinerter Ausführungen und Nachbildungen
grösserer Gegenstände, ferner sogenannter Phantome, d. h. Nachbildungen
und Vergrösserungen von kleinen, bez. schwer handlichen Gegenständen
in Thon, Pappe, Wachs und dergl., endlich der räumlich anschaulichen
Darstellungen von mathematischen Begriffen.

In letzterer Beziehung artet der naturwissenschaftliche Anschauungsunterricht bisweilen zur Spielerei aus und läuft Gefahr, kindisch zu
werden; so beispielsweise bei dem Versuche, die Ergebnisse chemischer
Analysen dadurch anschaulich zu machen, dass man ein Glasgefäss mit
dem analysirten Nahrungsmittel füllt, ein anderes mit der darin gefundenen Wassermenge, ein drittes mit der entsprechenden Menge getrockneten Hühnereiweisses zur Bezeichnung des Eiweissgehaltes u. s. w. Wer
derartiger Anschauungsmittel als Schlüssel bedarf, um in die hygiënische
Wissenschaft einzutreten, und, wer die Ergebnisse einer qualitativen Analyse aus den ziffermässigen Angaben nicht versteht, mit dem kann eine
Methodik des hygiënischen Vortrages überhaupt nicht rechnen. Fast
ebenso unnütz erscheinen die mathematischen Curvenzeichnungen, welche

man beispielsweise in der Ventilationslehre als sogenannte Diagramme ohne exacte Unterlagen lediglich, um der Darstellung einen gründlichen Anstrich zu geben, anwandte. Lang[1]) bezeichnet dies mit Recht als Künstelei und „Brechen mit jeder exacten Forschung". Selbst bei Darstellung von Curven, die auf hinlänglich zahlreichen, genauen Thatsachen beruhen, sollte man sich stets fragen, ob nicht die Ziffernreihe als solche ein ebenso gutes oder besseres Bild für den nach seiner Anlage und Vorbildung einer ziffernmässigen Darstellung zugänglichen Zuhörer bietet. Ist letzteres der Fall, und würde die graphische Darstellung bloss Bezug nehmen auf eine Minderzahl von Zuhörern, welche Grössenverhältnissen ein nur minimales Verständniss entgegenbringt, dann darf man sich mit den Zifferreihen um so mehr begnügen, als die gezeichnete Curve in dem unfähigen Hörer schwerlich die vom Lehrer beabsichtigte Vorstellung des abstracten Objectes erweckt. Es verhält sich hier, wie auf einem anderen Gebiete mit der Projection eines Gebirges: Der Schüler, der aus einer guten Gebirgskarte eines Erdtheiles gar keine Vorstellung des Terrains zu gewinnen vermag, in diesem Schüler wird eine Reliefkarte desselben Erdtheiles, auf welcher die senkrechten Dimensionen zur Verdeutlichung ein Vielfaches der wagerechten sind, bestimmt nur ein Zerrbild der Gebirge erzeugen können.

Ein weiteres, hervorragendes Mittel des Anschauungsunterrichtes, die sogenannten Vorlesungs-Versuche, hat man neuerdings auch in den hygiënischen Vorlesungen angewandt. Diese Versuche nehmen im physikalischen und chemischen Unterrichte eine so hervorragende Stelle ein, dass sie seit dem vorigen Jahrhunderte mehr und mehr in der Fachliteratur berücksichtigt und neuerdings bisweilen so in den Vordergrund gestellt wurden, dass der Vortrag der Physik oder Chemie nur als eine Reihe mit erläuterndem Texte verbundener Versuche erscheint. „Der Nachtheil einer solchen Lehrmethode", sagt Heumannn[2]), „liegt auf der Hand, denn gerade wie ein Kind, das ein Bilderbuch betrachtet, rasch über mit Text bedeckte Seiten hinwegblättert, so wird auch der Zuhörer einer chemischen Vorlesung nur zu leicht durch häufige Experimente verwöhnt, wartet von einem Versuch auf den folgenden und langweilt sich am Ende bei theoretischen Betrachtungen".

Die Versuche in den Vorlesungen über Gesundheitspflege werden zweckmässig ebenso, wie sonst allgemein üblich, in die Vorlesung selbst vom Vortragenden verwebt. Rein chemische Versuche überlässt man dem Chemiker während der vorerwähnten praktischen Arbeiten. Von den speciell physikalischen Versuchen bleiben diejenigen hinweg, welche in dem akademischen Vortrage über Experimental-Physik an den besseren deutschen Universitäten vorkommen. Legt man die Seite 167 aufgeführte Stoffeintheilung nach Pettenkofer zu Grunde, so kommt nur die I. Abtheilung in Frage, während die Lehren von der Nahrung und den Zoonosen, welche den Gegenstand der anderen Abtheilungen bilden, nur zu chemischen und höchstens physiologischen Vorlesungsversuchen Anlass

---

[1]) C. Lang, Ueber natürliche Ventilation und die Porosität von Baumaterialien (Stuttgart 1877), S. 114.

[2]) K. Heumann, Anleitung zum Experimentiren bei Vorlesungen über anorganische Chemie, 1. Lieferung (Braunschweig 1876), S. 5.

bieten. Die bemerkenswerthesten der in dieser ersten Abtheilung bisher vorgeführten Versuche zeigt folgende Uebersicht:

1) **Luft.**
   e. Kalibrirung des Anemometer (Versuch A.).
   Ausserdem werden f. Ozonoskopie und h. Kohlensäurebestimmung den chemischen Arbeiten überlassen werden; dasselbe gilt von 2c (Wasseruntersuchung); 3c (Bodenprüfung), 3d und f. (Grundluftanalyse) u. s. w.

3) **Boden.**
   b. Durchlässigkeit für Wasser (Versuch B.); Luftdruckschwankungen im Boden (Versuch C.); Luftmenge im Boden (Versuch D.); Durchlässigkeit für Athmungsgase (Versuch E.).

4) **Ventilation.**
   f. Wirksamkeit einiger Ventilationseinrichtungen (Versuch F.), des Schornsteins (Versuch G.).

5) **Beleuchtung.**
   Neben der Vorweisung von Photometern, der Erklärung der Gasuhren (unter Vorzeigung einer alten, geöffneten Gastrommel) einige, der Experimental-Chemie angehörige Versuche über das Wesen der Flamme (Versuch H.); Gasuhrwirkung (Versuch I.); Ansell's Gasanzeiger (Versuch K.).

6) **Heizung.**
   d. Meidinger's Rauchapparat (Versuch L.); derselbe in Verbindung mit dem Modelle eines Wohnzimmers (Versuch M.). Ein zweiter Meidinger'scher Rauchapparat (Versuch N.).

7) **Bauplatz, Haus und Hof.**
   b. Durchlässigkeit der Ziegel (Versuch O.); Einfluss der Nässe des Materials auf die Farbe (Versuch P.); Durchlässigkeit der Mauersteine (Versuch Q.); Durchlässigkeit des Holzes (Versuch R.).

9) **Reinhaltung der Wohnplätze.**
   c. Abtrittsmodell nach Pettenkofer (Versuch S.).
   Bekleidung (Versuche T., U., V., W., X.).

Ein weiterer Ausbau der Vorlesungen über Gesundheitspflege wird die angeführten Versuche beträchtlich vermehren; der Umstand, dass eine Zusammenstellung derselben bisher unseres Wissens nicht stattfand, möge den Lücken in vorstehender Aufzählung zur Entschuldigung dienen. — Zum Schlusse erübrigt eine kurze Beschreibung der Versuche im Einzelnen:

Versuch A.
Eine einen Meter lange, wagerecht liegende Latte wird mittelst einer Drehvorrichtung um das eine Ende herumgedreht, auf dem andern ist das zu calibrirende Anemometer angeschraubt.

Versuch B.
Ein Gefäss von 2,5 Liter Inhalt wird mit Kies bis fast an den Rand gefüllt. Der Kies darf nur wenig Humus enthalten; man wäscht ihn mehrmals aus, um den Schmutz und die organischen Beimengungen zu ent-

fernen, trocknet im Sonnenschein oder bei Ofenwärme und siebt nach Bedarf, um grössere Steine zu beseitigen. In ein zweites Gefäss von einem Liter Inhalt giesst man Wasser, das mit Fuchsin oder Indigo schwach gefärbt wurde. Giesst man den Inhalt des zweiten in das erste Gefäss, so verschwindet das Wasser in dem Kiese fast vollständig.

Versuch C.

Um die Fortpflanzung der Schwankungen des Luftdruckes im Boden zu zeigen, füllt man nach Pettenkofer[1] ein Standgefäss von etwa 0,05 Meter Weite und und 0,3 Meter Höhe mit dem bei Versuch B. erwähnten Kiese und zwar oben etwas feinerem an. In diesen Kies steckt man ein etwa 0,005 Meter im Lichten weites Glasrohr mit dem einen Ende bis an den Boden des Standgefässes. Das andere, freie Ende ist, um als Manometer zu dienen, doppelt U-förmig gekrümmt. Eine kleine Menge hineingegossenen, mit Fuchsin gefärbten Alkohols lässt nun eine leichte Druckschwankung deutlich erkennen. Bläst man mit einem Mundstücke auf die Oberfläche der eingefüllten Erde, so entsteht ein Schwanken der Alkoholsäule um einige Centimeter. Giesst man dann Wasser auf diese Oberfläche, so wird die Höhendifferenz der Alkoholsäule augenblicklich noch grösser, als der Abstand der Oberfläche von dem Ende des Manometerrohrs beträgt, da der Alkohol specifisch leichter als Wasser ist. Sind die Alkoholsäulen nicht lang genug, um diesem Ueberdrucke die Wage zu halten, so wird der Alkohol entweder herausgeschleudert, oder es entweichen Luftblasen durch denselben.

Versuch D.

Ein unten offenes Gefäss von beliebiger Form enthält die Erde (den Kies), deren Luft bestimmt werden soll. Von dem oberen Ende dieses Gefässes geht eine Röhre zu einer pneumatischen Wanne. Das Gefäss mit Erde steht in einem weiteren Gefäss, füllt man letzteres mit Wasser, so wird die Luft in der Erde von unten an verdrängt und über der pneumatischen Wanne durch ein aufgesetztes, titrirtes Gefäss gemessen.[2]

Man kann diesem Versuche für die Vorlesung auch die folgende Form geben: An Stelle des unten offenen Gefässes für die Erde nimmt man eine etwa 0,05 Meter weite Glasröhre, die an beiden Enden mit einem durchbohrten Korke verschlossen ist, und in welche man die Erde (den Kies) füllt. Am oberen Ende der Röhre füllt man mittelst eines Trichters Wasser ein, am untern entweicht die Luft durch einen Schlauch der nach der pneumatischen Wanne führt. Die Anordnung widerspricht anscheinend dem physikalischen Gesetze des specifischen Gewichtes; man sollte erwarten, das durch den Trichter oben eingegossene Wasser würde zunächst nach unten fliessen und unten in den Schlauch treten, während die in dem eingefüllten Kiese befindliche Luft nach oben sich sammelte und durch die Trichterröhre in Blasen entwiche. Dass dieser Vorgang nicht eintritt, sondern in der That das oben eingefüllte Wasser die Luft vor sich her nach unten verdrängt, erklärt sich aus der Capillaranziehung des Wassers, welche das Aufsteigen von Luftblasen durch ange-

---

[1] Pettenkofer, Beziehungen der Luft zu Kleidung, Wohnung u. s. w. (Braunschweig 1872), S. 85, Fig. 4.

[2] J. v. Fodor, Das gesunde Haus (Braunschweig 1878), S. 22, Fig. 4; enthält eine ganz ähnliche Anordnung desselben Versuchs.

feuchteten Kies, so lange die Druckdifferenzen nur gering sind, hindert. Damit der Versuch sicher gelinge, streut man auf die oberen Kiesschichten etwas feineren Sand und giesst durch die nicht zu enge Trichterröhre gleich zu Anfange eine grössere Wassermenge auf einmal ein.

Versuch E.

Zur Veranschaulichung der Durchlässigkeit des Bodens für Gase beschreibt Pettenkofer[1]) einen Versuch, wonach man in ein einige Decimeter weites cylindrisches Glasgefäss einen kleinen Vogel zwischen zwei Kiesschichten einbringt, von denen die obere durch ein Drahtnetz von dem Raume, in dem sich der Vogel befindet, abgesperrt ist. Ein Kanarienvogel braucht nach Pettenkofer stündlich 20 Cubik-Centimeter Sauerstoff. Nimmt man bei dem beschriebenen Versuche den Raum für den Vogel etwa einen Liter gross, so würden darin 200 Cubik-Centimeter Sauerstoff enthalten sein, der Vogel müsste dann spätestens nach 5 Stunden, nachdem die Hälfte des Sauerstoffs aufgezehrt ist, ersticken. Die Porosität des Kieses erlaubt aber einen so reichlichen Luftaustausch, dass keine Erstickungsgefahr eintritt.

Versuch F.

Ueber die Wirkung der Lüftungsvorrichtungen wurden Vorlesungs-Versuche bisher nur spärlich angegeben. Die, welche die Durchlässigkeit der Baumaterialien darstellen, werden besser unter den Versuchen über die Eigenschaften der Baustoffe gebracht, diejenigen Versuche, welche die ventilirende Wirkung von Heizeinrichtungen oder auch den Luftbedarf von Flammen zur Darstellung benutzen, können ebensowohl unter die Versuche über Heizung und Beleuchtung gestellt werden. Es sei daher hier nur ein einfacher Versuch über die Wirkung der Aspirationsventilation mittelst einer kleinen Flamme erwähnt. Man ergreift eine etwa 50 Cubik-Centimeter Inhalt fassende Flasche mit dem Halse nach unten und hält in dieselbe einen brennenden Wachsstock. Nach wenig Secunden verlischt trotz der weiten Halsöffnung die Flamme, da die Verbrennungsproducte keinen Abzug finden. Hält man jedoch neben der Wachsstockflamme oder etwas über dieselbe das eine Ende eines einige Millimeter weiten Glasrohrs, an dessen anderem Ende man saugt, so brennt die Flamme im Glase gleichmässig fort. Da die Verbrennungsproducte einer hellen Wachsflamme fast nur Kohlensäure und Wasser sind, so kann man diese Absaugung mittelst eines an das Glasrohr gesteckten Gummischlauches ohne jede Belästigung durch den Mund bewirken.

Versuch G.

Die Wirkung der Höhe des Schornsteins auf die Stärke des Luftabzuges zeigt ein von Faraday[2]) in wenig veränderter Gestalt zur Veranschaulichung des Luftbedarfs der Flamme beschriebener Versuch. Zwei senkrechte, etwa 0,04 Meter weite, verschieden hohe Glasröhren (A und B in Figur 7.) sind durch ein ebensoweites, auf einem Brettchen befestigtes, wagerechtes Rohr von Blech oder Glas mit einander ver-

---

[1]) Pettenkofer, Beziehungen der Luft zu Kleidung, Wohnung und Boden (Braunschweig 1872), S. 83, Fig. 3.

[2]) M. Faraday, Naturgeschichte einer Kerze; aus dem Englischen von Lüdicke (Berlin 1871), S. 143, Fig. 32.

bunden. Hält man etwa gleichhoch in jedes der beiden senkrechten Rohre eine kleine brennende Kerze mittelst eines passend gebogenen Drahtes hinein, so wird, falls die Flammen beider Kerzen annähernd gleich gross sind, die Flamme im kürzeren Rohre stark nach unten gezogen, während die im längeren Rohre ruhig weiter brennt. Da die Verhältnisse beider Kerzen im Uebrigen gleich sind, so gibt hier offenbar nur die grössere Höhe des Schornsteins den Ausschlag.

Fig. 7.

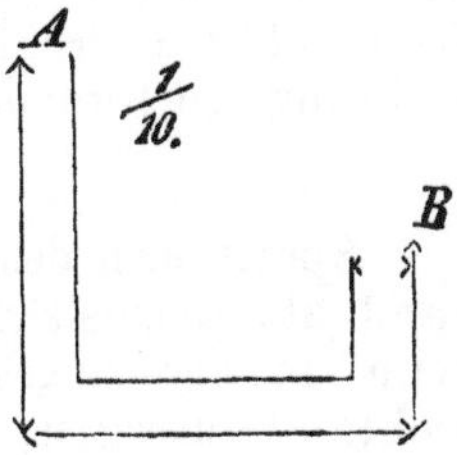

Die Vorrichtung erlaubt bei all ihrer Einfachheit mannigfache Abänderungen des Versuches: Man kann, um zu zeigen, dass nicht die Grösse der Flamme den Unterschied im Brennen bewirkt, die Kerzen vertauschen (d. h. die in der längeren Röhre in die kürzere halten und umgekehrt); hält man die Kerzen nicht gleich hoch, sondern die in der längeren Röhre beträchtlich höher, als in der kürzeren, so bekommt letztere alsbald das Uebergewicht und zieht die Flamme der anderen nach unten; entfernt man die eine Kerze und verstopft man die Röhre, so verlischt alsbald die Flamme in der anderen Röhre u. s. w.

Versuch H.

Bei den Vorlesungen über Beleuchtung kommt zunächst eine Reihe von Versuchen über die chemischen Bedingungen des Entstehens der Flamme in Frage, welche die älteren Zuhörer in den Vorlesungen über Chemie nicht gesehen haben, auf welche aber hier, da diese Versuche unzweifelhaft der Experimentalchemie angehören, nicht eingegangen werden kann. Es betrifft dies beispielsweise den Nachweis, dass die Flamme im Innern kalt ist, welcher durch ein in eine Alkoholflamme ohne Entzündung gestecktes Streichhölzchen oder durch Schiesspulver in Mitten einer Gasflamme und auf andere Weise[1]) geführt wird. Ferner gehört hierher die Erscheinung einer Flamme in einer anderen und die sogenannte umgekehrte Flamme, wobei Luft in Leuchtgas oder Sauerstoff in Wasserstoff brennt. Auch die Theorie der Bunsen'schen, nicht leuchtenden Gasflamme, die Erzeugung einer nicht leuchtenden, kühlen Flamme durch Zuleitung von Kohlensäure oder Stickstoff zum Leuchtgas kann man hierher rechnen; bei reichen Mitteln würde die Veränderung der Leuchtkraft von Wasserstoff- und anderen Flammen bei Aenderung des Druckes der Luft, in welcher die Flamme brennt, in Frage kommen; ferner die Reflexion eines Sonnenbildes auf verschiedenen Flammen u. s. w.

Versuch I.

Dass die Trommel der Gasuhr in der That durch den Druck des Gases in Bewegung versetzt wird, zeigt sich dadurch, dass eine Bewegung der Trommel eine saugende oder blasende Wirkung erzeugt. Man lässt hierzu eine alte Gastrommel in einem Wassergefässe so befestigen, dass dieselbe in dem oberen Theile aus dem Wasser sichtbar hervorragt.

---

[1]) Zahlreiche Flammen-Versuche beschreibt: K. Heumann, Anleitung zum Experimentiren u. s. w., 1. Lieferung (Braunschweig 1876), S. 99 u. ff.

Hält man nun an die Zu- oder Ableitungsröhre eine kleine brennende Kerzenflamme, so wird dieselbe alsbald ausgeblasen, wenn man die Trommel mit der Hand langsam dreht. Dreht man in umgekehrter Richtung, so wird die Flamme in die Röhre merkbar eingezogen.

Versuch K.

Sperrt man den Raum einer Glasglocke durch eine poröse Scheidewand ab, so entsteht in diesem Raume eine Vermehrung des Luftdruckes, wenn in der umgebenden Luft Gase von geringerem specifischem Gewichte (Grubengase, Leuchtgas u. s. w.) plötzlich auftreten. Die Druckvermehrung lässt sich in mannigfacher Weise durch Fühlhebel oder Aenderung des Standes eines Manometers zur Erzeugung eines Schallzeichens benutzen. Am Einfachsten nimmt man eine Glasglocke, an deren Boden eine mit Quecksilber gefüllte, U-förmige Röhre befestigt ist. Die Glocke wird oben mit einer Platte aus unglasirtem Porzellan (Biscuit, Wedgewood oder dergl.) geschlossen. Im freien Schenkel der U-Röhre ist ein Platinstift so gestellt, dass er bei geringer Erhöhung des Standes des Quecksilbers in letzteres eintaucht. Dadurch wird ein galvanischer Strom geschlossen, der ein elektrisches Läutwerk in Thätigkeit setzt. Stellt man den Platinstift fein ein, so genügt es, in der Entfernung von einigen Decimetern einen Gashahn aufzuschrauben, um binnen etwa einer Minute das Auftreten von Leuchtgas in der Luft des Vorlesungsraumes durch den Apparat angezeigt zu erhalten.

Versuch L.

Ueber die Bewegung des Rauches im Schornstein hatte zuerst Wolpert[1]) eine Anzahl von Versuchen angegeben, von denen bei näherem Eingehen des Vortrages auf den Gegenstand einige als interessante Vorlesungs-Versuche in Frage kommen würden. Einen recht brauchbaren Apparat zu diesem Zwecke gab Meidinger[2]) an. Derselbe besteht aus einer rechtwinklig gebogenen blechenen Röhre mit einem senkrechten und einem wagerechten Schenkel. An dem Ende des letzteren stellt die kleine Flamme eines Wachsstockes oder einer Weingeistlampe das Feuer auf dem Roste dar. Das 0,5 Meter hohe senkrechte Rohr ist unten mit einem abnehmbaren Deckel geschlossen, während das obere, offene Ende mit verschiedenen Aufsätzen versehen werden kann, um die Wirkung der sogenannten Schornsteinhüte zu zeigen. Der wagerechte Theil ist 0,25 Meter lang und, wie der senkrechte, 0,036 Meter im Lichten weit. Ein entsprechender Fuss hält das Ganze in seiner Lage. Vor der Flamme schaltet man ein etwa 0,05 Meter langes Glasrohr ein, um das Verhalten dieser Flamme leichter zu beobachten.

Damit man die Wand des senkrechten Schenkel, welcher die Esse darstellt, bequem abkühlen oder erwärmen könne, umgibt man ihn mit einem 0,055 Meter weiten Blechmantel zur Aufnahme verschiedener warmer Flüssigkeiten, welche man unten durch einen Hahn ablassen kann.

---

[1]) A. Wolpert, Principien der Ventilation und Luftheizung (Braunschweig 1860), S. 175, 184, 233, 243 u. s. w.

[2]) E. Huber, Ueber den Zug in den Schornsteinen, in: „Industrie-Blätter" von H. Hager und E. Jacobsen, 9. Jahrgang, No. 49 (Berlin, am 5. December 1872), S. 394.

Ebenso lässt sich der wagerechte Schenkel mit einem gleichen Mantel umgeben und durch Kühlwasser bei rasch aufeinanderfolgenden Versuchen kalt erhalten, u. s. w.

Versuch M.

Mittelst eines doppelt wirkenden Blasebalges, eines grösseren Kolpeurynters oder dergl. lässt sich die Windwirkung auf die Esse darstellen. Hat man mit der erwähnten kleinen Flamme die Verhältnisse der Essenwirkung in den Grundzügen klar gelegt, so verbindet man diesen Apparat zweckmässig mit dem Modell eines Zimmers, in welchem kleine Oefen, Kronleuchter, Thür- und Fenster-Oeffnungen u. s. w. die Bedingungen der natürlichen Zimmerventilation nachahmen. Zwei gegenüberliegende Wände dieses Modells bestehen aus Glastafeln, die Luftbewegungen selbst macht man dadurch sichtbar, dass man die Luft im Modell mit einem mässig starken Rauche versetzt. Die einzelnen Maasse lassen sich ziemlich willkürlich wählen, bei einer Zuhörerschaft von etwa 20 Mann erscheinen 0,07 Cubik-Meter Luftraum des Modells und folgende Maasse hinreichend: Länge 0,5 Meter, Breite 0,3 Meter, Höhe 0,45 Meter; an der einen Seitenwand eine Thüre von 0,27 Meter Höhe und 0,12 Meter Breite; daneben ein blechenes Ofenmodell von 0,25 Meter Höhe; an der andern, im Ganzen aufschliessbaren Seitenwand zwei mit hölzernen Läden schliessbare Fenster von 0,25 Meter Höhe und 0,1 Meter Breite. In der Mitte der hölzernen Decke befindet sich ein mit einem Deckel verschliessbares, rundes, etwa 0,03 Meter im Durchmesser grosses Loch. An dem Deckel ist ein Haken für einen kleinen Kronleuchter befestigt. Auch kann man auf das Loch über dem Kronleuchter Röhren mit verschiedenartigen Wandungen und Aufsätzen befestigen und so die Wirkung von Absaugevorrichtungen zeigen.

In das Ofenmodell stellt man eine kleine, mit Terpenthinöl gefüllte Lampe. Der starke, schwarze Rauch des Terpenthinöl hebt sich scharf gegen den dünnen Rauch ab, mit dem man, um die Luftbewegung sichtbar zu machen, den Raum des Zimmermodells füllt.

Letzterer Rauch lässt sich durch brennenden Sammt, Salzsäure-Ammoniak-Dämpfe, glimmenden Salpeter, Feuerschwamm kaum schnell genug erzeugen. Besser, aber wegen der Glaswandungen des Modells misslich, ist die Raucherzeugung durch gepresstes Schiesspulver oder Feuerwerkskörper. Am Unschädlichsten unter letzteren zeigen sich Gänsekiele, die mit Pulversatz gefüllt sind, und an denen eine einfache Stopine befestigt wird. Den Pulversatz stellt man sich durch Anrühren von Schiesspulver mit Alkohol zu Brei dar. Vor dem Abbrennen bedeckt man die Glasscheibe des Modells von Aussen durch Gazerahmen.

Besser und ganz ungefährlich ist die Raucherzeugung durch Rauchtabak. Man füllt mit letzterem eine gewöhnliche weisse Thonpfeife etwa halb an, entzündet in gewöhnlicher Art mittelst eines brennenden Fidibus den Tabak und raucht eine Weile, ohne dass der Pfeifenkopf fühlbar heiss wird. Dann umschliesst man die Oeffnung des Pfeifenkopfes fest mit den Lippen, steckt den Pfeifenstiel in ein in die Modellwand gebohrtes kleines Loch und blässt in die Pfeife hinein. Es entwickelt sich binnen wenigen Secunden durch ein solches, im gewissen Sinne gegenüber dem gewöhnlichen, umgekehrtes Pfeife-Rauchen ein gleichmässiger und hinreichend durchsichtiger Rauch, der sich von dem erwähnten Essenrauche der Terpenthinölflamme deutlich abhebt.

Mit Hilfe dieses Modells und des beschriebenen Meidinger'schen Apparats lässt sich eine lange Reihe von Vorlesungs-Versuchen leicht zusammensetzen, ohne dass es einer Einzelbeschreibung bedürfe. Man kann beispielsweise den Einfluss einer einfachen Abzugröhre auf die Zimmerlüftung zeigen, man kann diese Abzugröhre erwärmen, über dem brennenden Kronleuchter anbringen u. s. w. Die Heizung von Aussen, diejenige von Innen, die Wirkung der Kaminheizung, des Oeffnens der Fenster, der Thüre u. s. w. gestattet ein einfaches Ofenmodell aus hartgelöthetem Blech der in Fig. 8. abgebildeten Art darzustellen: bei A ist das zum Meidinger-schen Apparat führende Ofenrohr, C D stellt die Zimmerwand dar. Bei E befindet sich eine aufschiebbare Klappe, um den Ofen in ein Kamin zu verwandeln. Mittelst des abnehmbaren knieförmigen Rohres bei B lässt sich eine Heizung ausserhalb des Zimmers darstellen.

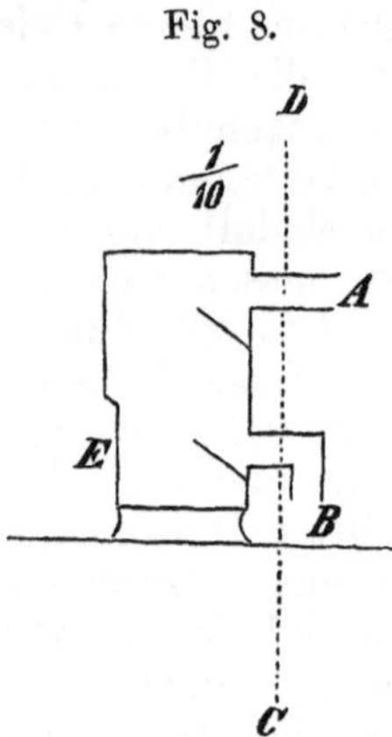

Fig. 8.

Stellt man unterhalb des Modells ein gläsernes, mit Wasser gefülltes Gefäss von demselben Inhalte, wie das Modell, auf und benutzt dieses Gefäss als Aspirator, so zeigt sich, dass ein mehrfaches Füllen des Aspirators nöthig wird, um den in das Modell geblasenen Rauch ganz zu beseitigen.

Versuch N.

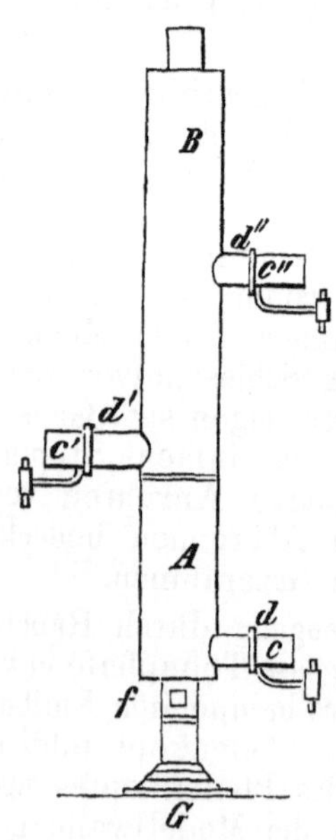

Fig. 9.

Ein anderer Apparat Meidinger's[1]) zeigt die Verhältnisse der Rauchbewegung in einem aus mehreren Gestocken bestehenden Hause. Der Apparat besteht aus etwa zwanzig einzelnen Theilen. Figur 9. stellt ihn in $^1/_{10}$ der wirklichen Grösse (zusammengesetzt) dar. Auf das Fussgestell G ist eine aus zwei Theilen A und B bestehende Röhre aufgesetzt. Der Mantel hat den Zweck, einen Hohlraum herzustellen, in welchen man Wasser eingiessen kann; die Stücke A und B sind bloss in einander gesteckt, in den Hohlraum von A und in den von B kann Wasser jeweils von verschiedener Temperatur gegossen werden; die innere Steigröhre verläuft jedoch wie ein einziges Stück von unten nach oben. Die Seitenrohre c, c′ und c″ sind in die innere Röhre eingeführt, dieselben können durch Deckel verschlossen werden. An jedem dieser Seitenrohre ist eine kleine verschiebbare Vorrichtung angebracht, um eine Stearin-

---

1) Meidinger, Anleitung zu Versuchen mit dem Zugapparat; in: „Badische Gewerbezeitung", 8. Band, No. 1 und 2 (Karlsruhe 1875), S. 1 bis 14.

kerze zu halten und vor der Oeffnung brennen lassen zu können. Die Seitenröhren repräsentiren die Oefen, die Kerzenflammen das Feuer. Unten bei f ist ein Ringschieber vorhanden, durch dessen Drehung eine Oeffnung in das Innere des Rohrs hergestellt werden kann; für gewöhnlich muss die Oeffnung geschlossen sein.

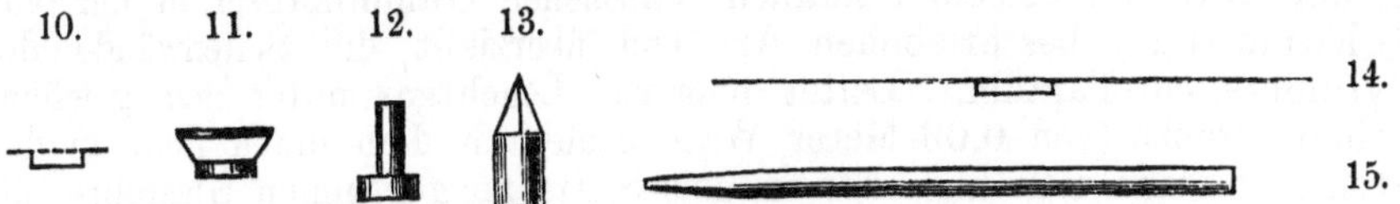

Figur 10 bis 15 sind Aufsätze auf das Rohrende (Schornsteinaufsätze), Fig. 10 Kranz, Fig. 11 Deckplatte, Fig. 12 Rohrverengerung, Fig. 13 pyramidaler Aufsatz, Fig. 14 schmale Platte; Fig. 15 ist ein Blaserohr, an das man ein Stück Gummischlauch steckt.

Meidinger beschreibt gegen zwanzig, zumeist zu Vorlesungen geeignete Versuche mit diesem Apparate. Sie betreffen Zugwirkung durch Eingiessen von warmem Wasser in den Blechmantel, die entgegengesetzte Wirkung durch Eingiessen von Eiswasser; Zugwiederherstellung durch Erwärmen des Innern der Esse durch eine unten eingebrachte Flamme; Zugverhältnisse gemeinsamer Kamine an derselben Esse, insbesondere bei Verengerung der Essenmündung; Einwirkung theilweiser Abkühlung der Esse; Rauchen des Kamins in unteren Stockwerken nach Anzünden eines Feuers in einem oberen Kamine; verschiedene Windwirkungen. — Eine Einzelbeschreibung dieser Versuche würde den hier gebotenen Raum überschreiten. Jedenfalls entspricht der Meidinger'sche Apparat dem Bedürfnisse eines hygiënischen Vortrages über Heizung vorzüglich.

Versuch O.

Legt man einen gewöhnlichen Dachziegel in Wasser, so vernimmt man ein zischendes Geräusch und sieht zahlreiche Luftbläschen aufsteigen, weil das eindringende Wasser Luft aus den Poren des Ziegels verdrängt. Besonders deutlich vernimmt man das Geräusch, wenn man ein etwa $3\frac{1}{4}$ Meter hohes und 0,25 Meter weites, ungefähr halb mit Wasser gefülltes Becherglas verwendet.

Versuch P.

Um den Einfluss der Wandfarben auf das trockene oder feuchte Ansehen der Wand nachzuweisen, taucht man einen zur Hälfte mit weisser, zur anderen Hälfte mit blauer Wandfarbe angestrichenen Dachziegel theilweise in's Wasser. An dem blau angestrichenen Theile kann man sofort nach dem Herausziehen die Grenze der Benetzung deutlich sehen, während der weisse Anstrich eine solche Benetzung nicht erkennen lässt, obwohl er sich ebenso nass als der blaue Theil anfühlt.

Versuch Q.

Die Porosität der Steine und des Mauerwerks lässt sich an der bekannten Pettenkofer'schen Mauer[1]) zeigen, durch welche hindurch ein Licht ausgeblasen werden kann. Zu einem Vorlesungsversuche eignet

---

[1]) A. Wolpert, Principien der Ventilation und Luftheizung (Braunschweig 1860), S. 147 ff.

sich diese Mauer nicht, da sie wegen des Gewichtes von einigen hundert Kilogramm schwer transportabel ist. Auch wird sie beim Transport leicht undicht. Recht deutlich zeigt sich die Durchlässigkeit des Sandsteins auf folgende Weise: Man fasst einen Sandsteincylinder von etwa 0,04 Meter Dicke und 0,1 Meter Länge an beiden Enden mit je einer in der Mitte mit einem Schlauch versehenen Gummikapsel in der von Schürmann[1]) beschriebenen Art und überzieht die Seitenwände des Cylinders mit Paraffin. Leitet man nun Leuchtgas unter dem gewöhnlichen Drucke (von 0,03 Meter Wassersäule) an dem einen Ende in den Stein, so kann man an einer in eine Spitze ausgezogenen Glasröhre, die mittelst der Gummikapsel am anderen Ende des Steins befestigt ist, das Leuchtgas entzünden. Es brennt mit anhaltender kleiner Flamme. Dieselbe vergrössert sich auf einige Secunden, wenn man die Verbindung mit der Gasbeleuchtung aufhebt und sofort den Druck im Innern des Steines durch Einblasen mit dem Munde steigert. Der durchsichtige Paraffinüberzug der Seitenwände des Steins ist andern Umhüllungsmethoden[2]) vorzuziehen, welche den Stein selbst dem Auge des Zuschauers entziehen.

Zur Ergänzung des Versuches zeigt man an einfach aus U-förmig gebogenen Röhren oder einer Glasflasche mit doppelt durchbohrtem Korke construirten Manometern die Grösse des Druckes des Leuchtgases und die durch Blasen oder Saugen mit dem Munde hervorgebrachte Druckhöhe, welche letztere 1,5 bis 2 Meter Wassersäule beträgt. Noch wirksamer als Blasen zeigt sich hierbei Saugen mit dem Munde.

Versuch R.

Nach Küchenmeister[3]) bestreicht man ein Stück hartes festes Holz von 0,15 Meter Länge und 0,03 Meter Dicke an dem einen Ende mit Seifenwasser. Umschliesst man nun das andere Ende fest mit den Lippen und blässt mit mässiger Anstrengung darauf, so entstehen nach einer Weile an dem mit Seifenwasser bestrichenen Ende kleine Seifenblasen und, falls das Seifenwasser hinreichend dick ist, so bildet sich allmälig ein Schopf von zahlreichen Bläschen. Der Versuch gelingt leicht mit trockenen, harten Laubhölzern, nach Küchenmeister sogar mit Buchsbaum, was jedenfalls nicht von allen Buchsbaumsorten gilt. Weiche, harzige oder feuchte Hölzer sind unverwendbar.

Für Vorlesungen eignet sich der beschriebene Versuch vorzüglich. Da die Holzstücke keinerlei Ueberzug oder Ansatz bedürfen, auch, wie das Seifenwasser, billig zu beschaffen sind, so kann sich jeder Anwesende von der Abwesenheit aller künstlichen Löcher oder sonstiger verborgener Hilfsmittel leicht selbst überzeugen, was bei den bisher beschriebenen Versuchen über die Durchlässigkeit der Bausteine nicht der Fall ist. Bei letzteren könnte beispielsweise ein grosser Theil der anscheinend durchgehenden Luft entlang der einschliessenden dichten Wandungen passiren. Bei dem Küchenmeister'schen Holzversuche erkennt

---

[1]) Dritter Jahresbericht der chemischen Centralstelle für öffentliche Gesundheitspflege (Dresden 1874), S. 60 und 61.

[2]) J. von Fodor, das gesunde Haus (Braunschweig 1878), S. 33, Fig. 7, bildet eine solche ab.

[3]) Fr. Küchenmeister, über Cestoden im Allgemeinen (Zittau 1853), S. 83.

man das bei verschiedenen Holzarten verschiedene Verhalten der Seitenwand einfach dadurch, dass man auch die Seitenwände mit Seifenwasser bestreicht.

Versuch S.

Das Verhalten der Luft eines Düngerraumes zu den geheizten Zimmern macht Pettenkofer[1]) an dem Figur 16. abgebildeten Modelle anschaulich. Der Blechkasten F stellt entweder eine Grube oder einen beweglichen Kothbehälter dar, je nachdem man ihn im festen Zusammenhange mit der Abtrittsröhre oder davon trennbar sich darstellt; R bezeichnet die Abtrittsröhre, die in ihrer Verlängerung durch das Dach in's Freie mündet, in den meisten Häusern aber in dem obersten Abtritte ihren Abschluss hat; H stellt einen Abtritt dar, der hier mit Glaswänden versehen ist und aus dem ein Nebenrohr b in das Hauptrohr R führt. Um die Ausdünstungen der Abtrittsgrube anschaulich zu machen, wird eine mit Benzoë-Harz getränkte Lunte oder ein Stück Feuerschwamm angezündet und in die Grube F gelegt, die verschlossen wird. Der sich hier entwickelnde Rauch entsteigt nun, wenn die Hauptröhre bei d geschlossen wird, aus den Mündungen b und c der Nebenröhren. Dieses Aufsteigen der Dämpfe wird um Vieles lebhafter, sobald man die Grube bei a öffnet. Hieraus ist zu ersehen, dass schlecht verschlossene Gruben die Ausdünstungen fördern. Es besteht immer noch das Vorurtheil, dass es besser sei, die Grube nicht so fest zu verschliessen, weil sie dann mehr in's Freie ausdünste. Allein wie das Experiment zeigt, entweichen die Dämpfe in diesem Falle nicht durch a, sondern durch die Röhren b und c in das Haus.

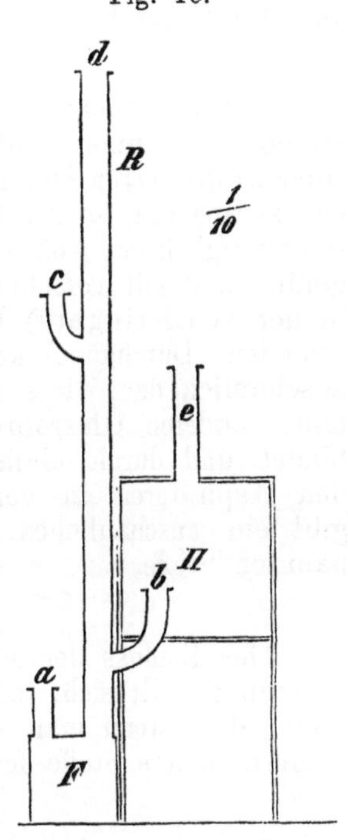

Fig. 16.

Wenn wir nun dieses Verhältniss, nämlich, dass der oberste Abtritt des Hauses zugleich den Abschluss der Hauptröhre bildet, beseitigen und das Rohr R über das Dach hinaus fortsetzen, hier also den Deckel bei d entfernen, so vermindert sich die Ausströmung des Rauches bei b und c ganz beträchtlich, weil derselbe grösstentheils durch die Hauptröhre bei d entweicht. Wenn man in das Abtrittcabinet H des Modelles eine kleine Wärmequelle, z. B. ein Spirituslämpchen bringt, bemerkt man sofort, dass der Dampf sich viel lebhafter als vorher nach diesem Raume hinzieht. Wird nun gar der Verschluss bei a an der Abtrittsgrube F entfernt, so qualmt der Dunst nach dem erwärmten Raume H.

Wird die glimmende Lunte in die Oeffnung c gehalten, so wird der Rauch abwärts durch R gezogen und entströmt durch b in das erwärmte

---

[1]) Pettenkofer, Vorträge über Canalisation und Abfuhr (München 1876), S. 33.

Cabinet. Wenn also in einem unteren Stockwerke die in der Nähe des Abtritts befindliche Küche geheizt ist, oben aber kältere Temperatur herrscht, so wird die verdorbene Luft aus dem oberen Stockwerk in das untere gezogen. Wenn an der Mündung d des Hauptrohres die Lunte angebracht wird, bewegt sich der Rauch in R abwärts und nimmt seinen Weg durch b. Es ist dabei nicht einmal nothwendig, dass der Raum H durch ein Flämmchen erwärmt wird. Die nach Entfernung des letzteren zurückbleibende Wärme bewirkt noch für eine Zeit lang, dass der Rauch aus der Grube bei b lebhafter aufsteigt als an den anderen Stellen.

Versuch T und U.

Ueber Versuche zu den Vorlesungen über Hygiëne der „Bekleidung“ fehlen uns eigene Erfahrungen. Stehen Vorrichtungen zu Gebote, um einer zahlreicheren Zuhörerschaft geringe Thermometerschwankungen sichtbar zu machen, so zeigt sich voraussichtlich leicht die verschiedene Geschwindigkeit der Abkühlung von Blechcylindern, die mit warmem Wasser gefüllt und mit verschiedenen Stoffen wie Wolle, Leder, Seide u. s. w. in der von Krieger[1]) beschriebenen Weise umkleidet sind. — Die verschiedene Durchgängigkeit der Kleiderstoffe für Luft stellt man dadurch anschaulich dar, dass man über die Oeffnung einer Glasröhre Flanell, einer anderen Glasröhre Handschuhleder, einer dritten Seide u. s. w. bindet und durch einfache Aspiratoren Luft ansaugen lässt. Das aus den Aspiratoren in verschiedener Geschwindigkeit abfliessende Wasser gibt ein anschauliches Bild der verschiedenen Durchlässigkeit der genannten Stoffe.

Versuch V.

Der Einfluss der Art des Stoffes auf die Geschwindigkeit der Verdunstung stellt sich, jedoch wenig anschaulich, durch Piche's Evaporimeter dar, wenn man an Stelle der Gaze, an welcher die Verdunstung erfolgt, andere Stoffe festbindet.

Versuch W.

Deutlicher zeigt sich jedenfalls der Einfluss der Art des Stoffes auf die Verdunstung, wenn man eine Anzahl grosser, einfach construirter Luftthermometer neben einander aufstellt, nachdem man den Luftbehälter mit verschiedenen vorher angefeuchteten Stoffen, wie Leinwand, Wolle, Leder u. s. w. umgeben hat.

Versuch X.

Der Einfluss der Durchfeuchtung auf die Durchlässigkeit eines Stoffes für Luft soll sich auch an zwei Zeltmodellen, in denen je eine Kerze brennt, zeigen lassen. Alsbald nach Anfeuchtung des einen Zeltmantels soll die im Zelte befindliche Kerzenflamme Zeichen des Luftmangels wahrnehmen lassen.

---

[1]) Zeitschrift für Biologie, 5. Band, 4. Heft (München 1869), S. 506.

IX.

Der Chefarzt als Colonnenführer

von

O. Krauss,

Major und Compagniechef im K. S. Train-Bataillon No. 12, bisher Lehrer beim
militärärztlichen Fortbildungscursus.

Die nachfolgenden Sätze haben den Zweck, gemäss eines in diesem
Betreff ausgesprochenen Wunsches, das in allgemeiner Behandlung wiederzugeben, was beim militärärztlichen Fortbildungscursus des XII. Königlich Sächsischen Armee-Corps, in den Vorträgen über Train-Dienst an
der Hand der „Dienstanweisung für die Trains im Kriege" zur Besprechung gelangt ist.

Es sind diesen Sätzen, wie dies auch in den betreffenden Vorträgen
selbst der Fall gewesen ist, einige Ausführungen mehr allgemeiner als
sachlicher Art vorangestellt worden, für welche hier die Bitte gestattet
sei, dieselben nicht zu dem belehrenden Theil der gegenwärtigen Arbeit
rechnen, vielmehr sie als eine Art Stellungnahme mit den eignen Auf-
fassungen, zu dem behandelten Stoff, ansehen zu wollen.

Wie es in der Natur der Wehrverhältnisse unserer Zeit liegt, dem Erfolg durch Gründlichkeit und strenge Arbeit die Wege zu ebnen, so hat sich
auch das vervollkommnende Streben Allem, selbst dem Kleinsten dessen
zugewendet, was eben mit seiner Existenz die Nothwendigkeit des Vorhandenseins und folglich den Anspruch auf jede mögliche Pflege zu begründen vermag.

Die ganze Arbeit des Friedens geht bekanntlich auf in diesem
Anstreben. Der beginnende Feldzug unterbricht es nicht, er steigert
vielmehr die Anforderungen indem das Geschaffene nicht nur erhalten,
sondern auch vor dem lockernden Einfluss, den aussergewöhnliche Umstände auszuüben vermögen, bewahrt werden muss.

In der so angedeuteten Richtung wird auch die Thätigkeit des Colonnenführers die ihr gesteckten Ziele zu suchen haben. Seiner ganzen Wachsamkeit und Energie wird es in nicht geringem Grade bedürfen, um das ihm anvertraute tüchtige und leistungsfähige Material in nutzbarem Stand zu erhalten, den in dasselbe gelegten militärischen Werth zu pflegen und zu steigern. Er wird sich von Anbeginn seines Auftretens gegenwärtig halten und danach sein Handeln richten müssen, dass die ihm unterstellte Organisation nur unter ganz denselben Bedingungen zu prosperiren vermag, wie sie dem guten Stand aller andern Armeetheile zu Grunde liegen, dass seine Verantwortlichkeit, wie sein Anspruch auf Anerkennung, gleich den Thätigkeitsäusserungen aller andern in verantwortlichen Stellungen Befindlichen, an ganz derselben Scala ihre Abwägung erfahren wird, wie diese. Und nicht als dankens- und anerkennenswerther Umstand, sondern als Sache der einfachen Voraussetzung muss es auch ihm gelten, wenn auch die letzte Colonne, die weit im Rücken der Armee, sich selbst überlassen ihre Aufgaben zu lösen hat, nach denselben Gesetzen militärischer Präcision functionirt, wie die Schwesterformation, die inmitten des grossen Getriebes, in der Controle des dienstlichen Verbandes ihren Obliegenheiten nachkommt.

Bevor nun die gegenwärtigen Entwicklungen ihre Fortsetzung finden, sei es gestattet, noch besonders darauf hinweisen zu dürfen, dass der leitende Gedanke derselben keineswegs dahin zielen kann, Neues oder überhaupt Etwas zur Besprechung bringen zu wollen, was nicht schon in den massgebenden Reglements sich ausgiebig behandelt vorfindet. Auch dahin möchten sich diese Sätze nicht aufgefasst sehen, als beabsichtigten sie sich zum Wegweiser durch alle Details der vorhandenen Dienstvorschriften zu machen. Das würde sie weit über die Grenzen des ihr möglichen Umfanges und zudem zu ganz unnützen Wiederholungen führen, die noch der Gefahr aussetzten, den Leser von seinen eigentlichen Anhaltspunkten abzulenken. Die hier zu lösende Aufgabe richtet sich vielmehr darauf, dem Chefarzt, unter Hinweis auf die Reglements, das wesentlichste des ihm neu eröffneten Arbeitsfeldes in denjenigen Formen sichtbar zu machen, wie sie sich eben der Erfahrung gegenüber gestaltet erweisen.

Unter den verschiedenen Neuformationen einer Feldarmee gehören unstreitig die Feldlazarethe zu denen, welche dem von der Bedeutung seiner Aufgabe durchdrungenen Führer die umfassendste Arbeit auferlegen. Hier besonders gilt es, in kürzester Zeit zu organisiren, das überwiesen erhaltene Material jeder Art kennen zu lernen, es ineinander zu fügen, es lebensfähig zu gestalten.

Wenn der Gang der Ereignisse den Chefarzt bald für die Aufgaben seines Berufs mehr in Anspruch nimmt, wenn die Aufnahme Kranker und Verwundeter umfassender zu werden beginnt und er dann auf Tage, vielleicht länger, sich vornehmlich darauf beschränkt sehen muss, den Zustand seines Commandobereichs mehr aus den Berichten der einzelnen Functionäre, denn aus eigener Wahrnehmung kennen zu lernen, dann muss die grundlegende Arbeit des Anfangs ihre Früchte tragen: es muss das untergebene Aufsichtspersonal bereits zu dem richtigen Verständniss für die Anforderungen des geordneten Dienstbetriebes gelangt und sich der unausbleiblichen Vertretung alles Gethanen oder Nichtgethanen, gegenüber dem Chefarzt, nachdrücklichst bewusst geworden sein.

Wie der letztere sich den in seinem eigentlichen Beruf zu erwartenden Aufgaben gewachsen fühlen wird und muss, so ist es ihm nothwendig, auch an den Theil seiner nunmehrigen Thätigkeit, der für ihn in der Führung der Train-Abtheilung liegt, mit der ganzen Sicherheit des Wollens, und bestimmter, wenn auch zunächst vorsichtiger Voraussetzung des Könnens heranzutreten. Ist er dort im Stande auch dem letzten Detail die massgebende Form vorzuschreiben, so wird er hier vorerst mit seinen Untergebenen als den Sachverständigen zu rechnen haben. Da nun aber dem Chefarzt die nähere Bekanntschaft mit den Elementen des seiner verantwortlichen Führung unterstellten Trains, eben wegen dieser Verantwortung, unerlässlich ist, so muss es auch sein Augenmerk bleiben, durch fleissiges Beobachten, durch Eingehen in das Wesen der einzelnen Verrichtungen den Blick zu üben, und so die Autorität auch des Urtheils auf sich überzuleiten. Die Zeit der Mobilmachung, und besonders die Märsche, geben hierzu eine Gelegenheit, die möglichst ausgenutzt werden muss. Es braucht aber wohl kaum besonders darauf hingewiesen zu werden, dass es sich dabei nur um Verständniss für die Sache, nicht um ein Anstreben der Meisterschaft in dem einen oder anderen Zweige dieses Dienstes handeln kann. Die tüchtige Leitung des Ganzen hat erfahrungsgemäss ihren Schwerpunkt bei Weitem nicht in der hervorragenden persönlichen Beherrschung einzelner Dienstgegenstände, vielmehr geht dieselbe hervor, aus geschickter Benutzung der verfügbaren Kräfte, ihrer Verwendung nach Anlage und Leistungsfähigkeit. Practischer Blick für das erspriessliche Ineinandergreifen der verschiedenen Functionen, Entschiedenheit des Auftretens, sind nothwendigere Erfordernisse in diesem Bezug, als das nicht selten vergebliche Anstreben persönlicher Fertigkeit auf einem bis dahin wenig zugänglich gebliebenen Gebiet.

Eingeführt in seine neue Wirkungssphäre wird der Chefarzt durch den Commandeur des Train-Bataillons, welcher die Mobilmachung der Feldlazarethe leitet. Neben den ihm von dieser Stelle zugehenden Befehlen, schreibt ihm noch der Terminkalender die Aufeinanderfolge der zu erledigenden Geschäfte vor. Von da ab regulirt sich seine Thätigkeit nach den Bestimmungen der vorhandenen Reglements, der eingehenden Befehle, nach den Umständen. Werthvoll für ihn sind, wie schon angedeutet, die Tage der Mobilmachung und die darauf folgenden mit dem Beginn der Feindseligkeiten abschliessenden. Gerade diese Tage sind es, während welcher der Chefarzt seiner Commandoführung das Gepräge ihres Werthes aufzudrücken vermag. Die nachhaltigste Wirkung auf die Untergebenen wird ja immer der Eindruck auszuüben vermögen, den dieselben aus dem ersten in der Befolgung fester Grundsätze sich kundgebenden Auftreten ihres Führers empfangen. — Eine wichtige Anforderung an die Thätigkeit des Chefarztes in dieser ersten Zeit liegt nun darin, dass er bemüht ist, alle seine Untergebenen nach ihrer Brauchbarkeit und ihren Anlagen jeder Art kennen zu lernen. In je höherm Grade er sich dieser Nothwendigkeit widmet, je mehr wird er der wirkliche Commandeur seiner Abtheilung sein. Es kann und braucht nicht Alles von ihm persönlich geleitet und überwacht zu werden, Manches wird sich seiner directen Wahrnehmung entziehen worüber er schliesslich zu entscheiden hat, er wird sich darauf angewiesen sehen, und es sogar anstreben müssen, das ihm unterstellte Hilfs- und Aufsichtspersonal in einer gewissen Selbstständigkeit des Handelns sich festigen zu lassen. Aber unentbehrlich bleibt ihm dabei doch, den Grad der Zuverlässigkeit in Bezug auf Sachkenntniss und Objectivität selbst abmessen zu können, den er dem oder jenen Bericht beizulegen hat, für die Reinheit der Quelle ein Mass zu haben, aus der ihm ein Urtheil oder die Empfehlung eines Vorgehens zufliesst. Und ebensowenig dürfen ihm der Gegenstand, der Mann und die Sache fremd bleiben, um die es sich handelt.

Was der Chefarzt hierin erreicht, das belohnt sich mit jedem Tage, es bringt ihm das Vertrauen seiner Untergebenen, es hebt deren Hingebung für den Dienst, indem es sie seine Wachsamkeit fürchten lehrt.

Das Zusammentreffen mit Naturen, deren Studium es ausmacht, die sie beherrschende Gleichgiltigkeit gegen die Forderungen der Pflicht, ihre Scheu vor jeder ernsten Arbeit, oder auch ihre Bequemlichkeit unter den Augen des Vorgesetzten in den Anschein des Gegentheils zu bringen, hat sich ja auch der Chefarzt zu versehen. Solchen Leuten vermag er nur auf die Spur zu kommen, wenn er sich so oft und so lange von der Art der Ausführung seiner Befehle und der bestehenden Vorschriften persönlich überzeugt, als es nur seine Zeit erlaubt und bis er seines Personals vollständig sicher zu sein glaubt. Aber auch dann noch darf er sich nicht als völlig dispensirt erachten von der Ausübung einer Controle, die in ihrer ermunternden Wirkung immer ihren Werth behalten wird. Vorgefundene Unregelmässigkeiten, willkürliche Abänderung der ertheilten Befehle, in Bezug auf Zeit, Wortlaut oder Sinn, müssen mit peinlicher Genauigkeit untersucht und zum Austrag gebracht werden, gleichviel ob die verschuldete Uebertretung nachtheilige Folgen hatte oder nicht.

Die empfehlenswertheste Maxime, Leute zu führen, bleibt immer diejenige, welche darauf gerichtet ist, sich bei denselben eine möglichst hohe Summe von Ehrgefühl dienstbar zu machen. Dieses zu wecken und zu pflegen, darf der Chefarzt keine Gelegenheit versäumen, keine Veranlassung unbenutzt lassen. Den Erfolgen hierin ist vorgearbeitet in dem Grade, wie er es vermocht hat, das Naturell seiner Leute zu studiren. Durch letztere Uebung wird er ja ausserdem davor bewahrt bleiben, guten Willen, dem nur die erforderlichen Kräfte fehlen, der also Anspruch auf Nachsicht hat, mit der Indolenz unter ein und dieselbe Beurtheilung zu bringen.

Auf einen Appell an das Ehrgefühl muss aber auch bei erster Gelegenheit die erwartete Wirkung bemerkt werden können. Resultatlose Versuche dieser Art dürfen keine Wiederholung finden, an ihre Stelle tritt viel besser Strafandrohung und, im Falle des Verwirkens, unabänderliche Vollstreckung derselben.

Der besondern Aufmerksamkeit des Chefarztes ist die Pflege der militärischen Formen des in- und ausserdienstlichen Verkehrs zu empfehlen. Es gibt keine Lage, die eine Abweichung, ein Nachlassen in diesem Bezug rechtfertigen könnte. Gerade wo die Verhältnisse die grössten Erschwerungen bereiten, **da** eben soll sich die Stärke der Disciplin auch darin erweisen, dass der Soldat nie vergisst, sich als solcher zu bewegen, welcher Art auch die augenblicklichen Einwirkungen auf ihn sein mögen. Was billig den Untergebenen an Erleichterung des zu manchen Zeiten mit besonderem Druck auf ihnen lastenden Dienstes gewährt werden kann, das wird ihnen die Einsicht der Vorgesetzten auch nicht vorenthalten. Das sind Concessionen an die Menschlichkeit und somit auch Maassnahmen für die Wohlfahrt der untergebenen Truppe. Aber der Ordnung und dem Dienstinteresse darf dabei nicht Gewalt angethan werden und niemals gestatte der Vorgesetzte Erleichterungen, die ohne vorheriges Ansuchen um die Erlaubniss aus der Initiative des Einzelnen hervorgehen und Platz zu gewinnen suchen. Es gibt Erleichterungen, die eigentlich keine sind, weil sie, wenn erreicht, nicht selten den Wunsch nach grösserer Bequemlichkeit erst rege machen, also nicht befriedigen. Der Escorte-Soldat z. B. dem es leicht gelang, seinen Tornister auf den Wagen legen zu dürfen, wird sich meist sehr bald zu dem Versuch ermuthigt fühlen, auch des ihm nun erst lästig erscheinenden Gewehres ledig zu werden, und, wenn auch dieses einen Platz an oder auf dem Wagen finden durfte, dann möchte er letztern wohl selbst besteigen, weil er auf einmal wahrnimmt, dass ihn die Füsse schmerzen.

An der Aufmerksamkeit des Führers ist es dann, das wirkliche Bedürfniss von dem eingebildeten zu unterscheiden, letzteres aber mit ganzer Consequenz zu bekämpfen, um es bald für immer verschwinden zu machen.

Die Art des allgemeinen Bewegens des Untergebenen, sein Begegnen mit dem Vorgesetzten, sein Verhalten ausserhalb der dienstlichen Gemeinschaft, hat eine Bedeutung, die nicht unterschätzt werden darf. Es ist eine vielfach wahrgenommene Erscheinung, dass der Erstere sich unter den doch in so Manchem abweichenden Verhältnissen eines Feldzugs, jener strengen Observanz entbunden erachtet, wie sie ihm in den Uebungen des Friedensdienstes geläufig gemacht worden ist. Die Nothwendigkeit, das nicht untergehen zu lassen, was eben den Soldaten macht, muss auch hier allen andern Erwägungen vorangestellt bleiben. Der Chefarzt wird strengstens darüber zu wachen haben, dass im Lager wie im Cantonnement und auf Märschen das Auftreten des Untergebenen jeder Dienststellung, die Ehrenerweisung und die Meldung in ihren verschiedenen Formen, mit ganz derselben Bestimmtheit zum Ausdruck kommen, wie in der Friedensgarnison. Von einseitiger Pedanterie kann sich solche Consequenz noch hinreichend fern halten. Zeitraubender und aufreibender Pflege bedarf die Regelung solcher Fragen nicht, es ordnen sich diese leicht mit jeder Veranlassung die rechtzeitig wahrgenommen wird.

Der ausnahmslosen Selbstbestimmung über die Art des Verfahrens mit der Civilbevölkerung darf sich der Chefarzt auf keinen Fall begeben. Ueberschreitungen dieser Art, welche nur geeignet sind, die Disciplin zu schädigen, sind gleich beim ersten Auftreten wirkungslos zu machen und mit allem Nachdruck zu ahnden.

Der Autorität der Unterofficiere muss jede mögliche Unterstützung zugewendet werden. Sei es nun, indem man die von den ersteren gegen den einen oder andern Mann angebrachten Beschwerden nach ermittelter

Begründung auch jedenfalls der Bestrafung unterzieht, oder sei es, dass die zwischen Chargirten und Soldaten etwa bemerklich werdende allzugrosse Gemeinschaft des Verkehrs ein Entgegentreten nothwendig mache, immer wird man darauf bedacht sein müssen, den Unterofficier in seiner Stellung gewissermassen zu isoliren, ihn sich seiner Würde und den Forderungen seines Amtes bewusst zu machen. Es ist das ein Mittel, ihn von den Einwirkungen zu emancipiren, welche unverständige Untergebene auf sein Handeln auszuüben, leicht geneigt sind.

Die wünschenswerthe Pflege der kameradschaftlichen Beziehungen dürfte durch solches Vorgehen, statt einen Abbruch zu erfahren, eher gewinnen. Wie bekannt, verdient eine Kameradschaft, die den Mann von seinem Amte nicht zu trennen vermag, die in den vermeinten Härten des letztern nur Aeusserungen persönlicher Willkür erblicken kann, der also die Basis der Achtung gebricht, welche Stellung und Pflicht zu fordern haben, den Namen einer solchen nicht, sie muss nothwendig der bessern Ueberzeugung Platz machen.

Der besondern Beachtung möchten diese Sätze noch dann zu empfehlen sein, wenn sich der Chefarzt in der Lage sieht, es mit Leuten zu thun zu haben, die, aus den älteren Dienstklassen des Beurlaubtenstandes zur Fahne gerufen, für die militärischen Formen erst wieder empfänglich gemacht werden müssen. Mehr wie sonst ist es hier geboten, solche Mannschaften durch Einwirkung auf das bessere Gefühl für die strengen Forderungen des Dienstes auch in obigem Sinne zu gewinnen zu suchen, ehe man mit der Strenge des Gesetzes gegen sie vorgeht. Der Mehrzahl gegenüber wird das auch gelingen. Individuen aber, die der erforderlichen Einsicht ermangeln, sind einfach dem Verfahren als verfallen zu erachten, das weiter oben denjenigen gegenüber empfohlen wurde, die sich für die Regungen des Ehrgefühls stumpf erweisen. An Leuten dieses Schlags statuirt man unbedenklich je eher je besser, warnende Exempel.

Ein bewährtes Mittel, die Führung der Leute geregelt zu erhalten, liegt in der Sorge für deren angemessene Beschäftigung. Wo das Feld-Lazareth seinen Train oder einen Theil desselben, den herrschenden Umständen nach nicht in Verwendung zu nehmen in der Lage ist, da müssen Uebungen die verwendbare Zeit ausfüllen. Da werden die Stunden bestimmt, die für die Beschäftigung und Pflege der Pferde oder, hin und wieder für die Besichtigung und Instandsetzung des Materials erforderlich sind. Instructionsstunden, Exerciren zu Fuss, Anstandsübungen, Abfassen und Anbringen schriftlicher und mündlicher Meldungen bilden zweckdienliche Uebungen während der übrigen verfügbaren Zeit. Das Vorrichten der Pferde für die verschiedenen Arten des Ausrückens würde dabei als Gegenstand der besonderen Aufmerksamkeit zu behandeln sein. Es kann da mit wenig Mühe ein einfacher Beschäftigungsplan aufgestellt werden, der immer wieder in Giltigkeit tritt, wenn die Sachlage grössere Pausen für die Thätigkeit der Train-Abtheilung mit sich bringt.

Wenn nur immer der Chefarzt die Zeit wahrzunehmen angelegentlichst in die Lage zu kommen sucht, in der er den Untergebenen die Erfordernisse des Dienstbetriebes so recht planmässig und zielbewusst nahe zu legen vermag, dann wird er vielem vorbeugen, was, wo es in

Wucherung gelangen konnte, nur geeignet ist, zu Verlegenheiten aller Art, bis zur schwersten Verantwortung, zu führen.

Zucht und Ordnung sind, wo sie mit Erfolg gepflegt wurden und sich einer Organisation als ehrendes Characteristicum verwebt erweisen, mit weit weniger Aufwand an Mühe und Wachsamkeit zu hüten, als es deren bedarf, ihr das Ganze schändendes Gegentheil zu bekämpfen.

Das Material, welches das Feld-Lazareth in den Pferden besitzt, macht sich nicht nur wegen der Höhe seines Beschaffungswerthes zum Gegenstand der besonderen Sorgfalt, es hat auch aus dem noch wichtigeren Grunde allen Anspruch auf die Fürsorge des Chefarztes, dass ein Verlust in diesem Betreff nothwendig zu Erschwerungen in der Beweglichkeit führen muss, deren Beseitigung oft erst nach längerer Zeit mühsamen Durchhelfens möglich wird.

Selbstverständlich sind im Felde die Forderungen des Dienstes allen Fragen, welche die geregelte Pflege der Pferde angehen, voranzustellen. Selbst, wenn es sich für die letztern in Bezug auf Anstrengung und Entbehrung um ein äusserstes Mass handelt, wird ihnen an der zu leistenden Arbeit Nichts nachgelassen werden können, sobald dieselbe in Folge eines Befehls oder einer aus der Lage hervorgegangenen Nothwendigkeit gethan werden muss. Aber die Anstrengungen dürfen sich nicht steigern, ohne dass gleichzeitig die Sorge des Führers für deren Milderung anwächst, ohne, dass also jede sich darbietende Gelegenheit wahrgenommen wird, die es gestattet, den Pferden eine Erholung, eine Erleichterung oder Stärkung zu verschaffen.

Was nun die Normen anbelangt, nach denen sich die so wichtige Conservirung des Pferdematerials regelt, so bleiben diese im Wesentlichen ganz dieselben, im Felde wie im Frieden. Besonderen Umständen ist, wie schon oben bemerkt, durch besondere Massnahmen Rechnung zu tragen, man kehrt zu der gewohnten Behandlung zurück, sobald die gebotene Abweichung das Zwingende ihres Auftretens verloren hat.

Die Art des Fütterns, das Putzen und die sonstigen Erfordernisse der Reinhaltung, und endlich die Schonung der Pferde, sind die Gegenstände, welche in unausgesetzter Controle gehalten werden müssen.

Soweit es in der Hand des Chefarztes liegt, wird er besorgt sein, seinen Pferden das ihnen am meisten zusagende Futter, also Hafer und Heu, dann Wasser in erreichbar bester Qualität zukommen zu lassen. Surrogate dürfen nur unter den Vorschriften für deren besondere Behandlung zur Verabreichung gelangen.

Da es die Umstände dem Chefarzt auch einmal nothwendig erscheinen lassen können, zu wissen, wie sich denn eigentlich das Putzen eines Pferdes vollzieht, so soll für einen solchen Fall das betreffende Detail hier deponirt werden, und zwar in jener Reihenfolge der Verrichtungen, wie sie unter normalen Verhältnissen beobachtet wird. Dabei ist zu bemerken, dass diese Reihenfolge, wie die Summe oder Art der Geschäfte ihre Abweichungen haben wird, jenachdem sich das Feldlazareth im Marsch- oder Cantonnements-Quartier, oder im Lager befindet. Der Zeitpunkt der Fütterungen bleibt abhängig von den obwaltenden Verhältnissen.

Das Mittagsputzen kann von der Fütterung getrennt werden müssen, wenn letztere während des Marsches Statt zu finden hat, es kann dessen Ausführung unthunlich werden, sobald der Marsch den ganzen Tag in Anspruch nimmt, u. s. f.

Die Pferde werden täglich am Morgen und am Mittag — hier mit Ausnahme des Sonntags — während der Fütterungszeit einmal gründlich durchgeputzt. Letztere hat die Dauer von mindestens einer Stunde. An dieser Regel ist festzuhalten, man sucht ihr möglichst nahe zu kommen, wenn der Dienst das volle Einhalten derselben nicht gestattet.

Der Frühstall beginnt nun zunächst damit, dass die Lagerstreu gehoben und von dem durch den Urin genässten Theil, sowie vom Mist befreit wird. Dieser gelangt zur Düngerstätte, jener, d. h. der in nasser Streu bestehende Theil, vor den Stall oder an eine gegen feuchte Niederschläge geschützte Stelle, an die Luft, um für den Wiedergebrauch getrocknet zu werden. Die unverdorben gebliebene Streu lässt man im Stande liegen oder bringt sie an einen geeigneten Platz in Aufbewahrung. Der Schonung bedürftigen Pferden lässt man gern die Streu unter den Beinen. — Ehe nun Streu und Dünger weggeschafft werden, ist noch das Beschläge nachzusehen, damit während der Nacht abgetretene Eisen oder verlorene Steck-Stollen aufgesucht und rechtzeitig wieder befestigt werden können.

Nachdem nun noch die Krippe mittels einer Hand voll fest zusammengehaltenen Strohes, eines Strohwisches, von den von der Abendfütterung zurückgebliebenen Resten etc. gereinigt wurde, erhält das Pferd sein erstes Futter, bestehend in der Hälfte der ihm zugewiesenen Mahlzeit, die wieder ein Sechstel der Tagesration an Hafer — Körner- oder Hartfutter — bildet. Dem Körnerfutter wird, möglichst, das gleiche Quantum Häcksel beigemischt, das noch vergrössert werden kann, jenachdem das Pferd stärkeren Bedarf erkennen lässt, oder die Körnerart — Gerste, Weizen, Roggen — einen vermehrten Zusatz gebietet. Die Möglichkeit Häcksel zu schneiden dürfte, mit wenig Ausnahmen, in jedem Cantonnement oder der dem Lager am nächsten liegenden Ortschaft, sich leicht in den vorhandenen Häckselmaschinen finden lassen.

Pferde die durch starkes Prusten während des Fressens, das Futter leicht warm machen und in Folge davon die Fresslust verlieren, bekommen die Mahlzeit in kleineren Portionen zugetheilt. Solche, welche durch dieselbe Gewohnheit den Häcksel wegstossen, können das Futter etwas angefeuchtet erhalten. Körner und Häcksel sind nach dem Einschütten in die Krippe mit der Hand gehörig zu mengen.

Hierauf ist das ganze Pferd mit den Händen zu befühlen um constatiren zu können, ob dasselbe während der Nacht etwa eine Verletzung erhielt und sich deshalb zunächst Vorsicht beim Putzen erforderlich macht.

Das eigentliche Putzen vollzieht sich nun so, dass der Wärter, die Striegel in der linken, die Kardätsche in der rechten Hand, dem Pferde zur Linken tritt. Zuerst wird letzteres, jedoch nur an seinen fleischigen Theilen, also mit Ausnahme des Kopfes und der Schenkel und überdies der naturgemäss empfindlichen Stellen, wie der Dünnung und der Schlauchgegend, gestriegelt d. h., es wird das Haar glatt gezogen und somit dem Putzen mit der Kardätsche vorgearbeitet. Der Mann, welcher hierzu ungefähr neben der Mitte des Pferdes steht, hält die Striegel so, dass er, während des Striegelns am Halse, den angefassten Griff derselben in der Richtung des Haarwuchses, also nach hinten zieht. Die andere Hand legt sich dabei, die Kardätsche nach oben haltend, an den Rücken des Pferdes an. Zum Striegeln der von der Schulter rückwärts liegenden Theile wird das Putzzeug in den Händen gewechselt und der Wärter schiebt nun die Striegel, die er mit der vollen Hand umfasst hält, in den Wendungen, wie sie Haarwuchs und Form des Pferdes bedingen. An der rechten Seite erfolgt diese Verrichtung in ähnlicher Weise, d. h. nur mit dem Unterschiede, dass zum Striegeln der correspondirenden Theile sich Striegel und Kardätsche immer in der entgegengesetzten Hand befinden.

Mit der zunehmenden Kürze des Haares der Pferde verringert sich die Nothwendigkeit des Striegelns und wächst die Gefahr, die Haut mit der Striegel übermässig zu reizen. Es kann dasselbe ganz wegfallen, sobald es der Vorarbeit für das Durchdringen der Kardätsche nicht mehr bedarf.

Nach beendigtem Striegeln beginnt an der Seite des Pferdes, wo sich der Mann zuletzt befand, an der rechten, das Putzen mit der Kardätsche. Um System in die Sache zu bringen, theilt sich der Wärter jede Seite in drei Theile: die Vorhand, den Leib und die Nachhand. Der Kopf schliesst sich als letzter Abschnitt dieser Reihenfolge an. Mit der rechten Seite des Halses wird demnach der Anfang gemacht. Der Putzende hält die Kardätsche rechts, die Striegel links. Letztere so, dass die gezahnten oder glatten Stege der Streichfläche nach oben zeigen und man die Kardätsche, zum Zwecke der Staubabgabe über sie hinwegführen kann. Um die Borsten vor ungleichmässigem oder schnellem Abnutzen zu schützen, hat das Abstreichen möglichst flach und gleichmässig zu erfolgen. Die rechte Hand legt sich unter den Handriemen der Kardätsche. Diese wird nun, unter kräftigem Druck und in möglichst langen Strichen, im Wesentlichen dem Wuchs des Haares folgend, über den zu putzenden Theil hinweggezogen. Auf jeden Strich mit der Kardätsche folgt das Entleeren derselben auf die Striegel.

Das Putzen der obenbezeichneten Theile erfordert ein mehrmaliges Ausschlagen der Striegel. Zu diesem Zweck war zu Anfang der Arbeit eine Stelle hinter dem Pferdestand anzufeuchten, um das Wiederauffliegen des dorthin zu bringenden Staubes zu verhindern. Wenn ausführbar, soll der abzugebende Staub, durch ziehendes Aufschlagen der Striegel mit deren Schlageisen, in Form eines bis zu ca. 40 Ctm. langen Striches abgelagert werden. Hiernach controlirt sich die Arbeit des Putzenden, es wird ersichtlich, wieviel „Striche" er von dem Pferde geputzt hat.

An Stellen, wo sich das Pferd empfindlich zeigt, wird in Reprisen geputzt, um es nicht für das ihm ohnehin lästige Geschäft unleidlich zu machen. Pferden gegenüber, welche sich das Putzen nur unter grosser Unruhe gefallen lassen, muss man die Zeit wahrnehmen, während welcher sie mit dem Aufzehren des Futters beschäftigt sind.

Das zweite Futter schüttet der Wärter, sobald das erste zu Ende ist.

Das Putzen der linken Seite unterscheidet sich von dem der rechten nur dadurch, dass das Putzzeug in den Händen gewechselt wird.

Zum Reinigen des Kopfes dreht man das Pferd im Stande herum. Es ist hier mit grosser Vorsicht zu verfahren, man hat sich vor Anstossen mit dem Holztheile der Kardätsche zu hüten. Um unruhige Pferde zum Halten zu bringen, nimmt man die Maulschnur zu Hülfe. Letztere ist eine Schnur mit einem Oer, die, in eine Schlinge gezogen, die Unterkiefer des Pferdes oberhalb der Hakenzähne, mit Ausschluss der Zunge, umfasst. Ein an entsprechender Stelle angebrachter Knoten, verhindert das übermässige, Schmerz und folglich Unruhe verursachende Zusammenziehen der Schlinge. Das andere Ende der Schnur hält der Wärter, hinreichend Spielraum lassend, in der Hand, welche die Striegel führt.

Hierauf werden mittels eines nassen Leinwandlappens die Ausmündungen der Schleimhäute, soweit sie zugänglich sind, ausgewischt. Mit den Augenwinkeln wird begonnen, auf die Nüstern und Ohren folgen die Geschlechtstheile, der After. Der Lappen muss nach jedem Gebrauch gewaschen werden.

Ausser, dass die Mähne beim Putzen des Halses von beiden Seiten gründlich durchkardätscht wird, ist sie nun noch mit dem Mähnenkamm zu kämmen.

Die Haare des Schweifes sind sorgfältig mit der Hand zu entwirren. Der obere Theil ist beim Putzen der Nachhand mit durch die Kardätsche zu reinigen.

Im Sommer thut man gut, Mähne und Schweif unter Anwendung einer Bürste — etwa einer unbrauchbar gewordenen Kardätsche — von Zeit zu Zeit waschen zu lassen. Im Winter könnte diess nur im Stall und mit Vorsicht geschehen.

Das Reinigungsgeschäft schliesst sich damit, dass das Pferd mit einem wollenen Lappen, unter starkem Druck beider Hände, überstrichen wird, um dem Haar den natürlichen Glanz wiederzugeben.

Vor Beendigung des Frühstalles werden die Pferde getränkt. Die Ueberwachung hat sich hier darauf zu richten, dass die Gefässe vorher sorgsam gereinigt wurden und die Pferde hinreichend Wasser erhalten. Im Winter, bei sehr niedriger Temperatur, kann man das erforderliche Wasser schon am Abend vorher in den Stall bringen lassen, damit es „überschlägt".

Zuletzt erhalten die Pferde das zur Mahlzeit gehörige Heu in die Raufe geworfen. Dasselbe ist vorher aufzuschütteln, von Staub und harten Gegenständen zu befreien.

Der Mittagsstall verläuft, wenn die mit dem Aufheben der Streu verbundenen Verrichtungen weggedacht werden, in derselben Weise.

Der Abendstall besteht nur im Füttern, mit der für den Frühstall gegebenen Zeiteintheilung. Die Streu ist herzurichten. Die Pferde müssen so lang gehängt werden, dass sie sich bequem legen können.

Die Reinigung der im Dienst beschmutzten Hüfe erfolgt durch Waschen. Dasselbe darf erst eine Stunde nach dem Einrücken vorgenommen werden. Dabei ist der zwischen Sohle und Eisen gerathene Schmutz mittels eines hölzernen Räumers, sorgfältig zu entfernen. Nachdem die Hüfe gehörig abgetrocknet sind, werden sie nebst der Sohle, eingeschmiert.

Schliesslich sei hier, in Betreff der Conservirung des Pferdematerials nur noch jener Grundregel besonders gedacht, nach welcher man die Pferde, in der Arbeit wie im Futter, soweit als ausführbar, vor jedem unvermittelten Uebergang zu bewahren hat. Es dürfen dieselben daher kaum zwei Tage hintereinander in gänzlicher Unthätigkeit gelassen, sie müssen vielmehr täglich so beschäftigt werden, dass die erschöpfende und nicht selten aufreibende Einwirkung, welche das plötzliche Auftreten aussergewöhnlicher Anstrengungen auf verweichlichte Naturen auszuüben vermag, ausser aller Befürchtung bleiben kann. Ebensowenig bildet vollständige Ruhe auf anhaltend starke Märsche eine geeignete Erholung. Es bedarf auch hier eines Ueberganges für den in Strapazen gestählten Körper. Er braucht Bewegung in der freien Luft, seine Kräfte dürfen nicht lange ohne Spannung gelassen werden.

Dasselbe gilt vom Füttern. Im Hungern freilich wird man ohne Noth das Pferd nicht üben. Aber schon die Vorsicht gebietet es, die Mahlzeiten nicht auf einmal sondern nach und nach zu verringern, wenn eine Zeit des Darbens in Aussicht steht. Andererseits wird man gut thun, den reichlichen Mahlzeiten die nothwendige Vermittlung zu geben sobald der Mangel sein Ende erreicht hat.

Hiermit würden diese Aufzeichnungen, die, wie schon bemerkt, nur die Aufstellung allgemeiner Gesichtspunkte bezweckten, zu schliessen sein. Möge es nicht als ein Zuviel des Beweises erscheinen, wenn hier kurz recapitulirend noch einmal hervorgehoben wird, wie mit den obigen Darlegungen das Absehen nur darauf gerichtet sein konnte, dem Chefarzt die Nothwendigkeit des thunlichsten Eingehens in die Details seiner Geschäfte als Colonnenführer mit ganzer Ueberzeugung vorzuführen.

Wie schon erwähnt konnten diese Details, welche die Mobilmachung und den Dienst der Feldlazarethe, sowie die Dienstverhältnisse und Obliegenheiten ihrer Commandeure in sich begreifen, hier nicht Platz finden. Gegenüber der unter dem Eindruck dieses Vortrags etwa näher gerückt erscheinenden Frage, nach dem Wie oder Was der Manipulation mit den Geschirrstücken, der Behandlung gesunder und kranker Pferde, der Geschäftsführung des Wachtmeisters etc. bedarf es nur des Hinweises auf das mehrerwähnte Reglement — Dienstanweisung für die Trains im Kriege, nebst Beilagen und Anhängen —. Nicht minder ist dort alles Erforderliche und in Geltung Befindliche über Märsche, Quartiere und Bivouacs, hinreichend erschöpfend behandelt, leicht aufzufinden.

Unschwer lässt sich dem in dem eben citirten Reglement Gebotenen entnehmen, in welcher Richtung auch solche Fragen weniger wichtiger Art ihre Beantwortung zu finden haben, deren Auftreten dort nicht speciell vorgesehen werden konnte. Sie verweisen den Colonnenführer an die Selbstständigkeit seines Urtheils wo ihm andere den Ausschlag gebende Hilfsmittel fehlen oder versagen. Für jede im Kriege vorkommende Wendung der Dinge einschlagende Bestimmungen vorzusehen, ist bekanntlich nicht ausführbar. Beispielsweise, und um gleich einen Fall aus dem innern Dienst herbeizuziehen, kann sich der Chefarzt einmal in der Lage sehen, zu entscheiden, ob es bei dem ihm für eine gewisse Sachlage empfohlenen Ausfall des Pferdeputzens zu verbleiben hat. Bei

seinen Erwägungen wird er einfach mit dem oben gegebenen Satze zu
rechnen haben, nach welchem man in der Gesundheitspflege des Pferdes
das Normale zu erreichen sucht, wo immer es möglich ist. Gründet
sich der urgirte Ausfall auf die vorgerückte Tageszeit und besonders
angestrengten Zustand der Leute, nun, dann hat man es mit der
Erscheinung einer Ausnahme zu thun, der auch einmal Statt gegeben
werden darf. Aber, wo es sich um das Nachsehen einer Unterlassung
handelt, da möchte man Ausnahmen als die Wurzel aller Regel bezeichnen, es bedarf also der Vorsicht in ihrer Anwendung und der Wachsamkeit um die drohende Regel nicht aufkommen zu lassen.

Leicht erkenntlich ist das eines der mancherlei Vorkommnisse,
gegenüber welchen der Chefarzt sich unbedenklich auf sein eigenes Ermessen zu stützen vermag. Wenn sich bei seinen Ermittlungen das Für
und das Wider einer Massnahme gegenseitig aufwiegen und sich selbst
die Wage etwas zu Ungunsten dessen neigt, was gethan werden möchte,
nun, so entscheide er sich für die Ausführung des letztern und er wird
fast immer das Richtige treffen.

X.

Die Albertstadt bei Dresden.

Ein allgemeiner Ueberblick

von

Oberstabsarzt I. Cl. Dr. **M. Klien**, Garnisonarzt von Dresden.[1]

Noch vor wenig Jahren schien es, als sollten die an der Nordseite der Antonstadt sich hinziehenden, durch mächtige Sandablagerungen wellenförmig gebildeten, bewaldeten Höhen eine natürliche Grenze für die bauliche Ausdehnung Dresdens nach dieser Seite hin bleiben.

Seit dem Jahre 1873 sind auf diesem Terrain, dem man durch umfangreiche Nivellirungs- und Planirungsarbeiten, bei welchen im Ganzen nicht weniger als 1,260,544 Cbm. Erdboden bewegt worden, eine Bauebene von rund 150 Ha. abgewonnen hat, durch das Königlich Sächsische Kriegsministerium eine glänzende Reihe Bauten entstanden, welche bestimmt sind, in bisher wohl unerreicht einheitlicher Weise sämmtliche Casernements und Garnisonanstalten zu vereinigen.

Die Garnison Dresden war bis zum Jahre 1866 bei gegen 2000 Mann Präsenzetat in den alten, aus dem 17., 18. und 19. Jahrhundert stammenden Kasernen der Alt- und Neustadt nach damaligen Verhältnissen und Anschauungen genügend untergebracht. Nach der Reorganisation des Jahres 1867 ergaben sich die alten Kasernen als nicht mehr ausreichend, so dass zu theilweiser Einquartierung geschritten werden musste und im Jahre 1870 mit Erbauung einer neuen Kaserne für das Schützen-Regiment No. 108, nördlich der Neustadt im Vorlande der Dresdener Haide zwischen Priessnitzbach und Königsbrücker Strasse, vorgegangen

[1] Zu nachstehender Bearbeitung ist in der Hauptsache der Artikel des Herrn Hauptmann O p i t z von der Militär-Baudirection „Die neuen Dresdener Militär-Etablissements" in: „Die Bauten, technischen und industriellen Anlagen von Dresden", (Dresden 1878) S. 249—273 benutzt worden.

wurde. Da nun aber nach dem französischen Feldzuge die alten Kasernen-, Depôt- und Betriebsräume qualitativ und quantitativ den reglementarischen Bestimmungen, sowie den Anforderungen der Neuzeit durchaus nicht mehr zu entsprechen vermochten und da dieselben höchst werthvolles Bauterrain im Innern der Stadt einnahmen, so beschloss die Staatsregierung mit Zustimmung der Stände, auf Vorschlag des Herrn Kriegsministers, Generals der Cavallerie von Fabrice, die sämmtlichen alten Militär-Etablissements ausserhalb der Stadt zu verlegen, und zwar auf dem bewalteten sanften Höhenzug der Dresdner Haide nördlich der Neustadt, die Baugelder aber bis zur Höhe von 18,500,000 Mark für die zu transferirenden Etablissements vorschussweise zu gewähren, dagegen die alten, zum Theil baufälligen Kasernen, die Pontonschuppen, Reitplätze etc., welche einen Theil der Altstadt und den grössten Theil der Neustadt einnahmen, zur geplanten Bebauung und Veräusserung Zug um Zug zu übernehmen. Es waren dies in der Altstadt: die Reiterkaserne auf der Reitbahnstrasse, das Zeughaus mit den Artilleriewerkstätten und dem Montirungs-Depôt, sowie die Wagenhauskaserne auf der Rampe'schen Strasse; ferner in der Neustadt: die grosse Infanterie-, sowie die Palaiskaserne, die Artillerie-, Pionier-, Cavallerie- und Trainkaserne, das Cadettenhaus, das Lazareth, die Strafanstalt, das Kammergebäude, die Pontonschuppen, der Jägerhof mit dem Officierscasino und das Proviantamt mit den Verpflegungsanlagen.

Wie aus dem Situationsplane ersichtlich ist, erstreckt sich die grossartige, den Namen Sr. Majestät des Königs tragende Soldatenstadt, in einer Längenausdehnung von 3 Km. vom Waldschlösschen bis an den neuen Neustädter Kirchhof. Die Höhenlage beträgt durchschnittlich 131 Meter über dem Ostseespiegel, was vom sanitären Gesichtspunkte ausserordentlich günstig ist, ausserdem befinden sich die Exercierplätze und Schiessstände in nächster Nähe. An ihrer der Stadt zugewendeten Front verläuft die neu angelegte Heerstrasse, welche von der Radeberger Strasse am Waldschlösschen ausgehend, in einer durchschnittlichen Breite von 30 Mtr. den Priessnitzgrund auf der 20 Mtr. hohen Carolabrücke übersetzt, die Königsbrückerstrasse und die schlesische Eisenbahn kreuzt und vorläufig an der westlichen Grenze der Albertstadt endet. Sie nimmt die am Waldschlösschen von dem städtischen Wasserwerk abzweigende Hauptleitung, sowie an der Königsbrückerstrasse die von der städtischen Gasanlage abzweigende Hauptleitung für die gesammten Casernements auf, von wo Heimleitungen nach den einzelnen Etablissements abgehen. Vom Waldschlösschen an in nahezu westlicher Richtung sich hinziehend, nimmt die Heerstrasse von der Einmündung der Oppelstrasse an einen nordwestlichen Verlauf.

Durch den östlich der Königsbrückerstrasse, das Bauterrain in südlicher Richtung schneidenden Priessnitzgrund. in welchem der auf dem östlichen Waldgebirge, drei Stunden von Dresden, entspringenden Priessnitzbach seinen Lauf nach der Elbe nimmt, sowie durch den westlich genannter Strasse verlaufenden Tract der schlesischen Bahn wird die Albertstadt in vier grosse Abschnitte getheilt:

1) Auf dem linken Priessnitzufer vom Waldschlösschen bis an die Priessnitz: a. zwei Infanteriekasernen für je ein Grenadier-Regiment mit architectonisch sich auszeichnender Hauptwache und gemeinschaftlichem

Exercierhause im rückwärtigen Hofe, dahinter radial die Infanterieschiess-
stände; b. nordwestlich der letzteren das Cadettenhaus; c. nördlich von
diesem am Priessnitzrande das Lazareth.

2) Auf dem rechten Priessnitzufer bis zur Eisenbahn: a. das Arsenal
mit Montirungsdepôt und Administrationsgebäude; b. nördlich davon das
Pulverlaboratorium; c. südlich vom Arsenal, an der Königsbrückerstrasse
die Pionierkaserne.

3) Zwischen der Königsbrückerstrasse und schlesischen Eisenbahn:
a. das Festungsgefängniss; b. nördlich davon die Waschanstalt; c. weiter
nördlich sämmtliche Mundverpflegungsanstalten mit zugehörigen admini-
strativen Anlagen.

4) Westlich der schlesischen Eisenbahn bis nach dem weiten Kirch-
hofe: a. die Reitschule; b. die Garde-Reiterkaserne; c. die Trainkaserne;
d. die Artilleriekaserne, sämmtlich mit ihren Ställen, Reithäusern und
Geräteschuppen in den rückwärtigen Höfen. Hinter diesen der Caval-
lerie- und Artillerie-Exercierplatz.

Gegenwärtig befinden sich nur noch das Garde-Reiter-Regiment, das
Pionier-Bataillon, das Lazareth und das Festungsgefängniss in den alten
Räumen; im Jahre 1879 werden sämmtliche neue Casernements für die
Garnison von 7000 Mann fertig gestellt und bezogen sein. Das Kriegs-
ministerium sowie das Generalcommando und die Hauptwachen ver-
bleiben in den bisherigen Gebäuden.

Die gesammte Kasernenanlage, ein Arrondissement bildend, ist im
Renaissancestil unter Anwendung zum grössten Theil einfacher Formen
ausgeführt und es wurden bei der dominirenden waldumsäumten Lage
durch characteristische Grundrissdispositionen gute Massenwirkungen
erzielt.

Der Schöpfer der neuen Militärstadt ist der Königlich Sächsische
Kriegsminister, Herr General der Cavallerie von Fabrice, welcher sowohl die Dispositionen der Gesammtanlage, wie auch die speciellen festen
Directiven für die einzelnen Etablissements gegeben und mit der Ausführung die Militärbaudirection (bis 1875 Oberst Andree, seitdem Major
Portius) unter theilweiser Zuziehung des Professor Nicolai beauftragt hatte.

Sämmtlichen militärischen Anlagen, welche der Residenz nicht ein-
verleibt sind, ist der Name „Albertstadt“ beigelegt worden und umfassen
dieselben einen Raum von 360 Ha.

Betrachtet man diese gesammten Militärbauten nach ihren verschie-
denen Zwecken, so zerfallen dieselben in der Hauptsache in Wohnungs-
Anlagen (Kasernen, Cadettenhaus, Lazareth, Festungsgefängniss),
Waffendepôts und Werkstätten und Verpflegungs-Anstalten
(Waschhaus, Bäckerei, Schlachthaus, Körnermagazin). Für die berittenen
Truppen treten noch die Stallgebäude und Reitbahnen hinzu.

Das Interesse des Sanitätsdienstes nehmen ganz besonders die
Wohnungsanlagen und unter diesen in erster Reihe die Kasernen
in Anspruch. Das Characteristische für dieselben liegt in einer von den
sonstigen Kasernen ganz abweichenden Raumeintheilung. Es sind gesonderte Räume für Wohnen, Schlafen, Essen, Putzen und Waschen
bestimmt.

Alle Dresdener neuen Kasernen sind nach dem Corridorsystem erbaut, d. h. mit einfacher Zimmertiefe und hofseitig gelegenem durchgehenden Corridor, welcher nur im Mittelbau an den Treppenhäusern, sowie an den angehangenen Flügeln eingebaut ist. Sie bestehen aus Tiefparterre, Hochparterre und bei der Infanterie aus drei, bei den übrigen Truppen aus zwei Wohngeschossen nebst einem die Truppenmontirungskammern enthaltenden Mansardendachraum. Im Tiefparterre befinden sich die Mannschafts- und Unterofficiers-Speisesäle — für je ein Bataillon, in einigen Kasernen auch für je zwei Compagnien etc. ein Saal, — in den rückwärtigen Flügeln die Küchen- und Aufwascheräume, die Bäder, Waschhäuser, Büchsenmacher-, Schuster- und Schneiderwerkstätten, die Putzräume, Calorifères, sowie Kohlen- und Wirthschaftskeller. Sämmtliche Räume und Corridore, mit Ausnahme der Speisesäle und Werkstätten, sind gewölbt. Im Hochparterre sind die Wohnungen der verheiratheten Chargen, vom Feldwebel abwärts, für das Bataillon durchschnittlich 15 (zumeist in den Flügelbauten mit separatem Hofeingange), bestehend aus einer Schlaf- und einer Wohnstube mit Kocheinrichtung; ferner die sämmtlichen Bureaux und die Kasernenwachen mit je zwei Arrestzellen für ein Bataillon.

In den Etagen befinden sich im Mittelbau die Wohnungen für die unverheiratheten Subalternofficiere und einen Hauptmann, sowie die räumlich und decorativ beachtenswerth ausgestatteten Officierscasinos (in der Artillerie- und Cavallerie-Kaserne sind letztere angebaut), in den übrigen Etagengelassen die Wohn- und Schlafräume der Mannschaften mit Zubehör. Die Mannschaften liegen in Compagniebezirken in Stuben zu 18 bis 24 Mann und jenseits des Corridors sich ausdehnendem gemeinsamen Schlafsaal (also soviel Compagnien in einer Kasernenetage, soviel angebaute Schlafsäle), ausserdem gehören zum Compagnierevier zwei Unterofficierwohnstuben, zwei Waschräume (gewölbt und asphaltirt) und eine Treppe (3 Mtr. breit, Granit) mit ausgebauter Abortanlage; letztere ist nach dem Süvern'schen Desinfections-Spülsystem mit Desinfectionsbassin angelegt. Die Mannschaftswohn- und Schlafräume haben Centralluftheizung mit Ventilationsanlage.

Es kommen bei voller Belegung (die Compagnie 150 Mann gerechnet, während der gewöhnliche Friedensetat 120 beträgt) an Wohnraum pro Mann 2 Qmtr. und 7—9 Cbmtr., an Schlafraum 3,6 Qmtr. und 13,1 bis 14,5 Cbmtr. Die Etagenhöhen betragen 3,75 bis 4 Mtr. lichtes Mass. Jede Kaserne hat einen Mittelhaupteingang und zwei hofseitige Treppeneingänge. Sämmtliche Casernements haben Gas- und Wasserleitung.

Ausser einem grossen, massiv eingefriedigten Kasernenhof mit Stall und Nebengebäuden gehört zu jeder Kaserne ein Garten für die Officiere und ein beträchtliches Stück Waldpark zur Aufnahme von Turngeräth, Kegelschub etc. für die Mannschaften.

Nach diesen allgemeinen Vorbemerkungen mögen die beiden Infanterie-Kasernen in dem öffentlichen Theil der Albertstadt, zunächst dem Waldschlösschen gelegen, eine genauere Besprechung finden.[1]
Diese beiden Kasernen, mit der Hauptfront nach Süden gelegen,

---

[1] Ausführliche Details über die Bauausführung der beiden Kasernen hat der Berichterstatter durch die Güte des Herrn Baumeister Wendler erhalten.

sind durch eine 20 Mtr. breite Terasse von der Heerstrasse getrennt. Jede derselben mit den dazu gehörigen Nebengebäuden 19,003 bebaute Qmtr. Fläche bedeckend, hat eine Länge von 344,7 Mtr.; der Abstand zwischen denselben beträgt 110,6 Mtr. In der Mitte desselben befindet sich das Wachgebäude. Der Raum zwischen diesem und den Kasernen ist durch eiserne Gitter und Gitterthore abgeschlossen.

Da beide Kasernen genau nach demselben Plane hergestellt sind, so soll in Nachstehendem in der Hauptsache nur eine derselben näher beschrieben werden.

Durchweg massiv aus Sandstein erbaut, vier Etagen hoch, mit Schiefer eingedeckt und mit geputzten äusseren Wandflächen, bildet das Gebäude einen 10 Mtr. tiefen Langbau, aus dessen Südfront der 30,7 Mtr. lange Hauptmittelbau 8,6 Mtr. hervorspringt, während vier 15,3 Mtr. lange, 3,5 Mtr. hervortretende Vorbaue die langgestreckte Front in gefälliger Weise unterbrechen, beziehendlich abschliessen. Den letzteren entsprechend stossen rechtwinklig zur Hauptrichtung an die Hinterfront — drei Höfe einschliessend — vier Flügel, je 31,5 Mtr. lang und 15,3 Mtr. breit. In der Mitte zwischen je zwei Flügeln sind ebenfalls nach rückwärts die Treppenhäuser vorgebaut. Ausserdem führt noch je eine an der Giebelseite der Flügel befindliche Freitreppe bis in das Erdgeschoss derselben.

Längs der Hinterfront zieht sich durch das ganze Gebäude in jeder Etage ein gewölbter 3 Mtr. breiter Corridor.

Der Verkehr zwischen den einzelnen Stockwerken wird durch drei dreiarmige, je 3 Mtr. breite Granittreppen vermittelt.

Das durch das ganze Gebäude sich hinziehende Souterrain ist durchweg mit flachen Tonnengewölben überspannt. Die Höhe bis zum Gewölbescheitel beträgt 3,15 Mtr. Der Fussboden liegt 1,2 Mtr. unter der Hofsohle und ist mit weniger Ausnahme cementirt.

Im Tiefparterre befinden sich für jedes Bataillon eine Küche mit zwei Ehlert'schen Kochherden, jeder (mit drei walzeisernen verzinnten Kochkesseln) für zwei Compagnien und daran stossendem Speisesaal nebst Aufwaschräumen und ausreichenden Vorrathskellern, das Unterofficiers-Casino mit Küche und Vorrathsräumen, 4 Küchen mit je 2 Kochmaschinen für die Unterofficierswohnungen, die Officiersküche mit Aufwasch- und Vorrathsräumen, 1 Waschküche mit Plättstube, 4 Putzräume, 1 Schuhmacher- und 1 Schneiderwerkstätte, 3 Büchsenmacherwerkstätten, 1 Mannschaftsbad mit 12 Wannen nebst Unterleibs- und Kopfdouche, einen Ankleideraum, 2 Officiersbäder mit je 1 Wanne, den für die Badeanstalten bestimmten Kesselraum und endlich verschiedene Kohlen- und Wirthschaftskeller. Ausserdem sind noch 22 Caloriferen daselbst aufgestellt.

Das Erdgeschoss liegt mit dem Fussboden 2,30 Mtr. über der Hofsohle und ist 3,65 Mtr. im Lichten hoch. Der Fussboden der Corridore ist cementirt, der der Wohnräume gedielt.

Im Mittelbaue und den anstossenden Theilen des Langbaues befinden sich hier 6 Wohnungen für unverheirathete Officiere, bestehend aus je 1 Wohn- und 1 Schlafzimmer; die Wohnzimmer zwei- bis dreifenstrig von 27,0 bis 43,0 Qmtr. Flächenraum, die Schlafzimmer einfenstrig und ca. 13,0 Qmtr. Grundfläche enthaltend. In der Nähe dieser Wohnungen sind 2 Dienerstuben und 2 Sattelkammern gelegen. Ausserdem wohnt hier der Haushofmeister des Officierscasinos, welchem 3 Gelasse angewiesen sind.

Theils im Langbau vertheilt, in der Mehrzahl jedoch in den Flügelbauten, sind 44 Wohnungen für verheirathete Chargen, aus je 1 Wohnzimmer und 1 Schlafzimmer bestehend, vorhanden. Eins dieser Quartiere im westlichen Langbau, zunächst dem Mittelbaue, ist zu ärztlichen Untersuchungen und zur Unterkunft Maroder bestimmt. In den Feldwebel- und Büchsenmacherwohnungen enthalten die Wohnzimmer 34,25 Qmtr. Grundfläche und je zwei Fenster, in allen übrigen der genannten Chargenwohnungsn ist Wohn- und Schlafraum gleich gross, einfenstrig mit 17,0 Qmtr. Grundfläche.

Weiter befinden sich im Erdgeschoss noch 27 einfenstrige Zimmer mit 17,0 Qmtr Grundfläche für je einen unverheiratheten Chargirten, ferner 3 Bataillons-Bureaux und 3 Unterrichtssäle für je 1 Bataillon mit je 58,0 Qmtr. Grundfläche.

Endlich ist noch zu erwähnen, dass sich im mittleren Treppenhause 2 zweisitzige Abtritte mit Pissoirs, in den zwei anderen Treppenhäusern je 2 fünfsitzige Abtritte befinden, von denen jedesmal der eine mit Pissoirs versehen ist.

Die Verbindung zwischen Erdgeschoss und Souterrain vermitteln, ausser den 3 Haupttreppen des Gebäudes, noch 4 auf die Flügel vertheilte Nebentreppen zum bequemeren Verkehr für die verheiratheten Chargen.

Die erste und zweite Etage sind bezüglich der Raumvertheilung vollständig gleich, im Lichten wie das Erdgeschoss 3,65 Mtr. hoch und enthalten je 9 Officiers-Wohnungen von derselben Beschaffenheit wie im Erdgeschoss, nebst 4 Dienerstuben und 2 Sattelkammern; 14 Zimmer für unverheirathete Chargen, ähnlich den entsprechenden, im Parterre beschriebenen Räumen, 16 Stuben für je 17 Mann von 34,45 Qmtr. Grundfläche und 125,7 Kbmtr. Luftraum und 12 Stuben für je 23 Mann von 46,11 Qmtr. Grundfläche und 168 Kbmtr. Luftraum. Für jede Compagnie sind ferner 2 Waschräume mit Asphaltfussboden und einem Wasserausgussbecken von je 34,25 Qmtr. Grundfläche vorhanden.

In den früher erwähnten, rechtwinklich an den Langbau angebauten Flügeln befinden sich 4 Compagnie-Schlafsäle für je 120 Mann mit 431,5 Qmtr. Grundfläche und 1575 Kbmtr. Luftraum. Jeder dieser Schlafsäle hat auf beiden Langseiten, einander gegenüberliegend, 16 Fenster.

Die Wände sind in den Mannschaftsstuben in grünem, in den Schlafsälen in lichtblauem Ton gestrichen.

Für die Officiere sind 2 zweisitzige, für die Mannschaften 4 fünfsitzige Abtritte, wie die im Parterre beschriebenen eingerichtet.

Die dritte Etage ist, was die Mannschaftsräume anlangt, genau wie die erste und zweite Etage eingetheilt, enthält jedoch nur 4 Officierswohnungen — je zwei zur Seite des Mittelbaues —.

Im Mittelbau befindet sich das Officierscasino, bestehend aus einem Saal mit Musikbühne, bei 7,25 Mtr. Höhe 170 Qmtr. Grundfläche enthaltend, einem Conversations- und einem Billardzimmer, von je 60 Qmtr. Grundfläche bei 4,15 Mtr. Höhe, einem Lese- und einem Spielzimmer von je 42 Qmtr. Grundfläche bei 3,65 Mtr. Höhe. Ausserdem finden sich noch ein Empfangszimmer, Büffet, Garderobe, Abtritte und Dienerschaftsräume, sowie das Büreau des Haushofmeisters vor. Ein Speisenaufzug vermittelt den Verkehr mit der im Souterrain befindlichen Küche und dem Keller.

Unter dem Dach endlich befinden sich in den mit Mansarden versehenen Flügeln die Montirungskammern, wogegen der übrige Dachraum frei ist.

Die Heizung der Officiers-Wohnzimmer, der zum Officierscasino gehörigen Räumlichkeiten (mit Ausnahme des Saales, sowie des Conversations- und des Billardzimmers) ferner die Zimmer für unverheirathete Chargen, die Bureaux, sowie die im Souterrain gelegenen Unterofficierscasinos, Speisesäle, Werkstätten und Bäder geschieht mittels eiserner sogenannter Regiuliröfen. In den Wohnzimmern der verheiratheten Unterofficiere sind eiserne Kochöfen mit Kachelaufsatz aufgestellt. Die Mannschaftsstuben dagegen, die dazu gehörigen Waschräume, die Schlafsäle, sowie der Saal nebst Conversations- und Billardzimmer des Officierscasinos werden mittels Caloriferen durch heisse Luft erwärmt und gleichzeitig ventilirt.

Derartige Luftheizungsapparate sind 22 Stück im Souterrain vertheilt und zwar in der östlichen Kaserne nach dem System Kelling in Dresden, in der westlichen Kaserne nach dem System Reinhard in Würzburg, dieselben finden in dem folgenden Aufsatze des Stabsarzt Dr. Sussdorf specielle Besprechung.

Die Beleuchtung sämmtlicher Corridore, Treppen, des Officiers- und des Unterofficierscasinos, der Speisesäle, Küchen und Werkstätten, ebenso die der Bureaux und Unterrichtssäle, der Schlafsäle, Waschräume und die der Abtritte geschieht durch Gas. Zur Beleuchtung der Chargen- und Mannschaftsstuben wird Petroleum verwendet.

Die Wasserversorgung der ganzen Albertstadt mit Ausnahme der nördlich des Arsenals gelegenen Laboratorien, welche mittelst Dampfmaschine ihr Wasser aus der benachbarten Priessnitz beziehen, findet durch die in jeder Beziehung ausgezeichnet leistungsfähige Dresdner Wasserleitung statt. Der hohe Druck derselben hat es noch ermöglicht das Wasser bis in die Dachetagen der Kasernen hinaufzuführen. In jeder Etage befinden sich 5 Abflusshähne mit Ausgussbecken zur directen Wasserentnahme und selbstverständlich sind die Küchen, Wasch- und Badelocalitäten reichlich mit Wasser versorgt.

Zur Sicherung gegen Feuersgefahr sind ausserdem, auf jeden Corridor angemessen vertheilt, 5 Wasserleitungen von ca. 0,08 Mtr. lichter Weite, mit Normalgewinde behufs Anbringung eines Hanfschlauches versehen, vorhanden. Diese Leitungen ziehen sich über den Montirungskammern in horizontaler Richtung hin und sind auch dort mit entsprechend vertheilten Ausmündungen versehen. Ausserdem befinden sich in den Höfen jeder Kaserne 2 Pumpbrunnen.

In enger Verbindung mit der reichlichen Wasserversorgung stehend, sind die Einrichtungen für die persönliche Reinigung der Mannschaften. Dieselben sind nach dem Princip der Douche eingerichtet und zwar in der Weise, dass ein auf dem Boden liegendes Rohr eine Douche von unten und ein an der Decke liegendes eine Douche von oben liefert; ausserdem ist für jede Compagnie noch eine Wanne vorhanden.

Dieses Verfahren gestattet in einer Stunde 100 Mann zu douchen und verlangt eine sehr geringe Wassermenge, indem zwei bis drei Liter in der Form der Douche zur Reinigung eines Mannes völlig genügeu. Es kann hierdurch jeder Mann in der Woche ein Mal vollständig gereinigt werden, zumal das Wasser im Winter auch erwärmt werden kann.

Der Art und Weise der Beseitigung der Auswurfstoffe kommt in Casernements eine besondere Bedeutung zu.

Die Abtrittseinrichtungen weichen in diesem Falle nicht unerheblich von den sonst reglementarischen in der deutschen Armee ab, indem sie nicht besondere Gebäude bilden, sondern an die Kasernen unmittelbar angebaut sind. Es ist hiermit der Vortheil verbunden, dass es keiner (gewöhnlich sehr unreinlicher) Aushülfsvorkehrungen für die Nacht bedarf. Jeder Anbau besteht aus einem luftigen Vorraum, auf welchen erst der eigentliche Abtrittsraum folgt. In diesem sind die Sitze einzeln hergestellt und bilden keine gemeinsame Brille; der Raum enthält auf zwei Seiten Fenster und ein mit Wasser gespültes Pissoir. In sämmtlichen neuen Militärbauten ausschliesslich der Schützen-Kaserne, in welcher ein Tonnensystem mit Trennungsvorrichtung besteht, ist das Süvern'sche System eingeführt, durch welches den Forderungen der Stadt, nur geklärte Flüssigkeiten in das städtische Schleusensystem einfliessen zu lassen, entsprochen wird.

In jedem Abtrittsraume befindet sich ein eisernes horizontales Sammelrohr, von 0,20 Mtr. innerem Durchmesser. Auf diesem Rohr sitzen Eisentrichter auf, welche die Stelle des Troges vertreten. Am Ende des Sammelrohres ist ein Ventil angebracht. Es wird nun in den Trichter Süvern'sche Desinfectionsmasse eingeschüttet und von unten auf durch ein besonderes Rohr Wasser in das Sammelrohr und den Trichter eingelassen. Die Dejectionen fallen hinein; durch ein Ventil wird der ganze Inhalt des Sammelrohres in das 0,15 Mtr. weite Thonrohr abgelassen. Von hier aus gelangen die Abfälle in die den Casernements entlang sich ziehende Hauptschleusse, welche dieselben in eine für beide Kasernen gemeinschaftliche östlich der östlichen Kaserne an der Radeberger Strasse gelegene Klärgrube abgibt. Diese gemauerte und gewölbte Grube ist durch Scheidewände in vier Kammern getheilt, welche das Kloakenwasser der Reihe nach zu durchlaufen hat. Während nun hierbei die festen Bestandtheile des Kloakeninhaltes in den einzelnen Gruben sich nach und nach ablagern und alle drei bis vier Monate in Schlammform abgefahren werden, fliesst die geklärte, ziemlich geruchlose Flüssigkeit in die städtische Hauptschleuse ab.

Eine Regimentskaserne kann mit 1800 Mann belegt werden und kommt hiernach an Baukosten auf den Mann 1235 Mark, wobei die Officierswohnungen, Casinos, Montirungskammern, Exercierhaus und sonstiges Zubehör mit eingerechnet sind.

Zwischen beiden Kasernen befindet sich, wie Eingangs dieser Casernementsschilderung erwähnt wurde, das Wachgebäude. Dasselbe enthält im Souterrain einige Wirthschafts- und Kohlenkeller, im Parterre die Wachstube mit Vorhalle und Waffenplatz, gegen die Heerstrasse mehrere Bureaux, Gefängnisszellen und Aborte.

In der ersten Etage sind zwei, aus je vier Zimmern und Küche bestehende Wohnungen für Kaserneninspectoren, im Dachraum endlich zwei

Wohnungen mit je zwei Zimmern und Küche für verheirathete Chargen und in der Heerstrassenfront über der Vorhalle das Fahnenzimmer gelegen.

Der hinter den Kasernen sich ausbreitende, ca. 11 Ha. Flächenraum haltende Exercirplatz ist mittelst einer 2,5 Mtr. hohen Mauer eingefriedigt, welche an der östlichen wie westlichen Seite eine Ausfahrt frei lässt. Der nördliche Tract dieser Mauer wird in der Mitte durch die für beide Regimenter errichtete Exercirhalle unterbrochen. Diese Halle ist 235,5 Mtr. lang und 21,5 Mtr. im Lichten breit, bei einer Höhe von ca. 8 Mtr. vom Fussboden bis zur Auflage der eisernen Dachbinder. Siebenundvierzig grosse eiserne Rundbogenfenster, mit um eine horizontale Axe drehbaren Lüftungsflügeln, erhellen den gewaltigen Raum, in welchen vier geräumige Eingangsthore und ebensoviel kleinere Pforten führen. Der Fussboden ist aus einer 0,25 Mtr. hohen Betonschicht hergestellt. Das Dach mit Pappe eingedeckt, hat auf seinen Firsten siebenundzwanzig Ventilationskanäle aus Zinkblech von 0,70 Mtr. Durchmesser. Gleichfalls am nördlichen Mauertract des Exercirplatzes sind noch, seitlich der Exercirhalle, zwei Pferdeställe für je 12 Pferde, zwei Heergeräthschuppen und zwei Schlachtanstalten für die beiden Grenadier-Regimenter erbaut.

Das in unmittelbarer Nähe der Kaserne disponible bewaldete Areal hat es erlaubt jedem der beiden Grenadier-Regimenter ein Stück davon zu überweisen, in welchem, sobald es die Witterung zulässt, gewisse Unterrichtsstunden abgehalten werden können, wodurch eine in sanitärer Hinsicht nicht zu unterschätzende Entlastung der Unterrichtssäle herbeigeführt wird. Ausserdem bieten aber die von einem hohen Stangenzaun umgebenen Parks mit ihren bequemen Wegen und schattigen Ruheplätzen der Mannschaft Gelegenheit zu ausgedehnterem kameradschaftlichen Verkehr und zur Erholung von den Anstrengungen des Dienstes.

Der Park des 1. Leib-Grenadier-Regiments liegt südlich der Heerstrasse, seiner Kaserne gegenüber und zieht sich an der verlängerten Forststrasse nach der Radebergerstrasse, entlang der Heerstrasse hin; der des 2. Grenadier-Regiments östlich seiner Kaserne und nördlich der über die Heerstrasse hinaus verlängerten Radebergerstrasse, nach dem Waldschlösschen zu. Von jedem dieser Parks ist ein Theil zur Benutzung der Officiere reservirt.

Die Summe dieser Verhältnisse bietet gewiss hinreichendes Material zur Beurtheilung und Würdigung der hohen Fürsorge, mit welcher nach jeder Richtung hin das Wohl der Mannschaften im Auge behalten worden ist.

Nicht alle Casernementsbauten der Garnison Dresden haben dieselbe Einrichtung wie die eben besprochenen Infanterie-Kasernen; die folgenden Abweichungen sind zu erwähnen.

Südlich durch bewaldetes Terrain von der eigentlichen Albertstadt getrennt und gleichsam ein vorgeschobener Posten derselben, erhebt sich auf der, die nördliche Grenze des schon seit älterer Zeit als Exercir- und Paradeplatz benutzten Alaunplatzes bildenden Anhöhe, die imposante Kaserne des Schützen-Regiments; dieselbe unterscheidet sich von den vorbeschriebenen dadurch, dass der Raum pro Mann knapper bemessen ist, die Schlafräume sämmtlich im vierten Stock liegen mit darüber

befindlichem Holzcementdach, dass eine Dampfmaschine die Brunnen-
wasserversorgung übernimmt, die Mannschaftsstuben Warmwasserheizung,
die Küchen Dampfkochapparate und die Aborte das Tonnenabfuhrsystem
haben. Im Hofe befinden sich ein besonderes Montirungskammergebäude
und ein Arresthaus, die Schlachtanstalt und die nöthigen Stallungen.
Vor der Kaserne auf dem Alaunplatze befindet sich ein Exercirhaus.
Die Raumvertheilung ist im Allgemeinen dieselbe; ausser der schon in
den sächsischen Kasernen von jeher durchgeführten Trennung der Wohn-
und Schlafräume sind besondere Putzräume, Waschräume und Douche-
bäder vorhanden. In der Küche ist ein sehr practisches System des
Dampfabzuges durch einen Exhaustor ausgeführt.

Die **Pionierkaserne** an der Ecke der Königsbrücker und der Heerstrasse für ein Bataillon zu 500 Mann. Der dreistöckige Mittelbau enthält im ersten Stock über dem Hochparterre die Ingenieur-Bibliothek
nebst drei Officierswohnungen; im zweiten bei 5,20 Mtr. lichter Höhe
das Officierscasino; im dritten vier Officierswohnungen in den Front-
flügeln des ersten und zweiten Stockes mit den angehängten Schlafsaal-
flügeln Räume für je eine Compagnie. Jeder Flügel hat sein Treppenhaus; zur Verbindung der drei oberen Stockwerke des Mittelbaues dient
eine eiserne Degagementstreppe. In den rückwärtigen Flügeln des Tiefparterre liegen die Speisesäle für je 2 Compagnien mit daranstossender
Küche, im rechten Frontflügel das Unterofficiercasino. Der Kasernenhof
ist nach den übrigen drei Seiten durch drei Heergerätheschuppen abgeschlossen, in welchen die Pontons, Hackets etc. ruhen. Ausserdem gehört zu diesen Casernements ein kleines Schmiedegebäude. An Baukosten
ergeben sich pro Pionier 965 Mark.

Die **Artillerie-** und **Cavallerie-Kaserne** haben in den Front-
flügeln nur zwei Etagen über dem Hochparterre; die Officierscasinos sind
auf den linken Flügeln als Hochparterre angebaut und besitzen Veranda
und Gartenanlagen.

Die Mannschaftsschlafsäle in der ersten und zweiten Etage sind
nicht als Rücklagen an-, sondern die Corridore unterbrechend, vollständig
bis zur Front eingebaut. Auch befinden sich noch in den Mittelrück-
lagen der dritten Etage Chargenwohnungen. Im Uebrigen ist auch hier
das südliche bewaldete Vorland, und zwar bis zum Fusse des Höhen-
zuges, den Casernements zugetheilt. Die Baukosten für einen Reiter
incl. Stallung etc. betragen 2650 Mark, für einen Artilleristen 2111 Mark.

Noch im östlichen Abschnitte der Albertstadt und zwar zwischen
den Infanterie-Casernements und dem Priessnitzthale an dem Kannen-
henkelwege, welcher sich in nördlicher Richtung von der Heerstrasse
abzweigt, gelegen, erhebt sich der das **Cadettenhaus** bildende Gebäude-
complex.

Tritt man von genanntem Wege aus durch das eiserne Gitterthor
in den geräumigen Hof, so steht man vor dem hart am Rande des
Priessnitzthales sich erhebenden dreistöckigen Hauptgebäude, in welchem
sich die Wohn- und Lehrzimmer der beiden Cadetten-Compagnien befinden.

Das Hauptgebäude für 180 Cadetten und 8 unverheirathete Dis-
ciplinarofficiere enthält im Souterrain sieben Calorifères für die Luftheizung der Lehr- und Wohnräume; im Parterre 13 Lehrzimmer mit je
zwei grossen gekuppelten Fenstern; in der ersten und zweiten Etage

26 Wohn- und anliegende Schlafräume je für 6 bis 8 Cadetten; in letzterer eine Aula von 340 Qmtr. Grundfläche, im Mittelaufbaue die Aula und die Bibliothek, in den Eckbauten die Lieutenantsquartiere.

Ein besonderes dreistöckiges Wohngebäude für den Commandanten und die Officiere des Hauses schliesst den Hof gegen Süden, die ebenerdigen Speise- und Tanzsäle gegen Norden ab. An der östlichen Seite erhebt sich nördlich des erwähnten Eingangsthores, das Exercirhaus, während südlich desselben ein ebenerdiges Gebäude die Wohnung des Portiers, Stallungen und Wagenremisen umschliesst. Hinter den Speisesälen befindet sich das Wirthschaftsgebäude mit Küche. Das Cadetten-Hauptgebäude ist sowohl mit dem Commandanturgebäude als auch mit den Speisesälen durch bedeckte Gänge verbunden und eine an der Hoffront dieses Saalgebäudes verlaufende bedeckte Veranda vermittelt eine geschützte Verbindung mit dem Exercirhause.

Der zwischen dem Commandanturgebäude und der Heerstrasse liegende ca. 150 Mtr. tiefe bewaldete Raum, sowie die anliegenden Hänge des Priessnitzthales werden zu Garten- und Parkanlagen benutzt.

Die Kosten für den Cadetten betragen 4950 Mark.

An das Cadettencorps schliesst sich 150 Mtr. von demselben entfernt in nördlicher Richtung das Garnison-Lazareth mit 424 Betten, dessen Bau fast vollendet ist. Dasselbe umfasst:

1) ein Administrationsgebäude, enthaltend die Centralapotheke und Dispensiranstalt, die Geschäftszimmer für die Verwaltung, Wohnungen für den Chefarzt, zwei Inspectoren, zwei Assistenzärzte, den Corpsstabs-Apotheker, den Lazarethaufseher, Oberkrankenwärter, Maschinisten und Stösser, sowie Gesellschaftsräume, Bibliothek und ein Lesezimmer für das Sanitäts-Officiers-Corps. Für die Zwecke der militärärztlichen Fortbildungscurse sind Lehrzimmer, Sammlungsräume und ein hygiënisches Laboratorium vorhanden.

2) ein Corridorlazareth für 252 Leichtkranke mit Tiefparterre für die Centralheizungs-Calorifères, Hochparterre und zwei Etagen. Im Mittelbau liegen die Jour-, Aufnahme-, Wärter-, Spiel-, Lese- und Conferenz-Zimmer; in jedem Flügel eines jeden Stockwerkes befinden sich 42 Betten in Stuben zu 4, 7 und 10 Betten, Bad und Abortanlage. In den beiden Flügeleckaufbauten sind Schlafsäle für je 25, also im Ganzen 50 Lazarethgehülfen vorhanden. Es kommen hier auf das Bett 7,5 Qmtr. und 31,5 Cbmtr. (Tafel 4.)

3) zwei Pavillons für zusammen 136 Schwerkranke mit Tiefparterre für die Centralheizungs-Calorifères, Hochparterre und einer Etage. Im Mittelbau das Treppenhaus mit 2 Wärter- und 4 Krankenstuben zu 2 bis 5 Betten, Bad und Abort. Jeder Flügel enthält im Parterre und in der Etage je einen Saal mit gegenüberliegenden Fenstern zu 10 Betten mit erkerartigem Anbau, auf das Bett kommen 10,5 Qmtr. und 44 Cbmtr. (Tafel 4.)

4) zwei Isolirhäuser (Pavillons) 75 Mtr. nördlich gelegen, mit zusammen 36 Betten für epidemische Kranke. Jeder Pavillon besteht nur aus Hochparterre mit voller massiver Mittelscheidung. Jeder Flügel enthält Abortanlage, Bad, ein Wärter- und 3 Krankenzimmer zu 1,3 und 5 Betten, welche durch Mantelöfen erwärmt werden. Auf das Bett kommen 14,2 Qmtr. und 60 Cbmtr. (Tafel 4.)

In sämmtlichen Krankenräumen ist die Ventilation nach dem Kelling'schen System angelegt, jedoch mit der Modification, dass in dem Abzugscanal ein eisernes Rauchrohr verläuft, welches selbstständig erwärmt werden kann, wodurch die Wirkung des Abzugscanals jederzeit gegenüber widrigen Windströmungen gesichert ist. Die Beleuchtung ist Gas, die Entfernung der Auswurfstoffe geschieht nach dem Süvern'schen System.

5) das Wirthschaftsgebäude, mit den Pavillons und dem Administrationsgebäude durch gedeckte Wandelbahnen verbunden. Dasselbe enthält die Koch- und Waschküche mit Desinfectionsraum sowie Badeeinrichtungen mit Dampfbad, darunter besondere für das obere und untere Lazarethpersonal.

6) das Leichenhaus, sowohl für die Zwecke der pathologischen Sectionen als die Operationscurse.

7) den Eiskeller,

8) das Wachlocal.

Diese Gebäude sind, wie Tafel 3 zeigt, in der Weise gestellt, dass das Administrationsgebäude, das Corridorlazareth, zwei Pavillons und das Wirthschaftsgebäude ein Viereck bilden, ausserhalb desselben stehen die Isolirhäuser, das Leichenhaus, der Eiskeller und das Wachgebäude.

Ein sehr ausgedehnter Park, der sich an den Abhängen des Priessnitzgrundes herab erstreckt, umgibt die höchst günstig gelegene Anlage. Die Gesammtanlage einschliesslich des Parkes umfasst einen Flächenraum von 600 Ar. Im Durchschnitt kostet ein Bett einschliesslich aller Anlagen 2000 Mark.

Ueberschreitet man von Osten kommend das rechte Priessnitzufer, so erstreckt sich nördlich von der Heerstrasse zwischen Priessnitzufer und Königsbrückerstrasse die Arsenalanlage. Auf drei hintereinander liegenden Terrassen errichtet, bildet dieselbe ein Rechteck von 550 und 250 Mtr. Seitenlänge. Die dazu gehörigen Baulichkeiten bedecken ein Areal von 31,348 Qmtr.

Auf der an die Heerstrasse grenzenden untersten Terasse erheben sich, von der ersteren durch einen grossen Vorplatz getrennt zwei gleichartige, drei Stockwerk hohe Gebäude, deren Rückseiten durch Flügelbauten hufeisenförmig abschliessen. Das nach der Priessnitz zu gelegene Administrationsgebäude enthält die Bureaux des Zeughauses, der Militär-Baudirection und die der Garnison-Verwaltung, sowie Wohnungen für Officiere und Beamte etc. dieser Branchen; das andere, nach der Königsbrückerstrasse zu gelegene, die Depôts der Bekleidungs- und Ausrüstungsstücke mit den zu deren Anfertigung nöthigen, überaus geräumigen und hellen Werkstätten. Hier ist auch die Lazarethausrüstung des Armee-Corps, nach den Sanitätsformationen geordnet, aufgestellt.

Die Entfernung dieser beiden Gebäude von einander ist so bemessen, dass man zwischen durch den freien Blick auf das, auf dem vorderen Theile der Mittelterrasse gelegene Hauptarsenalhauptgebäude behält, zu welchem eine 18 Mtr. breite imposante Freitreppe und breite Rampenstrassen führen. Dieses, in ähnlicher Weise wie die vorhergenannten, hufeisenförmig construirte dreistöckige Gebäude imponirt durch sein aus dem Frontbau hervortretendes Mittelrisolit, über dessen Thoröffnung sich eine, von korinthischen Säulen getragene Loggie wölbt. In den gewölbten Hallen seines Erdgeschosses, dessen volle Kreuzgewölbe von 152 Sandsteinpfeilern getragen werden, finden sich die Geschütze, in der ersten Etage in einem einzigen Saale, dessen Decke von eisernen Säulen und Trägern gestützt, auf Stellagen die Handfeuerwaffen, in der zweiten Etage desgleichen die blanken Waffen sowie Ersatzausrüstungsstücke.

Durch die an der östlichen und westlichen Seite der Mittelterrasse sich hinziehenden Wagenschuppen wird der ausgedehnte Arsenalhof gebildet, welcher durch eine ähnliche Schuppenfront auf der durch breite Fahrrampen zugänglichen dritten höchstgelegenen Terrasse im Norden seinen Abschluss findet. Durch vier Eckthürme und die auf dem östlichen und westlichen Schuppentracte befindlichen Thorbauten, welche kleinere Beamtenwohnungen enthalten, wird der langgestreckte, 1500 Armeefuhrwerke fassende Schuppenbau in einer dem Auge angenehmen Weise unterbrochen und abgeschlossen.

Auf dem nördlichen Theil des Arsenalhofes am Fusse der dritten Terrasse liegen die Artillerie-Werkstätten. Dieselben bestehen: aus Schmiede mit Dampfhammer, Formerei, Giesserei, Dreherei, Schlosserei, Stellmacherwerkstatt, Tischlerei etc., welche sämmtlich ihre Arbeitskraft von einer fünfzigpferdigen Dampfmaschine erhalten. Ferner gehört zu diesen Anlagen ein Niederlag- und ein Verwaltungsgebäude. Mit Ausnahme der Geschützrohre und Gewehre nebst Munition, wird in den Werkstätten das Artillerie- etc. Material für das sächsische Armeecorps angefertigt.

Ersteigt man den im Norden des Arsenals liegenden bewaldeten Hügel, so erblickt man in der Entfernung von einem halben Kilometer vom Arsenal in einer Terrainmulde der Dresdner Haide das Pulverlaboratorium, einen Complex von 17 Gebäuden, welche mit Ausnahme eines Wohn- und Wachgebäudes, leicht aus Fachwerk construirt sind. Hier wird die Artillerie- und Infanterie-Munition vorwiegend von Arbeiterinnen angefertigt, ferner sind Giesserei, Laboratorium und Lagerräume etc. vorhanden. Nordwestlich vom Laboratorium, in Abständen von je 140 Mtr. liegen sieben Pulvermagazine und ein Dynamitmagazin, in welchen theilszu verarbeitendes Pulver (aus der militärfiscalischen Pulvermühle in Graschwitz bei Bautzen), theils fertige Munition untergebracht ist.

Wendet man sich dem zwischen der Königsbrückerstrasse und der schlesischen Bahn gelegenen Abschnitte zu, so zeichnet sich hier das Terrain durch zwei verschieden hohe Bauebenen aus. Auf der vorderen, tiefer gelegenen, wird in gleicher Höhe mit dem südlichen Theile des Arsenalhofes die Festungsgefängnissanlage errichtet, wogegen sich auf der grösseren oberen Ebene die schon in Benutzung genommenen Gebäude der Garnison-Verpflegungsanstalten um zwei grosse langgestreckte Höfe rechtwinklich gruppiren.

Die Festungsgefängnissanlage, 100 Mtr. lang, 140 Mtr. tief, mit einer 4 Mtr. hohen Einfriedigungsmauer umgeben, besteht aus drei, in Abständen von 35 Mtr. parallel hinter einanderliegenden Hauptgebäuden.

1) **Das Gerichtsgebäude.** Dasselbe hat Mittelcorridor und enthält im Parterre: die Wache, die Bureaux des Festungsgefängnisses, die Wohnung des Inspectors für die Untersuchungs- und Disciplinararrestaten, sowie Wohnungen für zwei Aufseher; in der ersten Etage: die Corps-, Gouvernements- und Divisionskriegsgerichte der sächsischen Armee nebst einem Spruchgerichtssaal mit Berathungs- und Zeugenzimmern; in der zweiten Etage: 31 Zellen für kriegsgerichtliche Untersuchungsgefangene, sowie in den Eckthürmen der dritten Etage: zwei Chargenarreste. — Eine Gefangenzelle von 10,7 Qmtr. Flächenraum und 34,77 Cbmtr. Luftraum wird durch eingesetzte eiserne Zellenöfen, von Aussen zu bedienen, beheizt und durch besondere hierzu angeordnete Ventilationsessen ventilirt.

2) **Das Disciplinararresthaus,** mit Mittelcorridor. Es enthält in drei Stockwerken mit je einer Dienststube, Abortanlage und einem Strohsackraume, 102 Arrestzellen, sowie im Parterre einen Wasch- und Baderaum. In diesem Gebäude werden die mit Arrest zu bestrafenden Unterofficiere und Mannschaften der Garnison mit Ausnahme des Schützen-Regiments, welches sein eigenes Arresthaus besitzt, untergebracht. Zellengrösse und Heizungsanlage wie bei den Untersuchungsarresten, aber ohne besondere Ventilationsanlage.

3) **Das Festungsgefängniss** für 250 abgeurtheilte Festungsgefangene. Es befinden sich im Tiefparterre: die Wirthschaftskeller und eine Zimmerwerkstatt von 120 Qmtr. Grundfläche; im Hochparterre: die Wohnungen für zwei verheirathete Aufseher, ein Unterrichts- und ein Besuchzimmer, eine Schneider- und Schusterwerkstätte, ein Bad, eine Küche mit Ehlert'schem Kochherd, ein Büdchen, zwei Wohnräume und ein Schlafsaal für 40 Mann; in der ersten und zweiten Etage: sechs Dienststuben, neun Wohnräume für je 20 und 22 Mann, fünf Schlafsäle für je 40 Mann, drei Stuben für gefangene Unterofficiere und ausserdem in der zweiten Etage ein Betsaal von 130 Qmtr. Grundfläche und 6,75 Mtr. Höhe, nebst Sacristei. Die einzelnen Etagen enthalten ausserdem acht Strafzellen. — Die Wohnräume werden durch Stubenöfen erwärmt, für Wohn- und Schlafräume, Betsaal und Werkstätten sind besondere Ventilationsessen vorgesehen. Der Zugang zu der Gesammtanlage ist nur von der Königsbrückerstrasse aus. Durch Anlage massiver Einfriedigung mit Thor zwischen den einzelnen Gebäudegiebeln und der Haupteinfriedigung erhält jedes Gebäude seinen geschlossenen Hofraum, der letzte — für das Festungsgefängniss — enthält ausserdem noch einen Stein- und einen Sandbereitungsschuppen. — Die Baukosten pro Gefangenen betragen einschliesslich der Gerichte etc. 1150 Mark.

Der südliche, in gleicher Höhe mit dem nördlichen Theile des Arsenalhofes gelegene **Provianthof** wird an seiner östlichen, der Königsbrückerstrasse folgenden Seite, durch ein langes einstöckiges, mit erhöhtem Mittelbau und Eckthürmen versehenes Gebäude begrenzt. Dasselbe enthält die Bureaux des Proviantamtes nebst Dienstwohnungen für Beamte dieser Branche, sowie das Wäsche-Depôt, die zur Ausbesserung derselben nöthigen Arbeitsräume und eine Wärter-Wohnung.

An der westlichen, der schlesischen Bahn folgenden Langseite dieses Hofes erhebt sich als Mittelbau der langgestreckten Gebäudefront ein grosses fünf Stockwerk hohes Mehlmagazin, an dessen nördliche Giebel-

wand sich die aus Parterre und einem Stockwerk bestehende Dampf-
bäckerei und die Brodniederlage anlehnt. Dem Mehlmagazin in Grösse
und äusserer Form entsprechend wird südlich desselben in der Folge die
noch nicht begonnene Dampfmühle errichtet und mit demselben durch
alle Etagen vermittelst eiserner Brücken verbunden werden. Kohlen-
und Proviant-Depôtschuppen schliessen sich dann in südlicher Richtung
an das Mühlengebäude an. Nach Süden wird der Provianthof abgeschlossen durch die Waschanstalt, im Norden findet der Hof seinen Abschluss durch eine Schlachtanstalt für zwei Parteien (berittene Truppen,
Pioniere etc.). An der Hinterseite dieser sämmtlichen Bauten wird das
von der Schlesischen Bahn abgezweigte Gleis hinlaufen.

Das Mehlmagazin enthält in jeder Etage einen auf 9 eisernen
Säulen mit gekuppelten eisernen Trägern ruhenden Boden von 278 Qmtr.
Flächeninhalt. Die Wände sind mit Holz verkleidet und in Schlotten
von demselben Material wird das Mehl aus den oberen Etagen herab-
befördert. Das Magazin wird im Ganzen 10000 Ctr. Mehl fassen. Vom
Magazin aus gelangt das zu verbackende Mehl direct in die Dampf-
bäckerei und zwar in den in der ersten Etage gelegenen Mehl-Vor-
wärme-Raum 5000 Ctr. fassend und mit Dampfheizröhren versehen.
Neben demselben befindet sich der Betriebssaal mit Knetmaschine, Warmwasser und Mischreservoir, Auswirktischen, Brodschragen und Zwieback-
maschinen. Die Knetmaschine wird durch Dampf getrieben; aus zwei
Reservoirs, von denen das eine heisses, das andere kaltes Wasser enthält, wird so viel als davon nöthig zugesetzt. In zehn Minuten kneten
die an einer rotirenden Axe sich drehenden Messer den Teig für drei
Schoss Brode à 60 Stück Sechspfünder bis zum Auswirken fertig, welches
in demselben Raume in circa $\frac{1}{2}$ Stunde durch Menschenhände bis zur
Formung der Brode bewerkstelligt wird. Von hieraus gelangen in Back-
schüsseln auf einem Fahrstuhle diese ausgewirkten Brode in die im Parterre gelegene Backofenhalle, die mit glasirten Thonziegeln gewölbt ist.
Daselbst sind fünf Wieghorst'sche Dampfbacköfen aufgestellt, deren eiserner,
auf Laufschlitten gehender Heerd je 60 Brode aufnimmt und in circa
$1\frac{1}{4}$ Stunde fertig stellt, die Brode werden nicht (wie in Preussen) an-
geschoben, sondern in Abständen von einander gleichmässig ausgebacken
und vollständig berindet. Von hier aus kommen die Brode in das an
die Backhalle anstossende Brodmagazin, welches, (50 Mtr. lang, 10 Mtr.
tief), in sechs Reihen Stellagen 100000 Stück Brode fasst. Zwischen je
zwei Stellagenreihen geht vom Backraume, welcher durch drei Schiebe-
thore mit dem Magazin verbunden ist, je ein Schienengeleis für den
Brodwagen. Die Construction der von dem hinter der Backhalle gelegenen Hofraume aus zu heizenden Wieghorst'schen Ofen ist so, dass zur
Erzielung gleichmässiger Hitze über jedem Heerde 32 zu zwei Drittel
mit Wasser zu füllende Röhren liegen, während ein an der Seite des
Heerdes angebrachtes Dampfzuleitungsrohr die Hebung und Glacirung
des frisch eingebrachten Brodes begünstigt. Hierdurch wird es möglich
mit vier Mann, welche keine Bäcker von Fach zu sein brauchen, täglich
4500 Brode zu liefern. Das gewiss ausserordentliche Resultat wird besonders dadurch erzielt, dass durch an der Heerdseite der Oefen angebrachte Manometer und Pyrometer der Oberbäcker das Backen controliren

und reguliren kann, ohne die Backhalle zu verlassen. Im obern Stockwerke der Bäckerei befinden sich Wohn- und Schlafräume für 30 Bäcker, einschliesslich zweier Oberbäcker.

Der Betrieb erfordert für 24 Stunden 50 Bäckersoldaten. Recht wichtig ist in sanitärer Beziehung, dass ein Anbau in der ersten Etage ein Waschzimmer und parterre eine Badeeinrichtung (3 Wannen und Douche) für die Bäcker enthält.

Im Süden wird der Provianthof von der Dampfwaschanstalt, welche nur an ihrer Westseite einen Hofeingang frei lässt, abgeschlossen.

Der gewölbte höhere Mittelbau enthält den Betriebs-Maschinenraum, neben welchem sich eine Desinfectionskammer mit doppelwandigem Dampfapparat befindet, die Waschküche, sowie den Raum für die Trockenmaschine und die Dampfrollen. An seine westliche Giebelseite lehnt sich ein kleiner, die Maschinenwärter-Wohnung bergender Flügel, während der längere östliche, bis an den südlichen Eckthurm der Ostfront reichende Anbau die Annahmestelle und Kammern für schmutzige Wäsche enthält. Der Verkehr zwischen diesen Niederlagsräumen und der Waschküche wird durch einen bedeckten Gang an der Nordseite der Gebäude vermittelt. Ein Dampfkessel von 25 Qmtr. Heizfläche, sowie eine achtpferdige Maschine besorgen nach Erforderniss Warmwasser und Dampf, sowie den Betrieb sämmtlicher Maschinen. Die Deckengewölbe des Wasch-, des Trocken- und Rollraumes bestehen aus zusammengeschliffenen glasirten Hohlziegeln, welche sich sehr gut bewährt haben. Der Betrieb dieser schon in voller Thätigkeit befindlichen, auch in hygiënischer Beziehung höchst wichtigen Anstalt verdient im Hinblick auf ihre gelungenen Leistungen in Kürze beschrieben zu werden.

Von der Annahmestelle, beziehendlich von den Wäschkammern aus gelangt die schmutzige Wäsche (welche von jeder Compagnie getrennt deponirt, mit Blechzeichen versehen und bis zur Wiederabholung getrennt aufbewahrt wird), auf eigens dazu construirten Handwagen in die Waschküche, wo sie einen halben Tag lang in zwei Bassins und vier Bottichen eingeweicht stehen bleibt. Von hier aus kommt die Wäsche in vier mit je sechs Messinghämmern versehene Wasch- oder richtiger bezeichnet (Patent Schirmer), Walkmaschinen, deren jede 60 — 70 Pfund Wäsche aufnehmen kann. Nach Zusatz von je 2 Liter concentrirte Soda- und Seifenlösung beginnt die Maschine, unter geregeltem Ersatz des abzulassenden schmutzigen Wassers durch reines, zu arbeiten. Nach ungefähr 15 Minuten zeigt der Abfluss reinen Wassers die erfolgreiche Thätigkeit derselben.

Zwei gewöhnliche Holländer besorgen nun das Spülen und zwei Centrifugen, mit je 1200 Umdrehungen in der Minute, ersetzen das Ausringen der Wäsche. Jede dieser Centrifugen bewältigt die Wäsche zweier Waschmaschinen.

Aus den Centrifugen gelangt die Wäsche auf dem kürzesten Wege durch eine entsprechende Maueröffnung vor die im Nebenraum aufgestellten beiden Trockenmaschinen. Dies sind 10 Mtr. lange, circa 3 Mtr. hohe, eiserne Kammern, welche durch eingelagerte Dampfröhren auf 35° R. erwärmt werden können. Zu diesen Kammern tritt von unten her atmosphärische Luft, während ein Exhaustor die feuchte Luft beseitigt. An jeder Seite der Kammern läuft in zwei Etagen je eine endlose Kette in steter langsamer Bewegung von vorn nach hinten. Gewisse in regelmässigen Zwischenräumen befindliche Vertiefungen der Kettenglieder nehmen die mit nasser Wäsche behangenen Stangen auf und gelangt die vorn eingelegte Stange in 55 bis 60 Minuten an das hintere Ende der Kammer, wo sie mit der inzwischen getrockneten Wäsche herausgehoben wird. Nach Umständen kommt die Wäsche sofort unter eine der drei in demselben Raume stehenden Dampfrollen.

Ausser diesen Trockenkammern ist noch ein kleiner zu erwärmender Bodenraum über dem Waschhause, wohin die Wäsche durch Aufzug befördert wird, und weiter ein vom Waschhause rechtwinklig nach dem Hofinnern verlaufender geräumiger langer Trockenschuppen vorhanden. Zwischen diesem und dem südlichen Flügel des östlichen Gebäudetractes endlich ist noch nahezu der vierte Theil des Provianthofes als offener Trockenplatz zur Verfügung.

Was nun die Leistung der genannten Anstalt anlangt, so vermag dieselbe den monatlichen Wäschebedarf der gesammten Garnison (circa 7000 Betttücher und 28000 Handtücher, im Gewicht von ungefähr 500 Centner) in nur 12 Tagen zu reinigen und bis zur Wiederausgabe fertig zu stellen. Die übrigen 14 Arbeitstage des Monats werden zur Reinigung der Leibwäsche verwendet, welche von den einzelnen Parteien der Dresdner Garnison Anfangs jeder Woche an die Waschsnstalt abgeliefert wird und bis zum folgenden Sonntage gebrauchsfertig wieder in Empfang genommen werden kann. Es werden täglich durchschnittlich 2250 Kgr. Wäsche (gegen 4000 Hemden) gewaschen und zahlt der Mann für ein Hemd, welches ihm früher bei der Waschfrau 10 bis 12 Pfge. kostete, gegenwärtig nur 3 Pfge. Die Anstalt trägt nicht unwesentlich zur Förderung von Ordnung und Reinlichkeit, also dem sanitären Wohlbefinden der Truppen bei, ist seit $1^1{}_2$ Jahren in Betrieb und functioniren sämmtliche Maschinen zur vollen Zufriedenheit.

. Die nördliche Seite des Provianthofes, kürzer als die vorbesprochene, bildet, zu beiden Seiten hinlänglich breite Hofausgänge freilassend, ein ebenerdiges Gebäude, welches wie schon erwähnt zwei Schlachtanstalten zur späteren Benutzung für die im westlichen Abschnitte der Albertstadt zu casernirenden berittenen Truppen enthält.

In die in der Mitte der Südfront des Gebäudes neben einander liegenden Schlachträume, deren Wände mit Oelanstrich versehen und deren Deckengewölbe aus glasirten Ziegelsteinen zusammengefügt sind, gelangt man durch besondere Eingänge vom Hofe aus. Zur Seite jedes Schlachtraumes befindet sich eine Wurstküche mit anstossender Räucherkammer. An diese Räume grenzen die gleichfalls vom Hofe aus zugänglichen beiden Hausfluren und wiederum an diese die, aus je drei Piècen und Küche bestehenden Wohnungen der beiden Schlachtmeister. Jeder der Hausflure führt direct in einen an der Nordseite des Gebäudes liegenden Raum, in welchem die Käufer aus dem daneben liegenden Fleischmagazin das Fleisch in Empfang zu nehmen haben. An die Fleischmagazine stösst wiederum je ein Kühlraum, zwischen denen sich der, beiden Schlachtanstalten gemeinsame, im Centrum der Nordfront und sonach hinter den Schlachträumen gelegene Eiskeller befindet. Endlich ist noch neben den Fleischverkaufsräumen, hinter den Schlachtmeister-Wohnungen, je ein Zimmer für den Gehilfen des Schlachtmeisters. Der noch übrige an der

Nordseite hinter den Schlachtmeister-Wohnungen liegende Raum enthält Stallungen für je 4 Rinder, 6 Schweine und 12 Schafe. Der Zugang zu diesen Stallungen befindet sich auf den entsprechenden Giebelseiten des Hauses.

Ueberschreitet man die an der nördlichen Seite des eben geschilderten Provianthofes von der Königsbrückerstrasse nach der Schlesischen Eisenbahn führende 20 Mtr. breite Magazinstrasse, so gelangt man in das zweite, zwischen der Königsbrückerstrasse und der Schlesischen Bahn befindliche, den vorigen an Grösse ebenbürtige Fourage-Magazin-Gehöft.

Mit Einfahrten von der Magazin- und Königsbrückerstrasse versehen und mit der Schlesischeu Bahn durch das früher erwähnte Gleis verbunden, wird dasselbe auf drei Seiten von Schuppen umgeben, welche 20000 Ctr. Rauhfutter zu fassen vermögen. Aus der langen Schuppenfront der Westseite erhebt sich in der Mitte ein grosses, fünf Stockwerke enthaltendes Körner-Magazin. Dasselbe gestattet nach der Bahn und nach dem Magazinhofe an 24 Stellen directe Einnahme und Ausgabe. Diese Magazinirungsanlage (Patent Hauptmann Opitz) besteht aus vier Blocks zu je fünf Etagen, von denen jeder in der Mitte ein Treppenhaus mit Paternosteraufzug und rechts und links je ein Speichercompartiment hat. Das ganze Gebäude (101 Mtr. lang, 11,5 Mtr. tief) ist, mit Ausnahme des Daches und kleiner Verschläge, nur aus Stein und Eisen erbaut. Jedes Compartiment hat an Stelle der Fussböden in einem Netze von Eisenträgern hängende walzeiserne Trichter von 2,5 Mtr. Weite, mit unterer Oeffnung und zwar befinden sich in jeder der vier oberen Etagen 16 Trichter, von denen je vier der Gebäudelängsaxe nach durch eine Zugstange mit daran befestigten Schiebern, welche erstere durch eine Kurbel vom Treppenhause aus bedient wird, mit einander verbunden sind. Die Körner schütten in der obersten Etage aus und werden, sobald dieselbe gefüllt ist, nach Bedarf durch geringes Oeffnen der Verschlussschieber nach und nach in die nächst niedere etc. gezogen, so dass bei sehr günstiger Ventilationseinrichtung die Frucht abgekühlt und von Staub und Streu befreit wird. Die unterste Trichteretage mündet in eine Trapezblechkammer, welche die Körner nach der Mitte des Compartiments bringt. Dort erfolgt nochmalige Reinigung und hierauf das Einfliessen in die Ausgabekammer, an welcher in zwei Reihen 12 Ausgabecylineer à 1 Hl. — jedoch auch in sich stellbar zur Gewichtsnormirung — hängen, welche Cylinder oben wechselweise durch einen Schieber geöffnet und geschlossen werden, während am unteren Ende jeder seinen eigenen Verschluss hat. Dadurch können in zwei Stunden über 5000 Hl., welche vorher noch am Boden lagen, vorschriftsmässig gesackt und verladen sein. Das Magazin fasst über 5000000 Kgr. Körner und verhalten sich die Baukosten zu denen gewöhnlicher Schüttböden wie 1 : 3, die Betriebskosten sind gegenüber denen bei Schüttböden sehr gering. — In der Flucht des Körnermagazins zu beiden Seiten und mit diesem in Verbindung befinden sich zwei 50 Mtr. lange und 8 Mtr. tiefe, wellblechgedeckte Verladehallen, auf der Bahnseite massiv abgeschlossen und mit Schiebethoren versehen, auf der Hochseite von eisernen Säulen getragen, an diese schliessen sich die Rauhfuttermagazine an.

Es erübrigt schliesslich noch ein Besuch des westlichen Abschnittes der Albertstadt, in welchem längs der Heerstrasse die Casernements der berittenen Truppen liegen. Da sich die Heerstrasse kurz nach Kreuzung der schlesischen Bahn, von der Einmündung der Oppelstrasse an, nach Nordwesten wendet, so ist die Hauptfront dieser Kasernen nach Südwesten gerichtet. Das dem Centrum der Albertstadt zunächst, dicht an der Schlesischen Bahn gelegene Casernement wird die Reitschule aufnehmen, neben Hannover und München die dritte deutsche derartige Anstalt. Im Hintergrunde einer bis an die Heerstrasse reichenden, von einer Mauer umschlossenen grossen Reitbahn liegt das dreistöckige Kasernengebäude, mit Wohnung für den Director der Reitanstalt, mehreren Officiers-, Chargen- und Mannschaftswohnungen. Auf erhöhter Bauebene, zu welcher von der Reitbahn aus breite Rampen führen, ist parallel zur westlichen Seite der Reitbahn das für 160 Pferde berechnete Stallgebäude errichtet. Durch einen geschlossenen Rundgang ist dasselbe mit der hinter und oberhalb der Kaserne liegenden bedeckten Reitbahn verbunden.

Die nächste Kaserne ist für das Gardereiter-Regiment bestimmt. Ihr reiht sich in angemessenem Abstande die Kaserne für das Train-Bataillon an. Durch das folgende Casernement für ein Artillerie-Regiment findet die Albertstadt im Westen ihren Abschluss.

Diese Kasernen, nicht weniger imposant als die östlichen Infanteriekasernen, treten, ähnlich wie diese, von der Heerstrasse zurück. Die Cavallerie- und Artillerie-Kaserne, gleich an Dimensionen und äusserer Bauconstruction, stellen sich als dreistöckiger Langbau mit Souterrain dar, welcher durch einen breiten, mehrere Meter hervortretenden, vierstöckigen Mittelbau und ebenso hohe, thurmartig eingedeckte, hervortretende Eckbauten geschmackvoll gegliedert wird.

Die zwischenliegende kleinere Trainkaserne ist im Mittelbau dreistöckig und findet durch vorspringende vierstöckige Flügel einen gefälligen Abschluss.

Jede der genannten Kasernen hat in der, der Heerstrasse zugewendeten Frontmitte einen Haupteingang, der bei der Cavallerie- und Artillerie-Kaserne eine Durchfahrt in den Kasernenhof bildet. Weitere Thoreingänge finden sich in den, durch eisernes Gitterwerk geschlossenen Abständen zu beiden Seiten der Train-Kaserne, sowie in der, der Artillerie-Kaserne im Westen sich anschliessenden Hofmauer.

Die Abweichung der inneren Einrichtungen der eben besprochenen Casernements gegenüber den allgemeinen Wohnungsanlagen wurden bereits früher besprochen.

Hinter den Kasernen, in reichlich gemessener Entfernung und rechtwinklig zur Hauptrichtung derselben, liegen die langgestreckten Stallgebäude, je 80 Mtr. von einander entfernt, parallel zu einander so geordnet, dass auf die Länge der Artillerie-Kaserne vier Ställe zu je zwei Batterien, auf die Länge der Cavallerie-Kaserne fünf für je eine Escadron kommen. Zwischen diesen Gruppen liegt in gleicher Richtung und Ausdehnung das zur Train-Kaserne gehörige Stallgebäude. Lange gedeckte an der nördlichen Giebelseite der Cavallerie- und Artillerieställe hinlaufende Gänge führen in die, zwischen den mittelsten Ställen dieser Gruppen errichteten Reithäuser und schliessen die zwischen den Ställen liegenden Reitplätze ab, welche zusammen 12 Ht. Flächenraum einnehmen.

Jeder Stall hat drei bis fünf Reviere mit vor- oder zwischenliegenden Eingängen. In letzteren befinden sich die Wasserreservoirs und Futterkästen. Der durchgehende, 5 Mtr. breite Mittelgang dient gleichzeitig zum Fussexerciren der Mannschaften. Die mit Schiefer gedeckten Ställe haben nur Oberlichtbeleuchtung. Der Raum über der Holzdecke dient zur Isolirung. Die Ventilationsöffnungen liegen in dem firstartigen Aufsatz unmittelbar über den Seitendächern. Die Krippentische jeder mit zwei Mulden für Hafer und Heu (für letzteres mit Stabgitter), und die Pilaren mit Sattelhalter etc. sind von Eisen. Der Fussboden hat hartes Bruchsteinpflaster, die Umfassung bis 1 Mtr. über dem Krippentisch Chamottesteinverkleidung.

Die Anwendung der Matratzenstreu macht besondere Ableitungen für Flüssigkeiten entbehrlich.

Das Reithaus der Cavallerie ist 150 Mtr., die beiden andern 65 Mtr. lang, ein jedes 18,5 Tiefe im Lichten. Die Umfassungsmauern bestehen aus Schaft- und Schildbau; in jedem dritten Schilde, 2,75 Mtr. über dem Fussboden, befindet sich ein grosses Fenster. Die lichte Höhe bis zur Mauerpfette beträgt 7,75 Mtr., bis zur Firstpfette 10,75 Mtr. Die Wände haben, bis 1,85 Mtr. vom Fussboden, schräge Holzverkleidung.

Hinter den zusammen 1400 Pferde fassenden Stallungen, sowie an der Westseite des Artillerie-Kasernenhofes liegen Futtermagazine, grosse Schuppen für Fahrzeuge, Kammergebäude, die Krankenställe und zwei Schmiedegebäude.

Der ganze westliche Kasernentract lehnt sich an sanft ansteigende, bewaldete Höhen und bewaldetes Terrain schliesst auch im Nord-Westen die Albertstadt ab, wogegen von der Hauptfront der Gebäude, welche den dem Elbthale zugewendeten Rand des Plateaus krönen, sich ein überraschend schöner Blick auf das herrliche Thal und das jenseits liegende Gelände bietet.

Wie Eingangs bemerkt wurde, fällt der Beginn der Gründung der Albertstadt (abgesehen von der Schützen-Kaserne), auf das Jahr 1873. Zur Fertigstellung nach den Plänen der Königlichen Militär-Baudirection war ein Zeitraum von 7 bis 8 Jahren in Aussicht genommen worden. Der Energie und Umsicht der obersten Bauleitung ist es gelungen das grosse Werk so zu fördern, dass schon das Jahr 1879 dasselbe vollendet sehen wird.[1]

---

[1] Da der grösste Theil des Königlich Sächsischen Armeecorps in Kasernen nach dem gleichen Princip untergebracht ist (in Leipzig, Bautzen, Chemnitz, Freiberg, Zittau und Oschatz sind Kasernen desselben Systems erbaut), so wird hier von der Sanitätsstatistik abgesehen und auf den Aufsatz des Stabsarzt Dr. Evers verwiesen.

W. R.

XI.

Heizung und Lüftung der neuen Kasernen in Albertstadt bei Dresden

vom

Stabsarzt Dr. **H. Sussdorf,**
commandirt zum Cadettencorps.

Inwiefern bei der Auswahl des Platzes und der allgemeinen baulichen Anlage der neuen Kasernen auf alle die natürliche Ventilation unterstützende Verhältnisse Bedacht genommen worden ist, erweist der vorstehende Aufsatz; es erübrigt noch die die Beschaffenheit der Kasernenluft so beträchtlich beeinflussenden Heiz- und Ventilationsanlagen in Nachstehendem zu schildern. —

Hierzu möge nochmals erwähnt werden, dass für Wohnen, Schlafen, Essen, Putzen und Waschen gesonderte Räume bestehen, was für gute Luftverhältnisse der Wohn- und Schlafräume nicht nur von wesentlichem Belang ist, sondern auch den geringeren Kubikraum dieser rechtfertigt. Die Grösse des letzteren sowie die des pro Mann gewährten Quadratraumes ergibt sich aus folgender Tabelle:

Kaserne.	Räumlichkeit.	Normirte Belegungsstärke	Länge	Breite	Grundfläche	Höhe	Kubikinhalt	Grundfläche pro Mann	Kubikraum pro Mann
		Mann.	Meter.	Meter.	Qmtr.	Meter	Kbmtr.	Qmtr.	Kbmtr.
Infanterie-Kasernen	Wohnzimmer	23	8,70	5,30	46,11	3,65	168,0	2,0	7,3
	Wohnzimmer	17	6,65	5,18	34,45	3,65	125,7	2,0	7,4
	Schlafsaal	120	30,8	14,0	431,5	3,65	1575,0	3,6	13,1
Artillerie-Kaserne	Wohnzimmer	24	7,0	6,925	48,48	3,95	191,5	2,02	7,98
	2 Schlafsäle	220	12,75 / 13,50 / 20,0 / 12,0	16,0 / 10,5 / 13,0 / 14,0	774,0	3,95	3057,0	3,52	13,7
Cavallerie-Kaserne	Wohnzimmer	18	6,0	7,0	42,0	3,95	165,9	2,33	9,2
	2 Schlafsäle	150	17,57 / 13,50 / 15,57	12,7 / 9,5 / 12,84	551,0	3,95	2176,4	3,7	14,5

Vergleicht man diese kubischen Grössen (durchschnittlich 8 Kubikmeter pro Mann im Wohn- und 13,7 Kubikmeter im Schlafraum d. s. zusammen 21,7 Kubikmeter) mit den bisher in den verschiedenen Staaten angenommenen Grenzen, so ergibt sich zu Gunsten der neuen Dresdner Kasernen ein Mehr von mindestens 6 Kubikmeter pro Mann, welches sich im Allgemeinen noch dadurch etwas erhöht, dass wie schon öfter erwähnt noch besondere Räumlichkeiten für Essen, Putzen und Waschen bestehen, in denen sich die Soldaten einen, wenn auch nur kleinen Theil des Tages aufhalten. —

Ferner sei nochmals daran erinnert, dass sämmtliche Mannschaftsstuben (ausgenommen in der Pionierkaserne) nach Süden, dagegen die — nach Norden zu — vorspringenden Schlafsäle mit der einen Längsseite nach Westen, mit der anderen nach Osten gelegen sind. Von den Ersteren bilden die für 24 Mann bestimmten Stuben: Rechtecke mit je 2 gekuppelten Fenstern an der Schmalseite, dagegen die für 18 Mann bestimmten: Rechtecke mit je 2 Fenstern an der Längsseite. Auch die Form der Schlafsäle ist die rechteckige, doch befinden sich in denen der Grenadier-Kasernen die Fenster an beiden Längsseiten und zwar an jeder 8, also in Summa 16 pro Schlafsaal, welche sich vollkommen gegenüberliegen, während in den die Corridore unterbrechenden, zum Theil vollständig bis zur Hauptfront eingebauten, Schlafsälen der Artillerie- und Cavallerie-Kasernen ausser je 3 oder 4 an den Längsseiten sich gegenüberliegenden Fenstern noch deren 1 bez. 3 an der nach Norden oder Süden gelegenen Stirnwand eingelassen sind. — In jede Mannschaftsstube führen vom Corridor aus eine den Fenstern gegenüberliegende Thür, in jeden Infanterie-Schlafsaal ebenfalls vom Corridor aus 3 Thüren, die dem geschlossenen nördlichen Ende des Saales gegenüberliegen; dagegen sind in den Artillerie- und Cavallerie-Schlafsälen die Thüren an den Längsseiten angebracht.

Was die Grösse der Fensterlichtfläche anbelangt, so interessirt dieselbe nur die Mannschaftszimmer. In ihnen berechnet sich im Allgemeinen auf einen Kopf 0,34 Qmtr. Fensterfläche, sowie das Verhältniss zwischen Fensterlichtfläche zur Grundfläche wie 1:6 und das zwischen Beleuchtungsfläche zum Kubikraum wie 1:21. —

Die künstliche Beleuchtung erfolgt in den Schlafsälen, Corridoren, Küchen, Waschräumen und Abtritten durch Gas, in den Mannschaftsstuben dagegen durch Petroleum; eine Ableitung der Verbrennungsproducte über der Flamme findet nirgends statt. —

Was nun die **Heiz-** und **Ventilationsvorkehrungen** selbst anbelangt, so sind die der östlichen Grenadierkaserne von E. Kelling in Dresden und die aller anderen Kasernen von J. H. Reinhardt in Würzburg hergestellt.

Betrachten wir zuerst die östliche Grenadierkaserne:

Die Mannschaftsspeisesäle, Chargenzimmer, Officiersquartiere, die Wohnungen für Verheirathete werden wie schon früher erwähnt mittelst eiserner Reguliröfen bez. Kachelöfen geheizt und entbehren besonderer Ventilationseinrichtungen. Die Heizung der Mannschaftsstuben, Waschräume, Schlafsäle und Casinoräumlichkeiten dagegen ist **Centralheizung durch erwärmte Luft**, welche mittelst 4 Doppel- und 14 einfacher, im Kellergeschoss aufgestellter, Caloriferen (Heizkammern) erzeugt wird.

Die Doppelcaloriferen liegen etwas tiefer als die einfachen Caloriferen und sind an den Stellen aufgestellt, an welchen die 4 Flügel, welche die Schlafsäle enthalten, vom Hauptgebäude abgehen. Jeder derselben hat demnach

3 nebeneinanderliegende Mannschaftsstuben (à 23 Mann) des 1. Geschosses,
3 „ „ „ „ 2. „
3 „ „ „ „ 3. „
3 übereinanderliegende Waschräume des 1., 2. und 3. Geschosses und eventuell auch
3 übereinanderliegende Schlafsäle (à 120 Mann) des 1., 2. u. 3. Geschosses des betreffenden Flügels, d. s. in Summa 12 ev. 15 Räume (von circa 1890 ev. 6600 Kubikmeter Inhalt) zu heizen.

Jeder Doppelcalorifère (von Kelling) besteht aus einem 0,56 Mtr. hohem und ebenso breitem Treppenroste, welcher in dem aus Schmiedeeisen hergestellten (und mit Chamottsteinen ausgekleideten) Feuerraume in der Mitte des Apparates liegt, und aus den Heizrohren, welche zu beiden Seiten des Treppenrostes in 4 Reihen übereinander liegen. Jede Reihe enthält 2 Röhren von 0,236 Mtr. lichtem Durchmesser und 3,20 bez. 2,73 Mtr. freier uneingemauerter Länge, so dass die Heizfläche dieser Apparate 36,8 bez. 30,7 Qmtr. beträgt. Der Schornstein von 0,38 Qmtr. Weite steht auf dem Bogen über dem Treppenroste, also in der Mitte des Heizapparates.

Der Apparat ist so construirt, dass das Feuer vom Roste aus nach beiden Seiten in der obersten Reihe nach der hinteren Stirnmauer des Apparates geht, dort fällt es in gemauerten Rauchzügen in die zweite darunter liegende Heizrohrreihe und bewegt sich in der Richtung nach dem Roste zu. Dort angelangt fällt es in gemauerten Rauchzügen in die unter der zweiten Reihe liegende dritte Heizrohrreihe und geht vom Roste aus nach rechts und links, fällt in der hinteren Stirnmauer nochmals und bewegt sich in der untersten vierten Heizrohrreihe wieder nach dem Roste zu, wo es in die Rauchkanäle, welche zur Esse führen, einmündet. Der Apparat ist durch diese Anordnung als Gegenstromheizapparat anzusehen.

Die einzelnen Heizröhren sind von Gusseisen, die obere als dem Feuerraum zunächst liegende Reihe ist ausserdem mit feuerfestem Kitt (Chamottmasse) ausgestrichen um das Glühendwerden der gusseisernen Heizfläche zu vermeiden. Die Verbindung derselben geschieht durch Muffen, welche mit feuerfestem Mörtel verdichtet sind. Zwischen den beiden obersten Heizröhren sind zwei kupferne, muldenförmige Becken von 2,70 Mtr. Länge angebracht, welche von Aussen mit Wasser gefüllt werden können und dazu bestimmt sind, ihren Inhalt in Dampfform der darüber streichenden erwärmten Luft allmälig zuzuführen und letztere sowie die Zimmerluft dadurch mit dem erforderlichen Feuchtigkeitsgehalt zu versehen. —

Die frische Luft wird jedem Apparate von Aussen durch 2 unter dem Kellergeschoss verlaufende Kanäle von je 0,8 Qmtr. Weite zugeführt, welche im Fussboden der Heizkammer ausmünden; jeder Kanal ist abstellbar mit einer drehbaren Klappe.

Die 14 einfachen Caloriferen sind im Hauptgebäude derart vertheilt, dass die zehn grösseren längs der südlichen Front und die vier kleineren jenseits des Corridors auf der nördlichen Seite unter den Treppenhäusern aufgestellt sind.

Von den Ersteren dienen 8 Stück zur Heizung der Mannschafts-zimmer; jeder von ihnen hat nämlich

2 nebeneinanderliegende Mannschaftsstuben (à 17 Mann) des 1. Geschosses,
2　　　　　　„　　　　　　　　　　　„　　　　　　„　　„ 2.　„
2　　　　　　„　　　　　　　　　　　„　　　　　　„　　„ 3.　„

d. s. in Summa 6 Räume (von circa 754 Kubikmeter Inhalt) zu heizen. Die ferneren zwei grösseren Calorifèren erwärmen die Räumlichkeiten des Officierscasinos. Von den 4 kleineren Calorifèren aber hat jeder 3 übereinander liegende Waschräume des 1., 2. und 3. Geschosses (von circa 378 Kubikmeter Inhalt) zu heizen.

Diese einfachen Calorifèren haben im Grossen und Ganzen dieselbe Construction wie die Doppelcalorifèren, aber eine geringere Heizfläche, nämlich 15 bez. 9 Qmtr. und nur einen Kanal von 0,4 Qmtr. Weite für die Zuführung der frischen Luft.

Sämmtliche Calorifèren sind wie vorerwähnt mit Treppenrost zur Verwendung von Braunkohlen eingerichtet.

Der berechnete Maximalaufwand für Ventilation und Heizung betrug 387360 Wärmeeinheiten pro Stunde bei $+ 20^0$ C. innerer und $- 20^0$ C. äusserer Temperatur.

Zur Erreichung dieser Wärmemenge sind 322,8 Qmtr. Heizfläche vorhanden, so dass ein Quadratmeter Heizfläche circa 1200 Wärmeein-heiten zu transmittiren hat.

Was nun die Heizkanäle anbelangt, so beginnen dieselben — für jeden zu beheizenden Raum ein gesonderter — in dem Heiz-kammergewölbe, verlaufen vertikal in den Mittelwänden zwischen je zwei Zimmern und münden ungefähr 1,80 Mtr. über dem Fussboden in die beheizten Zimmer. Ihre Weite richtet sich sowohl nach dem Kubik-inhalt des betreffenden Zimmers, als auch nach der Stärke der Mauern, nach der Anzahl der Fenster und endlich danach, ob das betreffende Zimmer von Aussen- oder Innenwänden eingeschlossen ist, nicht jedoch danach, ob die beheizten Räume im 1. oder 2. oder 3. Geschoss liegen, da die umschliessenden Wände nach oben zu immer dünner werden. Für gleich grosse cubische Räume in verschiedenen Stockwerken weisen daher die Heizkanäle immer dieselben Weiten auf.

So stellt sich die Weite eines Heizkanals in allen drei Ge-schossen für

eine Mannschaftsstube zu 23 Mann auf 0,3 Mtr. Breite und 0,38 Mtr. Tiefe,
　„　　　　　　„　　　　„ 17　„　　„ 0,25　„　　„　　„ 0,38　„　　„
einen Schlafsaal　　„ 120　„　　„ 1　„　　„　　„ 0,25　„　　„

Wie schon erwähnt mündet in jedes Mannschaftszimmer und in je-den Waschraum ein Heizkanal, in jeden Schlafsaal münden dagegen vier Heizkanäle; die Heizkanäle sind vor ihrer Ausmündung in der Wand je durch ein Gitter vor dem Eindringen von Staub und vor muth-willigem Hineinwerfen von Gegenständen in die Kanäle geschützt.

Ausser einem Heizkanal hat aber auch jede Mannschaftsstube und jeder Waschraum einen sogenannten Circulationskanal (2), dessen Mündung circa 20 Ctm. über dem Fussboden des betreffenden Raumes

Fig. 17.

Anheizung.　　Circulation.

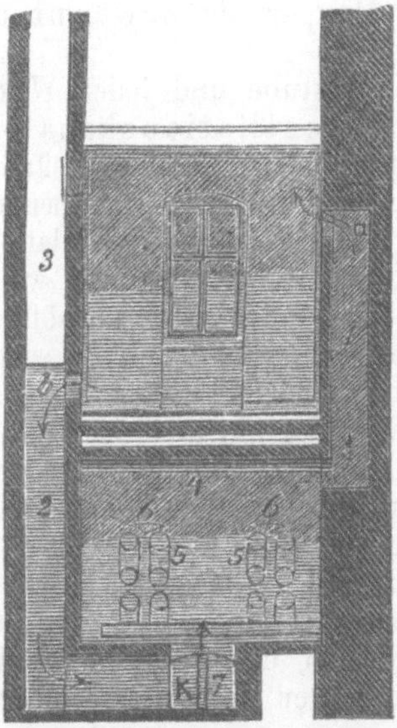

1 Heizkanal.
2 Circulationskanal.
3 Ventilationskanal.
4 Heizkammer.
5 Heizröhren.
6 Wasserpfannen.
7 Kalter Luftkanal.

18.　　　Kalte Aussen-Luft.

19.　　　Gute kalte Zimmerluft.

20.　　　Geheizte Luft.

21.　　　Verdorbene Luft.

in dieselbe Wand, in welcher der Heizkanal (1) liegt, eingelassen ist und der von da aus zwischen den Mauern zum Heizkammergewölbe (4) herabsteigt.

Dieser Kanal hat den Zweck die Anheizung der Räume vermittelst Circulationsheizung herzustellen. Wenn nämlich die in der Heizkammer (4) erwärmte Luft durch den Heizkanal (1) nach den Zimmern geleitet und dort durch die Heizklappe (a) nahe der Decke ausgeströmt ist, kühlt sie sich in dem kalten Zimmer ab, fällt schwerer geworden zu Boden und gelangt in den Circulationskanal (2), durch diesen aber zurück in die Heizkammer, wird hier wieder erwärmt und durch den Heizkanal nochmals in das Zimmer geführt. Diese Luftbewegung wird so lange fortgesetzt, bis das Zimmer die erforderliche Temperatur erreicht hat — ein Vorgang, welcher vorzugsweise den Heizzweck verfolgt, indem hierdurch die Zimmerluft ziemlich schnell erwärmt wird, ohne dass dabei viel Wärme verloren geht. Freilich findet durch die Circulation allein kein Ersatz der etwa vorhandenen verdorbenen Luft durch frische atmosphärische Luft statt, denn es wird während dieses Vorganges der Zuführungskanal für frische Luft (7) durch die inliegende Klappe (k) geschlossen gehalten.

Dass in die Schlafsäle keine Circulationskanäle münden, ist dadurch begründet, dass diese Säle nicht zugleich mit den Mannschaftsstuben erwärmt werden, sondern erst gegen Abend nach Schluss der Heizkanäle der Mannschaftsstuben; es wird dadurch die Abends in den Caloriféren noch aufgespeicherte Wärme nutzbar gemacht, und die für die Ventilation der Schlafsäle erforderliche Luft erwärmt. —

Die soeben beschriebene Centralluftheizung ist nun überall als Ventilationsheizung angeordnet, welche darauf beruht, dass (nach

beendeter Anheizung) eine ununterbrochene Zuführung frischer erwärmter
Luft und Abführung der verbrauchten, verdorbenen Luft mittelst Tem-
peratur-Differenz stattfindet. Sämmtliche in die Heizung eingeschlossenen Räume werden demnach während der Heizperiode erwärmt und
zugleich ventilirt.

    Zu diesem Behufe ist für jede Mannschaftsstube und jeden Wasch-
raum ausser dem vorerwähnten Heizkanal ein Ventilationskanal angelegt, welcher circa 20 Ctm. über dem Fussboden in derselben Oeffnung,
in welche der Circulationskanal ausmündet, beginnt und zwischen den
Mauern bis hinauf in den Dachraum geführt ist. Um den Ventilations-

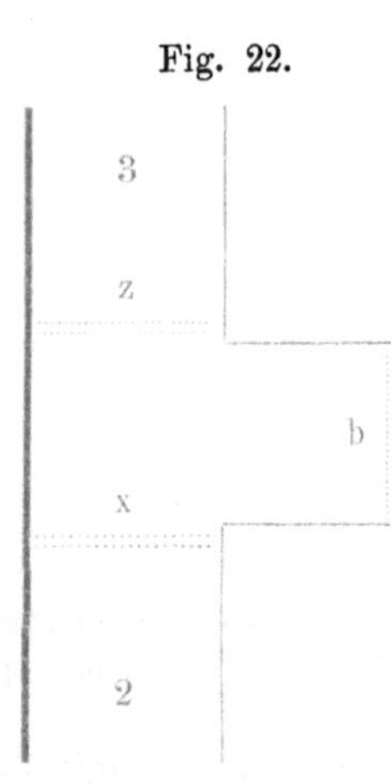

Fig. 22.

kanal (3) von dem Circulationskanal (2), welche
beide wie vorerwähnt dieselbe Ausmündungsöffnung
(b) in der Stube haben, abzuschliessen, ist sowohl
in ersterem kurz oberhalb der Einmündung die
sogen. Ventilationsklappe (z) als in letzterem kurz
unterhalb der Ausmündung (b) die gleichfalls von
aussen drehbare Circulationsklappe (x) angebracht.
Erstere wird geschlossen und letztere offen gehalten so lange durch Circulationsheizung die
Anwärmung des Raumes erfolgen soll. Letztere
hingegen wird geschlossen und erstere geöffnet
gehalten, wenn nach erfolgter Anheizung der Raum
ventilirt werden soll.

    Die Weite der Ventilationskanäle ist in den
verschiedenen Geschossen nicht verschieden, sondern ganz die gleiche wie die Weite der zugehörigen Heizkanäle, also für

eine Mannschaftsstube zu 23 Mann 0,114 Qmtr.,
          „   „   „ 17 „ 0,095   „

    Während jeder Wohnraum nur einen Ventilationskanal besitzt, sind
für jeden Schlafsaal deren vier von je 0,40 Mtr. Breite und 0,25 Mtr.
Tiefe angelegt, welche nicht in den Seitenwänden nach dem Dache verlaufen, sondern rechts und links neben den — durch den Schlafsaal frei
hindurchgehenden — Küchenschornsteinen und von ihnen nur durch
eiserne Platten getrennt, angebracht sind und mit diesen nach dem Dachraum laufen um dort auszumünden, während die Schornsteine über dem
Dachfirst endigen. Es wird auf diese Weise die Wärme des abgehenden
Rauches der im Winter stets in Betrieb befindlichen Kochöfen für die
Ventilationsluft durch Erhöhung der Temperaturdifferenz nutzbar gemacht
und die Luftbewegung wesentlich beschleunigt.

    Die Ventilation der im Kellergeschoss der Flügel liegenden Mann-
schaftsküchen wird ebenfalls durch Ventilationskanäle, welche neben
dem Rauchkamin und nur durch gusseiserne Platten von demselben getrennt geführt sind, vermittelt; ausserdem wird aber der in den Kesseln
entstehende Kochdampf noch dadurch direct — ohne in die Küche zu
gelangen — abgeführt, dass über den Kesseln in ihrem ganzen Umfange
Blechmäntel angebracht sind, auf deren Höhe Rohre entspringen, welche
einzeln in den Schornstein des Herdes münden.

    Die Abtritte und deren Vorräume sind in der östlichen Grenadier-
kaserne wegen der vorhandenen Desinfectionseinrichtung nach Süvern

ohne Ventilationsvorkehrungen geblieben und daher nur auf stete Oeffnung der Fenster verwiesen. —

Die Ventilation der Officiersgesellschaftssäle ist theilweise durch regulirbare Aspirationsöffnungen in dem Plafond verstärkt.

Betrachten wir nun die Bewegung der Luft dieser vorbeschriebenen Heiz- und Ventilationsanlage, wie sie in den verschiedenen Jahreszeiten stattfindet, so ergiebt sich Folgendes:

Im Winter wird die durch den Luftkanal (7) zugeführte Luft in der Heizkammer (4) erwärmt, passirt dieselbe und gelangt durch den Heizkanal (1) nach dem zu beheizenden Raume. Als leichteste Luft des Raumes wird sie daselbst nach oben bis an die Decke steigen, dort überall die höchsten Punkte erstreben d. h. sich über die ganze Decke gleichmässig ausbreiten und von da in dem Maasse, als sie sich abkühlt, resp. durch immer neu zuströmende wärmere Luft verdrängt wird, in gleichmässig horizontalen Schichten zu Boden sinken, von wo sie dann als nunmehr kälteste und am längsten im Zimmer befindliche, also unreinste Luft, durch die unmittelbar über dem Fussboden befindliche Austrittsöffnung (b) des nach oben führenden Ventilationskanals (3) aufgenommen wird. Da die Luft in diesem Kanal wärmer als im Dachraum ist, so steigt die verbrauchte Luft ohne weiteren Motor in denselben, wo sie sich verbreitet und durch die Oeffnungen entweicht. Die Circulationsklappe bei b ist natürlich geschlossen.

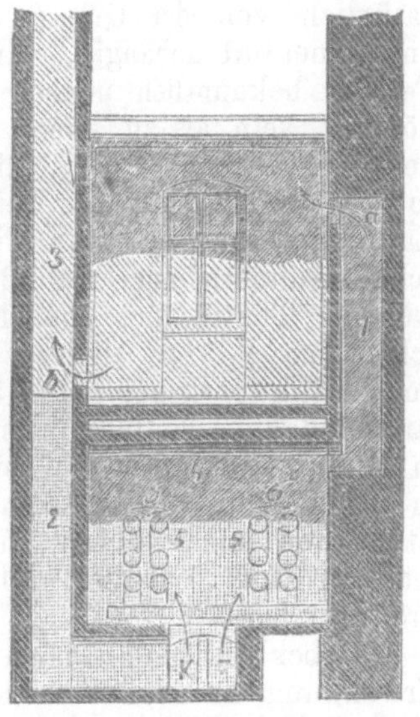

Fig. 23.

Winterventilation.

Anmerkung. Die Eintritts- und Austrittsöffnungen der Luft liegen sich nicht, wie in den vorstehenden, das Princip der Kelling'schen Luftheizung darstellenden, Skizzen angegeben, gegenüber, sondern befinden sich an gleicher Wandfläche.

Hiernächst gestattet diese Einrichtung eine beträchtliche Ventilation ausserhalb der Heizperiode.

Im Sommer nämlich wird die am längsten im Zimmer befindliche — also unreinste und zugleich wärmste — Luft die leichteste sein, daher sich zunächst der Decke befinden und durch Oeffnen der obersten Fensterflügel von da abgeführt, während der Eintritt der frischen Luft aus dem im Winter als Warmluftkanal dienenden Kanal und ebenso aus dem Circulationskanal erfolgt. Da die frische Luft nun aus der Heizkammer im Kellergeschoss kommt und an den grossen ungeheizten Eisenflächen des Heizapparates abgekühlt worden ist, wird sie die kälteste — schwerste — sein, demzufolge nach ihrem Eintritt in den Stubenraum zu Boden sinken und erst in dem Maasse, als sie sich im Zimmer erwärmt, nach oben steigen, wo sie wie vorerwähnt durch die geöffneten oberen Fensterflügel ihren Abzug findet. —

Im Frühling und Herbst, wenn die Witterung gelinde und innen wie aussen nahezu gleiche Temperatur vorhanden ist, demnach die Ventilation unbedeutend bis zum gänzlichen Stillstande sein würde, sind zwei Fälle denkbar: Entweder ist die Aussentemperatur so, dass immer noch etwas geheizt werden muss, dann ventilirt man wie im Winter, oder es wird nicht geheizt, dann fehlen für Ventilation genügende Differenzen zwischen der Aussen- und Innentemperatur und man muss wie im Sommer durch geöffnete Fenster lüften. — Die für letzteren Fall äusserst zweckdienlich in Betrieb zu setzenden, mit den Ventilationskanälen verbundenen Saugessen, welche zur Erzeugung der erforderlichen Zugkraft durch kleine Extrafeuerungen angeheizt werden, sind nur im Lazarethneubau vorhanden.

Was nun den Umfang der Ventilation anbelangt, so ist derselbe natürlich von der Grösse der Temperaturdifferenzen zwischen Aussen- und Innenluft abhängig, wird demzufolge wie erwünscht im Winter, wo Fenster bekanntlich ungern von den Mannschaften geöffnet werden, ein höherer sein als zu allen anderen Jahreszeiten. Als Bedingung wurde dem Erbauer aufgegeben, die Luftzuführungs- und Luftabführungskanäle so weit anzulegen, dass bei alleiniger Kanalventilation mindestens eine Lufterneuerung von 10 Kubikmeter pro Kopf und Stunde in den Mannschaftszimmern und von 20 Kubikmetern in den Schlafsälen erzeugt würde. Thatsächlich aber haben wiederholte anemometrische Messungen schon bei $+ 1^0$ C. äusserer und $+ 19^0$ C. innerer Temperatur einen — im Ventilationskanal mit 1,5 bis 3 Mtr. Geschwindigkeit in der Sekunde strömenden — Luftabzug bis zu 44 Kubikmeter pro Kopf und Stunde in Mannschaftsstuben und bis zu 31,8 Kubikmeter pro Kopf und Stunde in Schlafsälen ergeben, somit bei voller Belegung mit 23 Mann für die Stube und mit 120 Mann für den Schlafsaal in ersterer eine 6- und in letzterer eine beinahe 3malige Erneuerung des gesammten Luftinhaltes pro Stunde. —

Ueber die Beschaffenheit der zugeführten Luft möge hier nur Erwähnung finden, dass die in die Zimmer strömende Luft selbst bei starker Heizung niemals eine höhere Temperatur als 50^0 C. zeigte und da sie über Manneshöhe einströmte, auch nicht unangenehm empfunden wurde. Der der Luftheizung so oft gemachte Vorwurf der austrocknenden und reizenden Wirkung konnte für dieses System nicht begründet gefunden werden, denn es machte die Luft in Schlafsälen und Mannschaftszimmern selbst nach langanhaltender Heizung sowohl auf uns wie auf die Mannschaften stets den Eindruck einer relativ feuchten, auch erschien die zugeführte Luft im Allgemeinen staub- und russfrei sowie auch ohne Beimengungen von Kohlengasen.

Bezüglich des Gehaltes der Zimmerluft an Kohlensäure, muss auf die Beobachtungen und Untersuchungen des Oberstabsarzt Dr. Leo verwiesen werden.

Jedenfalls liegt es im Interesse der Lufterneuerung, wenn der eintretenden Luft eine recht innige Mischung mit der Zimmeratmosphäre ermöglicht wird. Sind nämlich die Kanalöffnungen a und b in der durch vorstehende Skizzen bezeichneten Weise in gegenüberliegende Wandungen angebracht, so wird dann der Weg, den die Luft nimmt, der Richtung der Pfeile entsprechen. Liegen aber die Kanalöffnungen a und b in einer und derselben Wandfläche, so wird ein nicht geringer Theil der durch a eintretenden warmen Luft, durch die verticale Wandfläche abgekühlt, an dieser herab und dem tiefer liegenden Abzugskanale b zuströmen, ohne wesentlich verdünnend auf die Atmosphäre des ganzen Zimmerraums gewirkt zu haben.

Andererseits ist nicht zu verkennen, dass die Vertheilung der Luftkanäle auf ein und dieselbe Wandfläche vielfache technische Vortheile in der Bauausführung bietet[1]).

Was zum Schluss die erhaltenen Zimmertemperaturen anlangt, so schwankten dieselben in den verschiedenen Stockwerken nach unseren Beobachtungen auch bei höheren Kältegraden nur zwischen 17 und 23 ° C.; bei Bedienung jedoch der Calorifèren und stellbaren ·Klappen durch Heizer von Fach könnten gewiss diese Temperaturen noch innerhalb geringerer Differenzen gehalten werden.

Die Kosten der Heizapparate, des Einbaues derselben und der Ventilationskanäle belaufen sich auf circa 51300 Mark. —

Die nunmehr zu besprechenden von Reinhardt ausgeführten Central-Luftheizungs- und Ventilationsanlagen der westlichen Grenadier-, der Artillerie-, Cavallerie-, Pionier- und Trainkaserne sind im Allgemeinen übereinstimmend nach folgenden Grundsätzen getroffen. Die Centralluftheizung ist auch hier überall als Ventilationsheizung angeordnet, indem eine ununterbrochene Zuführung frischer erwärmter Luft und Abführung der verbrauchten verdorbenen Luft mittelst Temperaturdifferenz stattfindet. Die Erwärmung der Luft geschieht wie bei Kelling durch Calorifèren und zwar auch durch eine grössere Anzahl derselben in jeder Kaserne, da die Röhrenleitungen, welche die erwärmte Luft weiter führen, vertical verlaufen müssen. —

So finden wir in der westlichen Grenadierkaserne 22, in der Cavallerie- und Artilleriekaserne je 8, in der Pionierkaserne 4 und in der Trainkaserne 2 Calorifèren. Die unterhalb der zu heizenden Localitäten in den gemauerten Heizkammern des Kellergeschosses liegenden, ver-

---

[1]) Fleck glaubt auf pag. 60 des „6. und 7. Jahresberichts der chemischen Centralstelle für öffentliche Gesundheitspflege in Dresden" diese Aufgabe ohne Schwierigkeiten dadurch lösen zu können, dass man unter dem Zimmerboden einen Kanal rechtwinklig auf den Luftabführungskanal bauen lässt, indem man das Ende des Ersteren in einer der Luftzuführungsöffnung gegenüberliegenden Zimmerseite durch den Fussboden des Zimmers ausmünden lässt, in welcher sich dann die mit einer Gitteröffnung versehene Ausmündungsöffnung des Abzugskanales befindet. Die hierdurch für derartige Heiz- und Ventilationsanlagen erreichten Vortheile sind nach Fleck folgende:

1. Ist durch eine solche Anlage des Abzugskanales im Fussboden des Zimmers und gegenüber der Zutrittsöffnung eine innigere Mischung der Ventilationsgase mit der Zimmerluft garantirt;
2. ist dadurch die Möglichkeit der Vertheilung sämmtlicher Luftkanäle in derselben Wandfläche ausser Frage gestellt;
3. findet mit der Unterführung des Fussbodens durch Warmluftkanäle eine gesicherte Erwärmung des Letzteren und hiermit eine vermehrte Ausnutzung der Wärme statt.

Dieser Vorschlag dürfte sich bei Neubauten von Kasernen ohne Schwierigkeiten und fast kostenlos in Ausführung bringen lassen.

schieden grosse Heizfläche darbietenden Caloriféren mit Planrost zur Steinkohlenheizung sind ganz aus Gusseisen mit entsprechend starken Wandungen und überall mechanisch bearbeiteten Dichtungsflächen ohne Anwendung von Sand, Kitt oder Lehm hergestellt; die eigentlichen Feuerräume sind mit Chamottsteinen ausgemauert, der Feuerhut und die hauptsächlichsten Feuerrohre mit Strahlleisten zur besseren Abkühlung versehen.

Sämmtliche Putzöffnungen liegen ausserhalb der eigentlichen Heiz- oder Luftkammer, daher sind die Apparate nur von aussen zu reinigen. Ebenso ist der Anschluss der Rauchrohre an die Kamine überall ausserhalb der Heiz- oder Luftkammer bewirkt.

Die mit dem Apparat verbundene Wasserverdunstungsvorrichtung besteht wie bei den Kelling'schen Caloriféren aus zwei mit dem Apparat nicht direct verbundenen, an den höchsten Stellen angebrachten Wasserpfannen, deren vorderster Theil ausserhalb der Heizkammer durch die Stirnwand derselben hervorsteht, um sich jederzeit über den Wasserstand in denselben vergewissern zu können. — Diese Wasserpfannen sind an jedem Heiztage bei Beginn der Heizung aus dem von der Wasserleitung zu diesem Zwecke abgezweigten Rohre zu füllen, und ist der Apparat sowohl darauf berechnet, das betr. Wasserquantum pro Tag verdunsten zu können, als auch dieses Quantum grade hinreichend ist, der erwärmten Luft unter allen Umständen einen Wassergehalt von mindestens 50 pCt. zu verleihen. Die richtige Handhabung derselben bei kaltem, trockenen oder nassen Wetter ist dem Heizer durch besondere Instruction ausdrücklich vorgezeichnet. —

Fig. 26.

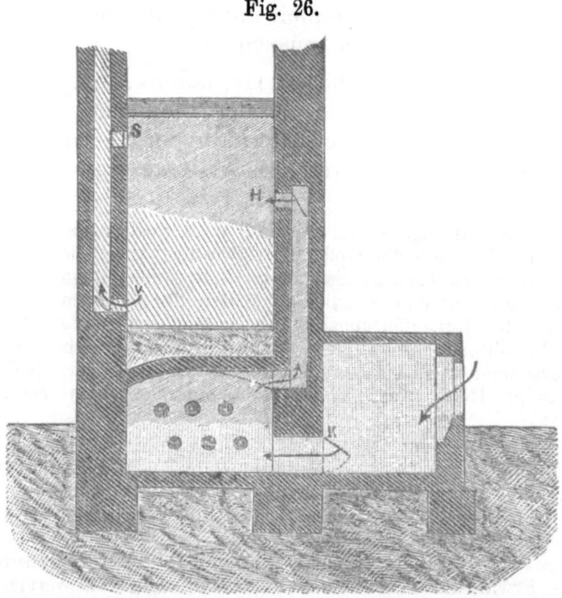

Die frische Luft wird der Reinhardt'schen Calorifére nicht wie dem Kelling'schen Heizapparate durch ein oder mehrere unter dem Kellergeschoss liegende Luftkanäle, sondern durch die neben bez. hinter der eigentlichen Heizkammer befindliche Luftkammer zugeführt. Dieselbe besteht aus einem Vorraume und steht auf der einen Seite durch verschliessbare Fenster mit der Aussenluft und auf der anderen Seite mittelst einer im Fussboden befindlichen, durch eine Holzklappe (k) ebenfalls verschliessbaren, Eintrittsöffnung mit der Heizkammer in Verbindung. — Durch diese Einrichtung bildet die Luftkammer einen Windregulator, indem die durchs Fenster eintretende Luft sich sofort in dem grossen Vorraume auszudehnen vermag, hierdurch ihre Geschwindigkeit verliert, etwa mitgerissenen Staub absetzt und dann erst rein in ganz ruhigem, constanten Strome zu dem Apparat tritt, während bei Zuleitung der Luft unter dem Calorifère mittelst eines Kanals die Luft ganz von der äusseren Strömung abhängig bleibt und in ihrer grossen Geschwindigkeit auch etwa mit forgerissenen Staub den zu beheizenden Zimmern zuführt.

Ausser der Verhütung des Staubmitführens und der Regulirung des Lufteintritts haben die Luftkammern noch den grossen Vortheil, dass man die Luftzuführung über dem Boden halten kann und dadurch eine unbeabsichtigte Wasseransammlung, wie sie z. B. sehr oft in den unterirdischen Kaltluftkanälen stattfindet, vermeidet. Endlich wird durch die Einrichtung der Luftkammer während der Sommerzeit eine kostenlose Abkühlung jener Räume, die im Winter von der Luftheizung erwärmt werden, ermöglicht; diese kann noch dadurch vermehrt werden, dass der Fussboden der Luftkammer öfters mit Wasser begossen wird. Die Luftkammer selbst darf natürlich nur vom Heizer betreten werden, soll zu keinem anderen Zwecke dienen und stets rein und sauber gehalten sein. —

Die Anzahl der Calorifèren in jeder Kaserne nun bestimmt die Anzahl deren Heizgruppen, welch' letztere wie in der östlichen Grenadierkaserne meist die in sämmtlichen Stockwerken übereinander befindlichen Räume umfassen. Die einzelnen Heizgruppen sind unter sich unabhängig von einander, ebenso können innerhalb derselben einzelne Räume beliebig von der Heizung ausgeschlossen werden.

Die Heizgruppen einer jeden Kaserne sind unter einander sowohl nach Kubikinhalt als nach Grösse, Art und Construction sowie Leistungsfähigkeit der Heizapparate annähernd genau gleich. Es wird dadurch ermöglicht den Brennmaterialienbedarf gleichmässig zu vertheilen und auf das Genaueste zu controliren, so dass ausser der anerkannten Oekonomie der Centralheizung gegenüber Ofenheizung an sich, auch in Bezug auf das oekonomische Heizen überhaupt eine genaue Controle gegeben erscheint. —

Die Central-Warmluftheizung erstreckt sich in der westlichen Grenadierkaserne wie in der östlichen auf die Mannschaftsstuben, Waschräume, Schlafsäle und Casinoräumlichkeiten, in der Cavallerie-, Artillerie- und Trainkaserne auf die Mannschaftsstuben und Waschräume, in der Pionierkaserne aber nur auf die Mannschaftsstuben. Selbstredend haben alle in die Centralheizung eingeschlossenen Räume auch Ventilationsanlagen, wo diese fehlen, wird auch die Heizung nur mittelst Regulir- bez. Kachelöfen bewirkt.

Da in den sämmtlichen Reinhardt'schen Heizanlagen eine Anheizung der Räume durch Circulationsheizung nicht stattfindet, so fehlen auch die Circulationskanäle; es sind daher mit Ausnahme der Schlafsäle für jeden zu beheizenden Raum nur 2 Kanäle angelegt, von welchen der eine von der Gewölbedecke der Heizkammer nach dem zu beheizenden Raume und der andere aus demselben unmittelbar über dem Fussboden beginnend, bis unter den Dachraum geführt ist. Der erstere, welcher ungefähr 1,5 Mtr. hoch im Zimmer einmündet und mit einem Verschlusse in Schieberform versehen ist, dient für die Zuführung frischer, im Winter erwärmter Luft, der andere für die Abführung der verdorbenen Luft. Die Weite der Heizkanäle dieser Anlage ist entsprechend der grösseren Geschwindigkeit, mit welcher die Luft in ihnen strömt, durchweg eine geringere, als die der von Kelling für gleich grosse kubische Räume angelegten Heizkanäle. Sie richtet sich ferner ausser nach dem Kubikinhalt des betreffenden Zimmers, der Stärke der Mauern, Anzahl der Fenster u. s. w. auch danach, ob die zu beheizenden Räume in verschiedenen Stockwerken liegen. Und so weisen, wie nachstehende Angaben zeigen, die den höher gelegenen Räumen zugehörigen Heizkanäle weit geringere Querschnitte auf, als die Kanäle für Räumlichkeiten des ersten Stockwerkes. Es stellt sich nämlich die Weite eines Heizkanales

für eine Mannschaftsstube zu 23 Mann im 1. Stock auf 0,11 Qmtr.,
„   „   „   „   „   „   „   „ 2.   „   „ 0,096 „
„   „   „   „   „   „   „   „ 3.   „   „ 0,076 „
„   „   „   „ 17 „   „ 1.   „   „ 0,075 „
„   „   „   „   „   „   „   „ 2.   „   „ 0,063 „
„   „   „   „   „   „   „   „ 3.   „   „ 0,05   „

Wie vorerwähnt mündet in jede Mannschaftsstube wie jeden Waschraum ein Heizkanal, in jeden Schlafsaal zu 120 Mann münden dagegen zwei Heizkanäle und zwar letztere von zusammen 0,57 Qmtr. Weite im 1., von 0,38 Qmtr. Weite im 2., und von 0,30 Qmtr. Weite im 3. Stockwerke.

Die Ventilationskanäle der Mannschaftsstuben und Waschräume verlaufen ebenfalls in derselben Wand, in welcher die Heizkanäle liegen und münden daher mit letzteren an gleicher Wandfläche, jedoch nicht bloss wie bei der Kelling'schen Anlage mit einer, nahe am Boden befindlichen Austrittsöffnung, sondern ausserdem mit einer zweiten, unmittelbar unter der Decke befindlichen, gleich grossen Auslassöffnung in den zu ventilirenden Raum aus; die Oeffnungen sind wie die Ausmündungen der Heizkanäle mit Verschluss in Schieberform behufs Regulirung der Ventilation versehen. Die Weite der Ventilationskanäle ist ebenfalls in den verschiedenen Stockwerken eine verschiedene und beträgt

für eine Mannschaftsstube zu 23 Mann im 1. Stocke: 0,11 Qmtr.,
„   „   „   „   „   „   „   „ 2.   „   0,075 „
„   „   „   „   „   „   „   „ 3.   „   0,075 „
„   „   „   „ 17 „   „ 1.   „   0,13   „
„   „   „   „   „   „   „   „ 2.   „   0,087 „
„   „   „   „   „   „   „   „ 3.   „   0,087 „

An Ventilationskanälen hat jede Mannschaftsstube und jeder Waschraum je einen, jeder Schlafsaal zu 120 Mann aber vier Stück (von zusammen circa 0,6 Qmtr. Weite), die vertheilt neben den Küchenschornsteinen frei durch den Schlafsaal hindurch bis über den Dachraum gehen, wo sie zur Vermeidung der Verunreinigung und des Eindringens entgegengesetzter Luftströmungen einen geeigneten Aufsatz erhalten haben; endlich haben noch in der westlichen Grenadierkaserne die Vorräume vor den Abtritten je einen Luftabzugskanal erhalten. Die Ventilation der Officiersgesellschaftssäle ist auch hier theilweise durch regulirbare Aspirationsöffnungen in dem Plafond sicher gestellt, die der Küchen aber sowie des Unterofficierscasinos im Souterrain noch dadurch verstärkt, dass der Ventilationskanal neben dem Rauchkamin, und nur durch gusseiserne Essenplatten von denselben getrennt, geführt ist, so dass die Wärme des abgehenden Rauches für die Erzeugung möglichst grosser Temperaturdifferenzen nutzbar gemacht ist.

Was nun die Bewegung der Luft bei der Reinhardt'schen Heiz- und Ventilationsanlage anbelangt, so zeigt dieselbe für den Winter, Herbst und Frühling von der bei der Kelling'schen Einrichtung früher beschriebenen keine Unterschiede; natürlich muss für diese Jahreszeiten die unmittelbar unter der Decke befindliche Ventilationsöffnung in der Regel geschlossen gehalten werden. Dagegen vermittelt die obere Auslassöffnung in unverschlossenem Zustande im Sommer ohne Oeffnung der Fenster schon eine lebhafte Ventilation; es kann daher das Fensteröffnen, was oft nicht ohne Belästigung für die Nächstsitzenden abgeht, unterbleiben.

Hinsichtlich des Umfangs der Ventilation bleibt noch zu erwähnen, dass die von der Kelling'schen Einrichtung aufgeführten Resultate auch von den durch Reinhardt angelegten Ventilationseinrichtungen erreicht worden sind; es gelten auch hier die oben erwähnten Gesichtspunkte.

XII.

Ueber Luftuntersuchungen in der Kaserne des Königlich II. Grenadier-Regiments No. 101, Kaiser Wilhelm, König von Preussen,

vom

Oberstabsarzte II. Cl. Dr. **R. Leo**,
Regimentsarzt.

Die in den vorigen Aufsätzen geschilderte Militärstadt gewährt in vielfacher Beziehung das höchste Interesse. Es ist wohl das erste Mal, dass nach einem einheitlichen Plane und in kurzer Entstehungszeit so grosse Casernements, bei welchen die verschiedensten militärischen und ökonomischen Gesichtspunkte berücksichtigt werden mussten, ausgeführt worden sind; um so interessanter erscheint es daher, dieselben auch in sanitärer Beziehung kurz zu betrachten.

Am werthvollsten·für die Salubrität der ganzen Anlage ist unbedingt die hohe Lage in Umgebung von Nadelwald und die sehr bedeutende lineare Ausdehnung. Es wird hierdurch der höchste Grad der natürlichen Ventilation ermöglicht, sowie ein günstiges Verhältniss für die Ableitung von Flüssigkeiten. Der aus mächtigen Sandschichten bestehende Untergrund bietet keinerlei Bedenken, das Grundwasser liegt 36 Mtr. tief.

Die grösste Wichtigkeit bezüglich der Form der Anlage ist unzweifelhaft der Disposition der Wohngebäude, den eigentlichen Kasernen, zuzusprechen. Das wesentlichste Princip derselben ist die darin durchgeführte Trennung der den verschiedenartigsten Zwecken des Mannschaftslebens dienenden Räume, wodurch, so weit uns bekannt, entgegengesetzt allen bisherigen vorhandenen Casernements das Princip der Privatwohnung auf das Massenquartier übertragen wird. Es sind demnach Wohnen, Schlafen, Essen, Waschen, Baden, Putzen, Exerciren, Unterricht auf gesonderte Räume verwiesen und dadurch a priori viel günstigere Bedingungen für die Luftbeschaffenheit und Reinlichkeitspflege gegeben worden, als dieses sonst der Fall sein kann. Die allgemeine Disposition der Gebäude mit den pavillonartig hervorstehenden kurzen Flügeln, die die Schlafsäle mit 2 Reihen einander gegenüber liegender Fenster enthalten, der Corridor der Hauptfront auf der einen Seite, verlangt allerdings etwas grössere quadratische Flächen, als sonst für Casernementszwecke verwendet werden, wirkt aber in einer bisher noch nicht erreichten Weise der Ueberfüllung entgegen. Die an und für sich grosse Ausdehnung hat aus finanziellen Rücksichten die Unterbringung der Küche im Souterrain nothwendig gemacht, welche allerdings, wenn man hygiënische Ideale verfolgen darf, gern in besondere Gebäude verwiesen wird.

Die sehr wichtige Frage der Abtrittsanlagen zeigt insofern einen entschiedenen Fortschritt, als eine Desinfectionsanlage nach dem Süvernschen Systeme überall durchgeführt worden ist, bei welcher sich unterhalb der Gebäude keinerlei Sammelstätten befinden, sondern die desinficirten Stoffe in einer von den Gebäuden entfernten Grube Aufnahme finden.

Da man Abtritte von den Kasernen überhaupt nicht ganz ausschliessen kann, auch wenn besondere Abtrittsgebäude gebaut werden, so ist diese Art des Latrinensystemes bei zweckmässiger richtiger Lage in einem gesonderten Anbau und mit einem gut ventilirten Vorraum als Schädlichkeiten ausschliessend zu betrachten.

Wenn man aus diesen allgemeinen Zügen ersieht, dass den Interessen der Gesundheitspflege für den speciellen Zweck allenthalben Rechnung getragen worden ist, so lässt sich gerade bei diesen Neuanlagen die weitere specielle Verfolgung der vorliegenden hygiënischen Verhältnisse, zusammen genommen mit den allmäligen statistischen Ergebnissen der Erkrankung und Sterblichkeit, als wünschenswerth erachten, um dadurch mit der Zeit thatsächliche Beiträge zur Wohnungshygiëne zu liefern. Von diesem Gesichtspunkte gehen die folgenden Betrachtungen aus.

Am 19. 20. und 21. März 1877 wurde die in der Albertstadt bei Dresden unter den militärischen Neubauten daselbst am weitesten nach Osten gelegene neue Infanterie-Kaserne von dem Mannschaftsbestande des Königlich II. Grenadier-Regiments No. 101, Kaiser Wilhelm, König von Preussen, bezogen und von dieser Zeit an, nachdem das Regiment Jahre lang in zwei verschiedenen Kasernen vertheilt im Quartier gelegen hatte, in einem Gebäude-Complex unter einheitlichen Verhältnissen und gleichmässiger Leitung der inneren militärischen und Verwaltungsmassregeln vereinigt.

Die Iststärke der in einem einzigen Gebäude zusammen quartierten Kopfzahl betrug am 20. Januar 1878:

26 Officiere,
193 Unterofficiere,
1716 Mann,
3 Büchsenmacher und
122 Frauen, Kinder und Dienstboten

In Summa: 2060.

(Hiervon sind 44 Unterofficiere und Büchsenmacher verheirathet und in eben so vielen einzelnen Familienhausständen mit 39 männlichen und

32 weiblichen Kindern, die übrigen Personen aber, ausser den 26 Officieren, in Sammelwohnlocalen unter den als bekannt vorauszusetzenden Verhältnissen gemeinschaftlich untergebracht.) —

Erwägt man diese hohe Kopfzahl und den Umstand, dass diese Kasernenbewohner theils aus den alten Kasernen, theils aus ihren früheren Privatquartieren unter sorgfältiger Beobachtung aller zum Zwecke der salubren Ueberführung möglichst umfassend getroffenen Desinfectionsmassregeln an Personen und Utensilien etc. übersiedelten, so leuchtet ein, dass sich in der neuen Kaserne ein recht dankbares Feld für die Gesundheitspflege eröffnete und in voller Uebereinstimmung mit dem Königlichen Regiments-Commando zu einer Reihe von Massregeln und Beobachtungen führte, welche geeignet erschienen, die wichtige Aufgabe der Gesundheitspflege, Verhütung von Krankheiten, möglichst zu erfüllen.

Es st nun nicht der Zweck dieses Berichtes schon jetzt eine Schilderung der Organisation des inneren Sanitätsdienstes oben genannten Regimentes und der erlangten Resultate zu geben, vielmehr muss hierzu ein längerer Zeitraum verflossen sein, damit nicht auf die Beobachtung und Beurtheilung Fehlerquellen influiren, welche z. B. ihren Grund in noch ungenügender Bekanntschaft des ausübenden Personals mit Maschinen und Einrichtungen haben und, damit mindestens ein paar Mal alle die Epochen an dem Beobachter vorübergegangen sind, welche, wie z. B. die vier Jahreszeiten, klimatische Zufälligkeiten, längere Abwesenheit der Mannschaften im Cantonnement, das Eintreffen der Rekruten u. s. w. geeignet sind auf das innere Leben der in den neuen Baulichkeiten kasernirten Truppe einen wesentlichen Einfluss auszuüben.

Ebensowenig sind bereits jetzt die, im Verfolg der hygiënischen Ziele, wie sie unter Anderen auch der Oberstabsarzt Dr. Port[1]) in München seit Jahren anstrebt, ätiologischen Aufzeichnungen über das Auftreten der einzelnen Krankheiten und ihre Vertheilung innerhalb der Kasernenräumlichkeiten für die Veröffentlichung reif. Dieselben wurden zwar bereits begonnen, haben aber nach so kurzer Zeit selbstverständlich noch keine Resultate ergeben, welche sichere Schlüsse auf ätiologische Momente gestatten. Andere Krankheitszustände der Mannschaften, so z. B. die Conjunctiviten und katarrhalischen Affectionen der Respirationsorgane, wie sie während der ersten Monate in der neuen Heimath wegen der grossen staubigen Sandflächen in der Umgebung sehr häufig auftraten, haben sich, als aus dieser Ursache entstanden, bereits fast ganz verloren, nachdem durch die Bepflanzung jener Flächen mit Lupinen nicht jeder geringe Windzug mehr im Stande ist, ganze Wolken jenes feinen Kieselstaubes den Leuten in die Augen und in die Athmungsorgane zu treiben.

Referent hat sich vielmehr für jetzt nur die Aufgabe gestellt, alle diejenigen constatirten Thatsachen von einzelnen im Gange befindlichen Untersuchungen und Beobachtungen vorläufig zusammenzustellen, welche im Anschlusse an die im zehnten und elften Aufsatze gegebenen Schilderung der beregten Kaserne, und zwar ihrer Centralheizung und Ventilation nach dem Kelling'schen Systeme, geeignet sind, über

---

[1]) Vergl. dessen Vortrag: „Ueber epidemiologische Beobachtungen in Kasernen" gehalten in der militärärztlichen Section der 50. Naturforscher-Versammlung.

diese für die Gesundheit der Kasernen-Insassen hervorragend wichtige Einrichtung thatsächliche Unterlagen zu liefern.

Da aus dem vorhergehenden Aufsatz des Herrn Stabsarzt Sussdorf die Eigenartigkeit der E. Kelling'schen Centralheizung, eines Luftheizapparates mit Ventilationseinrichtungen, als bekannt vorausgesetzt werden darf[1]) so braucht deren Beschreibung an dieser Stelle nicht wiederholt zu werden, obgleich dieselbe zum Verständnisse des Folgenden unbedingt nothwendig ist. —

Zur Orientirung diene folgendes Schema:

Fig. 27.

Nord - Ost - Front.

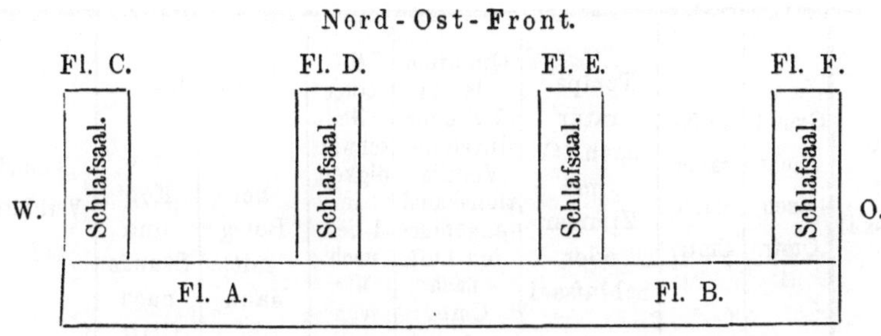

Süd - West - Front.

Es wird zunächst zur Wiedergabe der Versuche übergegangen, welche am 13. Januar 1877 unter dem Vorsitze des Herrn Ingenieur-Major Richter von der Königl. Militär-Bau-Direction bezüglich der Leistungsfähigkeit der damals neu hergestellten Einrichtung angestellt wurden.

Die Caloriferen waren früh 6 Uhr angefeuert worden; unter ihnen allen brannte das Feuer mit lebhaftem Zuge[2]), Einrauchen und andere Uebelstände wurden nicht wahrgenommen. Nachdem durch Normalthermometer die Temperatur der äusseren Luft zu 0° C. ermittelt worden war, wurden die Temperaturen der von einem Caloriferen-Systeme beheizten Räume im westlichen Flügel des Gebäudes in den drei oberen Geschossen gemessen und sämmtlich sich in den Grenzen von + 19 bis 23° C. bewegend befunden. 1½ Stunde später betrug die Temperatur der Räume in der östlichen Gebäudehälfte zwischen + 23 und 29° C. — Hierbei ist zu bemerken, dass das Anheizen der Räume mit Benutzung der sogenannten Circulation erfolgte (vrgl. Unterschied vom Reinhardtschen System, siehe zehnte und elfte Arbeit) mit Ausnahme der Officiers-Casino-Räume, die man, um das Austrocknen der tapezierten Wände möglichst zu befördern, von Anfang an unter Herstellung der Winterventilation geheizt hatte. Die Temperatur der einströmenden Luft war

---

[1]) Vergl. auch: Loewer, Originalbericht über die Ausstellung von Heizungs- und Ventilations-Anlagen in Cassel, Deutsche militärärztliche Zeitschrift (Berlin) 1878, 1. Heft.

[2]) Es genügt darauf aufmerksam zu machen, dass selbstverständlich bei der Regulirung der Temperatur viel auf die Einrichtung der die Heizung und Stellung der Caloriferen besorgenden Arbeiter ankommt, weshalb im Anfange der Heizperiode zur Beobachtung gekommene scheinbare Fehler und Nachtheile des Systems sich alsbald auf mangelhafte Ausführung der Instruction zurückführen und leicht abstellen liessen.

45 bis 50⁰ C. — Um auch die erhöhte Leistungsfähigkeit der Circulationsheizung bei supponirter strenger Kälte zu erproben, wurde die Calorifere für die Waschräume eine kurze Zeit lang schärfer angefeuert, wonach man im Laufe einer Stunde die Temperatur von 24⁰ C. auf 39⁰ C. gestiegen fand. —

Hierauf wurde die Circulation, d. i. der von den Wohnräumen nach dem Caloriferenraume zurückführende Kanal, geschlossen und die Ventilationskanäle geöffnet, um nunmehr zur Messung der durch die Ventilation aus den verschiedenen Räumen abgeführten Luftmengen zu schreiten. Zu dieser Messung bediente man sich eines Neumann'schen Anemometers. Die Ergebnisse waren folgende:

Stube oder Schlafsaal	Grundfläche nach Qmtr.	Luftraum nach Cmtr.	Temperatur nach ⁰C. im Zimmer oder Schlafsaal	Quantum der in 1 Stunde durch den Ventilationskanal abgeführten Luft nach Cmtr.	Mit einer Geschwindigkeit in 1 Sec. nach Mtr. von	Resultat bei Beleg mit Mann	pro Kopf und Stunde nach Cmtr.	Besondere Verhältnisse.
Stube 223.	34,25	125,0	+ 19,5	408,0	1,11	17	24,0	
Stube 231.	„	„	+ 20,0	441,0	1,192	16— 18—	27,5 24,5	
Stube 245.	„	„	+ 23,0	484,0	1,33	17	28,47	
Stube 274.	„	„	+ 23,5	579,0	1,6	17	34,06	Temperatur der abgehenden Luft im Ventilationskanale 15⁰C.
Stube 279.	46,1	168,2	+ 25,5	933,0	2,47	21	44,4	desgl. 17,5⁰ C.
Stube 357.	„	„	*)	853,0	2,37	24	35,54	
Schlafsaal 359.	425,0	1553,0	+ 5,8 **) + 11,0 †	3434,0 3584,0	2,52 2,62	150	22,8 23,9	
Schlafsaal 424.	„	„	+ 6,0 ††	4783	3,4	„	31,8	

*) 2 Mtr. über dem Fussboden 29,0⁰ C., unmittelbar an den Fenstern 18,0⁰ C.; abgehende Luft 21,0⁰ C.

**) Im Freien + 4,0⁰ C., nach Anheizung binnen 10 Minuten + 9,0⁰ C.; abgehende Luft + 5,0⁰ C.

† Nach 15 Minuten Anheizung, abgehende Luft + 6,0⁰ C.

†† Ungeheizter Saal, nach Anheizung binnen 20 Minuten + 8,0⁰ C.; abgehende Luft + 5,5⁰ C. —

Es wurden mit diesen Experimenten solche über den **Feuchtig-keitsgehalt der Luft** in den geheizten Räumen desshalb noch nicht verbunden, weil die damals gewonnenen Resultate wegen des frischen Zustandes des Mauerwerks keinen Werth gehabt hätten, vielmehr dieselben, wie weiterhin berichtet wird, während der nächsten Heizperiode unternommen. —

Von den während der **Sommerperiode** unter der Einwirkung der **natürlichen** und sogenannten **Sommerventilation** des **Kelling-**schen Systems in verschiedenen Theilen des Gebäudes an den heissesten Tagen und Nächten vorhandenen relativen Temperaturen mögen folgende Platz finden:

Temperaturvertheilung in den verschiedenen Etagen.

Temperaturbeobachtungen am 11. Juni 1877 von 1 bis 2 Uhr Nachmittags.

Höchste Aussentemperatur: $+ 32^0$ C.

(Min. $+ 19^0$ C., Max. $+ 32^0$ C.)

(Temperaturmessung der meteorologischen Station Forststrasse — Dresden am 11. Juni 1877.)[1]

Erdgeschoss.

Verschiedene Keller $\begin{cases}$ Südwestfront . $+ 13^0$ C.
 „ . $+ 12^0$ C.
 „ . $+ 17,5^0$ C. $\end{cases}$

Speisesaal des 1. Bataillons (Nordost) $+ 21^0$ C.

„ „ 2. „ „ $+ 21,25^0$ C.

„ „ 3. „ „ $+ 22^0$ C.

Flügel A.

Erdgeschoss, Stube 88 . . . $+ 24^0$ C.

„ „ 87 . . . $+ 24^0$ C.

„ „ 79 . . . $+ 23,5^0$ C.

1. Stockwerk Stube 217 } Süd- $+ 23,5^0$ C.	Schlafsaal 293 } Nord- $+ 25^0$ C.
2. „ „ 294 } west- $+ 25,0^0$ C.	„ 371 } ost- $+ 26^0$ C.
3. „ „ 372 } front $+ 24,5^0$ C.	„ 437 } front $+ 25^0$ C.

Flügel B.

Erdgeschoss, Stube 155 . . . $+ 22,5^0$ C.

„ „ 171 . . . $+ 22,0^0$ C.

1. Stockwerk Stube 279 } Süd- $+ 23^0$ C.	Schlafsaal 280 } Nord- $+ 23^0$ C.
2. „ „ 357 } west- $+ 23,5^0$ C.	„ 358 } ost- $+ 24^0$ C.
3. „ „ 423 } front $+ 24,25^0$ C.	„ 424 } front $+ 25^0$ C.

Bodenraum: $+ 26,5^0$ C.

---

[1] Sämmtliche Aussentemperaturen rühren von dieser ganz in der Nähe gelegenen meteorologischen Station, oder sind doch mit den Aufzeichnungen derselben verglichen.

Temperaturbeobachtungen
in der Nacht vom 17. zum 18. Juni 1877 in sämmtlichen
Schlafsälen des Regiments.

Aussentemperatur in der Zeit von Abends 10 bis Früh 4 Uhr:
Max. + 22,0° C. Min. + 16,0° C.

Temperatur nach + C.	Pavillon C. Stockwerk.			Pavillon D. Stockwerk.			Pavillon E. Stockwerk.			Pavillon F. Stockwerk.		
	1.	2.	3.	1.	2.	3.	1.	2.	3.	1.	2.	3.
Abends 10 Uhr.	22,5	23,5	22,75	19,5	19,8	20,2	21,0	18,0	19,0	19,5	20,0	20,0
Früh 2 Uhr.	20,5	20,5	19,5	20,5	21,4	21,8	23,0	21,0	22,0	22,0	22,5	23,0
„ 4 „	20,5	21,0	20,5	20,7	20,8	18,0	22,5	21,5	21,0	21,0	22,5	23,0

Dritte Beobachtungs-Epoche während der Heizperiode 1877/78.

Nachdem bereits im Laufe des Sommers durch die natürliche Ventilation des Gebäudes und auch während der schon eine kurze Zeit im Gange befindlichen Heizperiode die Austrocknung des Mauerwerkes mit Ausnahme einiger Souterrainräume (Unterofficiers-Casino, Speisesäle) und der Giebelwände der Pavillons voraussichtlich fortgeschritten war, auch das Heizpersonal in Bezug auf die Handhabung des Central-Heizsystems die nöthige Uebung und Erfahrung gewonnen hatte, wurden am 31. December 1877 die in folgender Tabelle verzeichneten Resultate gewonnen.

Temperatur- und Feuchtigkeitsmessungen der Luft am
31. December 1877.

Stube.	Geschoss.	Morgens $^1/_4$7—8 Uhr.			Mittags 12—2 Uhr.			Abends 5--$^3/_4$7 Uhr.		
		Feuchtigkeit.	+ T. im Zimmer.	+ T. im Freien.	Feuchtigkeit.	+ T. im Zimmer.	+ T. im Freien.	Feuchtigkeit.	+ T. im Zimmer.	+ T. im Freien.
216		81	18		83	20		85	20	
236	1.	77	16		78	19		76	21	
257		88	18		79	22		80	21	
279		93	17		80	20		91	20	
294		80	19	+ 5,25° C.	77	22	+ 6,5° C.	79	22	+ 6,0° C.
314	2.	87	18		84	17		88	20	
335		81	20		78	21		78	19	
357		80	20		71	23		80,5	21	
372		70	23		56	24		60,5	23	
392	3.	78	18		79	19		80	19	
401		76	20		71	23		77,5	20	
423		82	19		77	21		86	20	

Für die einzelnen Geschosse ergibt dies folgende Mittel:

Geschoss.	Morgens $^1\!/_4$7—8 Uhr.		Mittags 12—2 Uhr.		Abends 5—$^3\!/_4$7 Uhr.	
	Feuchtig-keit.	+ T. im Zimmer.	Feuchtig-keit.	+ T. im Zimmer.	Feuchtig-keit.	+ T. im Zimmer.
1. Geschoss	85	17,2	80	20,3	84	20,5
2. Geschoss	62	19,1	78	21	82,3	20,5
3. Geschoss	76,5	20	70,7	22	76	20,5

Die Messungen erstreckten sich zunächst nur auf die Wohnräume als erste Empfänger der in den Kanälen weiter geführten erwärmten Luft, während die der Schlafsäle als blosse Nutzniesser des abendlichen Restes der in den Caloriferen noch verbliebenen Wärme zweckentsprechender mit den weiter zu berichtenden Kohlensäurebertimmungen verbunden wurden. Zum Nachweise der Feuchtigkeit bedienten wir uns des Saussure'schen Haarhygrometers. Obgleich dieses Instrument kleine Fehlerquellen nicht ausschliesst und eine absolute Richtigkeit nicht repräsentirt, so sind die damit zu gewinnenden Resultate doch für den vorliegenden Zweck als völlig ausreichend zu erachten. Es wurde damit auch, wie ein Vergleich der vorausgeschickten Tabelle ergibt, der Nachweis geliefert, dass der relative Wassergehalt der Luft in den Wohnräumen sich zwischen 56,0 und 93,0 ^{0} Saussure bewegt und im Mittel 79,1 ^{0} Saussure beträgt.

Die durch vier Normalthermometer bestimmte Stubentemperatur, welche die Heizung zu liefern hatte, sollte dem Bau-Contracte nach im Mittel 16 ^{0} R. = 20 ^{0} C. betragen und stellt sich unseren Messungen nach als

am niedrigsten auf $\quad + \quad$ 16 ^{0} C.,

„ höchsten „ $\quad + \quad$ 24 ^{0} C.,

im Mittel „ $\quad + \quad$ 20,08 ^{0} C.,

was demnach eine präcise Ausführung der Heizanlage einerseits, eine richtige Disposition und Handhabung derselben andrerseits repräsentirt.[1] Auf alle Fälle ist die Centralluftheizung bei richtiger Construction und aufmerksamem Betriebe fähig, jeden Kältegrad unseres Klimas und den Wasserdampfgehalt der Luft in der Postulathöhe zu decken.

Im weiteren Verfolge der Luftuntersuchungen musste es im Interesse der Gesundheitspflege zu wissen wünschenswerth sein, in welcher Menge

---

[1] Am 22. December 1877 Morgens zwischen $6^1\!/_4$ bis 8 Uhr bei einer Aussen-Temperatur von — 13,0 ^{0} C. betrug das Mittel in sämmtlichen Stockwerken nur + 18,89 ^{0} C. — Wie sich bei noch grösserer Kälte das Facit herausstellt, bedarf weiterer gelegentlicher Beobachtung. — Die Messungszeit am Morgen, Mittag und Abend wurde gewählt, weil um diese Zeit sich die Mannschaften am längsten in den Stuben aufhalten, und zwar des Morgens vom Schlaf- und Waschsaal, des Mittags und Abends meist vom Dienste im Freien dort eintreffen und also eine behagliche Wärme vorfinden. —

die **Kohlensäure** sich in den von der Centralheizung erwärmten Wohn- und Schlafräumen bei deren Benutzung anhäuft.

Wenn wir zu diesem Zwecke das gewöhnliche **Saussure-Pettenkofer**'sche Verfahren **nicht** wählten, so geschah diess hauptsächlich deswegen, weil die Füllung der immer etwas schwer handlichen grösseren Ballons mit Luft, doch nur einen kurzen Moment aus dem Luftleben des zu untersuchenden Raumes herausgreift.

Zur Bestimmung der Kohlensäure wurde die Luft mittelst ausfliessenden Wassers durch zwei mit ammoniakalischer Chlorbaryumlösung gefüllte Kölbchen gesaugt, der abgeschiedene kohlensaure Baryt abfiltrirt, gut ausgewaschen, sodann in Normal-Salzsäure gelöst, gelinde erwärmt und mit Normalalkali zurück titrirt. Die gefundene Gewichtsmenge der Kohlensäure wurde auf 0° C. in 760 Mm. Barometerstand reducirt.

Während für die zuverlässige Ausführung der Luftfassungen der in der Kaserne wohnende Assistenzarzt **Cahnheim** sorgte, wurde der chemische Theil der Versuche nebst den Berechnungen von dem Chemiker **Dr. Geissler** in dessen eigenem Laboratorium ausgeführt, so dass nach dieser Richtung hin Fehlerquellen nach Möglichkeit ausgeschlossen sind, während anderweite vermuthete Fehler durch Parallelversuche controlirt wurden.

Allgemeine Disposition.

Zwei im 1. Stockwerk befindliche Schlafsäle, deren einer, No. 280, im Pavillon F, deren anderer, No. 293, im Pavillon C, also auf dem äussersten rechten und linken Flügel am weitesten nach O. und W. gelegen sind:

a) Je eine Untersuchung **ohne** Anheizung, die Luft aus der Kopfhöhe des Schlafenden entnommen, 85 Ctm. vom Boden.

b) Je eine Untersuchung **mit** Anheizung, sonst wie a.

c) Je eine Untersuchung **ohne** Anheizung, die Luft aus der Höhe der zuführenden Ventilationsöffnung, 2 Mtr. vom Boden.

d) Je eine Untersuchung **mit** Anheizung, sonst wie c.

Jeder Schlafsaal, dessen Grundfläche je 431,5 Qmtr. und 1575,00 Cmtr. Luftraum bietet, ist mit 150 Mann belegt, mithin 10,5 Cmtr. pro Kopf vorhanden. Derselbe hat 8 Fenster auf jeder Längsseite, nach dem Corridor hin eine Thür, zu deren beiden Seiten je 2 Zuführungs-Ventilationsöffnungen 2 Mtr. hoch befindlich, an der Giebelseite keinerlei Oeffnung. — Die abführenden Ventilationsöffnungen befinden sich, im ersten Geschoss 3, im zweiten und dritten Geschoss 4, in den den Saal durchsetzenden zwei Reihen Mauerpfeilern 17,5 Cmtr. vom Erdboden entfernt. — Fenster und Thüren sind während der Untersuchung geschlossen. Die Messung erstreckt sich in der Zeit von 8 bis 10 Uhr Abends, von 10 bis 12, von 12 bis 2 und von 2 bis 4 Uhr (eigentliche Schlafperiode) auf **Aussen- und Innentemperatur, Barometerstand, Feuchtigkeit der Luft im Innern und Aussen, Kohlensäure, Beimischung nach Volumen.** —

Thür und Fenster waren den Tag über geöffnet und wurden von 8 Uhr Abends an geschlossen und die Ventilation geöffnet.

Die Mannschaften sind von 10 Uhr an sämmtlich in ihren Betten.

Bei Anheizung des Saales wird von $^3/_4$10 Uhr an die aus der entsprechenden Calorifere herrührende erwärmte Luft zugeführt.

Der Apparat zur Bestimmung der Kohlensäure wird in der Mitte des Saales aufgestellt.

Messung I.

In der Nacht vom 10. zum 11. December 1877 nach a.

Schlafsaal 280.

Zeit.	Temperatur nach ⁰ C.		Feuchtigkeit		Kohlensäure nach Volumen
	aussen	innen	im Mittel aussen	innen	
8—10	+ 4,0	+ 6,0	80,7	17,0	0,57
10—12	+ 4,0	+ 9,5	„	17,5	1,31
12— 2	+ 2,0	+ 12,0	„	18,0	1,76
2— 4	+ 0,0	+ 12,5	„	18,0	2,30

Barometer: 758 Mm.

Messung II.

In der Nacht vom 12. zum 13. December 1877 nach b.

Schlafsaal 280.

Zeit.	Temperatur nach ⁰ C.		Feuchtigkeit		Kohlensäure nach Volumen
	aussen	innen	im Mittel aussen	innen	
8—10	+ 4,0	+ 4,0	85,0	76,0	0,78
10—12	+ 6,0	+ 12,0	„	86,0	1,53
12— 2	+ 5,0	+ 14,0	„	86,5	2,60
2— 4	+ 5,5	+ 14,0	„	89,0	2,71

Barometer: 759 Mm.

Messung III.
Am 14. zum 15. December 1877 nach a.
Schlafsaal 293.

Zeit.	Temperatur nach ⁰ C.		Feuchtigkeit		Kohlensäure nach Volumen
	aussen	innen	im Mittel aussen	innen	
8—10	+ 5,0	+ 7,0	83,0	74,0	1,06
10—12	+ 7,0	+ 12,0	„	86,5	1,56
12— 2	+ 7,0	+ 12,0	„	88,0	2,83
2— 4	+ 6,0	+ 13,0	„	92,0	3,53

Barometer: 760 Mm.

Messung IV.
Am 17. zum 18. December 1877 nach b.
Schlafsaal 293.

Zeit.	Temperatur nach ⁰ C.		Feuchtigkeit		Kohlensäure nach Volumen
	aussen	innen	im Mittel aussen	innen	
8—10	+ 3,0	+ 3,0	87,7	94,0	0,82
10—12	+ 3,0	+ 11,0	„	92,0	1,48
12— 2	+ 4,0	+ 12,0	„	94,0	1,93
2— 4	+ 3,0	+ 12,0	„	96,0	2,55

Barometer: 761 Mm.

Messung V.
Am 10. zum 20. December 1877 nach d.
Schlafsaal 293.

Zeit.	Temperatur nach ⁰ C.		Feuchtigkeit		Kohlensäure nach Volumen
	aussen	innen	im Mittel aussen	innen	
8—10*	+ 4,0	+ 4,0	85,0	76,0	0,9
10—12	+ 5,0	+ 12,0	„	82,0	2,17
12— 2	+ 6,0	+ 12,0	„	84,0	1,31
2— 4	+ 6,0	+ 14,0	„	86,0	1,64

Barometer: 765 Mm.

* Der Saal gegen Disposition etwas angeheizt.

Messung VI.
Am 21. zum 22. December 1877 nach d. Schlafsaal 293.

Zeit.	Temperatur nach ⁰ C.		Feuchtigkeit		Kohlensäure nach Volumen
	aussen	innen	im Mittel aussen	innen	
8—10	− 7,0	− 7,0	83,0	70,0	0,74
10—12	− 10,0	+ 11,0	„	75,0	1,76
12— 2	− 12,0	+ 13,0	„	74,0	1,06
2— 4	− 10,0	+ 14,0	„	74,0	0,98

Barometer: 766 Mm.

Messung VII.
Am 30. zum 31. December 1877 nach c. Schlafsaal 280.

Zeit.	Temperatur nach ⁰ C.		Feuchtigkeit		Kohlensäure nach Volumen
	aussen	innen	im Mittel aussen	innen	
8—10*	+ 1,5	+ 9,0	88,0	63,0	1,06
10—12	+ 0,5	+ 10,0	„	76,0	1,29
12— 2	+ 1,0	+ 11,0	„	83,0	2,17
2— 4	+ 1,0	+ 13,0	„	88,0	2,83

Barometer: 757 Mm.

* Die Fenster wurden um 6 Uhr geschlossen und der Saal leicht angeheizt.

Messung VIII.
Am 4. zum 5. Januar 1878 nach d. Schlafsaal 280.

Zeit.	Temperatur nach ⁰ C.		Feuchtigkeit		Kohlensäure nach Volumen
	aussen	innen	im Mittel aussen	innen	
8—10*	+ 3,0	+ 10,0	84,5	75,0	0,98
10—12	+ 1,0	+ 10,0	„	92,0	1,48
12— 2	+ 0,0	+ 12,0	„	94,0	3,45
2— 4	+ 0,0	+ 12,0	„	96,0	3,29

Barometer: 760,5 Mm.

* Fenster 6 Uhr geschlossen.

Messung IX.

Am 31. December 1877 nach d.
Mannschaftsstube 279,
46,10 Qmtr. Grundfläche, 168,20 Cbmtr. Luftraum, belegt mit
20 Mann, also pro Kopf 8,41 Cbmtr. Luftraum.

Zeit.	Temperatur nach ^{0} C.		Feuchtigkeit		Kohlensäure nach Volumen
	aussen	innen	im Mittel aussen	innen	
Mittags 12—1 Uhr	+ 6,5	+ 20,0	88,0	80,0	1,72
Nachm. 5—6 „	+ 6,0	+ 20,0	„	91,0	2,13
Vorm. 5—6 „	— 1,0	+ 18,0	„	73,5	2,09

Barometer: 760 Mm.

Messung X.

Am 13. Februar 1878 nach d.
Mannschaftsstube 223,
34,25 Qmtr. Grundfläche, 125,00 Cbmtr. Luftraum, belegt mit
17 Mann, also per Kopf 7,35 Cbmtr. Luftraum.

Zeit.	Temperatur nach ^{0} C.		Feuchtigkeit		Kohlensäure nach Volumen
	aussen	innen	im Mittel aussen	innen	
Morgens 6—7 Uhr	-- 5,0	+ 17,0	72,0	65,0	0,57
Mittags 12—1 „	0,0	+ 22,0	65,0	57,0	0,78
Abends 5—6 „	— 3,0	+ 22,0	65,0	60,0	0,82

Barometer: 761,8 Mm.

Bezüglich der Resultate der vorstehenden 38 einzelnen Untersuchungen
hat sich zunächst von der Temperatur der Schlafsäle mit Sicherheit ergeben, dass mit der getroffenen Einrichtung, von dem noch vorhandenen
Wärmereste der entsprechenden Calorifere den Schlafsaal rasch anzu-
heizen, diese Absicht bei einer Belegung mit 150 Mann so weit erreicht
wird, dass die Differenz mit der Aussentemperatur beträgt:

als minimum . . + 5,0^0 C.,
als maximum . . + 21,0^0 C.,
iu Mittel . . . + 8,9^0 C. —

Im Ganzen erwies sich die in den Schlafsälen von Abends 10 Uhr ab und die Nacht hindurch herrschende Temperatur als eine angenehme und der Gesundheit zuträgliche.

Sie betrug im Mittel $+ 12,08^0$ C.,
minimal $+ 9,5^0$ C. (Aussen $+ 4^0$ C., nicht angeheizt),
maximal $+ 14,0^0$ C. —

Diese Wärme war keine trockene, wie sie den Centralluftheizungen früher zum Vorwurfe gemacht wurde, vielmehr gestaltete sich der Feuchtigkeitsgrad der in den Schlafsälen während der Nacht enthaltenen Luft unter dem Einflusse des verdunsteten Caloriteren-Wasserdampfes und des bei der Athmung von 150 Schläfern ($+ 2$ Mann Wache) erzeugten nach unseren Messungen wie folgt:

minimal . $63,0^0$ Saussure,
maximal . 96^0 „
im Mittel $81,93^0$ „

Ein Vergleich mit dem Facit der Wohnräume (im Mittel $79,1^0$) und mit dem der Aussenluft (im Mittel $84,6^0$) ergibt eine günstige Gleichartigkeit der Verhältnisse. —

Ein Vergleich mit den zahlreichen veröffentlichten Untersuchungen anderer Räume und die Erwägung mehrerer gleich zu erörternder Verhältnisse lehrt, dass die erzielte Luftbeschaffenheit practisch als zufriedenstellend angesehen werden muss.[1]

Es wurden u. a. gefunden:
im Schlafsaal einer Kaserne zu Braunschweig Morgens 5—9 p. M. (Reck),
in Schlafräumen der Salpetrière 4—5 p. M.,
im General-Hospital zu Madrid 3,2—4,3 p. M.,
in Liebig's Hörsaal zu Anfang der Vorlesung 1,08, zu Ende derselben 3,22 p. M. (Pettenkofer),
in einem Hörsaal der Sorbonne nach der Vorlesung 7 p. M. (Leblanc),
in einem Schulzimmer zu Braunschweig nach $^3/_4 — 1^1/_2$ stündigem Unterricht 4—5 p. M. (Reck);
Baring fand in Gymnasien 2—5 p. M., in Volksschulen bis über 12 p. M.;
(Handbuch der Mil. Ges.-Pfl. von Roth und Lex 1. Bd. pag. 169).

Der mittlere Befund aus den in unseren Tabellen eingetragenen Untersuchungen ist aber für die Schlafsäle:
Abends 8—10 Uhr: 0,86 p. M. Volumen,
Nachts 10—12 „ 1,57 „ „ „
„ 12—2 „ 2,14 „ „ „
„ 2—4 „ 2,48 „ „ „
für die Stuben unter den weiter entwickelten Cautelen:
1,35 p. M. Volumen. —

----

[1] Forster und Voit: „Studien über die Heizungen in den Schulhäusern Münchens", Zeitschrift für Biologie, XIII. Bd. III. Heft 1877, pag. 334: „Wir glauben uns demnach zu dem Schlusse berechtigt, dass die Ventilation, wie sie in dem Schulhause an der Gabelsberger Strasse durch die Kelling'sche Calorifere erzielt wird, für gewöhnlich eine vollkommen genügende ist". —

Hieraus erhellt die wichtige Thatsache, dass die Leute ihren Schlaf in ziemlich reiner Luft antreten, bei sehr geringer allmäliger Steigerung der Kohlensäuremenge fortsetzen und dass nur erst in den späteren Nachtstunden sich allmälig grössere Quantitäten des Gases ansammeln.[1] Zur richtigen Würdigung dieses Resultates führt aber erst die Abwesenheit von organischen Körpern in den luftigen, den ganzen Tag über gehörig ventilirten Schlafsälen, welche weder Tabaksqualm noch sonstige Kasernengerüche aufzuweisen haben. Gegenüber diesem Umstande erscheint die Anhäufung der Kohlensäure in einem sehr viel milderen Lichte.

Es fragt sich nun dessen ungeachtet, ob nicht durch erhöhte Wirksamkeit der Kelling'schen Ventilation ein noch besseres Resultat zu erzielen sei. — Ein wichtiges bereits angeordnetes Unterstützungsmittel wird darin liegen, dass man durch mehr der natürlichen Ventilation dienende Oeffnungen (siebartige Oeffnungen, Gitterthüren, Luftklappen) die Bewegung der Luftschichten und damit die Mischung der Gase begünstigt.

Hiermit Hand in Hand geht als günstiger Umstand die ohnehin durch Erkrankungen, Abkommandirungen etc. eintretende Verminderung der Belegung. Es ist indessen zur Zeit noch ganz unmöglich überhaupt die Thatsache als abgeschlossen zu betrachten. Namentlich der Kohlensäuregehalt wird durch den weiteren Fortschritt der Austrocknung noch sehr bedeutenden Aenderungen unterliegen. So viel lässt sich indessen schon jetzt aus den Befunden ersehen, dass auch bezüglich der Zusammensetzung der Luft und der daraus hervorgehenden Einwirkung auf die Gesundheit diese Art der Kasernen-Anlage als ein grosser segensreicher Fortschritt zu betrachten ist.

---

[1] Forster und Buhl nehmen für eine Person 18 Liter ausgeathmete Kohlensäure per Stunde an. Vergl. oben citirte Studien pag. 316.

XIII.

Statistische Rückblicke auf das sanitäre Verhalten des XII. (Königlich Sächsischen) Armee-Corps in den Jahren 1874 bis 1877.

Von

Stabsarzt Dr. **A. Evers,**

commandirt zum Train - Bataillon No. 12.

Wenn es wohl keinem Zweifel mehr unterliegt, dass die Medicin die Antwort auf manche ihrer brennendsten Fragen — namentlich in der Aetiologie — hauptsächlich in den zu einer exacten Beobachtung besonders geeigneten Armeeverhältnissen zu suchen haben wird, so ist damit für die Militärärzte zugleich die Pflicht gegeben, so früh und so reichhaltig wie nur möglich alles einschlägige Material anzusammeln und wissenschaftlich zu verwerthen. In diesem Sinne war denn auch die Königliche Sanitäts-Direction bereits bemüht für die Jahre 1872 und 1873 durch statistische Sanitätsberichte[1]) (analog denen der Königlich Preussischen Armee) das hier vorhandene Material auszunützen. Leider haben sich der Fortführung dieser Berichte Hindernisse entgegengestellt, die für's Erste nicht zu beseitigen sind. Um nun aber das reiche Material nicht ganz unbenutzt zu lassen, empfiehlt es sich dasselbe auszugsweise diesen Arbeiten — da ein einheitlicher Sanitätsbericht über das Deutsche Reichsheer zur Zeit nicht existirt — mit anzufügen, zumal es wesentlich die hygiënischen Verbesserungen und die so erzielten Fortschritte zu illustriren im Stande ist. — Zum Zwecke der Vergleichung sind nachstehend in Anmerkungen die Ziffern für die Königlich Preussische Armee einschliesslich des 13. (Königlich Württembergischen) Armee-Corps hinzugefügt, soweit sich dieselben ergeben aus den statistischen Sanitätsberichten für die Jahre 1870, 1871, 1872 und das erste Viertel-

---

[1]) Dresden. Bei Conrad Weiske. 1875.

jahr 1873 ausschliesslich des Kriegsjahres 1870/71, sowie für den Zeitraum vom 1. April 1873 bis 31. März 1874. Abgesehen aber davon, dass es sich in diesen Berichten und in der vorliegenden Arbeit um ganz verschiedene Jahre bezw. Abschnitte des Jahres handelt und dass — wenigstens theilweise — sogar ganz verschiedene Berechnungsmethoden zur Anwendung gekommen sind, insofern als für die Preussische Armee im Rapportjahre 1872 in der Morbiditätsziffer noch die Schonungskranken mit einbegriffen sind, liegen ausserdem noch manche andere Verhältnisse vor, die Berücksichtigung verdienen. Dahin gehört: einmal standen die Morbiditätsverhältnisse der Preussischen Armee 1872 und 1873/74 noch unter den Nachwirkungen des letzten Feldzuges, insofern als theils durch die französischen Kriegsgefangenen, theils durch die aus Frankreich heimkehrenden Truppen in manchen Garnisonen gefährliche Krankheitskeime (Typhus, Ruhr, Pocken) angehäuft waren; zweitens wurde durch den Umstand, dass bei vielen Verwundeten und Kranken aus dem Feldzuge zwar eine Heilung, aber nicht völlige Dienstfähigkeit erzielt werden konnte und diese Leute daher als Invaliden aus militärärztlicher Behandlung entlassen werden mussten, die Procentziffer der Geheilten herabgedrückt, die der Invaliden aber erhöht; drittens wurde die Preussische Armee im Rapportjahre 1873/74 von einer mörderischen Cholera-Epidemie heimgesucht; weiter mussten nach dem Kriege die Kräfte der Mannschaften für die militärische Ausbildung in verstärktem Masse in Anspruch genommen und höhere Anforderungen an die Kriegstüchtigkeit der Einzelnen gestellt werden u. s. w. Alle diese erwähnten Verhältnisse sind beim etwaigen Ziehen von Parallelen nicht ausser Acht zu lassen.

Iststärke.

Die für die ärztliche Rapport- und Berichterstattung in Frage kommende Stärke[1]) unseres Armee-Corps hat in den Jahren 1874—76 eine allmähliche Zunahme und 1877 wieder eine geringe Abnahme erfahren; die durchschnittliche Iststärke betrug nämlich:

1874: 21562 Mann,
1875: 23271 „
1876: 23615 „
1877: 23362 „

Krankenbestand.

Davon sind für den Anfang jedes der betreffenden vier Jahre Krankenbestände aus dem Vorjahre verblieben:

1874: 659 (davon im Lazareth 532, im Revier 127 Mann),
1875: 655 „ „ „ 512, „ „ 143 „
1876: 634 „ „ „ 549, „ „ 85 „
1877: 553 „ „ „ 471, „ „ 82 „

d. h. es war für den Anfang des Jahres 1874 ein Krankenbestand von 3,05 pCt. der durchschnittlichen Corpsstärke vorhanden, 1875 2,81 pCt., 1876 2,68 pCt. und 1877 2,37 pCt.

---

[1]) Es mag erwähnt sein, dass es sich hier nur um die zur unentgeltlichen Arznei- und Lazarethverpflegung berechtigten Militärpersonen handelt, d. h. im Wesentlichen also mit Ausschluss der Officiere und Sanitäts-Officiere, der Militärbeamten in Officiersrang und der einjährig Freiwilligen, sodann auch der Cadetten, aber mit Einschluss der Unterofficiersschüler.

Krankenzugang.

Zu diesen verbliebenen Beständen sind hinzugekommen:

1874: 13412 Mann (62,2 pCt. der durchschnittlichen Corpsstärke),
1875: 14613　„　62,79　„　„　„　„
1876: 13433　„　56,88　„　„　„　„
1877: 12103　„　51,8[1])　„　„　„　„

Jeder einzelne Mann ist mithin erkrankt:

1874: 0,622　Mal,
1875: 0,6279　„
1876: 0,5688　„
1877: 0,518　„

und es sind im Ganzen behandelt

1874: 65,25 pCt. der Corpsstärke,
1875: 65,61　„　„　„
1876: 59,56　„　„　„
1877: 54,17　„　„　„

d. h. die Krankenziffer ist von 1874 zu 1875 um ein sehr Geringes gestiegen und dann bis 1877 stetig und ziemlich beträchtlich gefallen.[2] — Die bei Weitem meisten Kranken wurden in den Lazarethen behandelt, nämlich 1874 50,9 pCt. der ganzen Krankenzahl; 1875 56,5 pCt., 1876 63,05 pCt. und 1877 63,84 pCt. Theils im Lazareth und theils im Revier wurden behandelt im Jahre 1874 4 pCt. aller Kranken, 1875 3,04 pCt., 1876 2,82 pCt. und 1877 3,70 pCt.; der jedesmalige Rest wurde nur im Revier behandelt. —

Ausserdem gingen zu Schonungskranke

1874: 12009 Mann mit 62840 Behandlungstagen,
1875: 15647　„　„　83943　„
1876: 15154　„　„　78062　„
1877: 15915　„　„　78223　„

Behandlungsdauer.

Sieht man von diesen Schonungskranken ab, so hat die Behandlungsdauer aller behandelten Kranken betragen

1874: 241278 Tage,
1875: 256257　„
1876: 244630　„
1877: 224102　„

Von diesen Behandlungstagen sind entfallen im Jahre 1874 auf's Lazareth 182388, auf's Revier 49453, auf Revier und Lazareth 9447; im Jahre 1875 196745 bezw. 50846 und 8666; im Jahre 1876 198156

---

[1] In der K. Preussischen Armee einschliesslich des 13. (K. Württembergischen) Armee-Corps im Jahre 1872 121,39 pCt. (mit Einrechnung der in obigen Ziffern nicht enthaltenen Schonungskranken), davon Maximum beim 1. Armee-Corps 145,33 pCt. und Minimum bei der Grossherzogl. Hessischen Division 87,75 pCt. Ebendaselbst — ohne Einrechnung der Schonungskranken — in der Zeit vom 1. April 1873 bis 31. März 1874 76,4 pCt., davon Maximum beim Württembergischen Armee-Corps 96,07 pCt. und Minimum beim 8. Armee-Corps 42,4 pCt.

[2] Diese Verminderung der Krankenzahl tritt in der Tabelle am Schluss besonders hervor.

bezw. 39373 und 8101; und 1877 181341 bezw. 34786 und 7975. Es kamen sonach im Jahre 1874 auf jeden Lazarethkranken 25,4 Behandlungstage[1]), auf jeden Revierkranken 7,8 und auf jeden theils im Revier und theils im Lazareth behandelten Kranken 16,8. Die entsprechenden Zahlen für das Jahr 1875 lauten 22,8 bezw. 8,2 und 18,7; für das Jahr 1876 22,3 bezw. 8,2 und 17,9 und für das Jahr 1877 22,4 bezw. 8,2 und 17,0.

Im Durchschnitt erforderte also jeder Kranke:

1874: 17,1 Behandlungstage,
1875: 16,8   „
1876: 17,4   „
1877: 17,7[2])   „

Täglich waren krank 1874 661 Mann; 1875 702,1 Mann, 1876 668,4 Mann und 1877 613,9 Mann. Von 100 Mann der Iststärke waren täglich krank 1874 3,07 Mann; 1875 3,02 Mann, 1876 nur mehr 2,83 Mann und 1877 sogar nur 2,63 Mann. Vergleicht man die Summe der Behandlungstage der erkrankten Mannschaften mit derjenigen der Dienstestage der ganzen Mannschaft, so kommen auf 1 Behandlungstag im Lazareth 1874 43,2 Dienstestage, 1875 ebensoviel, 1876 43,62 und 1877 47,02; desgleichen für die Revierbehandlung 1874 159,1; 1875 167,1; 1876 219,52 und 1877 sogar erst 244,56; endlich für die Behandlung im Revier und Lazareth 1874 834,0; 1875 980,1; 1876 1217,16 und 1877 1069,23. Das durchschnittliche Verhältniss der Krankheits- und Dienstestage zu einander ist also:

1874: 1 Krankheitstag auf 32,6 Dienstestage,
1875: 1   „   „ 33,2   „
1876: 1   „   „ 35,33   „
1877: 1   „   „ 38,05   „

Auf je einen Mann der Iststärke entfielen Behandlungstage im Lazareth 1874 und 1875 je 8,5; 1876 8,39 und 1877 7,76. Desgleichen Behandlungstage im Revier 1874 2,3; 1875 2,2; 1876 1,67 und 1877 nur 1,49. Endlich an Tagen der Revier- und Lazarethbehandlung 1874 und 1875 je 0,4; 1876 0,301 und 1877 0,34. Im Durchschnitt kamen auf jeden Mann der Iststärke 1874 11,2 Behandlungstage; 1875 11,0; 1876 10,36 und 1877 9,59 d. h. für das ganze Armee-Corps sind durch Krankheit ausgefallen

1874: 11,2 Dienstestage,
1875: 11,0   „
1876: 10,36   „
1877: 9,59[3])   „

---

[1]) in der Preussischen Armee etc. 1872: 23,3 Tage (Maximum beim 6. Armee-Corps 27,1 Tage, Minimum beim Württembergischen Armee-Corps 16,3); 1873/74 im Durchschnitt 21,0 Tage.

[2]) in der Preussischen Armee 1872 15 Tage; 1873/74 14,2 Tage.

[3]) in der Preussischen Armee 1872 15,3 Tage (Maximum beim 1. Armee-Corps 20,4; Minimum bei der Hessischen Division 10,4); desgleichen 1873/74 11 Tage (Maximum beim 1. Armee-Corps 14, Minimum beim 8., 11., 7. und Württembergischen Armee-Corps 7 bis 9).

Morbidität nach den einzelnen Krankheitsgattungen.

Die relative Häufigkeit des Vorkommens der einzelnen Krankheitsgattungen [1] ist natürlich eine sehr verschiedene gewesen. Es gingen zu

	1874	1875	1876	1877
Allgemeine Erkrankungen	942	1211	783	727
Krankheiten des Nervensystems	169	161	152	115
„ der Athmungsorgane	1251	1584	1239	1137
„ „ Circulationsorgane	187	247	255	257
„ „ Ernährungsorgane	2251	2386	2184	1934
„ „ Harn- und Geschlechts-Organe	154	215	200	218
Venerische Krankheiten	1336	1603	1637	1767
Augenkrankheiten	564	586	640	531
Ohrkrankheiten	182	201	135	142
Krankheiten der äussern Bedeckungen	2562	2373	2253	1839
„ „ Bewegungsorgane	636	693	546	511
Mechanische Verletzungen	3062	3216	3259	2751
Sonstige Krankheiten	44	37	24	22
Zur Beobachtung	72	100	126	152

Es lässt sich also das feststellen, dass in allen vier Jahren die höchste Ziffer der in Zugang gekommenen Krankheiten durch mechanische Verletzungen bedingt war (1874 14,2 pCt. der Corpsstärke, 1875 und 1876 je 13,8 pCt. und 1877 11,8 pCt. [2]) und die niedrigste Ziffer durch „sonstige Krankheiten" [3] (nämlich 1874 0,204 pCt. der Corpsstärke, 1875 0,16 pCt., 1876 0,102 pCt. und 1877 0,094 pCt. [4])). Die für die Sterblichkeit so schwer wiegenden Krankheiten der Athmungsorgane figurirten 1874 mit 5,8 pCt. der Corpsstärke, 1875 mit 6,8 pCt., 1876 mit 5,2 pCt. und 1877 mit 4,87 pCt. [5]), haben also eine sehr erfreuliche Abnahme erfahren. Dagegen ist bei den venerischen Krankheiten leider das umgekehrte Verhältniss eingetreten: 1874 6,19 pCt. der Corpsstärke, 1875 6,89 pCt., 1876 6,93 pCt. und 1877 7,56 pCt. [6]) Rücksichtlich einzelner besonders wichtiger Krankheiten, so sind Pocken im Jahre 1874 mit 7 Fällen, 1875 mit 14, 1876 mit 1 und 1877 gar nicht vorgekommen. Diphtheritis hat sich bei 47 bezw. 54, 24 und 34 Leuten gezeigt. Von Abdominaltyphus wurden befallen 1874 104 Mann (davon allein in Schlettstadt i. E. im Monat August 34 Mann). In den folgen-

---

[1]) nach dem amtlichen Kranken-Rapport-Schema.

[2]) in der Preussischen Armee etc. 1873/74 dagegen durch Krankheiten der äussern Bedeckungen 16,11 pCt.; danach kommen die Krankheiten der Ernährungsorgane mit 15.35 pCt. und demnächst erst mechanische Verletzungen mit 14,64 pCt.

[3]) d. h. Selbstverstümmelung, Selbstmordversuch, simulirte Krankheiten, allgemeine Körper- und Altersschwäche.

[4]) ebenso in der Preussischen Armee etc. 1873/74 0,11 pCt.

[5]) in der Preussischen Armee etc. 1872 11,87 pCt. (Maximum beim 1. Armee-Corps 15,60 pCt., Minimum bei der Grossherzogl. Hessischen Division 6,73 pCt.); desgleichen 1873/74 7,34 pCt. (Maximum beim Württemb. Armee-Corps 11,7 pCt., Minimum beim 8. Armee-Corps 4,38 pCt.)

[6]) in der Preussischen Armee etc. 1872 4,51 pCt.; desgleichen 1873/74 3,84 pCt. (Maximum beim 15. Armee-Corps 6,3 pCt., Minimum beim 7. Armee-Corps 2,35 pCt.).

den drei Jahren ist der Typhus im Abnehmen gewesen oder hat doch wenigstens nie wieder eine solche Höhe erreicht; es sind nämlich 1875 86, 1876 nur 23 und 1877 62 Fälle verzeichnet und es lässt sich in diesen drei Jahren ein besonderes Vorwiegen der Krankheit in einem Monat und in einer Garnison wie für das Jahr 1874 nicht mehr constatiren. Wechselfieber trat in vereinzelten Fällen fast in allen Garnisonen auf, nämlich 38 bezw. 34, 27 und 39 Mal. Flecktyphus und Cholera sind gar nicht vorgekommen. Rekurrirendes Fieber hat sich nur im April und im November 1875 mit je 2 Fällen gezeigt (in Dresden und in Strassburg i. E.). Die Ruhr war 1874 mit 37 Fällen vertreten (wovon 27 im Monat Juli in Strassburg i. E. vorkamen), 1875 gar mit 206 Fällen, woran allein das in Metz garnisonirende Fuss-Artillerie-Regiment No. 12 während der Schiessübungen bei Hagenau im August mit 140 Fällen participirte). Im Jahr 1876 trat die Ruhr nur 8 Mal auf, wovon die grössere Hälfte auf Metz in den ersten Monaten des Jahres entfällt; und von den 9 Fällen des Jahres 1877 kamen 6 im April in Dresden vor. Acute Gelenkrheumatismen hatte man 1874 147, 1875 und 1876 je 164 und 1877 188 zu verzeichnen. Hitzschlag ist 1874 und 1875 mit je 13 Fällen (darunter im April (!) 1874 mit 6 Fällen), 1876 mit 23 Fällen und 1877 nur mehr mit 3 Fällen zur Beobachtung gekommen. Lungenentzündungen gingen zu 1874 187, 1875 260, 1876 173 und 1877 182. Wegen chronischer Lungenschwindsucht traten 1874 33 Kranke in Behandlung, 1875 26, 1876 23 und 1877 22. An contagiösen Augenkrankheiten litten 1874 7 Mann (1,24 pCt. aller Augenkranken), 1875 32 Mann (5,46 pCt.), 1876 22 Mann (3,44 pCt.) und 1877 15 (2,91 pCt.). Knochenbrüche hatten 1874 und 1875 je 53 Mann, 1876 52 Mann und 1877 64 Mann. Luxationen zogen sich zu 1874 78 Mann, 1875 61, 1876 54 und 1877 50.

Ebenso verschieden wie das Vorkommen der einzelnen Krankheitsgattungen ist auch ihre Behandlungsdauer gewesen. Während nämlich — wie wir oben sahen — mechanische Verletzungen den meisten Krankenzugang bedingten, haben die venerischen Krankheiten das unbestrittene Vorrecht, dass sie in allen vier Jahren die längste Behandlung erforderten. Es sind nämlich auf dieselben 1874 18,71 pCt. aller Behandlungstage entfallen, 1875 20,12 pCt., 1876 23,63 pCt. und 1877 gar 24,67 pCt. Es ist gewiss ein Umstand, der zu denken gibt, dass etwa der fünfte Theil aller durch Krankheit ausgefallenen Dienstestage allein auf geschlechtliche Affectionen kommt. Das zweite Glied in dieser Reihe bilden die mechanischen Verletzungen (18,19 pCt. bezw. 18,77 pCt., 19,65 pCt. und 17,32 pCt. aller Behandlungstage), dann die Krankheiten der äussern Bedeckungen (15,26 pCt. bezw. 13,58 pCt., 13,98 pCt. und 13,12 pCt.). Die Krankheiten der Athmungsorgane rangiren etwa in der Mitte (10,46 pCt. bezw. 12,49 pCt., 11,91 pCt. und 11,25 pCt.); und das letzte Glied bilden die sonstigen Krankheiten (0,44 pCt. bezw. 0,38 pCt., 0,10 pCt. und 0,14 pCt.). — Etwas anders gestaltet sich das Verhältniss, wenn man frägt wie viel Behandlungszeit im Durchschnitt jeder einzelne Krankheitsfall erforderte. Obenan stehen zwar wieder die venerischen, dann — fast gleichwerthig mit ihnen — die Ohrkrankheiten. Es kommen nämlich durchschnittlich

	1874	1875	1876	1877
auf jeden Geschlechtskranken Behandlungstage	30	29	32	29
„ „ Ohrkranken „	40	30	31	24

Auch auf dieser Stufenleiter nehmen die Krankheiten der Athmungsorgane die Mitte ein (19 bezw. 21 Behandlungstage); dagegen stehen die mechanischen Verletzungen erst auf der vorletzten Stufe (14 Behandlungstage) und die Krankheiten der Ernährungsorgane (mit durchschnittlich nur 9 Behandlungstagen) nehmen den niedrigsten Platz ein.

Morbidität der einzelnen Garnisonen.

Selbstverständlich haben sich die verschiedenen Garnisonen in sehr verschiedener Weise am Krankenzugang betheiligt[1]). Es gingen zu im procentarischen Verhältniss zur durchschnittlichen Iststärke der Garnison:

	1874	1875	1876	1877
Annaberg	36,36	61,02	107,14	38,46
Bautzen	41,04	66,99	54,35	43,32
Borna	84,46	72,30	55,97	45,32
Chemnitz	49,15	54,40	50,61	52,49
Döbeln	10,00	30,51	50,00	0,00
Dresden [2])	58,00	55,81	47,37	46,11
(Zschopau) Frankenberg [3])	10,00	0,00	0,00	0,00
Freiberg	103,70	88,14	96,24	87,03
Geithain	93,12	97,50	52,76	42,85
Glauchau	25,00	50,00	33,33	0,00
Grimma	53,73	75,79	43,15	52,56
Grossenhain	34,86	45,26	42,81	40,50
Kamenz [4])	70,39	81,02	28,13	18,75
Königstein	68,08	81,71	97,51	72,91
Lausigk	65,41	41,74	42,55	52,01
Leipzig	59,49	48,12	52,71	48,86
Marienberg	137,22	96,22	71,06	57,00
Meissen	33,06	30,14	33,84	40,34
Metz [5])	18,28	51,25	21,69	24,06
Oschatz	65,54	77,60	49,36	55,49
Pegau	118,56	141,69	98,34	56,30
Pirna	59,77	27,76	30,56	25,44

---

[1]) in der Preussischen Armee etc. 1873/74 als Maximum Cuxhaven mit 300,00 pCt. und als Minimum Hüningen mit 24,27 pCt.

[2]) Die stetige Abnahme der Morbiditätsziffer geht — zeitlich wenigstens — Hand in Hand mit der stattgefundenen Aufbesserung der Casernirungsverhältnisse.

[3]) Das 2. Bataillon 2. Landwehr-Regiments No. 101 wurde von Zschopau nach Frankenberg verlegt.

[4]) Diese Zahlen sind — da Kamenz nur bis zum 1. Juli 1877, Schlettstadt nur bis zum 1. September 1877 Garnison war — nicht auf die Durchschnittsziffer einer zwölf-, sondern einer sechs- bezw. achtmonatlichen Iststärke berechnet. Ein ähnliches Verfahren ist eingeschlagen bei den Garnisonen Lausigk, Pegau und Rosswein, die wegen temporärer Dislocirung ihrer detachirten Schwadronen in das Regimentsstabsquartier behufs der Regimentsexercitien nicht als das ganze Jahr hindurch belegt verrechnet werden durften.

[5]) Es sind selbstverständlich nur die dort garnisonirenden Königlich Sächsischen Truppen gemeint.

	1874	1875	1876	1877
Plauen [1]	54,94	48,33	64,59	74,48
Radeberg	73,16	72,36	55,69	46,57
Rochlitz	99,51	109,18	78,14	75,29
Rosswein	42,34	48,68	37,28	25,85
Schlettstadt i. E. [2]	86,93	51,85	54,71	17,09
Schneeberg [1]	99,15	79,34	61,25	75,20
Strassburg i. E. [3]	44,09	37,82	44,84	40,32
Zittau	49,89	55,11	80,46	68,80
Zwickau [1]	49,48	45,59	42,96	43,79

Während also in den vier betreffenden Jahren sich in den bei Weitem meisten Garnisonen eine zum Theil nicht unerhebliche Abnahme im Krankenzugange bemerklich machte, ist von einer andern Anzahl freilich das Gegentheil zu berichten. Dauernd einen sehr niedrigen Krankenzugang hat Meissen gehabt (etwa $\frac{1}{3}$ der Garnisonstärke), einen recht hohen dagegen Pegau, Freiberg, Rochlitz, Marienberg u. s. w. Wie grosse Differenzen zu Tage treten, sieht man z. B. daran, dass während 1874 in Metz von 100 Mann nur 18 erkrankten, in Marienberg in demselben Jahre jeder Mann mehr als $1\frac{1}{3}$ Mal erkrankte.

Morbidität der einzelnen Truppengattungen.

Nach dem Vorstehenden bedarf es keiner Erklärung, dass das Verhältniss des Krankenzuganges sich ganz verschieden bei den einzelnen Truppengattungen stellte. Die betreffenden Zahlen sind (cf. übrigens die Tafel):

	1874		1875		1876		1877	
	Mann.	pCt.	Mann.	pCt	Mann.	pCt.	Mann.	pCt.
Infanterie	7985	58,6[4]	8733	55,6	8565	56,2	7642	50,8
Cavallerie	2515	63,5	2725	69,9	2262	55,4	2066	51,3
Artillerie	1443	60.4	1865	73,3	1438	55,7	1375	52,5
Pioniere	218	48,6	234	47,7	287	60,5	206	44.3

[1] Bei etwaiger Vergleichung dieser Zahlen mit den übrigen ist Folgendes zu berücksichtigen: Zwickau. Plauen und Schneeberg hatten früher eine Garnison von je einem Bataillon des 5. Infanterie-Regiments No. 104 und je einem Landwehr-Bataillon, so dass nach der am 1. April 1877 erfolgten Dislocirung des ganzen 5. Infanterie-Regiments No. 104 nach Chemnitz jede der 3 Garnisonen nur mit einem Landwehr-Bataillon belegt blieb. Wenn nun — wie es hier theils der Consequenz halber und theils aus Zweckmässigkeitsgründen geschehen ist — aus den selbstverständlich sehr differirenden Iststärken der 12 Monate ein Durchschnitt und auf Grundlage dieser Zahl die procentarische Morbiditätsziffer berechnet ist, so gibt das natürlich kein richtiges Bild von den Erkrankungsverhältnissen der betreffenden Garnisonen. Genauer hätten die Zahlen so zu lauten:

	1. Vierteljahr 1877.	2.—4. Vierteljahr 1877.
Plauen	19.64 pCt.	1,11 pCt.
Schneeberg	20,39 -	0,00 -
Zwickau	9,44 -	93,07 -

Ebenso müsste es bei Leipzig, dessen Garnison am 1. April 1877 um ein ganzes Infanterie-Regiment vermehrt wurde, heissen: 1. Vierteljahr 9,08 pCt.: 2.—4. Vierteljahr 38,34 pCt.

[2] Siehe Note No. 4 pag. 251.

[3] Siehe Note No. 5 pag. 251.

[4] d. h. der durchschnittlichen Iststärke der betreffenden Truppengattung.

	1874		1875		1876		1877	
	Mann.	pCt.	Mann.	pCt.	Mann.	pCt.	Mann.	pCt.
Train (incl. Müller und Bäcker)	376	147,4	247	91,1	218	81,3	189	69,5
Militär-Krankenwärter.	9	36,0	8	27,6	7	18,9	13	31,7
Landwehrstämme	26	12,3	40	18,5	60	25,0	32	13,7
Militär-Straf-Abtheilung.	405	203,5	330	170,9	231	109,4	274	126,3
Arbeiter-Abtheilung.	—		—		29	120,8	28	127,3
Unterofficierschule.	435	137,2	431	96,2	336	71,3	278	58,9[1])

Es haben also Infanterie, Cavallerie, Artillerie und Pioniere einen ziemlich gleichen und auch in den vier Jahren nicht allzusehr differirenden Krankenzugang gehabt. Der geringste Krankenzugang fiel auf Landwehrstämme und Militär-Krankenwärter, und der höchste auf die Militär-Straf-Abtheilung. Das Train-Bataillon hatte (entsprechend der zwei Mal im Jahre erfolgenden Rekruteneinstellung und in stricter Analogie mit den in Preussen wie auch in Oesterreich beobachteten Verhältnissen) einen hohen Krankenzugang, der sich freilich von 1874 bis 1877 um mehr als die Hälfte verringert hat. Eine annähernd ähnliche Erscheinung lässt sich auch von der Unterofficierschule (und nahezu auch von der Militär-Straf-Abtheilung) constatiren.

Morbidität der verschiedenen Altersclassen.

Dass die Rekruten stets ein sehr erhebliches Krankencontingent stellen, ist eine allen Militärärzten wohl bekannte Thatsache. Unter dem Krankenzugange befanden sich

	1874		1875		1876		1877	
	Mann.	pCt.	Mann.	pCt.	Mann.	pCt.	Mann.	pCt.
Rekruten	4093	30,5	4031	27,6	3015	22,4	2468	20,4
Alte Mannschaften	9318	69,5	10582	72,4	10418	77,6	9635	79,6[2])

Wenn man dazu bedenkt, dass es gemäss den früher geltenden Vorschriften Rekruten (d. h. im Sinne der Kranken-Berichterstattung) nur während eines beschränkten Theiles des Jahres gab, so stellt sich das Verhältniss noch viel ungünstiger für die Rekruten. Und die kräftigste Stütze für diese Behauptung liegt in dem auch während der Jahre 1874 bis 1877 wieder klar zu Tage getretenen Umstand, dass im November,

---

[1]) in der Preussischen Armee etc. 1873/74

Infanterie	73,88 pCt.
Cavallerie	81,21 -
Artillerie	80,71 -
Pioniere	74,57 -
Train	108,76 -
Militär-Krankenwärter	36,87 -
Landwehrstämme	47,10 -
Militär-Straf- und Arbeiter-Abtheilung	146, 3 -

[2]) in der Preussischen Armee etc. 1873/74: Rekruten 18,96 pCt.: alte Mannschaften 81,04 pCt.

December, Januar und Februar d. h. in denjenigen Monaten, in welchen die meisten neu eingestellten Mannschaften ihre erste Dienstzeit durchmachen, die Rekruten nicht allein relativ, sondern meistens auch sogar in absoluten Zahlen ein bedeutendes Uebergewicht über die alten Mannschaften im Krankenzugange haben.

Morbidität in den verschiedenen Jahreszeiten.

Theils in dem eben erwähnten Umstande, theils freilich auch in den Witterungsverhältnissen hat es seinen Grund, dass ein sehr hoher bezw. der höchste Krankenzugang auf die Monate November, December, Januar, Februar und März fällt; der niedrigste zeigt sich — entsprechend der Jahreszeit, vielleicht auch der durch zahlreiche Beurlaubungen verringerten Iststärke — in den Monaten September und October.

Krankenabgang.

Was nun den Krankenabgang betrifft, so sind aus der militärärztlichen Behandlung geschieden:

	1874	1875	1876	1877
durch Heilung ..	12880	14035	12721	11531
durch Tod	66	73	56	72
anderweitig[1] ...	470	526	737	474

d. h. von allen in militärärztlicher Behandlung gewesenen Kranken sind

	1874	1875	1876	1877
geheilt	91,54 pCt.	91,92 pCt.	90,43 pCt.	91,11 pCt.[2]
gestorben	0,47 „	0,48 „	0,39 „	0,57 „
anderweitig abgegangen	3,34 „	3,44 „	5,24 „	3,75 „
in Bestand verblieben	4,65 „	4,15 „	3,93 „	4,57 „

Es sind also die meisten Heilungen auf das Jahr 1875 und die wenigsten auf das Jahr 1876 entfallen. Weiter sind die meisten Todesfälle im Jahre 1877 und die wenigsten im Jahre 1876 vorgekommen. Die Zahl der anderweitig in Abgang gekommenen Kranken hat sich von 1874—76 stetig erhöht und 1877 wieder etwas vermindert. Die Zahl der am Jahresschluss in Behandlung verbliebenen Kranken ist bis 1876 gefallen und 1877 wieder etwas gestiegen.

Dienstuntauglichkeit.

Unter den anderweitig abgegangenen Kranken sind 1874 gewesen 170 Dienstuntaugliche, 1875 213, 1876 172 und 1877 157. Dazu kommen ausser militärärztlicher Behandlung als dienstuntauglich entlassen 1874

---

[1] Das amtliche Kranken-Rapport-Schema kennt 3 Arten von Abgang aus der militärärztlichen Behandlung, nämlich: durch Heilung, durch Tod und anderweitig. In diese letzte Kategorie fallen alle diejenigen, die in's Passanten-Verhältniss kommen, in andere Lazarethe verlegt, in die Heimath beurlaubt, in Bäder gesendet, den Civilbehörden oder den Irrenanstalten überwiesen oder endlich als dienstuntauglich bezw. invalide entlassen werden.

[2] In der Preussischen Armee etc. 1872 95 pCt. (Maximum beim Württemb. Armee-Corps 96,6 pCt., Minimum bei der Grossherzogl. Hessischen Division 94,3 pCt.); desgleichen 1873/74 92,18 pCt. (Maximum beim Württemb. Armee-Corps 95,60 pCt., Minimum beim 8. Armee-Corps 89,62 pCt.).

267 Mann, 1875 344, 1876 390 und 1877 308. Es sind somit wegen Dienstuntauglichkeit aus der Armee geschieden

1874: 437 Mann (2,03 pCt. der Corpsstärke),

1875: 557 „ 2,39 „ „ „

1876: 562 „ 2,38 „ „ „

1877: 465 „ 1,99 „ „ „ [1])

Die einzelnen Truppengattungen betheiligten sich daran wie folgt:

	1874		1875		1876		1877	
	Mann.	pCt.	Mann.	pCt.	Mann.	pCt.	Mann.	pCt.
Infanterie	311	2,3[2])	422	2,78	427	2,8	338	2,25
Cavallerie	83	2,1	69	1,77	61	1,49	58	1,45
Artillerie	30	1,3	50	1,96	46	1,78	42	1,60
Pioniere	2	0,45	8	1,63	12	2,53	11	2,36
Train	6	2,4	8	2,95	12	4,48	8	2,95
Militär-Krankenwärter	—		—		—		2	4,88
Unterofficierschule	5	1,6	—		4	0,85	3	0,62
Landwehrstämme	—		—		—		3	1,28[3])

Selbstverständlich war es das erste Dienstjahr, das die meisten Untauglichen lieferte. Es standen nämlich von allen Dienstuntauglichen

	1874	1875	1876	1877
im 1. Dienstjahr	383	497	446	385
„ 2. „	36	38	76	52
„ 3. „	12	18	30	20
„ 4. „	4	2	7	5
nach dem 4. „	2	2	3	3

Weiter bedarf es auch keiner Erklärung, dass die meisten Dienstuntauglichen Gemeine und nur sehr wenig Unterofficiere waren. Es kamen zur Entlassung als dienstuntauglich

	1874	1875	1876	1877
Unterofficiere	2	3	5	5
Mannschaften	435	554	557	460

Die die Dienstuntauglichkeit am häufigsten bedingenden Krankheiten waren im Jahre 1874 Gesichtsschwäche (39 Mal = 8,92 pCt. aller Dienstuntauglichen), und dann Unterleibsbrüche und periodische Krämpfe (je 28 Mal = 6,41 pCt.); im Jahre 1875 organische Herzkrankheiten mit 39 Fällen (7 pCt.) und schwache Brust mit 28 Fällen (5,03 pCt.); 1876 Unterleibsbrüche mit 75 Fällen (13,34 pCt.) [4]) und Lungenschwindsucht

---

[1]) in der Preussischen Armee etc. 1872 2,89 pCt. (Maximum beim 10. Armee-Corps 4,9 pCt., Minimum beim Württemb. Armee-Corps 1,4 pCt.); desgleichen 1873/74 2,17 pCt. (Maximum beim 7. Armee-Corps 3,49 pCt., Minimum beim 2. Armee-Corps 1,368 pCt.).

[2]) d. h. der durchschnittlichen Iststärke des betreffenden Truppentheils.

[3]) in der Preussischen Armee etc.

	1872	1873/74
Infanterie	7,23 pCt.	2,44 pCt.
Cavallerie	1,44 -	1,77 -
Artillerie	0,81 -	1,73 -
Pioniere	0,24 -	1,92 -
Train	—	4,44 -
Militär-Gefangene	—	1,39 -

[4]) Diese grosse Zahl erklärt sich daraus dass, während nach den früher geltenden

mit 33 Fällen (5,87 pCt.); endlich 1877 chronische Lungen- und Brust-
fellkrankheiten mit 52 Fällen (11,18 pCt.), Unterleibsbrüche mit 40 Fällen
(8,6 pCt.) und chronische Nervenleiden mit 38 Fällen (8,17 pCt.) [1].

Invalidität.

Dienstuntauglichkeit, die durch den Dienst verursacht war, d. h.
Invalidität, kam vor 1874 37 Mal, 1875 48 Mal, 1876 41 Mal und
1877 49 Mal. Dazu kamen an Leuten, die ausser militärärztlicher Behandlung als invalide entlassen wurden, 1874 22 Mann, 1875 17 Mann,
1876 50 Mann und 1877 59 Mann. Es sind mithin als Invaliden entlassen:

1874:　59 Mann (0,27 pCt. der durchschnittlichen Corpsstärke),
1875:　65　„　0,28　„　　„　　　„　　　„
1876:　91　„　0,39　„　　„　　　„　　　„
1877: 108　„　0,46　„　　„　　　„　　　„ [2]

Davon sind entfallen nach den Truppengattungen auf

	1874		1875		1876		1877	
	Mann.	pCt.	Mann.	pCt.	Mann.	pCt.	Mann.	pCt.
Infanterie	27	0,19	22	0,14	45	0,29	54	0,36
Cavallerie	28	0,71	29	0,74	33	0,81	33	0,83
Artillerie	4	0,17	12	0,47	11	0,42	16	0,61
Pioniere	—	—	2	0,41	—	—	3	0,65
Train	—	—	—	—	2	0,74	1	0,37
Landwehrstämme	—	—	—	—	—	—	1	0,43

d. h. die Cavallerie hat dauernd den bei Weitem höchsten und in den
vier betreffenden Jahren sich allmählich steigernden Procentsatz an Invaliden geliefert. Wenn bei den Dienstuntauglichen nur ein sehr klein
zu nennender Theil auf die späteren Dienstjahre entfiel, so stellt sich die
Sache bei den Invaliden doch schon etwas anders. Es standen nämlich:

	1874	1875	1876	1877
vor dem 3. Dienstjahre	23	25	43	48
im 3. — 5. „	15	22	27	32
„ 6.—10. „	8	12	10	8
„ 11.—12. „	3	1	3	5
nach dem 12. „	10	5	8	15

Und wenn weiter nur ein minimaler Theil der Dienstuntauglichen
dem Unterofficierstande angehörte, so ist das Verhältniss bei den Invaliden
beinahe umgekehrt. Es kamen nämlich zur Entlassung:

	1874	1875	1876	1877
Unterofficiere	24	21	28	41
Mannschaften	35	44	63	67

Bestimmungen nicht allzu grosse und durch ein Bruchband zurückzuhaltende Brüche
noch nicht untauglich zum Militärdienst machten, die im Jahre 1875 emanirte Heerordnung die Unterleibsbrüche zu denjenigen Fehlern rechnet, die unter allen Umständen und für immer dienstuntauglich machen.

[1] in der Preussischen Armee etc. 1872 Maximum Krankheiten der Respirationsorgane (17,5 pCt. aller Dienstuntauglichen); desgleichen 1873/74 die phthisischen
Lungenleiden (10,9 pCt.).

[2] in der Preussischen Armee etc. 1872 2,34 pCt.; desgleichen 1873/74 0,92 pCt.

Unter den Krankheiten, die zur Verabschiedung mit Invalidenpension führten, nimmt fast jedes Jahr die Lungenschwindsucht eine hervorragende Stelle ein: 1874 11 Fälle = 18,6 pCt. aller Invaliden; 1875 13 Fälle = 20 pCt.; 1876 9 Fälle = 9,9 pCt. und 1877 19 Fälle = 17,6 pCt.; daneben Steifheit und Unbrauchbarkeit grösserer Gelenke: 1874 mit 4 Fällen (5,9 pCt.), 1875 und 1876 mit je 11 Fällen (16,9 pCt, bezw. 12,1 pCt.) und 1877 mit 15 Fällen (13,9 pCt.). Dass sich unter den Invaliden der Jahrgänge 1876 und 1877 nicht weniger als 34 bezw. 23 an Unterleibsbrüchen Leidende (37,4 pCt. bezw. 21,3 pCt.) befanden, hat seinen Grund in der schon oben angeführten Bestimmung der Heerordnung, wonach alle mit Hernien behafteten Leute als dienstuntauglich und — sofern das Leiden durch den Dienst erworben war — als invalide zur Verabschiedung kamen. — Was die verschiedenen Grade der Invalidität anbelangt, so war die Erwerbsfähigkeit

	1874	1875	1876	1877
ungestört . .	5 Mal,	6	36	32
gestört . . .	54 „	59	55	76

Die Erwerbsunfähigkeit wurde anerkannt als

	1874	1875	1876	1877
dauernd . .	28 Mal,	35	31	34
zeitweilig . .	26 „	24	24	42

Weiter wurden beurtheilt als:	1874	1875	1876	1877
theilweise erwerbsunfähig . . .	14	23	21	27
grösstentheils „ . . .	30	21	18	31
gänzlich „ . . .	10	15	16	18

Unter den als gänzlich erwerbsunfähig erachteten befanden sich 1874 2 Mann sowie 1876 und 1877 je 1 Mann, bei welchen die Bedürftigkeit fremder Pflege und Wartung vorlag. Ausserdem waren 1874 1 Mann mehrfach, 1875 1 Mann und 1876 4 Mann einfach verstümmelt.

Um kurz die beiden wichtigsten Gattungen der als nicht dienstfähig aus dem Heere Geschiedenen, nämlich die Dienstuntauglichen und Invaliden zusammenzufassen, so hat ihre Summe betragen

1874: 2,30 pCt der Corpsstärke,
1875: 2,67 „ „ „
1876: 2,77 „ „ „
1877: 2,45 „ „ „

d. h. es hat diese Zahl in den Jahren 1874—76 eine ganz gelinde Steigerung und 1877 wieder einen geringen Abfall erfahren.

Sterblichkeit im Allgemeinen.

Der Abgang durch Tod hat in den vier Jahren ausgemacht

	1874	1875	1876	1877
an militärärztlich behandelten Leuten [1] . . .	66	73	56	72
an nicht militärärztlich behandelten Leuten [2]	34	27	30	28

---

[1] einschliesslich der in militärärztlicher Behandlung an den Folgen von Unglücksfällen und Selbstmordversuchen Gestorbenen.

[2] einschliesslich der ohne militärärztliche Behandlung durch Krankheiten wie durch Unglücksfall und Selbstmord Verstorbenen.

d. h. das Armee-Corps hat durch Tod verloren

      1874: 0,464 pCt. seiner durchschnittlichen Iststärke,
      1875: 0,429   „   „   „   „
      1876: 0,364   „   „   „   „
      1877: 0,428   „   „   „   „   [1]

Was den Verlust durch Tod bei den einzelnen Truppengattungen betrifft, so betrug derselbe

	1874		1875		1876		1877	
	Mann.	pCt.	Mann.	pCt.	Mann.	pCt.	Mann.	pCt.
bei der Infanterie	69	0,502	56	0,369	56	0,368	55	0,366
„ „ Cavallerie	14	0,354	21	0,539	14	0,343	23	0,577
„ „ Artillerie	10	0,419	19	0,745	10	0,387	13	0,496
„ den Pionieren	3	0,668	3	0,611	1	0,211	2	0,430
„ dem Train ..	—	—	1	0,369	3	1.119	—	—
„ den Militär-Krankenwärtern	—	—	—	—	—	—	3	7,317
bei den Landwehr-stämmen	2	0,939	—	—	1	0,417	1	0,428
bei der Militär-Straf-Abtheilung —	—	—	—	—	1	0,474	2	0,921
bei der Arbeiter-Abtheilung ... —	—	—	—	—	—	—	—	—
bei der Unteroffi-cierschule ...	2	0,631	—	—	—	—	1	0,212

Der durch Typhus bedingte hohe Mortalitätsprocentsatz, den die Militär-Krankenwärter im Jahre 1877 aufweisen, zeigt wie ehrenvoll und gefährlich zugleich der Beruf dieser Truppengattung auch im Frieden ist.

a) Sterblichkeit durch Krankheiten.

An Krankheiten — seien sie militärärztlich behandelt oder nicht — starben:

      1874: 62 Mann (0,288 pCt. der Corpsstärke),
      1875: 78   „   0,335   „   „   „
      1876: 56   „   0,237   „   „   „
      1877: 74   „   0,317   „   „   „   [2]

Die verschiedenen Krankheitsgattungen haben natürlich eine sehr verschiedene Sterblichkeit bedingt. Es starben nämlich an [3]

	1874	1875	1876	1877
	pCt.	pCt.	pCt.	pCt.
Allgemeine Erkrankungen	2,47 [4]	2,22	1,09	2,58
Krankheiten des Nervensystems	0,54	2,32	0,61	0,75

---

[1] in der Preussischen Armee etc. 1872 0,719 pCt.; desgleichen 1873/74 0,63 pCt. Das Maximum kommt für 1872 auf das 10. Armee-Corps mit 0,96 pCt., das Minimum auf das 15. Armee-Corps mit 0,41 pCt.; 1873/74 liegt das Maximum bei dem 1. Armee-Corps mit 1,53 pCt., das Minimum bei dem 8. Armee-Corps mit 0,44 pCt.

[2] in der Preussischen Armee etc. 1872 0,615 pCt. (Maximum beim 2. Armee-Corps 0,91 pCt., Minimum bei der Grossherzogl. Hessischen Division 0,36 pCt.); desgleichen 1873/74 0,569 pCt. (Maximum beim 1. Armee-Corps 1,38 pCt., Minimum beim 8. Armee-Corps 0,38 pCt.).

[3] selbstverständlich sind hier nur die militärärztlich behandelten Fälle verstanden.

[4] d. h. der an den betreffenden Krankheiten behandelten Leute.

	1874 pCt.	1875 pCt.	1876 pCt.	1877 pCt.
Krankheiten der Athmungsorgane	1,89	1,39	2,51	2,75
„ „ Circulationsorgane	1,47	0,38	1,09	0,72
„ „ Ernährungsorgane	0,17	0,41	0,18	0,302
„ „ Harn- und Geschlechtsorgane	0,61	0,88	—	0,88
Venerischen Krankheiten	0,068	0,058	0,11	—
Augenkrankheiten	—	—	—	—
Ohrkrankheiten	—	—	—	—
Krankheiten der äusseren Bedeckungen	—	—	—	—
„ „ Bewegungsorgane	—	—	0,17	0,56
Mechanischen Verletzungen	0,13	0,06	0,059	0,14
Sonstigen Krankheiten	4,08	4,76	4,17	4,55
Zur Beobachtung	—	—	—	—

Es ist also an Krankheiten der Augen, Ohren und äusseren Bedeckungen sowie an den nur zu beobachtenden Krankheiten Niemand gestorben; den bei Weitem höchsten Procentsatz haben die sonstigen Krankheiten (d. h. allein durch die unter diesem Sammelnamen mit aufgeführten Selbstmordversuche) dauernd erreicht, demnächst die allgemeinen Erkrankungen und die Krankheiten der Athmungsorgane. — Während sich oben die mechanischen Verletzungen und venerischen Krankheiten als den meisten Krankenzugang bezw. die längste Behandlungsdauer bedingend erwiesen, ergibt sich dass sie rücksichtlich der Sterblichkeit fast den niedrigsten Rang auf der Stufenleiter einnehmen. — Was speciell einzelne Krankheiten anbelangt, so haben sich fast durchgehends als die gefährlichsten Feinde des Soldaten gezeigt Lungenschwindsucht, Abdominaltyphus und Lungenentzündung. Es starben nämlich an

	1874	1875	1876	1877
Lungenschwindsucht	17	15	22	18
Abdominaltyphus	15	16	6	13
Lungenentzündung	5	9	5	9

d. h. diese drei Krankheiten haben mehr als ein Drittel aller überhaupt vorgekommenen Todesfälle zur Folge gehabt.

b) Verunglückungen.

An Unglücksfällen mit tödtlichem Ausgang sind vorgekommen

1874: 11 Fälle (0,051 pCt. der Corpsstärke),
1875: 8 „ 0,0344 „ „ „
1876: 7 „ 0,029 „ „ „
1877: 7 „ 0,029 „ „ „ [1]

Die meisten derselben waren bedingt durch Ertrinken beim Baden (1874 allein 6 Mal von 11 und 1877 6 Mal von 7), dann durch Fall, durch Ueberfahrenwerden, einmal durch fahrlässige Schussverletzung seitens eines Civilisten.

---

[1] in der Preussischen Armee etc. 1872 0,042 pCt. (Maximum beim Garde-Corps 0,06 pCt., Minimum beim 7. und 11. Armee-Corps und der Grossherzogl. Hessischen Division 0,01 pCt.); desgleichen 1873/74 0,06 pCt. (Maximum beim 7. Armee-Corps 0,09 pCt., Minimum beim Garde-, 2., 10. und Württemb. Armee-Corps 0,03 pCt.).

c) Selbstmorde.

Wie also die Verunglückungen sowohl in absoluten wie in relativen Zahlen eine ganz erfreuliche Abnahme zeigen, lässt sich dasselbe annähernd wenigstens auch von den Selbstmorden berichten. Die betreffenden Zahlen sind:

1874: 27 Fälle (0,125 pCt. der Corpsstärke),
1875: 14 „ 0,0602 „ „ „
1876: 23 „ 0,0974 „ „ „
1877: 19 „ 0,081 „ „ „ [1]

Es ist also die früher in einem ähnlichen Berichte niedergelegte Beobachtung, dass im Sächsischen Armee-Corps auf 1000 Mann der Iststärke mehr als 1 Selbstmord kömmt, nur noch für das Jahr 1874 zutreffend; für die Jahre 1875—77 hat sie ihre Giltigkeit verloren. — Wenn wir etwas näher auf die Details dieses für unser Armee-Corps so schwer wiegenden Verbrechens eingehen, so lässt sich zunächst die Thatsache constatiren, dass etwa ein Drittel und mehr aller Selbstmorde auf das erste Dienstjahr entfällt und dass mit der steigenden Zahl der Dienstjahre die Zahl der Selbstmorde ziemlich schnell abfällt. Als Ursache für den verhängnissvollen Schritt wurden constatirt:

	1874	1875	1876	1877
Furcht vor Strafe	6	5	6	7
Schulden	3	—	1	—
Lebensüberdruss (Familienzwist)	2	4	1	1
Unlust zum Soldatenstande	—	1	—	—
Liebeskummer	1	—	3	1
Unbekannt	15	4	12	10

d. h. von allen Fällen, deren Motive bekannt geworden sind, war der grösste Procentsatz durch Furcht vor Strafe (fast ausnahmslos wegen entehrender Vergehen, Unterschlagung, Diebstahl u. s. w.) veranlasst. — Was die Betheiligung der einzelnen Chargen betrifft, so waren

	1874	1875	1876	1877
Feldwebel	—	1	—	—
Sergeanten	3	—	1	—
Unterofficiere	6	1	—	1
Mannschaften	18	12	22	18

In absoluten Zahlen also haben die Gemeinen ein ganz bedeutendes Uebergewicht; erwägt man aber das relative Verhältniss, in welchem in der Armee Mannschaften und Chargirte zu einander stehen, so würde selbstverständlich für letztere ein weit höherer Procentsatz an Selbstmördern herauskommen. — Nach den einzelnen Truppengattungen gehörten die Selbstmörder zur

	1874		1875		1876		1877	
	Mann.	pCt.	Mann.	pCt.	Mann.	pCt.	Mann.	pCt.
Infanterie	22	0,16	11	0,072	13	0,085	7	0,046
Cavallerie	1	0,025	1	0,026	4	0,098	9	0,226
Artillerie	3	0,13	1	0,039	4	0,155	2	0,076

[1] in der Preussischen Armee etc. 1872 0,062 pCt.; desgleichen 1873/74 0,05 pCt.

	1874		1875		1876		1877	
	Mann.	pCt.	Mann.	pCt.	Mann.	pCt.	Mann.	pCt.
Pionieren	—	—	1	0,204	—	—	—	—
Train	—	—	—	—	2	0,746	—	—
Unterofficierschule	1	0,31	—	—	—	—	—	—
Landwehrstämmen	—	—	—	—	—	—	1	0,428

Hinsichtlich der Jahreszeit hat sich für die vorliegenden Jahre die Beobachtung ergeben, dass die höchste Ziffer auf die wärmeren Monate fällt, 1874—76 nämlich jedes Mal auf den Juni, 1877 auf den August. Ebenso kamen — nebenbei gesagt — die meisten Selbstmorde 1873 im Juni und 1872 im Mai vor. Ohne grade aus dieser Thatsache Schlussfolgerungen ziehen zu wollen, die bei der Kleinheit der betreffenden Zeitabschnitte und Ziffern leicht voreilig genannt werden könnten, sei doch immerhin auf das eigenthümliche Zusammentreffen hingewiesen; und es dürfte vielleicht die Bemerkung nicht überflüssig sein, dass es grade nicht — wie man wohl annehmen könnte — die an und für sich schon leichte und durch die Witterung der betreffenden Monate vielleicht noch weniger abschreckende Todesart durch Ertränken gewesen ist, welche die erwähnte Erscheinung bedingt hat.

Aerztliches Personal.

Nachdem im Vorstehenden die Krankenbewegung nebst ihren Anhängen kurz skizzirt worden ist, mögen hier noch das Heilpersonal und -material, sowie die Heilanstalten u. s. w. Erwähnung finden. Anlangend zunächst das ärztliche Personal, so waren an activen Militärärzten in Bestand am Schlusse des Jahres 1874: 1 Generalarzt, 4 Oberstabsärzte erster und 14 zweiter Classe, 27 Stabsärzte, 19 Assistenzärzte erster und 6 zweiter Classe, 7 Unterärzte mit Gehalt und 1 mit Diäten, sowie 4 einjährig freiwillige Aerzte; es fehlten somit am Etat 1 Oberstabsarzt zweiter und 24 Assistenzärzte zweiter Classe. Zu Ende des Jahres 1875 verblieben im Bestand: 1 Generalarzt, 4 Oberstabsärzte erster und 15 zweiter Classe, 27 Stabsärzte, 19 Assistenzärzte erster und 5 zweiter Classe, 8 Unterärzte mit Gehalt und 9 einjährig freiwillige Aerzte, was ein Fehlen von 5 Assistenzärzten zweiter Classe ergibt. Aehnliches gilt auch für die beiden nächsten Jahre; denn bei einem am 31. December 1876 sich ergebenden Bestande von 1 Generalarzt, 5 Oberstabsärzten erster und 14 zweiter Classe, 27 Stabsärzten, 17 Assistenzärzten erster und 8 zweiter Classe, je 2 Unterärzten mit Gehalt und mit Diäten und 6 einjährig freiwilligen Aerzten bleibt ein Deficit von 2 Assistenzärzten erster und 22 zweiter Classe. Und bei einem zu Ende 1877 vorhandenen Bestand von 1 Generalarzt, 8 Oberstabsärzten erster und 11 zweiter Classe, 27 Stabsärzten, 18 Assistenzärzten erster und 12 zweiter Classe, je 3 Unterärzten mit Gehalt und mit Diäten, sowie 6 einjährig freiwilligen Aerzten fehlten zur Erfüllung des Etats 1 Assistenzarzt erster und 18 zweiter Classe. — Ausserdem waren an Aerzten der Reserve und der Landwehr vorhanden am Ende des Jahres 1874 35 Assistenzärzte erster und 18 zweiter Classe, 21 Unterärzte und 1 Arzt der Ersatzreserve; 1875 2 Stabsärzte, 54 Assistenzärzte erster und 12 zweiter Classe, 24 Unterärzte und 1 Arzt der Ersatzreserve; 1876 12 Stabsärzte, 59 Assistenzärzte erster und 9 zweiter Classe, 36 Unterärzte und 2 Aerzte der Ersatzreserve; 1877 endlich 23 Stabsärzte, 49 Assistenzärzte erster und 25 zweiter Classe, 34 Unterärzte und 4 Aerzte der Ersatzreserve.

Hilfsärztliches Personal.

Bei dem hilfsärztlichen Personal blieb gegen den vorgeschriebenen Etat von 178 Lazarethgehilfen der factische Bestand zurück Ende 1874 um 22, Ende 1875 um 14, Ende 1876 um 16 und Ende 1877 um 23; an Lazarethgehilfenlehrlingen waren an den gedachten Zeitabschnitten vorhanden 252 bezw. 248, 222 und 72. An der etatsmässigen Ziffer der Militär-Krankenwärter (47 bezw. 52) fehlten 1874 2, 1875 4, 1876 1 und 1877 2.

Heilanstalten.

An Garnison-Lazarethen waren vorhanden 25 (einschliesslich Schlettstadt i. E.), zu Ende 1877 nur noch 21. Die nur von wenigen Landwehrstamm - Mannschaften bewohnten Garnisonen Annaberg, Döbeln, Frankenberg, Glauchau und Zschopau bezw. auch Plauen und Schneeberg hatten keine Lazaretheinrichtungen, sondern waren auf Civilkrankenhäuser oder auf die Lazarethe der Nachbar-Garnisonen angewiesen. Die in Metz und Strassburg i. E. stehenden Sächsischen Truppen hatten Theil an den dortigen Kaiserlichen Anstalten. — Weiter bestand in Teplitz ein Königlich Sächsisches Bade-Lazareth (für 4 Officiere und 25 Mann einschliesslich einen Krankenwärter).

Medicamentenverbrauch.

Der Kostenaufwand für verbrauchte Medicamente hat betragen im Jahre 1874 6405 Mark, ausserdem für an Commandirte und Leute des Beurlaubtenstandes abgegebene Medicamente 175 Mark 99 Pfge.; im Jahre 1875 6260 Mark 66 Pfge. bezw. 140 Mark 70 Pfge.; im Jahre 1876 6428 Mark 51 Pfge. bezw. 320 Mark 99 Pfge.; und im Jahre 1877 5631 Mark 84 Pfge. bezw. 127 Mark 85 Pfge. .Es hat also ein Medicamentenverbrauch stattgefunden im Werthe von

1874:	6580 Mark	99	Pfennigen,
1875:	6401 „	43	„
1876:	6749 „	50	„
1877:	5759 „	69	„

Heilbäderbenutzung.

In Heilbäder wurden gesendet:

1874: 40 Mann (incl. 22 Invaliden u. dem Beurlaubtenst. angehörige Leute),
1875: 65 „ „ 29 „ „ „ „ „ „
1876: 40 „ „ 13 „ „ „ „ „ „
1877: 42 „ „ 14 „ „ „ „ „ „

Und zwar gingen nach

	1874	1875	1876	1877
Teplitz	30	59	38	36
Elster	6	5	2	3
Ems	1	—	—	1
Wiesbaden . . .	3	—	—	—

	1874	1875	1876	1877
Augustusbad . .	—	1	—	—
Marienbad . . .	—	—	—	1
Langebrück . .	—	—	—	1

Die Leiden, die zu diesen Badecuren Veranlassung gaben, waren der Hauptsache nach Rheumatismen, Gelenkaffectionen, Folgen von Knochenbrüchen, aus den letzten beiden Kriegen herdatirende Schussverletzungen, Lungenleiden, Rückenmarksaffectionen u. s. w.

Impfungen.

Impfungen wurden vorgenommen an

    1874: 9021 Mann (41,8 pCt. der Corpsstärke),

    1875: 8808 „ 37,8 „ „ „

    1876: 8930 „ 37,8 „ „ „

    1877: 8966 „ 38,4 „ „ „

Dabei ergab sich, dass von allen Geimpften

    1874: 521 Mann oder 5,7 pCt.,

    1875: 661 „ „ 7,5 „

    1876: 593 „ „ 6,6 „

    1877: 558 „ „ 6,2 „

gar keine Narben früherer Impfungen hatten. Die mit den Leuten während ihrer Dienstzeit vorgenommene Impfung bezw. Wiederimpfung war von Erfolg bei

    1874: 5833 Mann (64,9 pCt. der Geimpften),

    1875: 5507 „ 62,5 „ „ „

    1876: 6364 „ 71,2 „ „ „

    1877: 6326 „ 70,5 „ „ „

Anstatt nun zum Schlusse die bei solchen Arbeiten üblichen kurzen und allgemeinen Recapitulationen zu geben, legt Verf. — eingedenk des Spruches dass „Zahlen reden“ — die hauptsächlichsten Resultate seiner Arbeit in Tabellenform nieder. Dass dabei im Interesse einer ausgiebigen Vergleichung die entsprechenden Zahlen für die beiden Vorjahre 1872 und 1873 hinzugefügt werden, bedarf sicher keiner Entschuldigung.

A. Evers,

Krankenbewegung.

Jahr.	Ist-stärke des Armee-Corps.	Kranken-bestand zu Anfang des Jahres		Krankenzugang während des Jahres			Im Ganzen sind während des Jahres behandelt					Krankenabgang während des Jahres				Kranken-bestand zu Ende des Jahres		Behandlungstage		
		Lazareth.	Revier.	Lazareth.	Revier.	Lazareth und Revier.	Lazareth.	Revier.	Lazareth und Revier.	Summa in absoluten Zahlen.	in Procent-Zahlen (auf 100 Mann der Ist-stärke).	Geheilt.	Gestorben.	Anderweitig.	Summa.	Lazareth.	Revier.	Lazareth.	Revier.	Summa.
1872	20362	624	339	6770	9548	—	7394	9887	—	17281	84,88	16105	103	363	16571	538[1]	172[1]	187383	92375	279758
1873	21814	599[1]	186[1]	7430	9684	—	8029	9870	—	17899	82,05	16705	74	461	17240	532	127	198197	80293	278490
1874	21562	532	127	6641	6208[2]	563	7173	6335	563	14071	65,25	12880	66	470	13416	512	143	189107	52171[2]	241278
1875	23271	512	143	8111	6038	464	8623	6181	464	15268	65,61	14035	73	526	14634	549	85	202699	53558	256257
1876	23615	549	85	8320	4716	397	8869	4801	397	14067	59,56	12721	56	737	13514	471	82	202866	41764	244630
1877	23362	471	82	7609	4026	468[3]	8080	4108	468	12656	54,17	11531	72	474	12077	507	72	186830	37272	224102

[1] Der Unterschied zwischen diesen beiden Beständen erklärt sich — wie an anderer Stelle bereits ausgesprochen ist — daraus dass in den betreffenden Zahlen für 1873 die Mannschaften der Landwehrstämme, der Militär-Strafabtheilung, der Unterofficierschule, des 6. Infanterie-Regiments No. 105 und des Fuss-Artillerie-Regiments No. 12 mit eingerechnet sind, was in den Zahlen für 1872 nicht der Fall ist.

[2] Der Leser wolle sich bei Vergleichung dieser Ziffern mit den betreffenden der Vorjahre erinnern, dass die die Zahl der Revierkranken so sehr entlastende Einrichtung der Schonungskranken im Jahre 1872 noch gar nicht und im Jahre 1873 nur für einen Theil desselben existirte.

[3] Bei dem seit 1875 stetig abnehmenden Krankenzugange des ganzen Armee-Corps dürfte theilweise dasselbe zu berücksichtigen sein, was oben (Seite 251) über die Mortalitätsziffer der Garnison Dresden gesagt wurde. Es ist dies eine wichtige Thatsache gegenüber der Verbesserung der Wohnungsverhältnisse.

Dienstuntauglichkeit und Invalidität.

Jahr.	Iststärke des Armee-Corps.	Zahl der Dienstuntauglichen.	Zahl der Invaliden.	Summa der Dienstuntauglichen und Invaliden	
				in absoluten Zahlen.	in Procent-Zahlen.
1872	20362	420	1388	1808	8,38
1873	21814	291	84	375	1,72
1874	21562	437	59	496	2,30
1875	23271	557	65	622	2,67
1876	23615	562	91	653	2,77
1877	23362	465	108	573	2,45

Sterblichkeit.

Jahr.	Iststärke des Armee-Corps.	Zahl der Todesfälle durch			Summa der Todesfälle	
		Krankheiten.[1]	Verunglückung.[2]	Selbstmord.[2]	in absoluten Zahlen.	in Procent-Zahlen.
1872	20362	103	6[2]	22[2]	131	0,643
1873	21814	80	4[2]	24[2]	108	0,495
1874	21562	62	11	27	100	0,464
1875	23271	78	8	14	100	0,429
1876	23615	56	7	23	86	0,364
1877	23362	74	7	19	100	0,428

[1] einschliesslich der an Krankheiten ausser militärärztlicher Behandlung Verstorbenen.

[2] in den Angaben für 1872 und 1873 sind Verunglückte und Selbstmörder, sofern sie noch Gegenstand militärärztlicher Behandlung wurden, nicht als Verunglückte und Selbstmörder, sondern unter den an Krankheiten Verstorbenen aufgeführt; für die nachfolgenden Jahre ist dies Princip nicht beibehalten.

Vergleichende Darstellung des Krankenzuganges und der Sterblichkeit beim XII. (Königlich Sächsischen) Armee-Corps in den Jahren 1874—77.

a) Krankenzugang.

(Jedes Quadrat des Netzgrundes bedeutet 10 pCt. der durchschnittlichen Iststärke des betreffenden Truppentheils.)

Fig. 28.

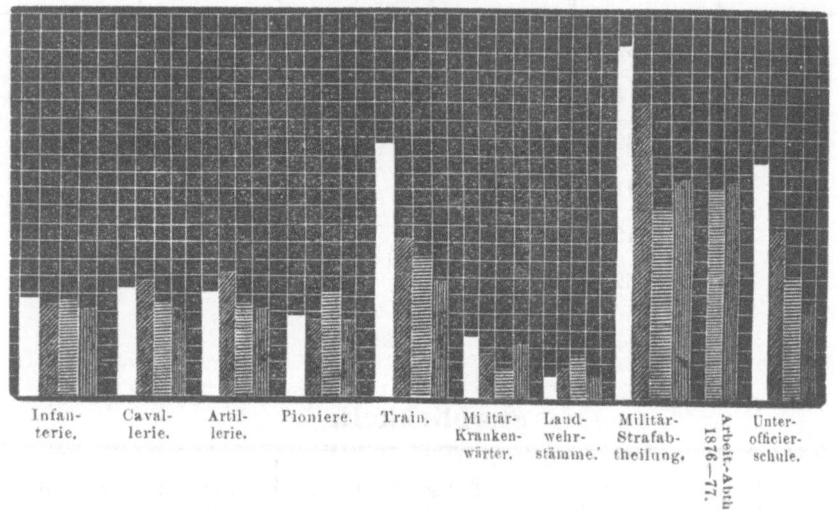

b) Sterblichkeit.

(Jedes Quadrat des Netzgrundes bedeutet 0,01 pCt. der durchschnittlichen Corpsstärke.

Fig. 29.

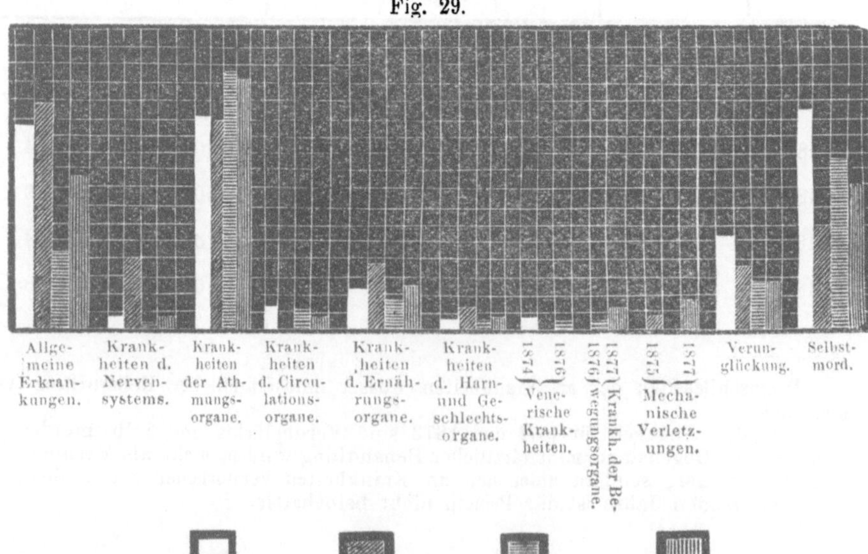

XIV.

Bericht über das in den Sitzungen der Sanitäts-Officiers-Gesellschaft zu Dresden in der Zeit vom 27. April 1870 bis 31. December 1878 behandelte wissenschaftliche Material

vom

Oberstabsarzte II. Cl. Dr. **R. Leo,**

bis 1878 Schriftführer der Gesellschaft.

Die am 27. April 1870 gestiftete: „Militärärztliche Gesellschaft zu Dresden" hat seit dem 27. April 1874 den Namen: „Sanitäts-Officiers-Gesellschaft" angenommen. Die Statuten derselben lauten:

§. 1.

Zweck der „Sanitäts-Officiers-Gesellschaft zu Dresden" ist Vermittelung näheren persönlichen Verkehrs und fachwissenschaftlicher Mittheilung unter den Militärärzten Dresdens.

§. 2.

Die Sitzungen der Gesellschaft finden am zweiten Mittwoch jeden Monats im Jägerhofe (Wiesenthorstrasse) statt[1]). Ausserdem ist jeder andere Mittwoch zu geselligen Zusammenkünften bestimmt. Für letztere kann der Ort durch Vorstandsbeschluss für den Sommer verändert werden. Im August und September fallen die Sitzungen der Gesellschaft aus.

§. 3.

Jeder in Dresden garnisonirende Militärarzt ist zum Eintritt in die „Sanitäts-Officiers-Gesellschaft zu Dresden" verpflichtet.

A. Wirkliche (ordentliche) Mitglieder der Gesellschaft sind gegen einen Beitrag (cfr. §. 8), alle Sanitätsofficiere vom Dienststand der Garnison Dresden. Mitglieder ohne Beitrag zu zahlen und verbunden als solche einzutreten sind die characterisirten Assistenzärzte, Unterärzte und einjährig freiwilligen Aerzte. Die durch Versetzung resp. Ernennung zuwachsenden Mitglieder haben 10 Mark in die Casse zu zahlen und erhalten dadurch Stimmrecht.

------

[1]) Zur Zeit finden nach der Auflösung des Jägerhofes die Sitzungen in dem Lokal von Lehmann, Bautznerstrasse 59 statt; nach Eröffnung des Casino's für das Sanitätscorps im neuen Garnisonlazareth werden sie dort abgehalten.

B. Ehrenmitglieder (ausserordentliche) sind:
  a) gegen einen nach dem Gehalt normirten Beitrag in Gemässheit des §. 8
     alle auf länger als einen Monat anher beurlaubten oder commandirten säch-
     sischen activen Sanitätsofficiere;
  b) gegen einen jährlichen Beitrag von 6 Mark alle in Dresden wohnenden
     Sanitätsofficiere der Reserve, der Landwehr, des Disponibilitätsstandes und
     diejenigen Verabschiedeten, welche mit der Erlaubniss, die Uniform des
     Sanitäts-Corps zu tragen, entlassen worden sind.
  c) Ohne Beitrag zu zahlen alle anher commandirten Militärärzte deutscher und
     ausserdeutscher Armeen, desgleichen die vom Vorstand der Gesellschaft dazu
     vorgeschlagenen und von der Gesellschaft genehmigten.

§. 4.

Nur die in §. 3 sub A genannten, den vollen Beitrag zahlenden und im Officiers-
range stehenden wirklichen Mitglieder sind stimm- und wahlberechtigt und können
in den Vorstand gewählt werden. Ein Namens-Verzeichniss der wirklichen und Ehren-
Mitglieder ist anzufertigen.

§. 5.

Bei Austritt aus der „Sanitäts-Officiers-Gesellschaft zu Dresden" hat kein gewe-
senes Mitglied irgend einen Anspruch an die Casse, Inventar etc. der Gesellschaft.
Sanitätsofficiere, welche in andere Garnisonen versetzt worden sind und wieder nach
Dresden zu stehen kommen, haben den Beitrag der Neueintretenden nicht zu zahlen.

§. 6.

Sächsische Sanitäts-Officiere, Unterärzte, einjährig freiwillige Aerzte der auswärtigen Garnisonen werden bei einem Aufenthalt in Dresden von höchstens vier Wochen,
sowie auch hiesige und fremde Officiere und Militärärzte während ihres Aufenthaltes
hierselbst, hinsichtlich des Eintrittes in die Gesellschaft als Gäste betrachtet. Jedes
Mitglied der Gesellschaft hat das Recht, Gäste in selbige mitzubringen.

§. 7.

  a) Aerzte auswärtiger Garnisonen, welche nur auf wenig Tage nach Dresden kom-
     men, können ohne vorherige Anmeldung in der Gesellschaft erscheinen und
     haben sich nur bei ihrem Eintritt dem Vorsitzenden resp. dem rangältesten
     Militärarzt vorzustellen.
  b) Jüngere Gesellschaftsmitglieder haben sich den älteren vorstellen zu lassen.
  c) Wer einen Gast in die Gesellschaft mitbringt, muss denselben sofort nach dem
     Eintritt dem Vorsitzenden etc. vorstellen.
  d) In der „Sanitäts-Officiers-Gesellschaft zu Dresden" haben selbstverständlich alle
     activen Mitglieder in Uniform zu erscheinen.

§. 8.

An Beitrag wird halbjährig von jedem wirklichen Mitglied ein halbes Procent des
Gehalts gezahlt, bez. wie bei der Officiers-Gesellschaft der Garnison Dresden eingezogen. Die §. 3 sub B b Genannten haben ihren Beitrag beim Eintritt zu erlegen [1]).

§. 9.

An der Spitze der Gesellschaft steht ein Vorstand, welcher alle Geschäfte und
Angelegenheiten der Gesellschaft leitet. Der Vorstand besteht aus einem Vorsitzen-
den, einem Schriftführer und einem Cassenführer. Vorsitzender ist der Corpsarzt, in
dessen Abwesenheit der rangälteste anwesende Sanitätsofficier. Schriftführer und
Cassenführer sowie deren Stellvertreter werden in der Aprilsitzung gewählt. Jeder
Gewählte ist verpflichtet, die auf ihn fallende Wahl auf ein Jahr anzunehmen.

§. 10.

Alle im Namen der Gesellschaft zu erlassenden Schreiben etc. werden von den
drei Vorstandsmitgliedern unter der Firma: „Der Vorstand der Sanitäts-Officiers-
Gesellschaft zu Dresden" mit Weglassung der Chargen und Titel gemeinschaftlich
gezeichnet.

§. 11.

Zu den Sitzungen der Gesellschaft hat der Vorstand mindestens sechs volle Tage
vorher unter Mittheilung der Tagesordnung durch ein gedrucktes Programm, durch
Anschlag in den Officiersgesellschafts-Lokalen, sowie durch Commandanturbefehl und
sonst dem Vorstand geeignet erscheinende Weise einzuladen.

---

[1]) Dieser Passus wird durch die neuen Casinoeinrichtungen modificirt werden.

§. 12.

Die Vorträge sind wenigstens zehn Tage vor der Sitzung dem Vorstand anzumelden; derselbe bestimmt die Reihenfolge derselben, sowie überhaupt die Tagesordnung.

Das Ablesen der Vorträge ist ohne besondere Genehmigung der Gesellschaft nicht gestattet. Die Veröffentlichung der Sitzungsprotokolle ist dem Ermessen des Vorstandes überlassen.

§. 13.

Die Beschlussfähigkeit einer Sitzung wird durch die Anwesenheit von mindestens einem Drittel der activen Sanitäts-Officiere bedingt. Die Beschlüsse der Gesellschaft sind Majoritätsbeschlüsse, an welche die von der Sitzung abwesenden Mitglieder gebunden sind.

§. 14.

Mit der Mobilisirung wird die Gesellschaft suspendirt. Der letzte jeweilige Vorstand ist solidarisch für die Kasse und das Eigenthum der Gesellschaft verantwortlich bis zur ersten Sitzung (cfr. §. 2) der Gesellschaft nach der Demobilisirung, vom Eintreffen des General-Commandos ab gerechnet.

Um einen Gesammtüberblick über die wissenschaftliche Thätigkeit der Gesellschaft zu geben sind die von den vormaligen Schriftführern St.-A. Dr. Rühlemann und St.-A. Dr. Stecher in der „Deutschen militärärztlichen Zeitschrift" Jahrgang 1873 Heft 5, Jahrgang 1874 Heft 3, Jahrgang 1875 Heft 1 und 11 zum Theil schon veröffentlichten Vorträge, umfassend die Zeit vom 27. April 1870 bis 21. Juni 1875 mit verzeichnet worden. Ueber die dann folgenden Sitzungen sind kurze Referate gegeben, so dass die gesammte wissenschaftliche Thätigkeit der Gesellschaft übersehen werden kann.

Sitzung am 27. April 1870.

Constituirung der Gesellschaft unter dem Namen:

„Militärärztliche Gesellschaft zu Dresden."

Sitzung am 1. Juni 1870.

Eröffnung der Gesellschaft durch G.-A. Roth.

G.-A. Roth: Vortrag über den Sanitätsdienst im Felde nach der Instruction vom 29. April 1869.

A.-A. Donau: Referat über die von Prof. Longmoore am 1. April 1870 bei Eröffnung des halbjährigen Cursus der militärärztlichen Schule zu Netly gehaltenen Rede.

Sitzung am 6. Juli 1870.

A.-A. Helbig II.: Referat über „granulöse Augenentzündung" von Peltzer.

St.-A. Brückner: Referat über Versuch einer gemeinfasslichen Darstellung der Grundzüge der Militärgesundheitspflege für Officiere und Soldaten der schweizerischen Armee von Albert Weinmann, eidgenössischem Divisionsarzt.

A.-A. Schalle: Reiseerinnerungen aus Egypten.

Sitzung am 4. October 1871.

St.-A. Beyer: Referat über Stromeyer's Erfahrungen aus dem Kriege 1870/71.

G.-A. Roth: Vortrag über Kriegserfahrungen aus dem Feldzuge 1870/71.

Sitzung am 8. November 1871.

St.-A. Kleinpaul: Vortrag über das Fieber, eine iatromechanische Studie (in Wagner's Archiv für path. Anat. veröffentlicht).

St.-A. Fröhlich: Referat über
1) die Geschichte des Königl. Bayer. Aufnahmespitals No. 12 von
   Eckart.
2) Einfluss und Bedeutung der diätetischen Hautpflege von Bresgen.
3) Militärärztliche Erfahrungen von Rupprecht.

Sitzung am 6. December 1871.

A.-A. Helbig II.: Referat über das Barackenlazareth nuf dem Tempel-
   hofer Felde bei Berlin nach den Monographieen von Virchow,
   Hobrecht und Steinberg.
G.-A. Roth: Bemerkungen über die Aufstellung von Statistik über Ver-
   wundete und Kranke mit besonderer Rücksicht auf das Königl.
   Sächsische Armee-Corps nach dem Feldzuge 1870/71.

Sitzung am 3. Januar 1872.

St.-A. Frölich: Vortrag über Desinfectionsmassregeln auf den Schlachtfeldern bei Metz und Sedan (in deutscher militärärztlicher Zeitschrift I. Jahrgang, 1. bis 4. Heft, veröffentlicht).

Sitzung am 7. Februar 1872.

A.-A. Stecher: Vortrag über die Typhusepidemie im Kgl. Sächsischen
   Armee-Corps vor Paris (in deutscher militärärztlicher Zeitschrift
   I. Jahrgang, 5. und 6. Heft veröffentlicht).
G.-A. Roth: Referat über den jährlichen Bericht des Generalstabsarztes
   der Vereinigten Staaten Amerikas.

Sitzung am 6. März 1872.

O.-St.-A. Ziegler: Nekrolog des Herrn Generalstabsarztes Günther (im
   Jahresberichte 1872 der Ges. für Natur- und Heilkunde in Dresden
   veröffentlicht, Anhang, S. 19 bis 29).
St.-A. Rühlemann: Vortrag über Instruction der Krankenträger.

Sitzung am 4. April 1872.
Vorstandswahl.

Sitzung am 8. Mai 1872.

A.-A. Hesse: 1) Referat über Pfeilschusswunden.
         2) Commissions-Bericht über das 1. Stiftungsfest der
            Gesellschaft.

Sitzung am 12. Juni 1872.

A.-A. Lindner: Referat über die freiwillige Krankenpflege während des
   Krieges 1870/71 im Grossherzogthum Baden.
St.-A. Jacobi: Bericht über eine Reise nach Kopenhagen.

Sitzung am 3. Juli 1872.

O.-St.-A. Tietz: Vortrag über Schriftproben zur Beurtheilung der Sehschärfe (noch nicht veröffentlicht).
O.-St.-A. Ziegler: Referat über den ersten Theil des Werkes: Chirurgie
   der Schussverletzungen, Erfahrungen auf dem Kriegsschauplatze des
   Werder'schen Corps, gesammelt vom General-Arzt Beck.

Sitzung am 7. August 1872.

St.-A. Stecher: 1) Vortrag zur Geschichte der Therapie des Typhus.
         2) Vorstellung des tätowirten Albanesen Constantinos.

Sitzung am 25. September 1872.

St.-A. Schalle: Reisebericht, klimatische Curorte in Norditalien.

Sitzung am 9. October 1872.

A.-A. Helbig II.: Vortrag über den Einfluss der Blattern auf die Militärtauglichkeit (in deutscher militärärztlicher Zeitschrift 1872, 12. Heft, veröffentlicht).

Sitzung am 6. November 1872.

St.-A. Leo: Vortrag, militärhygiënische Skizze der Festung Königstein (noch nicht veröffentlicht).

Sitzung am 9. December 1872.

A.-A. Perle: Vortrag über die prognostische Bedeutung der über die Norm erhöhten Temperatur in fieberhaften Krankheiten (als Dissertation veröffentlicht).

Sitzung am 13. Januar 1873.

St.-A. Haeschke: Referat über die Entstehung von Krankheiten als directe Folge anstrengender Märsche von Dr. Thurn, Berlin 1872.

G.-A. Roth: Vortrag über Krankentransport und Evacuation.

Sitzung am 3. Februar 1873.

Lieut. Rudowsky, Betriebs-Inspector der Königl. Pulvermühle: Vortrag nebst Experimenten, Geschichte und Technik der Bereitung des Schiesspulvers. (Ist in der Dresdener Gewerbe-Vereins-Zeitung veröffentlicht).

Sitzung am 3. März 1873.

St.-A. Frölich: Statistischer Rückblick auf das sanitäre Verhältniss des XII. (K. S.) Armee-Corps im Jahre 1872.

(Ausserordentliche) Sitzung am 31. März 1873.

Pros. Birch-Hirschfeld: Vortrag über das Verhalten der Bacterien bei Pyaemie und das Verhältniss der Pyaemie zur putriden Infection (erscheint als Monographie und in Wagner's Archiv).

Sitzung am 7. April 1873.
Vorstandswahl.

Sitzung am 5. Mai 1873.

St.-A. Leo: Vortrag über Versuche mit den Dr. Naumann'schen Gewürz-Extracten und Gewürzsalzen.

A.-A. Hesse: Beobachtungen über 1000 Fälle von Seekrankheit.

O.St.-A. Ziegler: Referat über die „Beiträge zur Statistik des Feldzuges 1870/71 von Dr. Engel.

(Ausserordentliche) Sitzung am 19. Mai 1873.

A.-A. Credé: Militärärztlicher Reisebericht über England.

G.-A. Roth: Vorlage französischer und amerikanischer Sanitätsberichte.

Sitzung am 9. Juni 1873.

A.-A. Friederich: Reisebericht über Wien.

St.-A. Stecher: Kurze Mittheilung über den Küster'schen Magnesit-Verband.

Sitzung am 7. Juli 1873.

A.-A. Credé: Ventilation, Heizung und Beleuchtung des Parlamentsgebäudes zu London. — Poren-Ventilation nach Scharrath im Berliner Friedrich-Wilhelmstädtischen Theater.

O.-St.-A. Ziegler: Referat über die letzten Krankenträger-Uebungen.

G.-A. Roth: Mittheilungen aus englischen und amerikanischen Sanitäts-Berichten.

Sitzung am 29. September 1873.

A.-A. Zocher: Erinnerungen an die Wiener Weltausstellung.

G.-A. Roth: Verschiedene Mittheilungen über amerikanische Sanitäts-Berichte.

Sitzung am 13. October 1873.

A.-A. Evers: Bericht über das Commando nach Graudenz, nebst Notizen über „Minenkrankheit".

A.-A. Credé: Demonstration der Vorbereitung zu blutigen Operationen nach Esmarch.

Sitzung am 3. November 1873.

G.-A. Roth: Mittheilungen aus der internationalen Privat-Conferenz zur Prüfung des auf der Weltausstellung zu Wien 1873 befindlichen Militär-Sanitäts-Materials.

O.-St.-A. Beyer: „Der erste Verband von Esmarch".

Sitzung am 1. December 1873.

St.-A. Schalle: Reise-Erinnerungen an Egypten.

G.-A. Roth: Vorlage und Besprechung neuerer Werke über Sanitäts-wesen.

Sitzung am 12. Januar 1874.

St.-A. Leo: Vortrag über die Schulbank auf der Wiener Weltausstellung.

G.-A. Roth: Vortrag über den Krieg der Engländer gegen die Aschantis. I. Theil.

Sitzung am 9. Februar 1874.

G.-A. Roth: Vorlage und Besprechung medicinischer Zeitschriften.

A.-A. v. Brincken: Vortrag über den Ventilations-Apparat von Pallausch und Roth.

G.-A. Roth: Weitere Mittheilungen über den Aschanti-Krieg. II. Theil. Besprechung der Einrichtungen englischer Hospitalschiffe, insbesondere des „Victor Emanuel".

Sitzung am 2. März 1874.

St.-A. Schalle: Vortrag über einen neuen Beleuchtungsapparat für Rachen und Kehlkopf. (Im Druck erschienen.)

Sitzung am 30. März 1874.

A.-A. Sauer: Demonstration verschiedener Mundspiegel.

G.-A. Roth: Gedächtnissrede auf Generalarzt Dr. Löffler (veröffentlicht in der Berliner klinischen Wochenschrift, Jahrgang 1874).

Sitzung am 27. April 1874.

Vorstandswahl.

Berathung und Bestätigung neuer Statuten der **Sanitäts-Officiers-Gesellschaft zu Dresden.** [1])

---

[1]) Siehe den Eingang.

Sitzung am 11. Mai 1874.

Pros. Dr. Birch-Hirschfeld: Ueber Billroth's Coccobacterien. (Veröffentlicht in Schmidt's Jahrb.)
Geschäftliches.

Sitzung am 8. Juni 1874.

St.-A. Zocher: Die Expedition der Russen gegen Chiwa.

Sitzung am 13. Juli 1874.

G.-A. Roth: Bemerkungen über die Chiwesische Expedition.
Vorlage und Besprechung der Dr. Grimm'schen Schrift: „Reiseeindrücke eines russischen Militärarztes während der Expedition nach Chiwa.

O.-St.-A. Beyer: Kriegschirurgisches aus dem 3. Congress der Deutschen Gesellschaft für Chirurgie.

G.-A. Roth: Bemerkungen über die Salicylsäure und die Kolbe'schen Versuche für Fleischconservirung; ferner über die Siemens'sche Leichenverbrennung.

Geh. Med.-Rath Dr. Günther (Gast): Besprechung wichtiger hygiënischer Verhältnisse einer neuerbauten Schule in Chemnitz, besonders der Heizung und Ventilation.

Sitzung am 10. August 1874.

St.-A. Frölich: Ueber eine die Kriegschirurgie des Mittelalters betreffende Entdeckung.

St.-A. Zocher: Referat über das „Handbuch für das K. K. (österreichische) Militär-Sanitätswesen.

Sitzung am 28. September 1874.

G.-A. Roth: Eindrücke einer Reise nach Belgien und England.

Sitzung am 12. October 1874.

St.-A. Helbig: Referat und Kritik über: „Billroth und Mundy: über den Transport der im Felde Verwundeten und Kranken".

G.-A. Roth: Mittheilung über das Resultat einer in der Siemens'schen Fabrik stattgehabten Menschenleichenverbrennung.

Sitzung am 9. November 1874.

G.-A. Roth: Ueber die hygiënischen Resultate der letzten aussereuropäischen Kriege. (Veröffentlicht im Tageblatt der 44. Vers. der Naturforscher u. Aerzte).

Sitzung am 7. December 1874.

Geschäftliches.

Sitzung am 14. December 1874.

A.-A. Evers: Ueber die ärztlichen Befugnisse des Capitains auf Kauffahrteischiffen. —

Sitzung am 11. Januar 1875.

St.-A. Becker: Ueber das Operationsgebiet der Galvanocaustik nebst Demonstration der kleinen portativen galvanocaustischen Batterie nach Voltolini.

Sitzung am 1. Februar 1875.

A.-A. Hoffmann: Ueber Verletzungen des Kniegelenks durch Klein-
gewehrprojectile und deren Behandlung. (Veröffentlicht Deutsche
milit.-ärztl. Zeitschrift, 5. Heft, IV. Jahrg.)

Sitzung am 8. März 1875.

Prem.-Lieut. Chalybaeus: Ueber das neue Deutsche Infanteriegewehr
M/71 im Vergleich mit den neueren in den europäischen Armeen
eingeführten Hinterladungsgewehren.

Sitzung am 10, Mai 1875.

Corps-Rossarzt Jacob: Ueber Hufbeschlag und die Krankheiten des Hufes.

Sitzung am 24. Mai 1875.

Geschäftliches. Neuwahl des Vorstandes.

Sitzung am 21. Juni 1875.

Einjähr. freiw. Arzt Schumann: Ueber progressive perniciöse Anämie.

Sitzung am 18. October 1875. [1])

G.-A. Roth gedenkt mit warmer Theilnahme des vor wenigen Tagen
verstorbenen Kameraden, des Oberstabsarzt 1. Cl. und Regimentsarzt, Ritter des St. Heinrich-Ordens etc., Herrn Dr. Mancke, und
gibt dann (beim Eintritt in das Winterhalbjahr) einen kurzen Rückblick auf die Thätigkeit der Gesellschaft, welche einen erfreulichen
Einfluss auf die geistige Regsamkeit des Corps constatiren lasse
und zu gleichen Hoffnungen für die Zukunft berechtige.

St.-A. Helbig: „Reisemittheilungen".

Redner berichtet über den Besuch des hygiënischen Institutes des
Professor Hofmann zu Leipzig, woselbst ausser Arbeiten über Fleisch-
fäulniss, Temperaturbewegung in den Mauern der Häuser, Diffusion durch
Röhren (in denen Wasser fliesst), Versuche über die Befreiung des Leipziger Wasserleitungswassers von Eisengehalt ausgeführt werden. Redner
schildert ferner das Wasserwerk zu Regensburg, die Port'sche Unter-
suchungsstation in München, berichtet über die 3. Versammlung des Ver-
eines für öffentliche Gesundheitspflege und demonstrirt Port'sche Draht-
schienen und Verbände. —

Discussion. —

O.-St.-A. Ziegler demonstrirt einen Krankheitsfall von Erbrechen
der Larven einer Fliegenart, deren Species auch in der Discussion, an der besonders O.-St.-A. Beyer und St.-A. Stecher
sich betheiligt, nicht sicher festgestellt werden kann. —

G.-A. Roth legt eine Anzahl neuer Werke aus dem Gebiete des Sanitätswesens vor. —

Sitzung am 8. November 1875.

St.-A. Frölich: Vortrag über die neue deutsche Wehr- und Heerordnung.
Es wird der Standpunkt des Militärarztes bei dem Ersatz- und Oberersatzgeschäft besprochen, die verschiedenen Categorieen der Tauglichkeit
und Untauglichkeit, sowie die neue Aufstellung der die Dienstuntauglichkeit bedingenden Leiden und Gebrechen. —

---

[1]) Ueber den Inhalt der nun folgenden Sitzungen ist bisher noch nicht referirt.

O.-St.-A. Lehmannbeer: Vortrag über „die Trichinen-Epidemie in der Garnison Zittau im August und September 1875".
Eine Discussion findet wegen vorgerückter Zeit nicht statt.

Sitzung am 13. December 1875.

G.-A. Roth: Vortrag über „die wichtigsten im Militär-Sanitätswesen während des Jahres 1874 behandelten Fragen".

Redner betont, dass eine solche Uebersicht mit der Literatur des Jahres zusammenfalle. Demnächst werden aus der Kriegschirurgie die neueren Versuche über die Veränderung der Geschosse nach Busch, Küster, Wahl, Peltzer und Hirschfeld besprochen, durch welche die vermeintlichen Explosionsgeschosse des Jahres 1870 völlig aufgeklärt seien. — Als erfreuliche Erscheinung bezeichnet R. die Berücksichtigung des Sanitätsdienstes in den tactischen Arbeiten Verdy's, bespricht die Arbeit von Tiburtius über Sanitätsdetachements der Cavallerie, die von Werdnig über Transportmittel im Gebirgskriege. Es folgen der Bericht über die amerikanischen Marine-Lazarethe von Woodworth, die Arbeit von Rabl-Rückhard über Evacuation und Etappenwesen, die von Becking (Atchin), Grimm (Chiwa), Colin und Gore (Aschanti-Krieg). Aus den Specialfragen der Militärhygiëne erwähnt R. die Arbeiten von Parkes und Gordon über die Alkoholeinwirkung, die in Oesterreich eingeführten Curse für Fortbildung der Militärärzte und wirft zum Schluss einen Blick auf die Organisationsfrage, welche er in allen Armeen als im Fortschritt befindlich bezeichnet. —

Sitzung am 10. Januar 1876.

Beschluss, die Stiftung der Gesellschaft und den Schluss des militärärztlichen Fortbildungscursus am 14. Februar durch ein gemeinsames kameradschaftliches Abendessen zu feiern.

St.-A. Becker: Referat über „das Lehren und Lernen der medicinischen Wissenschaften an den Universitäten der deutschen Nation, von Billroth".

Sitzung am 7. Februar 1876.

St.-A. Böhr: Vortrag über „das Marine-Sanitätswesen".

Redner, Stabsarzt auf S. M. Kriegsschiff Arcona während der Reise um die Welt, begegnet zunächst der vielfach verbreiteten falschen Meinung, als ob sich das Sanitäts-Personal der Marine fortwährend auf der See befinde und klärt diese Verhältnisse auf. Nach einer Schilderung des Landdienstes geht er über zum Dienste des Marinearztes an Bord, und zwar nach drei verschiedenen Gesichtspunkten: Der Prophylaxis und Hygiëne, der Krankenbehandlung und des militärischen Dienstes.

Als besonders wichtig wird die higiënische Thätigkeit des Arztes hingestellt und eingehend über die Trinkwasserfrage, über Nahrungsmittel, Ventilation unter Deck (mit Betonung der wegen Permeabilität der Holzwandungen günstigeren Holzschiffe), das Verhalten bei Ausbruch von Epidemieen, Schutzmittel und Vorsichtsmassregeln gegen Erkältungskrankheiten in den Tropen, gegen Sonnenstich, Augenkrankheiten abgehandelt. Als sehr lästig und gesundheitsnachtheilig bezeichnet Redner z. B. das tägliche Scheuern des Decks wegen der langsamen Verdunstung des Spülwassers. — Nun folgt die Besprechung des eigentlichen Krankendienstes,

der Behandlung und der Schiffslazarethe und ihrer Ausrüstung an Medicamenten, Bandagen und Instrumenten. — Die rein militärischen Dienstleistungen des Arztes an Bord bei „Klar Schiff“, Maneuvren, Verwundeten-
Transport, Landungen, Feuerlärm, Musterungen etc. bilden den 3. Theil
des Vortrages, woran sich zum Schlusse noch Bemerkungen schliessen
über die persönliche Stellung des Marinearztes zu den Officieren, über
Avancementsverhältnisse, erhöhte Anforderung an die körperliche Tüchtig-
keit. — In der folgenden Discussion beantwortet R. noch einige an ihn
gerichtete Fragen über Einzelheiten des Dienstes. —

Sitzung am 13. März 1876.

A.-A. Balmer: Vortrag über „Hautstörungen bei der progressiven Muskel-
    atrophie“.

Nach Darstellung der herrschenden Ansichten über die Pathogenese
dieser Krankheit geht R. über zur Schilderung der bei ihr nicht selten
vorkommenden Ernährungsstörungen der Haut, und zwar unter Zugrundelegung eigener Beobachtungen, des literarischen Materiales aus Fried-
reichs Bearbeitung der progressiven Muskelatrophie und der Krankengeschichten aus dem Archive des Leipziger Jacobs-Hospitales. (Veröffentlicht im Archiv für Heilkunde von Wunderlich etc.)
    Discussion.
St.-A. Frölich: Vortrag über „die Kopfbedeckung der homerischen
    Helden“. (Veröffentlicht in Virchow's Archiv für pathologische
    Anatomie.)
    Discussion.

Sitzung am 24. März 1876.
Geschäftliches.   Neuwahl des Vorstandes.

Sitzung am 3. April 1876.

G.-A. Roth begrüsst die zahlreichen Gäste, insbesondere S. Excellenz
    den Herrn Kriegsminister v. Fabrice und die Herren Abtheilungs-
    Chefs des K. Kriegsministeriums und Generalcommando's und gibt
    aus Anlass der heutigen 60. Sitzung einen kurzen Ueberblick über
    die bisherige Thätigkeit der Gesellschaft seit ihrem Bestehen.
Dr. Naumann (Fabrikant aus Plauen): Vortrag über „Anwendung und
    Darstellung neuer Methoden zur Schmackhaftmachung von Speisen,
    mit besonderer Berücksichtigung auf Armee-Verhältnisse“. (Als
    Brochure veröffentlicht.)
Dieser Vortrag wird begleitet von einer grossen Anzahl von practischen Versuchen. Vor den Augen der Anwesenden werden auf einer
Anzahl von Petroleum-Kochapparaten Suppen, Fleisch, gekochtes und
gebratenes, erfrischende und erwärmende Getränke u. s. w. zubereitet,
gewürzt und darauf den Anwesenden zur Geschmacksprüfung vorgelegt. —

Sitzung am 8. Mai 1876.

G.-A. Roth: Nekrolog des Professor Parkes. (Veröffentlicht in der
    Vierteljahrsschrift für öff. Gesundheitspflege.)
Zum Schlusse theilt der Vorsitzende seine Designation als Mitglied
der Deutschen Jury für die 1876er Centennial-Weltausstellung zu Phila-

delphia mit und bespricht noch kurz einige Programm-Eigenthümlichkeiten dieser Ausstellung in Bezug auf Organisation der Centennial-Commission und Prämiirungsweise.

Sitzung am 16. October 1876.

Begrüssung der Gäste durch den von seiner amerikanischen Reise zurückgekehrten Vorsitzenden.

A.-A. Heymann: „Erinnerungen aus meiner Reise in die Vereinigten Staaten im Sommer 1876, mit Rücksicht auf die Ausstellung in Philadelphia".

Nach kurzer Schilderung der Seereise zusammen mit den Herren G.-A. Roth und Dr. Bille aus Dresden, geht derselbe auf die wichtigsten öffentlichen amerikanischen Verhältnisse über, insbesondere Geld, Zolleinrichtungen, Hôtels, Dampf- und Pferdeeisenbahnen, Bau- und Verkehrsverhältnisse der grossen Städte, der geschmackvoll und reich angelegten Parks und Kirchhöfe und beschreibt kurz die Hauptsehenswürdigkeiten der Städte Philadelphia, Washington, New-York, Boston, Chicago, San Francisco, St. Louis und Cincinnati, sowie die landschaftlichen Schönheiten des Lake George, Niagara, der von der Pacificbahn durchzogenen Länderstrecke und der californischen Geyser-Quellen, und schliesst mit einer Uebersicht der Anordnung der Ausstellung zu Philadelphia.

G.-A. Roth knüpft an dieses Thema an und betont zunächst unter eingehender Motivirung ein Gefühl der Täuschnng darüber, dass bei aller Grossartigkeit in der Ueberwindung der natürlichen Hindernisse Amerika das Land des rücksichtslosen Gelderwerbes sei; der persönliche Empfang war sehr freundlich. Droschken, gute Reisehandbücher fehlen, Uebervortheilungen im Verkehr fordern zu grosser Vorsicht auf. Durch einen Besuch bei General Sheridan erhalten die Reisenden in der Person des früheren preussischen Generalstabsofficiers Major von Herrmann einen Reisebegleiter, dem sie eine ganze Reihe interessanter und eingehender Berichte und Einblicke in das sociale Leben verdanken. Ueber die Ausstellung selbst behält sich Redner vor ausführlich zu referiren und betont nur noch die ungünstige Wahl von Philadelphia statt New-York für eine solche Ausstellung. Sehr störend waren die für jede geistige Arbeit lähmend wirkenden hohen Temperaturen und der gänzliche Mangel von Erholungslocalen im Freien. Den Schluss des Vortrages bildet ein anerkennender Streifblick auf die ehemalige Pariser und jetzige Brüsseler Ausstellung. —

Sitzung am 13. November 1876.

O.-St.-A. Leo: „Bericht über den dermaligen Stand der Frage, ob der Genuss des Fleisches und der Milch perlsüchtiger Rinder der menschlichen Gesundheit nachtheilig sei und Darlegung ihrer practischen Bedeutung für die Militär-Gesundheitslehre".

Referent, an den die Frage während des Feldzuges 1870/71 wiederholt in praxi herantrat, gibt nach eingehender Erzählung eines derartigen Falles und Anführung der bezüglichen Literatur eine kurze Schilderung der Perlsucht und ihrer Geschichte und characterisirt die neueste Epoche derselben dadurch, dass es sich gegenwärtig zunächst um die Identität der Perlsucht mit der Tuberkulose handele und sodann um die Gewissheit, ob die Uebertragung und Aufnahme der Tuberkulose vermittelst der Verdauungsorgane vom Rinde auf den Menschen erweislich sei. Der erste Theil der Frage wird nach Gegeneinanderhaltung der verschiedenen Ansichten und Theorieen als eine noch unentschiedene wissenschaftliche Controverse bezeichnet und bezüglich des zweiten Theiles im Hinblick auf die bisherigen Versuchsresultate die Nothwendigkeit dargethan, durch weitere wissenschaftlich exacte Impfungs- und Fütterungsversuche die Frage zu studiren. Redner gibt sodann eine Uebersicht über die wichtigsten in der Literatur bisher veröffentlichten Resultate, führt Argumente und Thatsachen, welche für die Bejahung der Frage sprechen, eingehend an, wendet sich sodann zu den hauptsächlichsten Einwänden der Gegner, erwähnt der vom deutschen Reichsgesundheitsamt und K. sächs. Landesmedicinalcollegium angeordneten Versuche und erörtert zum Schlusse die Gründe, weshalb die bisherigen positiven Thatsachen gesetzgeberische Massregeln noch nicht gestatten. Für die Praxis empfiehlt er bis auf Weiteres das Verhalten, wie es durch die K. sächs. Fleischbeschauer-Instruction vom 11. Februar 1860 an die Hand gegeben ist. —

 Discussion. —

G.-A. Roth: Vorlage und Besprechung neuer wichtiger Werke und Schriften aus dem Gebiete der öff. Gesundheitspflege.

Bibliothekar O.-St.-A. Frölich: Geschäftliches.

Sitzung am 11. December 1876.

G.-A. Roth begrüsst die Gäste, speciell den anwesenden Herrn G.-A. Erdtmann und bespricht sodann eine Anzahl neu erschienener hygiënischer und statistischer Schriften und Werke unter deren Vorlegung.

St.-A. Evers: „Nach und aus Neuseeland".

Vortragender begleitete als Arzt ein mit 163 Auswanderern nach Wellington in Neu-Seeland bestimmtes Segelschiff und stach am 16. December 1875 von Bremerhafen aus in See. Auf dieser Reise beobachtete er bei vielen Personen die Seekrankheit, insbesondere auch an chlorotischen und schwangeren Frauen. Er hält auf Segelschiffen alle Therapie für unzuverlässig und empfiehlt nur horizontale Lage und nie ganz leeren Magen. Seine Reisebeschreibung umfasst hauptsächlich Erlebnisse zur See und in Neu-Seeland, woran sich eine kurze Skizze der Rückreise über Australien, Ceylon, Indien und Egypten schliesst. —

G.-A. Roth knüpft an diesen Vortrag im Rückblick auf seine nordamerikanische Reise einige vergleichende Bemerkungen über Land, Leute und Sitten, insbesondere auch über die Gesundheitsverhältnisse Australiens und Neu-Seelands mit denen anderer englischer Militär-Stationen, wie sie sich aus den jährlichen Armee-Berichten ergeben.

St.-A. Stecher theilt die Skepsis des St.-A. Evers in Bezug auf die Behandlung der Seekrankheit nicht und stützt seine Behauptung auf die Beobachtungen des Engländers Crochley Caphem (Lancet August 1875. 121 Fälle), während

St.-A. **Evers** die günstige Wirkung des Amylnitrates, der Eis-Kautschuk-
beutel etc. nur für Dampfschiffe gelten lassen will.

(Ausserordentliche) Sitzung am 15. Januar 1877.

Dr. L. **Naumann**: „Der eiserne Bestand des Soldaten im Felde", Vortrag und Kochexperimente mit verschiedenen Conserven.

O.-St.-A. **Leo** übernimmt für den schwer erkrankten Dr. **Naumann**
das Referat über obiges Thema und die Leitung der Experimente.
(Der Vortrag ist mehrfach veröffentlicht.)

Die angestellten practischen Versuche erstrecken sich auf No. 35
bis 45 des **Naumann**'schen im Handel verbreiteten Kataloges seiner
Suppen- und Brodconserven, während diese und auch alle übrigen Nummern dieses Kataloges in übersichtlicher und geschmackvoller Weise aus-
gestellt sind. Die Resultate dieser Experimente sind referirt in einem
Berichte des O.-St.A. **Leo** über sämmtliche innerhalb des XII. Armee-
Corps mit den **Naumann**'schen Gewürz-Präparaten angestellten practischen Versuche (Armee-Wochenblatt 1877). —

Sitzung am 29. Januar 1877.

G.A. **Roth**: Geschäftliches. Vorlage und Besprechung neu erschienener
militärischer Werke.

O.-St.-A. **Frölich**: „Sanitäres aus dem serbisch-türkischen Feldzuge".
(Veröffentlicht in der deutschen milit.-ärztlichen Zeitschrift 1877,
Heft 3 und folgende.)

(Ausserordentliche) Sitzung am 26. Februar 1877.

G.-A. **Roth**: Begrüssung der Gäste und Vorlage und Besprechung des
„Album für Krankenträger" vom St.-A. **Rühlemann**.

O.-St.-A. **Müller** (Berlin): „Aphorismen über das Sanitätswesen in Japan".

Redner, vormals Director der medicinischen Academie in Japan und
Leibarzt des Mikado, bespricht zunächst die Stellung der eingeborenen
Aerzte in Japan im Vergleich zu der in China, einzelne Heilweisen der
Volksärzte, aus ihrer niedrigen Stellung hervorgehende Uebelstände, die
Ideen, welche der Japaner seiner Welt- und Naturanschauung zu Grunde
legt und die Art ihrer Beeinflussung der Heilmethoden unter Anführung
zahlreicher Beispiele, wie z. B. der Pockenimpfung, der Moxen, der
Massage etc. aus dem Gebiete der Chirurgie; ebenso aus dem Gebiete
der inneren Heilkunde und Geburtshilfe. Während nun in China diese
Verhältnisse die gleichen geblieben sind, hat sich in Japan seit von
Siebold und durch die Berührung mit den Portugiesen und Holländern
einiger Umschwung geltend gemacht, der sich jedoch immer noch auf
die empirische Anwendung einzelner Kunstgriffe und Heilmittel be-
schränkte. Erst seit dem Jahre 1860 datirt der volle Umschwung zu
Gunsten des Fremden. Redner schildert nun seine und seines Mitarbeiters
Hofmann persönlichen Erlebnisse in Japan seit dem Jahre 1871, die
Reorganisation der schon bestehenden medicinischen Academie mit Hilfe
des Einflusses der deutschen Gesandtschaft, insbesondere die Abstellung
der zahlreichen Uebelstände und die Einführung eines neuen Lehrplanes
von 9jähriger Dauer, die Entwickelung der Anstalt bis zu ihrer jetzigen
Höhe (13 europäische Professoren) und den sittlichen Einfluss der euro-

päischen Wissenschaft auf die dauernde Beseitigung einzelner alter Zustände. Er schreibt den Deutschen vorzugsweise Einfluss auf die Wissenschaften zu, den Engländern auf das See- und Maschienenwesen und den Franzosen auf das Heerwesen. Von der Armee ist Redner, wie seine Beispiele erweisen, nicht sehr erbaut. — Der Vortragende, über verschiedene Angelegenheiten interpellirt, verbreitet sich zum Schlusse des äusserst interessanten und belehrenden Vortrages, noch eingehend über Sectionen, Operationen und seine persönliche Stellung als Leibarzt zum Mikado und der Kaiserin.

Sitzung am 12. März 1877.

St.-A. Helbig fordert zum Eintritt in den ärztlichen Kreisverein zu Dresden auf und motivirt seinen Antrag. Bespricht kurz die Brochure „Dienstverhältnisse der Officiere und Officiers-Aspiranten des Beurlaubtenstandes" von Prem.-Lieut. Jacobi a. D. —

A.-A. Heymann bespricht kurz auf Grund eines Referates in der deutschen militär-ärztlichen Zeitschrift (No. 3, Jahrgang 1877) die Brochure: „An Adress on army medical studies and military Hygiëne, by Chaumont, M. D. London 1876".

G.-A. Roth: „Resultate der verschiedenen Weltausstellungen für das Militär-Sanitätswesen". I. (Mehrfach veröffentlicht.)

Hierzu findet eine Ausstellung einer sehr zahlreichen Literatur und einer Anzahl Pläne und Grundrisse statt.

Sitzung am 30. April 1877.

Vorlage mehrerer der Sanit.-Offic.-Bibliothek geschenkter Schriften des Herrn Geh. Rath etc. von Pastau. Der Vorsitzende spricht dem anwesenden Herrn Verfasser den Dank der Gesellschaft aus.

Vorlage der neu erschienenen „Dienstanweisung zur Beurtheilung der Militärdienstfähigkeit und zur Ausstellung von Attesten vom 8. April 1877.

O.-St.-A. Tietz: „Ueber die Photochemie der Netzhaut".

Nach einer kurzen anatomisch-physiologischen Betrachtung der Netzhaut geht der Vortragende auf die wichtige Boll'sche Entdeckung, sowie auf die Kühne'schen Untersuchungen über und verspricht später ein Netzhautphotogramm vorzuzeigen. Für die gerichtliche Medicin sei in Bezug auf die Verwerthung der Entdeckung in praxi noch keinerlei Nutzen nachgewiesen. —

O.-St.-A. Tietz: „Einiges über Farbenprüfung".

Redner fühlt sich durch die obligatorische Farbenprüfung zu einer gedrängten Darstellung dieses Gegenstandes veranlasst. Er bespricht Farbentöne, Farbennuancen, principale Farben und Farbenmischungen. Der Hering'schen Farbentheorie, welche, wie dies inzwischen durch Entdeckung des Sehpurpurs bestätigt ist, eine photochemische Veränderung in der Netzhaut zur Voraussetzung hatte, gibt Redner vor der Young-Helmholz'schen Farbentheorie den Vorzug. Nach eingehender Schilderung der Farbenblindheit kommt Redner zu den verschiedenen Methoden ihrer Untersuchung, wobei zu berücksichtigen sei die Beleuchtung, der Gesichtswinkel und die Dauer der Prüfung; auch sei es von Einfluss, ob eine Farbe ruht, oder sich in Bewegung befindet. Das falsch erkannte

Pigment ist noch mit dem Prisma zu analysiren. Die beste Prüfungsmethode sei die mit reinen Farben, wie sie das Spectrum liefert. Objectives, subjectives Spectrum, Spectroskop, Spectralapparat. Hierauf characterisirt Redner das Spectrum und die Untersuchungsresultate näher, ihre Erweiterung durch Zusatz verschiedener Metallsalze in die Flamme und erwähnt der Benutzung des Interferenz-Spectrums, sowie des Rose-schen Farbenmessers. Die Prüfung mit dem Spectrum erfordere grössere Intelligenz Seiten des Untersuchten und eigne sich nicht zu Massenuntersuchungen. — Zur Prüfung mit einfachen Pigmenten wurde 1871 auf der Heidelberger Ophthalmologen - Versammlung Blumenpapier empfohlen. Als sehr practisch gilt das Sortiren farbiger Stoffe. Redner selbst hat eine Signallaterne construirt, womit er bei durchfallendem Lichte mittelst farbiger Gläser und durchscheinenden farbigen Papieres, letzteres in Form von Quadraten in der Grösse nach der Snellen'schen Tafel geordnet, die Prüfung vornimmt. — Eine andere Reihe von Prüfungen gründet sich auf die Mischfarben. Hier erwähnt Redner besonders der Farbenkreisel, der Maxwell'schen und Masson'schen Scheibe. Als eine weitere Reihe von Prüfungsmethoden wurden die mit Contrastfarben erwähnt. Hier verwies Redner besonders auf die Prüfung mittelst farbiger Schatten, weil das Urtheil des Untersuchten nahezu ausgeschlossen sei; schliesslich zeigte er eine neue Farbentafel von Stilling vor, die bei umsichtiger Anwendung gute Resultate verspreche und sich zu Massenprüfungen eigene.

Im Laufe des Vortrages wurden eine grössere Anzahl Apparate und Prüfungsobjecte vorgelegt.

Die Discussion, an der sich hauptsächlich St.-A. Helbig und Specialarzt Dr. Hähnel (Gast) betheiligt, behandelt einiges Weitere vom Sehpurpur. —

G.-A. Roth bespricht noch neu erschienene Schriften, von denen die eine „Das russische Sanitätswesen" von Baron v. d. Recke, dem O.-St.-A. Frölich Veranlassung zu einigen statistischen, dem Geh. Med.-Rath Günther (Gast) zu persönlichen Bemerkungen gibt. —

Sitzung am 14. Mai 1877.

O.-St.-A. Beyer: „Ueber den deutschen Chirurgen-Congress".
Redner gibt aus dem Chirurgen-Congress das ihm Bemerkenswerthe mit besonderer Berücksichtigung der Kriegschirurgie.
(Der reiche Inhalt des Vortrages ist anderweit veröffentlicht).
Discussion.

Schlussbemerkung des Vorsitzenden über die sich steigernde Wichtigkeit der Chirurgen-Congresse. —

Sitzung am 11. Juni 1877.

Vorlage und Besprechung einer neuen schwedischen und holländischen militär-ärztlichen Zeitschrift durch den Vorsitzenden.
G.-A. Roth: „Resultate der verschiedenen Weltausstellungen für das Militär-Sanitätswesen". II.
(Anderweit veröffentlicht.)

Sitzung am 8. October 1877.

Vorsitzender begrüsst die Gäste und gedenkt der in der San.-Off.-Gesellschaft gegebenen Anregungen, welche gute Hoffnungen für das Gedeihen kameradschaftlichen und wissenschaftlichen Lebens in ihm erwecken. Er gibt sodann einen Nekrolog des plötzlich verstorbenen Kameraden St.-A. Oesterreich und ersucht die Versammlung das Andenken des treuen und braven Kameraden durch Erheben von den Plätzen zu ehren. —

A.-A. Heymann: „Referat über die Thätigkeit der militär-ärztlichen Section auf der 50. Versammlung deutscher Naturforscher und Aerzte in München". (Inhalt anderweit veröffentlicht.)

St.-A. Evers: „Rückreise von Neu-Seeland". (Im Anschlusse an seinen Vortrag vom 11. December 1876.)

Auf dem Dampfschiffe Arawata tritt Redner von Javercargille (Südseite von Neu-Seeland) aus die Rückreise nach Europa an, landet in Melbourne, besucht andere grössere australische Städte und trifft bei Fortsetzung der Reise in der Nähe von King George Sound auf eine Gruppe Eingeborener, die er eingehend schildert. Er gelangt dann um Cap Leuwen herum direct nach Ceylon. Von Point de Galle ist er landschaftlich entzückt und entwirft eine farbenreiche Skizze jener Küste und ihrer Bewohner. Bombay, wohin er nach sechstägiger Fahrt in glühender Hitze gelangt, wird vom Redner im Detail geschildert, ebenso seine Ausflüge während eines dreiwöchentlichen Aufenthaltes daselbst, wovon als hygiënisch interessant der Tower of Silence, eine Begräbnissstätte der Parsi, hervorzuheben ist. In colossalen oben offenen Thürmen werden hier die Leichen der Verwesung und den Vögeln des Himmels überlassen. Die herannahende Regenzeit, sowie die furchtbare Hitze (40 ° R. bei Tage und 24 ° R. als kühlste Nachttemperatur) lässt den Redner den ursprünglichen Reiseplan durch ganz Indien nach Calcutta aufgeben. Er schifft sich nach Suez ein. —

Sitzung am 12. November 1877.

St.-A. Helbig: „Bericht über die 5. Versammlung des deutschen Vereins für öffentliche Gesundheitspflege zu Nürnberg 1877." (Inhalt anderweit veröffentlicht.)

Dr. Bille (Gast): „Eindrücke einer Reise nach Bukarest". (Veröffentlichung dieses Vortrages steht bevor.)

Sitzung am 10. December 1877.

St.-A. Stecher stellt zwei Fälle von Reitknochen in den Adductoren des Oberschenkels vor, deren einer auch eine solche Osteombildung im M. rectus abdominis s. zeigt. —

Hauptmann Krauss (Gast): „Der Chefarzt als Colonnenführer". (Vorstehend veröffentlicht.)

Nachdem der Vorsitzende dem Redner den Dank der Gesellschaft votirt hatte, wies er noch darauf hin, wie wichtig es sei, dass bei dem 12. Armee-Corps dem Militärarzte Gelegenheit geboten werde, sich im practischen Traindienste zu üben.

Hierauf gibt einer der holländischen Gäste, der Officier van Gezondheid van der Stok, eine ausführliche Schilderung der beiden holländischen Expeditionen gegen Atjeh, welchen er beiden beigewohnt hat. Ueber die erste sagt der Redner im Wesentlichen dasselbe, was G.-A. Roth seiner Zeit (confr. deutsche militär-ärztliche Zeitschr. Jahrg. 1875) unter dem Titel „die Thätigkeit des Sanitätsdienstes im Kriege der Holländer gegen Atchin" der Gesellschaft referirte. — Die letzte Expedition war viel stärker ausgerüstet als die erste, und zwar mit 12000 Mann, 45 Aerzten und 1 Apotheker. Der berüchtigte Craton wurde berannt und genommen, erwies sich jedoch nicht als eine Befestigung im modernen Sinne, sondern als ein schwer zugängliches System von dichten Hecken. — Die Holländer haben sich nun in 54 Redouten festgesetzt und sind zur Zeit Herren der Situation. Verwundete und Todte durch Waffen hatten die Holländer nur bei der ersten Expedition, destomehr Todte aber durch Krankheiten bei der letzten. Die Cholera, welche leider von Batavia mit verschleppt worden war, Typhus, sowie remittirende und biliöse Fieber erwiesen sich als die ärgsten Feinde, so dass manchen Tag bis 40, im Ganzen gegen 3000 Mann starben. Das Wasser gewann man aus abessinischen Brunnen. An der Küste ist jetzt ein Leuchtthurm errichtet, in das Innere des Landes führt eine Eisenbahn, so dass eine etwa wieder nöthig werdende Expedition unter viel günstigeren Chancen beginnt, als die bisherigen. —

G.-A. Roth verweist am Schlusse der Sitzung noch auf Mittheilungen aus englischen, deutschen und italienischen Journalen über den russisch-türkischen Krieg. Als besonders wichtig hebt derselbe den Bericht des General-Inspecteurs des gesammten russischen Kriegs-Sanitätswesens, Fürst Bariatinsky hervor, welcher die Einführung des deutschen Principes ärztlichen Oberbefehles für alle Sanitätsformationen auf Grund der Wahrnehmung befürwortet, dass er in Lazarethen etc. unter ärztlichem Oberbefehl alles gut und zweckmässig vorfand, während anderwärts sehr Vieles auszustellen war. —

Sitzung am 14. Januar 1878.

G.-A. Roth eröffnet die Sitzung durch die Mittheilung, dass Seine Majestät der Kaiser unter dem 10. Januar 1878 eine neue Kriegs-Sanitäts-Ordnung vollzogen hat, deren hauptsächlichsten Inhalt er kurz characterisirt. — In der sich über die in letzter Sitzung vorgestellten Reitknochen entspinnenden Discussion betont derselbe das Vorhandensein sehr schöner Präparate von Reitknochen im Friedrich-Wilhelms-Institute.

St.-A. Credé: Vortrag über „die antiseptische Wundbehandlung und die Vorbedingungen ihrer Durchführung im Kriege". (Wird veröffentlicht.)

St.-A. Dunér aus Schweden, als Gast anwesend, gibt ein ausführliches Referat über seine Erlebnisse auf dem russisch-türkischen Kriegsschauplatze, seinen Aufenthalt in Turnu-Magurelli, schildert die Unterkunft der Kranken und Verwundeten in Gärten, Baracken, Zelten, Kasernen und Privathäusern. (Baracken bestanden aus einem Gerippe von Balken, die innen mit Bretern und aussen mit einem Flechtwerke von Weidenruthen bekleidet waren. Der Zwischenraum mit Erde angefüllt,

Dächer mit Schilf gedeckt, 2 Dachreiter; später die Plafonds mit Erde bedeckt. Auf jeder Seite 4 Ventilatoren.) Ferner das Personal, die Pflege (wegen schlecht geschulten Unterpersonales als mangelhaft bezeichnet), weiter die Anwendung der Lister'schen Verbandmethode (ungenügend ausgeführt), characterisirt die Verwundungen mit Rücksicht auf die Art der Projectile und gedenkt des reichhaltigen Speisezettels. Nach Plewna vorgehend, gibt R. eine gedrängte Darstellung der wüsten Etappenstrasse, der Befestigungen um Plewna (die sich durch Eingrabung in den thonigen Boden mit Anbrennung und Verglasung der Wände characterisirten), berichtet über die Thätigkeit und die Wohnung des G.-A. Davila, über die Organisation des rumänischen Sanitätscorps und seine Ausrüstung und schliesst mit einigen eclatanten Belegen über die Seiten der Türken gegen Verwundete begangenen Gräuel. —

Sitzung am 11. Februar 1878.

Nekrolog des A.-A. Weise.

Premierlieutenant Rudowsky a. D.: Vortrag „über Explosiv-Präparate mit Experimenten".

Nach einer kurzen Geschichte des Schiesspulvers und der Explosivpräparate überhaupt verbreitete sich Redner in eingehender Weise über Schiessbaumwolle, Nitroglycerin und Dynamit, welche Präparate mit dem allgemeinen Namen Pyroxylinsubstanzen bezeichnet und aus organischen Stoffen durch Einwirkung von Salpeter- und Schwefelsäure gebildet werden; hierauf gab er eine Uebersicht über eine Reihe von Sprengungen, welche das K. K. österreichische Genie-Corps für militärische Zwecke mit Dynamit ausgeführt hat und die durch ausgestellte Zeichnungen in ihrer Wirkung auf verschiedene Objecte sehr klar veranschaulicht wurden. Die nun folgenden eigenen Experimente bestanden im Verbrennen von Schiessbaumwolle im freien Raum, und auf Schiesspulver liegend ohne dasselbe zu entzünden, ferner in ruhigem Verbrennen von Dynamit und Entzündung desselben mittelst Schlages zwischen zwei harten Körpern, Hammer und Ambos, endlich in der Sprengung eines starken Pfahles, einer Palissadenreihe und einer 2 Millm. starken Eisenplatte. Trotz der starken Detonation, mit welcher namentlich die Sprengung der Palissadenreihe durch eine fünfgrammige Dynamit-Patrone verbunden war, so dass durch den Luftdruck sogar das Verlöschen einiger nahe befindlichen Gasflammen erfolgte, imponirte die Sicherheit, mit welcher der Experimentator in einem geschlossenen Raume die Wirkung eines so furchtbaren Zerstörungsmittels zur Ansicht brachte. —

Sitzung am 11. März 1878.

O.-St.-A. Frölich: Vortrag „über den deutschen Heeres-Sanitätsbericht für den Feldzug 1870/71".

Der Redner, welcher zunächst für das XII. Armee-Corps, weiterhin auch für einen Theil des Gesammt-Sanitäts-Berichtes vom deutschen Heere, Mitglied der mit der Abfassung desselben beauftragten Commission ist, theilt mit, was er in $^5/_4$ Jahren gearbeitet hat, will das Interesse und die Mitwirkung an dem Berichte zu mehren suchen und nicht darlegen, was er bisher gefunden, sondern in welcher Weise er seine Aufgabe in Angriff genommen hat. Nach Schilderung der Vorarbeiten, der Organisation seines Bureaux, Sichtung und Beschaffung der Acten, der Literatur u. s. w. motivirt er die Disposition der eigentlichen Arbeit. — Nächstdem zeigt der R. noch eine geographische Karte der Balkanhalbinsel vor, auf welcher die muthmasslichen Grenzen des zukünftigen Staates Bulgarien eingezeichnet sind. —

Sitzung am 8. April 1878.

Geschäftliches. Neuwahl des Vorstandes (§. 9 der Statuten).

Sitzung am 15. Mai 1878. [1])

G.-A. Roth: Vortrag über „die Kriegs-Sanitäts-Ordnung vom 10. Januar 1878". (Im Druck erschienen in der deutschen Vierteljahrsschrift für öffentl. Gesundheitspflege 1878.)

Sitzung am 24. Juni 1878.

Nachdem der Vorsitzende zunächst über eine Reihe militär-ärztlicher Schriften in spanischer Sprache (vorliegend) berichtet hat, spricht O.-St.-A. Frölich „über den Chiton der Homerischen Helden", welcher Vortrag in R. Virchow's Archiv gedruckt erscheinen wird.

Hierauf demonstrirt St.-A. Helbig einige neuere Apparate, welche an die Erfindung des Telephons sich angeschlossen haben, und zwar zunächst die im „Jahresbericht der Gesellschaft Isis für das Jahr 1877" beschriebene magnetische Inductions-Stimmgabel nach Töpler, darauf fünf verschiedene Arten von Mikrophonen und endlich den Edison'schen Phonographen. Die mit den verschiedenen Apparaten (vom Mechanikus Schadewell in Dresden hierzu überlassen) vorgenommenen Experimente gelangen grösstentheils sehr exact. —

Sitzung am 8. Juli 1878.

Der Vorsitzende demonstrirt zunächst 16 Wandtafeln mit Grundrissen neuer Garnison-Lazarethe der Königlich Preussischen Armee, welche zu den Sammlungen des militär-ärztlichen Fortbildungs-Cursus gehören. Hierauf

O.-St.-A. Beyer: Bericht über den 7. Congress der Deutschen Gesellschaft für Chirurgie zu Berlin im April 1878. (Ausführlicher Bericht anderweit veröffentlicht.) —

Sitzung am 14. October 1878.

Vorlage neu erschienener militär-ärztlicher Schriften.
St.-A. d. L. Hesse: Vortrag über „Kohlensäure-Bestimmung".

Zunächst beschreibt der R. das von ihm angegebene im 13. Bande (München 1877) Seite 395 und ebenda im 14. Bande (München 1878) Seite 29 ff. der Zeitschrift für Biologie näher angeführte Verfahren der Kohlensäure-Bestimmung und hebt die Vorzüge desselben vor der Pettenkofer'schen Bestimmungs-Methode hervor. An einer längeren Reihe von Versuchen zeigt sodann R., dass seine Methode selbst bei Verwendung von nur $\frac{1}{8}$ Liter Luft hinreichende Genauigkeit besitzt. —

---

[1]) Die nun folgenden Referate sind den Protocollen des neu gewählten Schriftführers, Herrn St.-A. Dr. Helbig, entnommen.   Referent.

Am Schlusse der Sitzung Vertheilung der Brochure des St.-A. a. D Leichsenring „Therapeutische Erlebnisse" als Geschenk an die Mitglieder der Gesellschaft. —

Sitzung am 13. November 1878.

St.-A. Helbig: Vortrag über „die Weltausstellung zu Paris im Jahre 1878".

Der Redner gibt zunächst einige Daten über die Ausdehnung der Ausstellung, zu deren allseitiger Besichtigung eine Wegstrecke von 100 bis 150 Kilometer zurückzulegen war. Die Eintheilung der Ausstellungsgegenstände in 50 Klassen, die in 6 Gruppen vereinigt waren, erwies sich practisch. Der 8 Bände starke Katalog, eine Anzahl Specialkataloge und beschreibende Werke, unter welchen R. die von Gauthier und Desprez hervorhebt, erleichterten das Zurechtfinden. Die Naturwissenschaften und die Medicin waren vielfach vertreten. Von erwähnenswerthen Schaustellungen naturwissenschaftlichen Fortschritts ausserhalb der Ausstellung wird der Ballon captiv, die Verwendung des electrischen Lichtes zur Strassenbeleuchtung und der von Cailletet construirte Apparat zur Ueberführung von Sauerstoff, Wasserstoff und anderen bisher beständigen Gasen in den tropfbar flüssigen Zustand besprochen. Der R. erwähnt nun die Organisation des medicinischen Unterrichts in Frankreich, die Ausstellung des Unterrichtsministeriums, der medicinischen und pharmaceutischen Schulen u. s. w. Etwas wesentlich Neues war trotz der Reichhaltigkeit der Ausstellungs-Gegenstände in medicinischer Hinsicht zwar nicht zu finden, doch imponirte die Zahl der Firmen, welche medicinische Gegenstände, wie Instrumente aller Art, Wachspräparate, künstliche Augen u. s. w. herstellen. Diese Industrie zeigte sich in Folge der Freiheit des höheren Unterrichts in inniger Beziehung zur Wissenschaft und auf einer hohen Stufe der Entwickelung. — Das Rettungswesen fand sich in Paris weniger reichhaltig vertreten, als auf der Specialausstellung in Brüssel 1876; ausserdem war es durch Vereinigung mit dem Seewesen in einer Klasse schwer zu finden und von den verwandten Fächern getrennt. — Die Reichhaltigkeit der Ausstellung in hygiënischer Hinsicht zeigt der Vortragende beispielsweise an dem Gebiete der Nahrungsmittel.

Der Vorsitzende bemerkt, dass die Pariser Ausstellung zwar einen lehrreichen und angenehmen Eindruck gemacht habe, dass aber die Veranstaltung einer solchen Ausstellung in Deutschland aus mehrfachen Gründen, insbesondere wegen der unvermeidlichen erheblichen Geldopfer und der durch die häufigen Wiederholungen der Ausstellungen gegen diese eingetretene Abspannung des allgemeinen Interesses nicht rathsam sei. —

Sitzung am 11. December 1878.

O.-St.-A. Leo: Vortrag über „Alpines Clima". (Reisebericht.)

Nach einem kurzen Ueberblicke über die gewählte Reiseroute, die sich während eines fünfwöchentlichen Urlaubes im Herbste 1877 über die Schweiz und Oberitalien erstreckte, gibt Redner nach weiterer Besprechung mehrerer allgemeiner klimatischer Gesichtspunkte und einer Characteristik des sanitären alpinen Climas in seiner Einwirkung auf den gesunden Menschen und der zu stellenden Indicationen für die Heilung des erkrankten Menschen, einige neuere specielle Mittheilungen ärztlichen und touristischen Interesses über mehrere auf der Reise berührte klimatische Kurorte, und zwar insbesondere die hervorragendsten derselben im Canton Graubünden: Davos und St. Moritz. Das Special-Clima des Engadins und der beiden genannten Kurorte kommt dabei mit Berücksichtigung sämmtlicher climatischer Factoren eingehend zur Sprache. —

Darauf macht der Vorsitzende eine Mittheilung über die in Aussicht genommene Aenderung in der Staats-Prüfung der Aerzte. Der betreffende Gesetzentwurf wurde von einer Commission aus Sachverständigen und Regierungs-Commissären (deren Mitglied Vorsitzender ist) während des letztvergangenen Septembers zu Berlin vorbereitet. Ein Beschluss Seitens der Reichs-Regierung liegt in dieser Angelegenheit noch nicht vor. —

Namenregister.

Sachregister.

Gedruckt bei L. Schumacher in Berlin.

Taf. I.

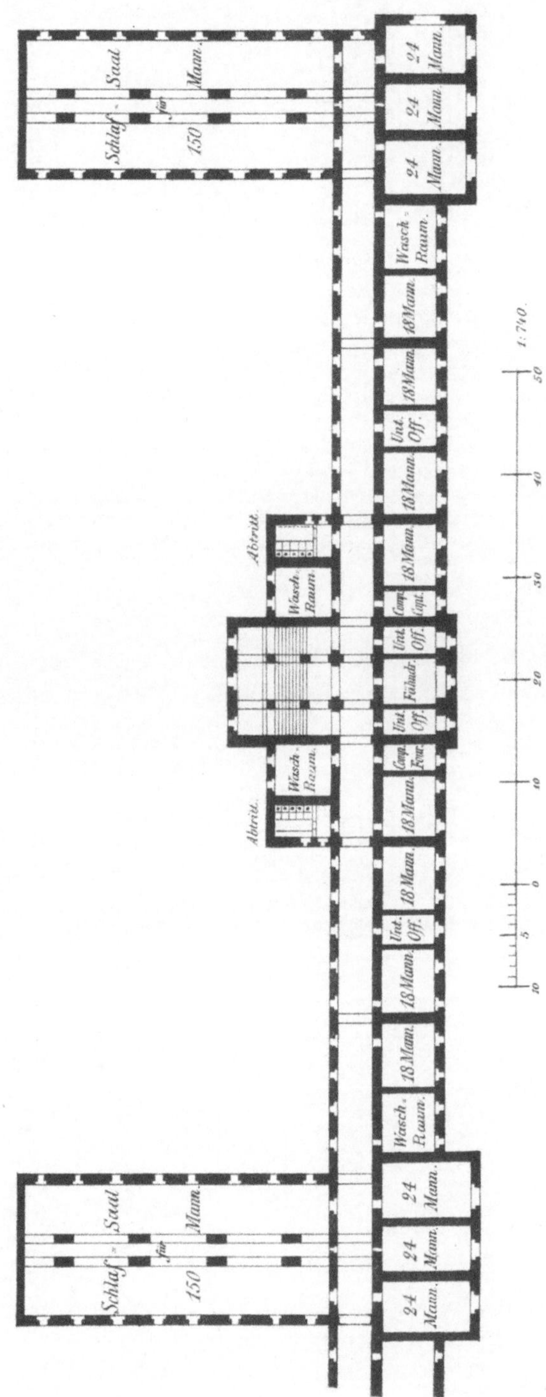
Schlaf-Saal für 150 Mann.
Schlaf-Saal für 150 Mann.
24 Mann.
24 Mann.
24 Mann.
Wasch-Raum.
18 Mann.
18 Mann.
Unt. Off.
18 Mann.
18 Mann.
Comp. Führ. Four.
Unt. Off.
Unt. Off.
18 Mann.
18 Mann.
Unt. Off.
18 Mann.
18 Mann.
Wasch-Raum.
24 Mann.
24 Mann.
24 Mann.
Wasch-Raum.
Abtritt.
Wasch-Raum.
Abtritt.
1:740.
Alb. Schütze, Lith. Inst. Berlin.

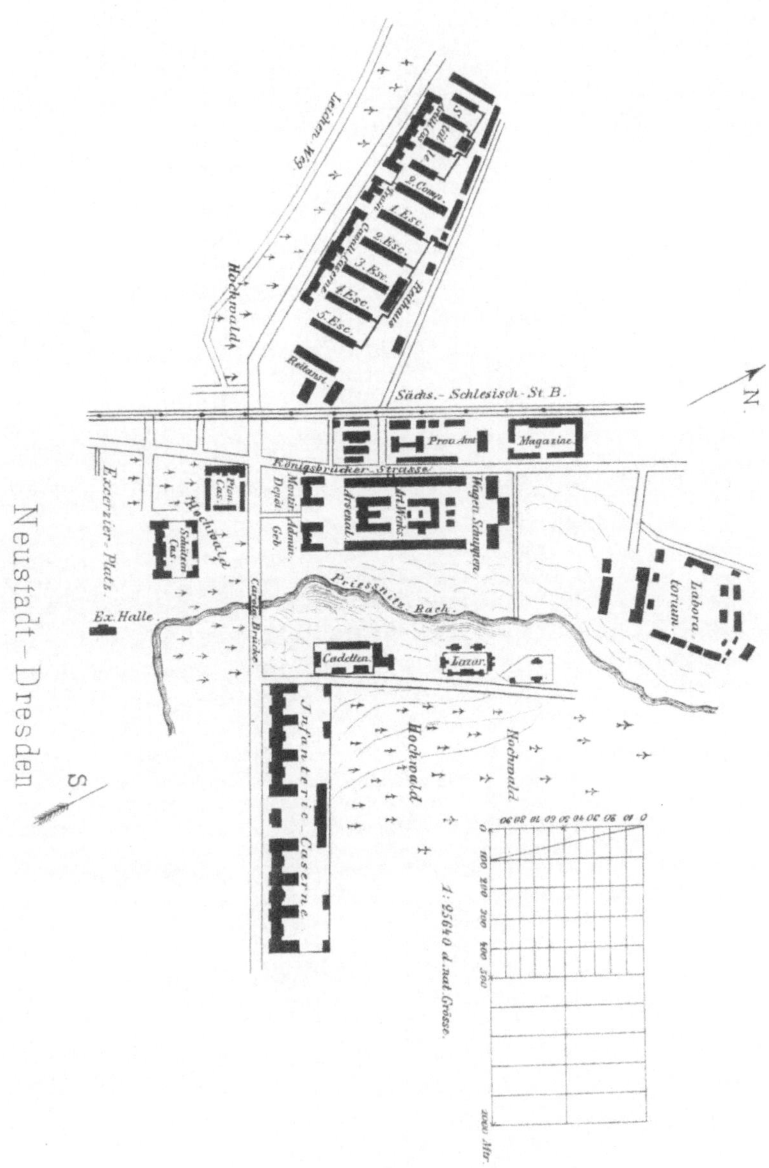

Alb. Schulze Lith. Inst. Berlin.

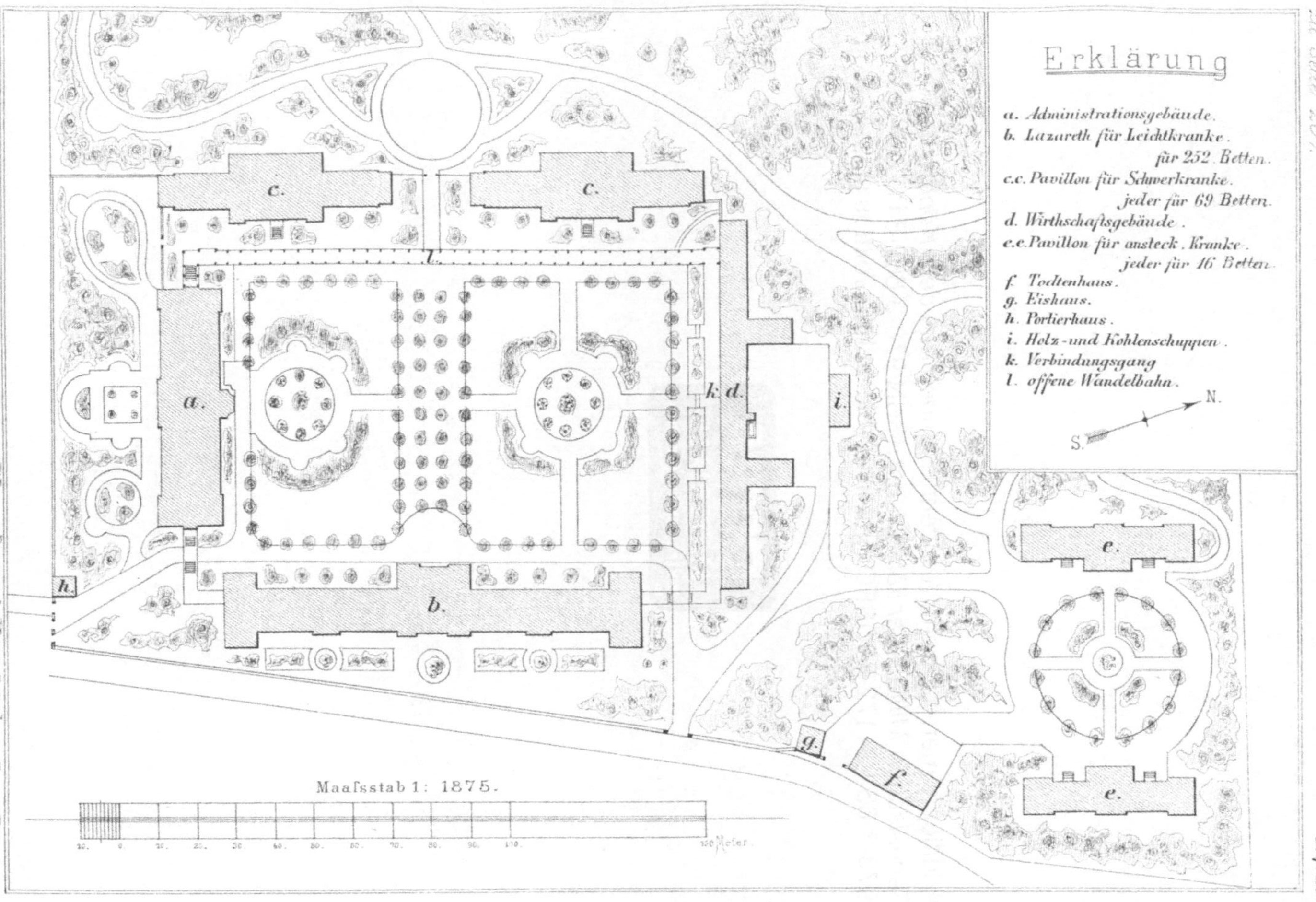

Neues Garnisonlazareth zu Albertstadt bei Dresden.

Additional material from *Veröffentlichungen aus dem Königlich Sächsischen Militair-Sanitäts-Dienst,* ISBN 978-3-662-34172-8 (978-3-662-34172-8_OSFO2), is available at http://extras.springer.com

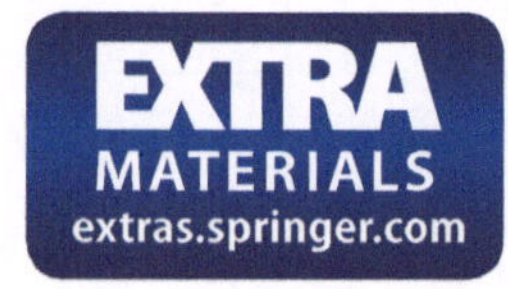